U0121342

中醫保健站：94

李可傳承工作室

圓運動的古中醫學

（重校合訂本）

彭子益 著
嚴芳 主編

大展出版社有限公司

「惟望同學諸君於研究本講義之外，根據原理以研究金匱，研究本草，研究脈法，研究前賢醫案，以達到整個貫通之境。自問無所遺憾，然後可以診病處方。治癒百病不為功，治錯一病即為過。願與同學諸君共勉之。」

1938 年彭子回到雲南，舉辦了兩期「昆明市中醫系統學特別研究班」。

此段文字為當時的畢業證書上彭子告誡學生的話。願以此文與同道共勉。

前 言

《圓運動的古中醫學》一書，由清末民初著名中醫學家彭承祖（1871-1949，字子益）所著。彭先生一生精研醫理，在遊歷京師任職清朝太醫院期間，閱讀了大量秘藏在宮廷中的典籍，逐漸形成了「圓運動」的學術思想體系，其學術體系源於《周易》《黃帝內經》《傷寒雜病論》等中醫經典著作。先生晚年所強調的「古中醫學」是指晉、唐以前的中醫學。先生著書立說，開宗明義，強調天、地、人之間的平衡。其歷年多部著作成為太原、北平、成都、重慶等地的醫學教材。在西學東漸、中醫生死存廢的歷史關頭，成功培養了一大批中醫後繼人才。

當代著名中醫臨床大家李可先生生前對《圓運動的古中醫學》一書評價極高，認為此書「找到了古中醫傳承斷層的脈絡」，「她不僅是醫病之書，更是一冊『醫醫病書』」。李可先生尊稱彭子，認為他是「中醫復興之父」，是「繼醫聖張仲景之後第二位醫中聖人」，認為他「批判地繼承、發展了古中醫學，從頭緒紛繁的古醫經中，理出了『生命宇宙整體觀』、『中醫系統科學』，保存了古中醫學火種，厥功甚偉」！

彭先生一生致力於古中醫傳承，診餘之際傾注精力於中醫學教育，他的大半生在講授中醫和培養中醫人才中度過，著作皆為醫學教本。先生「暇輒力加修改，期於至當」。愚致力於中醫學教學、臨床二十餘載，深深體會學之不易與教之不易。

《圓運動的古中醫學》一書是從學生學習角度，根據學習規律來設計編排，讀者會發現書中有的內容前後呼應，略有重複，這是便於學習者融會貫通的有意安排。先生所付之心血，是一位醫者及師者的本能和心願。

彭先生用圓運動體系闡明了中醫最本質元素「氣」的運動規律，將深邃的醫理，用簡明易懂的近代語言講述透徹，是中醫學入門的嚮導，使學習者「用極少的學時，得到極大的成功」（彭先生語）。

彭先生重視對經方的傳承與應用，提出「本氣自病」，提示我們治療的真正目的在於如何實現本氣自癒，這一理念對於突破某些疑難病症治療的瓶頸尤為關鍵，愚用之臨床亦略有心得。希望以後能有機會與同道探討分享，並能取經學習。此校本權作拋磚引玉吧！

本書在最後修訂過程中，得到了來自於中醫同道及中醫愛好者的支持，山西科學技術出版社及編輯也為本書付梓做出了積極努力，特表謝忱。

愚理科出身，不擅言辭，缺點和錯誤在所難免，敬請同道指正於郵箱：likeccgzs@163.com，以期再版時完善，不勝感謝。

重校者　嚴芳

嚴芳，山西中醫藥大學碩士研究生導師。

2006 年拜師國家名老中醫李可先生。

2007 年至 2010 年，主持完成國家「十一五」科技支撐計劃項目：李可臨床經驗、學術思想研究。

2008 年至 2009 年，主持完成山西省衛生廳科技攻關計劃項目：李可治療急危重症的辨證規律研究。

2012 年至今，承擔國家中醫藥管理局「李可傳承工作室」建設項目主持人。

重校說明

2007 年《圓運動的古中醫學》及《圓運動的古中醫學（續）》點校出版後，本書主編作為中醫教師和中醫臨床工作者，繼續研讀本書並給本科生、研究生進行了系統講授。在此過程中，發現書中的諸多錯誤及疏漏，故而進行了重新校勘，力求使彭子著作以更準確的版本流傳於世。

本次重校：①凡底本原文中的明顯錯別字，予以更改。②對書中異體字、俗寫字，以標準正體字律齊。③對古今字，凡能明確其含義者，以今字律齊，如「藏」與「臟」，「府」與「腑」，「寫」與「瀉」等。④底本作者行文有其習慣的文法，如「詳下文」即為「詳見下文」，未作修改；對於難以確定是非者、存疑者，保留底本原文。⑤舌胎的「胎」字，保留原貌。彭子書中強調：「舌胎的『胎』字，有寫作『苔』字者，胎乃底子之意，不可寫作苔字。」⑥底本下篇至今未尋得，本書下篇依照底本上篇所存目錄，從作者其他版本的著作中輯錄，力求恢復原書全貌，全面體現原作者學術思想，方便中醫學專業人士及中醫愛好者閱讀、學習。

全書概要

一、居今日科學昌明時代而編著學中醫的書籍，一要不止能保存中醫原有的功效，而且要能增加中醫原有的功效，並且要縮短學習成功的學程，方能引起學者的興趣，而學到成功。而增加功效，縮短學程，學到成功，必先使學者徹底認識古中醫學本身真相的究竟。

二、新舊醫學原則上有一致之點，商務印書館出版之大學叢書疾病總論有云：宇宙間森羅萬象，無非物質勢力運動。物質發生勢力，勢力發生運動。疾病者，細胞之物質勢力運動之變動也云云。古中醫學，人身與宇宙，同一大氣的物質勢力圓運動之學也。自古以來的醫書，未曾將人是大氣生的一語道破，只有似是而非的說法，無徹底明白的說法。求一有原則有系統，使學者計日成功之本，不可得。後人不能認識中醫學本身真相的究竟，無不終身在猜疑摸索之中；猜摸有得，再猜再摸又不是矣。謂中醫學自古迄今尚未成立，並非過論。

三、中醫為人身與宇宙，同一大氣物質勢力圓運動之學，本書本此原則。用中醫原有名詞，以有原則有系統有證據的科學方法編成之，不攙入一句西醫名詞，因物質勢力運動的原則，中西是同的，物質勢力運動的方法，卻不同，中醫的物質勢力運動，是整個不可分析的，是圓的，是活的，不是死的，如攙入西醫名詞，中醫學的本身真相，反遭掩晦，不惟功效不能保存，中醫的本身必致滅亡。

四、此書自民國十年起歷充太原北平成都重慶醫學教本，南京中央國醫館特別研究班、昆明市中醫學特別研究班教本，前後二十餘年，新舊同學二千餘人，一致歡喜，認為確能使人認識中醫學本身真相，增加功效，縮短學程之本，共修正過三十餘次，此書原名系統學，從同學諸君之請，改名圓運動的古中醫學。

民國三十六年丁亥端午　彭子益

重著於廣西博白年七十四歲

本書讀法次序

先讀原理上篇。將二十四節氣太陽射到地面的熱的降沉升浮簡圖，認識清楚。從降認識起，即得著全書整個雛形。再將十二經圓運動名詞認識默記，即得著中醫學整個綱領。

「整個」二字的意義，言向來學醫，都是枝枝節節去學，無有整個的根本學法，所以中醫本是易學的事，總難學到成功。此書是一整個學法，所以於最短期間，用最少腦力，即能了然中醫學的究竟，而且能運用其方法。

次讀古方上篇。中醫書籍，如無字母無拼法無文法的作文，各是其是，所是皆非。學醫之人，終身皆在猜疑摸索之中，得不到正確的成就，真乃苦事。

本書原理上篇如字母，古方上篇如拼法如文法，各篇如作文，明瞭此二篇，即能得著中醫學整個基礎。古方上篇，前六方為內傷病的基礎學，後十方為外感病的基礎學，此篇讀至溜熟，其餘各篇開卷便成熟書。

因全書的原則系統名詞文法，皆在此篇，每日時時刻刻，皆在玩味此篇，一星期工夫，中醫整個的根本學便算畢業。如讀不溜熟，以下各篇，便難深入了。原理上篇、古方上篇未曾讀好，莫先讀別篇，按次讀去，六個月即能將全書學完。

古方上篇讀後，應讀溫病本氣篇。葉天士、王孟英溫病大家，只有經驗，不知原理。自從王叔和誤解《內經》經文錯起，以致後人將傷寒溫病痲疹，完全學錯，枉死甚多，不解何故。

此篇於實在的事實上，揭出本氣自病的原理，又於經驗的事實上，訂出可靠的方法。明瞭此篇，一切外感皆能明瞭，溫病以外的一切發熱病症，皆能由自已尋出辦法，而少卻多少向來治病的無謂麻煩。

溫病篇讀後，應讀兒病本氣篇。一面能醫治小兒病症，知道人身與宇宙同一大氣的圓運動的意義，而加強其往前學習的興趣。

兒病本氣篇讀後，應讀時病本氣篇。人身與宇宙同一大氣的圓運動顯而易見矣。

繼讀金匱方解篇、古方中篇、古方下篇。金匱方解是就本方的圓運動，釋明其意義。

古方中篇，與古方上篇為對待的學法，如上篇當歸生薑羊肉湯治肝經寒證，中篇白頭翁湯治肝經熱證，相對而詳說其意義之類。如此學法，庶免學中醫先入為主之弊。

古方下篇則推論上篇、中篇所引各方，而由此及彼，由少及多，以收舉一反三之效，使學者用極少的思想得到極多的成績。

傷寒論六經原文讀法篇，傷寒論方解篇，乃醫學中的整個大事。須立起志向，將他整個徹底學清，受用太多，向來學《傷寒論》，終身學不明白，本篇讀法，一讀便能明白。

脈法篇，於普通脈學書外，另一寫法，比較易學。讀古方上篇後便須看的。

生命宇宙篇。用現代十二種科學，證明中醫學本身圓運動的真相。另印單行本，以供不學中醫科學家瀏覽。因中醫之壞，壞在人人都讀中醫，都無一人談得合於中醫學的本身真相。

此本出世，中醫學本身真相，自能使人人都能認識，並使世界的人知道我中國文化起源之所在。

湯頭改錯篇，中醫因無有教科的學法，遂無真正的學者去學中醫。為人開方的醫生，多數是於無聊中看幾本醫書來的，湯頭歌訣遂成普通無教之教本。理由多錯，經此番改正後，便成必要的好書。

原理下篇，與原理上篇，乃是一篇。有宜於初學時讀的，有不宜於初學時讀的，故將不宜於初學時讀的，列為下篇。古方上篇讀後隨時可看。

註釋王孟英先生醫案篇[①]，王案輕靈活潑，最能醫治學古方者的板重之病。學古方徹底後，一讀此篇，自然發生靜細思想，臨證時有不可思議之妙用。但須於最後又最後讀之。若古方未學成，此篇不可讀。

---

① 註釋王孟英先生醫案篇，遺失，未錄入

目　錄

上篇

一、原理上篇　035

二、古方上篇　058

五、時病本氣篇 162

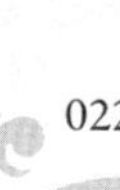

八、脈法篇 294

十、藥性提綱篇 322

十一、金匱方解篇 329

十二、傷寒論方解篇 392

十三、生命宇宙篇 440

下篇

一、原理下篇 485

二、傷寒論六經原文讀法篇 523

圓運動的古中醫學

（重校合訂本）

上 篇

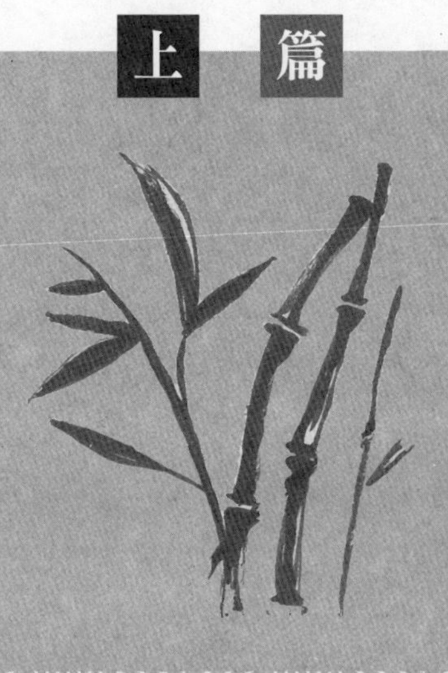

一、原理上篇

導　言

中醫學，乃人身一小宇宙之學。斯言也，人皆聞而笑之，謂其空泛無當也。其實非空非泛，而且非常之實在，本來是人身一小宇宙之學，只因無法得知宇宙，遂無法得知中醫。倘因不知之故，遂將中醫學的本身，改變一個方法去研究他，只有愈走愈遠者。只須尋出一個實在的研究方法，一研究，便得著，便將宇宙得著，得著宇宙，自然得著中醫，此篇乃得著宇宙自能得著中醫研究法。

讀者只須一字不可放鬆過去，總要於「實在」二字上，尋出著落，便完全得著矣。

著者識

二十四節氣圓運動簡明圖說

欲學中醫，須先認識十二經名詞的所以然。欲認識名詞，須先認識陰陽五行六氣的所以然，欲認識陰陽五行六氣，須先認識二十四節氣地面上所受太陽射到的熱降沉升浮的圓運動。

右下左上中，降沉升浮中，秋冬春夏中，西北東南中。圖的虛線為地面，虛線下為地面下，虛線上為地面上。圖的圓線上方在雲層之際，圖的中心，為一個生物的環境的大氣圓運動的中心，由中心以觀察四維，便見一個

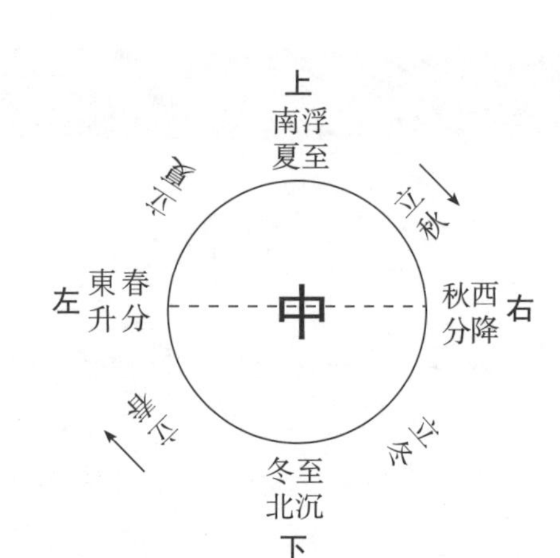

生物所在地的宇宙範圍，圖的中心的「中」字，便是一個讀者。

降者，夏時太陽射到地面的熱，降入土中也。沉者，降入土中的熱沉入土下之水中也。升者，沉入水中的熱升出土上也。浮者，升出土上的熱又與夏時太陽射到地面的熱，同浮於地面之上也。中者，降沉升浮之中位也。

立秋為降之起點，立冬為沉之起點，立春為升之起點，立夏為浮之起點。

秋分前，土上熱多，土下熱少。秋分則土上與土下的熱平分也。春分前，土下熱多，土上熱少。春分則土上土下的熱平分也。

冬至者，由立秋降入土下的熱，多至極也。夏至者，由立春升出地上的熱，多至極也。降極則升，升極則降，升降不已，則生中力。亦大氣圓運動自然之事也。

植物經秋而葉落，植物個體的熱下降也。經冬而添根，植物個體的熱下沉也。經春而生發，植物個體的熱上升也。經夏而茂長，植物個體的熱上浮也。熱的降沉升浮於植物個體求之最易明瞭。

說植物個體的熱的降、沉、升、浮，即是說宇宙大氣的熱的降沉升浮，即是說人身的熱的降沉升浮。圖的虛線，在宇宙為地面之際，在人身為胸下臍上之間，在臍上二寸。

熱性本來升浮，不能降沉，熱之降沉，秋氣收斂之力降沉之也。熱降，為生物有生之始，熱不降，為生物致死之因，詳下各篇。秋氣收斂詳下文。

陰　陽

一個生物所在之地，太陽射到此地面之光熱，就是陽。此地面的光熱已過，與光熱未來之間，就是陰（伏義畫卦，—為陽卦、--為陰卦，其義即此）。陽性上澎，陰性下壓。陽性直上，陰性直下。陰陽交合，發生愛力，彼此相隨，遂成一個圓運動。陽性動，陰性靜。靜則沉，動則浮。由靜而動則升，由動而靜則降。升浮降沉一周，則生中氣。中氣者，生物之生命也。此大氣的圓運動之所由來，亦即造化個體之所由成就。

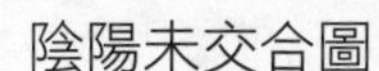

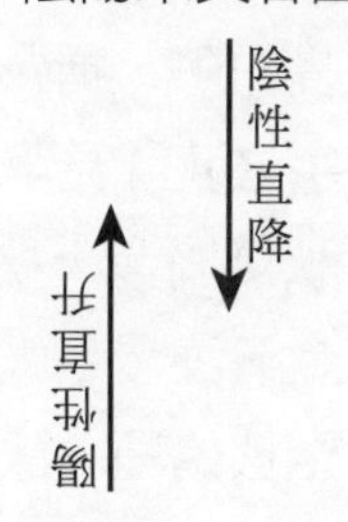

陰陽已交合圖

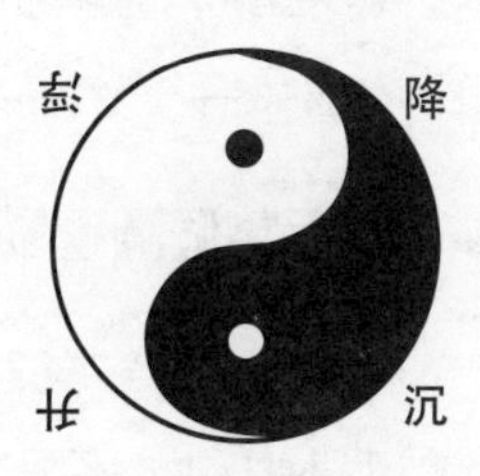

人秉造化陰陽圓運動之大氣以有生。人的個體，即造化個體的遺傳。先認識造化大氣的陰陽，自能認識人體的陰陽。五行者，陰陽二氣整個升浮降沉中的五種物質，行，即運動也。生物個體，皆有陰性陽性者，大氣中有陰陽故也。此中醫陰陽二字之來源也。

造化二字，乃宇宙大氣圓運動時，生育生物之稱，亦即宇宙之稱。

五　行

一年的大氣，夏氣屬火。太陽射到地面的熱，夏時為多。太陽射到地面的熱，火也。熱則上浮，故夏時大氣熱浮而屬火氣。夏時太陽旺於南方，故南方屬火氣。一日之午時，亦屬火氣。午時太陽的熱，射到地面的多也。春分至立夏的熱，稱為君火。小滿至小暑的熱，稱為相火。君相二字之義詳見下文。

秋氣屬金，秋時太陽往南，地面的壓力漸大，天空之間，金氣瀰漫，大氣的壓力，即金氣之下降也。天空的金氣，至秋始顯。故秋時大氣涼降而屬金氣，造化之氣，東升西降，降氣旺於西方，故西方屬金氣。一日之酉時，亦屬金氣。酉時金氣涼降之力獨大也。天空之間，指地面之上言。金氣詳宇宙篇氣象學的證明。

五行整個圓運動圖

此圖乃假設五行運動停止時之圖。運動圓，則五行融合，只見中和，不見五行。五行一見，便失中和，便是病

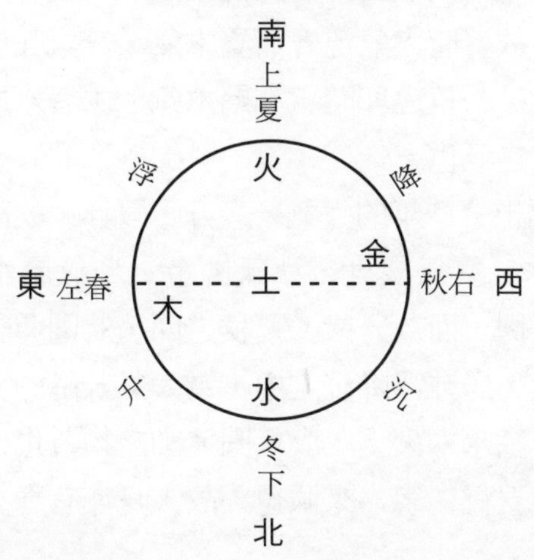

了。凡說宇宙，便是說人身。因人身是宇宙圓運動的大氣生的，為宇宙的遺傳體故也。此宇宙，名曰關於生物生命的宇宙。

冬氣屬水。生物的生命，全是太陽射到地面的熱所產生。今夏太陽射到地面的火熱，即是來年生物生命之根。然此火熱，必須經過秋時降入土下，經過冬時，藏於土下的水中，然後能生生物的生命。冬時大氣沉而能藏，沉而能藏者水也。大氣熱則上浮，寒則下沉。故冬時大氣，寒沉而屬水氣。南方在地面之上，北方在地面之下，故北方屬水氣。一日之子時，亦屬水氣。子時，大氣沉極之時也。關於生物生命的宇宙是上南下北。大氣上浮之方為南，下沉之方為北。

春氣屬木。一年的大氣圓運動，冬時為終，春時為始。終即始之根也。上年夏時，太陽射到地面之熱，經秋時金氣收而降於土下，又經冬時藏於土下的水中，火水化合，水氣溫暖，則往上升。此溫暖之氣，交春升泄出土，草木發生。故春時大氣溫升而屬木氣。升氣旺於東方，故東方屬木氣。一日之卯時，亦屬木氣。木者水中火氣，由封藏而升泄之氣也。

中氣屬土，一年的大氣，春升，夏浮，秋降，冬沉。故春氣屬木，夏氣屬火，秋氣屬金，冬氣屬水。升浮降沉，運動一周，而為一歲。夏秋之間，為圓運動的中氣。地面的土氣，居升浮降沉之中，為大氣升降的交合。故中氣屬土氣。金水木火土，大氣圓運動之物質也，行，運動也，此中醫五行二字之來源也。故人身亦有春夏秋冬，亦有東南西北。

五行相生相剋

五行物質，各有能力。木氣有疏泄能力，火氣有宣通能力，金氣有收斂能力，水氣有封藏能力，土氣有運化能力。能力亦稱勢力，亦稱作用。

春氣由冬氣而來，故曰水生木。夏氣由春氣而來，故曰木生火。長夏之氣由夏氣而來，故曰火生土。秋氣由長夏之氣而來，故曰土生金。冬氣由秋氣而來，故曰金生水。夏秋之間為長夏。

收斂作用制疏泄作用，故曰金剋木。宣通作用制收斂作用，故曰火剋金。封藏作用制宣通作用，故曰水剋火。運化作用制封藏作用，故曰土剋水。疏泄作用制運化作用，故曰木剋土。運化者，運動化合也，宣通者，宣熱通散也。土剋水者，土能傷水分也。

相生者，大氣圓運動次序的先後。相剋者，大氣圓運動對待的平衡。相生者，補其不足。相剋者，制其太過。相生相剋，皆圓運動自身維持自身運動之圓而已。

天人之氣，和平則無病。運動圓則和平，亦和平則運動圓。相生則和，相剋則平。相生相剋者，中醫學的生理、病理、醫理之事也。

一年的五行圓運動，要歸納一日看。一日的五行圓運動，要歸納一息看。一呼一吸則大氣升降於人身，成一整個也。天人的「天」字，乃整個造化的簡稱。

六氣

一年大氣的圓運動，春木主生，夏火主長，秋金主收，冬水主藏，中土主化。生長收藏化，五行圓運動之成功也。六氣者，風熱暑濕燥寒。乃五行運動不圓，作用偏見之氣。五行各一，惟火有二，故曰六氣。君火運行，重在上升。相火運行，重在下降。相火由秋降入水中，再由春升上，乃為君火。而君火又隨相火下降。名曰五行，其實六行。因六氣各有事實，故又曰六行六氣。

六行六氣，是融合極密，分析不開，和平不偏的圓運動。木氣偏見，則病風。君火之氣偏見，則病熱。相火偏見，則病暑。金氣偏見，則病燥。水氣偏見，則病寒。土氣偏見，則病濕。

故六氣名目，而有厥陰風木、少陰君火、少陽相火、太陰濕土、陽明燥金、太陽寒水之稱也，《內經》謂在地為五行，在天為六氣，在事實上，說不過去。

六氣圓運動圖

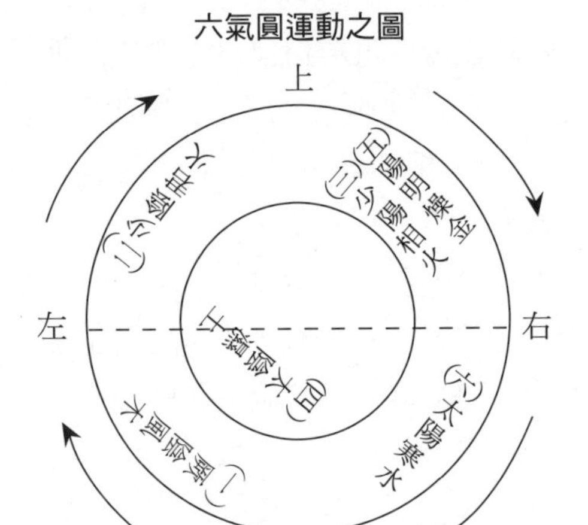

此即五行圖，加一相火，名曰五行六氣，其實六行六氣。陽升陰降，自然之事。陰性本降，三陰之升，陰中有陽也。陽性本升，三陽之降，陽中有陰也。金木水火，分主四維。相火土氣，同主中宮。中宮在地面之際，四維距地面較遠。

六行六氣的圓運動，四節一氣。大寒、立春、雨水、驚蟄屬初之氣。春分、清明、穀雨、立夏屬二之氣。小滿、芒種、夏至、小暑屬三之氣。大暑、立秋、處暑、白露屬四之氣。秋分、寒露、霜降、立冬，屬五之氣。小雪、大雪、冬至、小寒屬六之氣。此時令病發生之根源也。圓運動的天人一氣，時令病上，最為顯著。內傷雜病，亦屬六氣，特不似時令病關係生死之速耳。因時令病，乃整個六氣分散，中氣消滅極易，故死甚速也。

厥陰風木

地面上屬陽，地面下屬陰。初氣之時，大氣由寒而溫。地下水中所封藏經秋收來的陽熱，動而上升。此陽熱與水化合，是為木氣。木氣者，一年之陽根也。大寒節氣，當陰極之時，故稱厥陰。厥者，極也。木氣主動，動而不通，則成風，故稱風木。

少陰君火

二之氣，亦從地下陰位升出地面，即木氣上升之氣也。此時大氣較熱，不似厥陰之陰極，故稱少陰。木氣上升之氣，即水中所藏上年秋時下降的陽氣。此陽氣，由地下升至地上，照臨大宇，光明四達，上升之象，有如君位，故稱君火。此時大氣由溫而熱，又稱熱火。

少陽相火

三氣之時，地面上陽熱盛滿。經暮夜大氣之涼降，降入地面下之水中，然當暑熱上騰之時，旋降旋升。地下水中，為生物生命之所從出，此陽熱實為生命之本，地面上陽熱盛滿，地面下所得陽熱不多，故稱少陽。

此陽熱降入地下水中，以生中氣。中氣旋轉，則上下交濟，有如相臣之職，故稱相火。此火不降，暑熱燻蒸，又稱暑火。

太陰濕土

四氣之時，地面上陽熱盛滿，地面下舊有的陽氣亦升上來，地面上非常之熱，地面下非常之寒。熱屬陽，寒屬陰。大氣陰多，故稱太陰。

火在水下則生氣，火在水上則生濕。此時地面上陽熱盛滿，尚未降入土下。寒熱相逼，濕氣濡滋。土氣在升降之交，故稱濕土。

陽明燥金

地面上為陽位，五氣之時，地面上盛滿的陽熱，經秋氣之收斂，正當下降。中土之下，陽氣充足。濕氣已收，大宇光明。陽盛而明，故稱陽明。金氣當旺，濕氣收則燥氣結。此時地面上空的金氣，壓力極大，故稱燥金。

太陽寒水

六氣之時，地面上的陽熱，經秋氣之收斂，全行降入土下的水中。造化之氣，中下為本。中下陽多，故稱太陽。此陽熱降入水中，水即將它封藏不泄。此時大氣降壓，水外即寒。水外已寒，則水內陽藏，故稱寒水。

五行的運動圓，合成一氣。木升金降，木不病風，金不病燥。水生火降，火不病熱、不病暑，水不病寒。土運於中，土不病濕。運動不圓，升降不交，各現各氣，則病風、熱、暑、濕、燥、寒。

病者，大氣病也。人身之氣，亦如是也。初氣之時，宜養木氣。二氣之時，宜養火氣。三氣之時，宜補相火之氣。四氣之時，宜養土氣。五氣之時，宜養金氣。六氣之時，宜補水氣。相火下降於水中，為君火之始氣。君火者，相火之終氣，君火又隨相火下降也。

人秉大氣五行而生臟腑

人秉大氣的木氣而生肝臟與膽腑。造化的木氣，乃太陽射到地面的熱，由秋季降入冬季，再由冬季水中，升出春季而成。

人身的木氣亦然。肝膽的體質，均在右。肝經的作用在左，膽經的作用在右。必膽經相火，由右降入下部水氣之中，再由下左升，然後發生肝經作用。肝經有病，診在左脈，左腹有病，治在肝經，肝膽主筋，有疏泄作用。人身處處有疏泄作用，處處有木氣。

秉大氣的火氣而生心臟與小腸腑。心與小腸主血，有宣通作用。人身處處有宣通作用，處處有火氣。

秉大氣的金氣而生肺臟與大腸腑。肺與大腸主皮毛，有收斂作用。人身處處有收斂作用，處處有金氣。

秉大氣的水氣而生腎臟與膀胱腑。腎與膀胱主骨，有封藏作用。人身處處有封藏的作用，處處有水氣。

秉大氣的土氣而生脾臟與胃腑。脾與胃主肉，有運化作用。人身處處有運化作用，處處有土氣。

秉大氣的相火而生心包臟與命門腑。命門亦稱三焦。心包與命門主油膜，有燔灼的作用。人身處處有燔灼作用，處處有相火之氣。右腎內的白油，即是命門相火。心房為心臟，油膜包住的心尖，為心包臟。燔灼，即是燃燒。

胃為脾之腑，脾為胃之臟。臟者，藏也。腑者，化也。陽性化，陰性藏。藏者藏其所化，化者化其所藏。人身秉造化的陽氣而生腑，秉造化的陰氣而生臟。腑屬陽，其色明。臟屬陰，其色暗。陽而明，故能化。陰而暗，故能藏。此「臟腑」二字之意義也。他臟他腑仿此。

人身肝木之氣，疏泄不及，則現無汗、尿少、糞難、腹痛、脅痛、婦人月經來遲等病。疏泄太過，則現自汗、尿多、遺精、發熱、頭暈、耳鳴、婦人白帶、月經來早等病。疏泄不及者，水中的火氣不足，疏泄太過者，金氣不足也。

人身肺金之氣，收斂不及，則現汗多、頭暈、發熱、咳逆、上氣、遺泄、尿多、痿軟等病。收斂太過，則現惡寒、糞艱、胸悶、無汗等病。收斂不及者，木氣過於疏泄，收斂太過者，火氣不能宣通也。

人身心火之氣，宣通不及，則現血痺、神倦、口淡、血寒等病。宣通太過，則現舌痛、喉痛、心跳、心煩等病。宣通不及者，木火之氣虛。宣通太過者，中氣虛，金氣不降也。

人身腎水之氣，封藏不及，則現陽越、頭暈、發熱、足腫等病。封藏不及者，金氣收斂之力衰，木氣疏泄太過也。腎水無封藏太過之病，腎水愈能封藏，陽根愈堅固也。

人身脾土之氣，運化不及，則現腹滿、停食、上吐、下瀉、四肢不舉、全身倦怠等病。運化不及者，水火之氣虛也。脾土無運化太過之病，有土氣填實之病，土氣填實，則不能運化也。

人身相火之氣，燔灼不及，則現下寒、腎寒、脾胃衰弱、二便不固等病。燔灼不及者，相火的本氣少也。相火無燔灼太過之病，有相火不降之病。相火降於水中，水中有火，則生元氣。相火不降，則燔灼於外，而發燒熱也。外之燒熱愈大，內之相火愈少也。

圓運動的五行，是融合不能分析的。五行之病，皆運動不圓，作用分離，不能融合所致。以上各病，略舉數端，以概其餘。

大氣的五行，是融合的，分析不開的，人身亦然。五行融合，中氣之事，造化個體的中氣，在地面之際，而分佈於整個造化之間。人身的中氣，在胸下臍上之際，而分佈於整個人身之間。中氣如軸，四維如輪。軸運輪行，輪運軸靈。軸則旋轉於內，輪則升降於外。此中醫的生理也。

中醫的病理，只是軸不旋轉，輪不升降而已。中醫的醫理，只是運動軸的旋轉，去運動輪的升降，與運動輪的升降，來運動軸的旋轉而已。由輪而軸，是為先天，由軸而輪，是為後天。《易經》河圖所以表示先天後天的生理的運動，病理醫理，都在其間矣。河圖詳生命宇宙篇。

由輪而軸者，由升降而成中氣也，由軸而輪者，由中氣而成升降也。大氣是實在的物質，大氣的物質運動，有一定的方法，有顯明的程序，有個別的作用，由個別而共同，由共同而個別，此圓運動的河圖，所以立造化之極也。

太陽射到地面的熱，經秋金收降於土下的水中，經水氣的封藏，陽熱與水化合，升出地面而成木氣，木氣再升而成火氣，是為四象。四象運動而生中氣，中氣亦名土氣，土氣在四象之中也。此一個五行的圓運動，稱曰宇宙。宇乃大氣圓運動的個體，宙乃大氣圓運動的範圍。此宇宙不過地球與日球公轉之間，地面上之際，極小極小的一段，是尋常的，是現成的，是自然的，是簡易的。

人身個體，是宇宙圓運動的大氣生的，為宇宙的遺傳體。故曰，人身一小宇宙也。

十二經氣圓運動圖

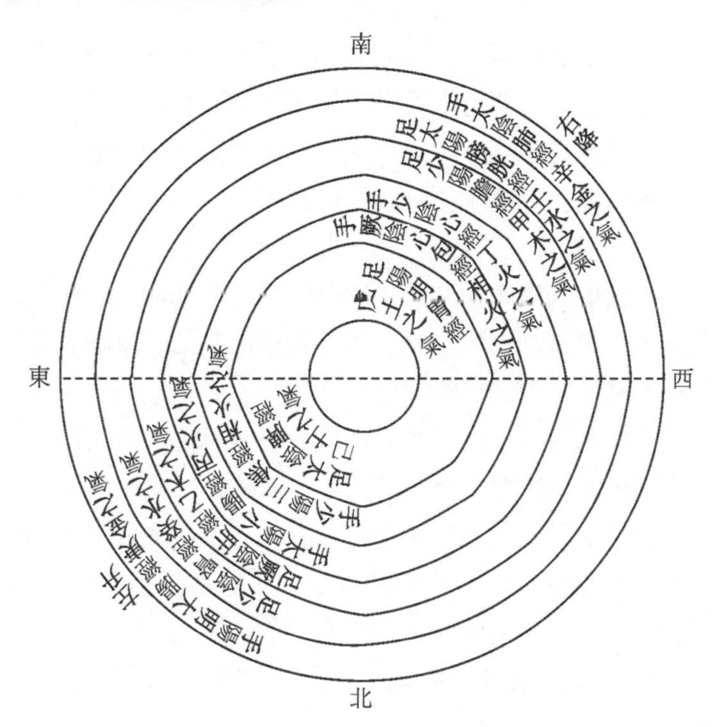

十二經名詞的說明

手太陰肺經辛金，手陽明大腸經庚金。肺為陰臟，大腸為陽腑，同秉大氣中金氣而生。庚辛者，分別金氣的陽性、陰性之稱。金氣有收斂作用。肺經金氣的收斂作用，由上而下，大腸經金氣的收斂作用，由下而上，以成一圓運動。手者，肺經自胸走手，絡大腸，主降。大腸經自手走頭，絡肺，主升。太陰陽明者，太陰濕土，陽明燥金。大腸經秉陽金之氣，肺經秉陰金之氣，兼秉陰土之氣。

足太陽膀胱經壬水，足少陰腎經癸水。腎為陰臟，膀胱為陽腑，同秉大氣中水氣而生。壬癸者，分別水氣的陽性、陰性之稱。水氣有封藏作用。膀胱經水氣的封藏作用，由上而下，腎經水氣的封藏作用，自下而上，以成一圓運動。足者，膀胱經自頭走足，絡腎，主降。腎經自足走胸，絡膀胱，主升。太陽少陰者，太陽寒水，少陰君火。膀胱經秉陽水之氣，腎經秉陰水之氣，兼秉陰火之氣。

足少陽膽經甲木，足厥陰肝經乙木。肝為陰臟，膽為陽腑，同秉大氣中木氣而生。甲乙者，分別木氣的陽性、陰性之稱。木氣有疏泄作用。膽經木氣的疏泄作用，由上而下，肝經木氣的疏泄作用，由下而上，以成一圓運動。足者，膽經自頭走足，絡肝，主降。肝經自足走胸，絡膽，主升。少陽厥陰者，少陽相火，厥陰風木。肝經秉陰木之氣，膽經秉陽木之氣，兼秉相火之氣。

手少陰心經丁火，手太陽小腸經丙火。心為陰臟，小腸為陽腑，同秉大氣中火氣而生。丙丁者，分別火氣的陽性、陰性之稱。火氣有宣通作用。心經火氣的宣通作用，由上而下，小腸經火氣的宣通作用，由下而上，以成一圓運動。手者，心經自胸走手，絡小腸，主降。小腸經自手走頭，絡心，主升。少陰太陽者，少陰君火，太陽寒水。

心經秉陰火之氣，小腸經秉陽火之氣，兼秉陽水之氣。此陽火乃太陽寒水封藏之大火，故小腸經稱太陽。

手厥陰心包相火，手少陽三焦經相火。心包為陰臟，三焦為陽腑，同秉大氣中相火之氣而生。相火有燔灼作用。心包經相火的燔灼作用，由上而下，三焦經相火的燔灼作用自下而上，以成一圓運動。手者，心包經自胸走手，絡三焦，主降。三焦經自手走頭，絡心包，主升。厥陰少陽者，厥陰風木，少陽相火。三焦經秉陽性相火之氣，心包經秉陰性相火之氣，兼秉陰木之氣。

足陽明胃經戊土，足太陰脾經己土。脾為陰臟，胃為陽腑，同秉大氣中土氣而生。戊己者，分別土氣的陽性、陰性之稱。土氣有運化作用。胃經土氣的運化作用，由上而下，脾經土氣的運化作用，由下而上，以成一圓運動。足者，胃經自頭走足，絡脾，主降。脾經自足走胸，絡胃，主升。陽明太陰者，陽明燥金，太陰濕土。脾經秉陰土之氣，胃經秉陽土之氣，兼秉陽金之氣。

十二經的「經」字有經過之意。臟腑如儲電之瓶，經如傳電之線，又經管之意也。

默記此圖，為研究本書第一功夫，如難記，記每經前三字。手之三陽，自手走頭，足之三陽，自頭走足，手之三陰，自胸走手，足之三陰，自足走胸。

將此八句，先為記熟，再記各經，亦是捷訣。如記不熟，全書皆無著落矣。

特別注意，歷年各校，得到最後成績，即三日之後，默寫此圖的好處。自修之家，不能自己督率自己，默寫此圖，用力多，成功少，可惜之至。

二十四節氣圓運動圖

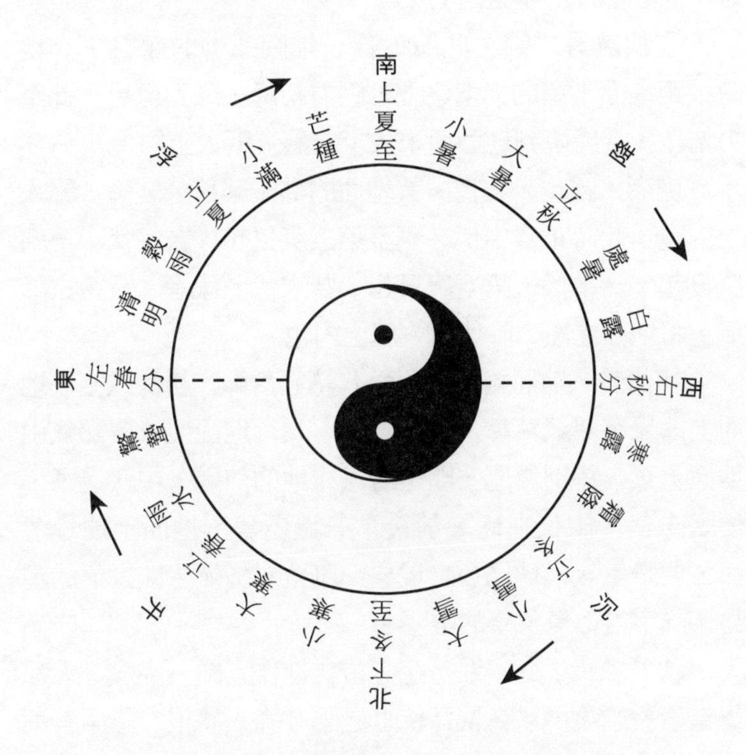

二十四節氣圓運動詳細說明

小暑大暑二節。太陽直射地面的熱，稱之曰暑。大暑者，一年的地面的熱此時最大也。太陽的熱，為萬物生命的元素。此熱經秋由地面降入地面之下，經冬則下沉而藏於地下的水中。次年交春，由水中與水化合升出地面之際。交夏浮於地面上的天空，再經秋，偕地面新到之熱，降入地下的水中。此宇宙一年的圓運動也。

「地面上的天空」，此「的」字，注意，言不甚遠也。熱之能降，金氣之力。

立秋處暑二節。此節，為一年圓運動的起點。立秋時，距地面不遠的天空之上，壓力初降，降到處暑，此壓力增多，遂將降到地面而未入土之熱，壓入土內。

處者，歸也，入也。言地面的熱，經秋金之降，歸入土內也。此時正當中伏。夏至第三庚日起，為初伏，第四庚日起，為中伏，第五庚日起，為末伏。伏者，言金之降氣，將地面之熱，降伏而入於土內也。

初伏前，地面雖熱，不覺有熱氣薰鼻。初伏以後，地面上即覺有熱氣薰鼻。中伏之日，人行地面上，覺熱氣由地而上蒸，特別濃厚，即是暑氣入地的前驅。中伏過了，便是末伏。末伏在處暑前後，一過處暑，地面上便覺清涼，便是暑氣入地已多之現象。庚金之降氣，即大氣的壓力。詳宇宙篇氣象學的證明。

秋氣肅殺，此「殺」字，古文亦作「降」字解。人都認為生殺之殺，以為秋乃枝上之陽，降入於根。諺語有葉落歸根之言，言始終仍是一事云耳。立秋處暑之後，陽氣下降，萬物得根，人身即較強健也。

白露秋分二節。熱降液生，此時地面早晚便有露氣，秋分以前，地面上的熱多，地面下的熱少。到秋氣下降，暑氣入地，地面上有了露時，地面上的熱，與地面下的熱，多少一樣，上下平分，故曰秋分。

寒露霜降二節。過了秋分，地面上的熱，降入地面下者多，天空的壓力，壓入地面下者亦多，地面上遂寒冷起來。白露時的露，但覺得涼，此時的露，便覺得寒。再過半月，地面上的熱，降入地面下者更多，大氣中收斂力量更大，寒氣增加，露便成霜。西北方居住土穴的人，穴內的感覺，特別明顯。東南方亦感覺秋後屋內有熱氣。此時地面上覺得涼，地面下便已溫了。人身亦下部增溫也。

立冬小雪二節。一年的大氣，秋降冬沉，春升夏浮。名是大氣在降沉升浮，其實是大暑小暑的陽熱在降沉升浮。立冬者，降下的陽熱，開始在沉也。倘或今年小暑大暑之時的陽熱，不降沉下去，或降沉者少，明年春夏，便無陽氣升浮上來。不惟禾稼無粒，人身且多虛寒死病。陽熱由降而沉入土下的水中，地面上由涼而寒，地面下由溫而熱。寒則收斂力大，雨便成雪也。礦坑下的工友，夏著綿衣，冬則赤體，地面下夏寒冬熱之故。

大雪冬至二節。大雪之時，陽熱下沉愈深，地面上的雪愈大。見地面上的雪大，則知地下的陽熱沉得愈深。氣體的圓運動個體，陽熱降極則升，冬至者，陽熱降極而升之位也。

此時若天暖不冷，或聞雷，或起霧，陽氣為外泄，便起上熱下寒人死最速的溫病，來年春夏病更大也。冬至之時，天人的下部陽多，陽多則動，多病遺精白帶。

小寒大寒二節。降極則升，這升降是帶有直上直下的性的，不能生育成物。生物的大氣的升降，是圓的，陽熱之性，原是動的，動則直上，自然之理。惟其冬至後，繼以小寒，再往大寒。寒能封藏，陽熱經寒的封藏，便不能任性直升。小寒大寒者，封藏又封藏也。沉於地下水中的陽熱，為萬物發生的生命根本。冬至後，寒藏的足，根本深厚，生長乃足。故冬至後寒冷，明年乃能豐收，乃無危險的病。向來無冰雪之地，冬季亦須寒冷，乃能少病。地下水中封藏的陽熱，升出地面，則成雷，成霧。冬季陽熱應當封藏，而反升泄，根本拔起，故重慶冬季霧大，病人多宜附子補陽。

立春雨水二節。冬寒之後，春氣轉溫。溫者，冬時封藏於地下水中的陽熱，升出地面，火從水出，其氣溫和也。立春者，大氣的陽熱，由沉而升也。雨水者，陽熱秋降，地面氣冷，露則成霜。陽熱春升，地面氣溫，雨則成水也。此時陽根動搖，小兒即多虛病。

驚蟄春分二節。冬時陽熱，收藏於地下水中，萬物即隨陽熱之沉而蟄藏。交春鳥獸交尾，蛇蟲啟蟄，草木萌動，萬物隨封藏的陽氣升發起來，而驚動也。春分對秋分而言。秋分節前，地面上陽熱多，地面下陽熱少。秋分節後，地面下陽熱多，地面上陽熱少。

春分節前，地面下陽熱多，地面上陽熱少。春分節後，地面上陽熱多，地面下陽熱少。地面下陽熱減少，故春分後的時令病，多是下虛。

清明穀雨二節。陽熱初升於地面，陽氣瀰漫，地面不明。經春分節後，再升於地面之天空，則地面清明也。此時陽熱升出地面者多，雨水亦多，好種穀也。陽熱升出於地面者多，地下陽根則少矣，所以此時外感發熱，食涼藥多壞。

立夏小滿二節。地下封藏的陽熱，由升而浮，則成夏季。立夏以後地面陽熱較多。滿者，地面上陽熱滿也。曰小滿者，比較大暑而言也。此時地面陽熱小滿，不止舊年降沉的陽熱升現出來的關係。今年太陽由南往北，地面受熱的關係亦居其半。但生物的陽根，則舊年降沉的陽熱負責較多。地面之際，陽熱小滿，地面之下，陽熱已大虛矣。故小滿節後，多下寒之時病也。

芒種夏至二節。地面之際，陽熱小滿，雨水又足，麥穗生芒，將成熟也。夏至者，至者，極也。冬至為陽熱降極而升之時，夏至為陽熱升極而降之時。夏至之後，經小暑大暑，於是立秋。冬至之後，經小寒大寒，於是立春。立春則陽升，立秋則陽降。夏至陽降，必經小暑大暑之熱，然後降。冬至陽升，必經小寒大寒之寒，然後升。升降的範圍大，則由升降而生的圓運動的中氣足。所以夏極熱、冬極冷的地方的人，特別聰明。

冬至以後，交立春而後陽升。夏至以後，卻未交立秋，先有初伏、中伏，而陽已先降。造化之道，惟恐陽氣不降。因陽性本升，所難得者，陽之降也。所以《內經》曰：夫虛者，陽氣出也。夫實者，陽氣入也。陽升則出，陽降則入，所以人身交春夏則倦怠，交秋冬則健康也。

二十四節氣，簡言之，就是夏季太陽射到地面的熱，經秋降入土下，經冬藏於土下的水中，經春由土下的水中，升出地面，經夏浮於地面之天空，再同夏季太陽射到地面的熱，降入土下。升降一周，則生中氣。圖中之太極圖，表示中氣之所在。中氣者，萬物之生命也。

秋收冬藏，秋降冬沉，春生夏長，春升夏浮。升者，陽熱升也。浮者，陽熱浮也。降者，陽熱降也。沉者，陽熱沉也。藏者，藏陽熱也。收者，收陽熱也。長者，長陽熱也。生者，生陽熱也。

吾人所在北溫帶地面，夏至之時，見太陽往南，地面之天空上的壓力向下，地面上的太陽熱力，遂往下降。冬至之時，見太陽往北，壓到地面下之水中的壓力，仍往上收，壓到降下水中的太陽熱力，遂往上升，週而復始，遂成二十四節氣之春溫夏熱秋涼冬寒。所謂大自然的宇宙，如此而已。甚尋常事耳。一日之卯午酉子，一年之春夏秋冬也。傷寒論腸胃之熱證，申酉時必熱加。遺精白帶，半夜病作。春病溫病，夏病霍亂，秋冬人則身體特別健康。皆大氣運動整個發現之事實。所以學中醫學，必先學知大氣，必先學知二十四節氣。

讀此圖要整個地讀。在讀陽升，就要注意陽降，在讀陽降，就要注意陽升。在讀地面之上，就要注意地面之下。在讀地面之下，就要注意地面之上。在讀春，就要注意秋。在讀冬，就要注意夏。在讀右下左上，就要注意中。將圖的左右上下，合在自己的身體的左右上下看，便知人身一小宇宙一氣運行之妙，而得到治病的竅要。

節氣的「節」字，就是竹節。節與節之間，是滑利的。一到節上，便難過去。宇宙大氣，交節必鬱而後通。久病之人，交節前三日多死。大氣鬱，人身亦鬱。久病之人，腠理乾塞，交節不能通過，是以死也。凡病節前起色，以後即癒得快。可以見中醫學是人身一小宇宙之學矣。故學知二十四節氣，須用功夫，一點不可含糊。務必於事實上，隨時隨地找出憑據。

欲找憑據，須在病人身上去找。我常謂在家讀醫書，不如醫院的護士容易明白，時時與病人不離開也。中醫無醫院，只讀空書耳。書再不好，更無法學。二十四節氣的圓運動圖，中醫的醫院也。

大氣圓運動範圍圖說

此圖的範圍，即是二十四節氣的範圍。同溫層，是宇宙的大氣圓運動個體上方的外方。有定溫層，是宇宙大氣圓運動個體下方的外方。均與圓運動的大氣個體無關。地心熱力，在有定溫層以下甚遠之處，亦與圓運動的大氣個體無關。

大氣圓運動個體的關係，只是地面上原有的陰冷，與太陽射到地面上的陽熱，澎壓交互不已的變動而已。此宇宙與生物生命有關係的宇宙。關係云者，二十四節的大氣降沉浮升的圓運動也。

大氣圓運動範圍圖

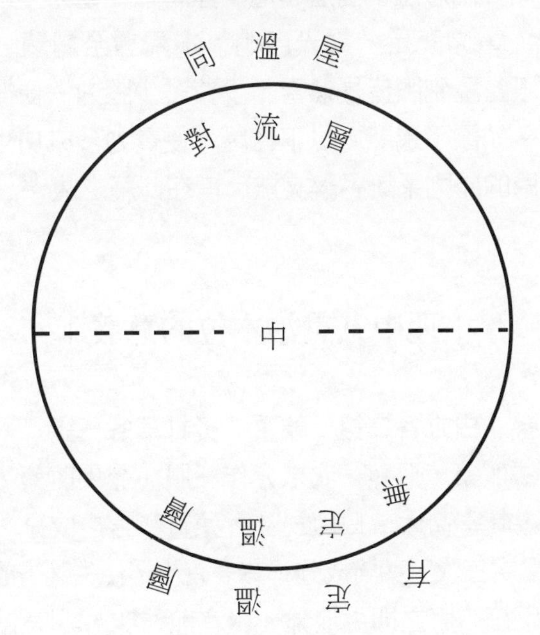

二、古方上篇

導　言

原理篇如字母，此篇如拼法、文法、作文。學會字母、拼法、文法，一切作文自能尋出辦法。疾病雖多，方藥雖多，只分內傷病、外感病兩門。

本篇引用經方共十六方，前六方為整個內傷病之法，後十方為整個外感病之法。「整個」云者，知道具體的，乃能知道抽象的，而抽象的原則，即是具體的原則。

前六方作一整個讀，後十方作一整個讀。讀至爛熟之後，自然發現意想不到之領悟。蓋本篇如電力，以下各篇如電光。電力充足，電光自明。本篇讀至爛熟，默寫無差，以下各篇到眼皆是熟書，少費多少腦力，便得著整個的成就。如讀不爛熟，以下各篇，便費力多成功少也。因以下各篇的原則系統名辭文法，皆在此篇之故。

著者識

理中丸證治本位的意義

人參　白朮各二錢　乾薑　炙甘草各一錢

古法煎藥，只煎一次，分作三服。今人煎藥，一煎二煎三煎，其害甚大。只煎一次，藥質所含之成分，配合調勻。煎二次三次，藥質成分，有多有少，便失製方的意義。與病機不符，服之即生他弊。亟宜煎一次，分三服也。

此方名**理中湯**。以此方作丸，名**理中丸**。用蜜為丸者，每服三錢至六錢。用水為丸者，每服二錢至四錢。溫開水吞送。

此分量係普通常用分量，凡古方分量用一兩者，今用一錢便合功效。古方人參即黨參。

治夏月寒霍亂，上吐下瀉，頭痛，行動無力，不渴者。脈象虛大，或微小。右脈較左脈尤微小者，病危。

此人身上下左右俱病，不治上下左右，只治中氣之法也。人身分上下左右中五部。上部之氣，由右下降。下部之氣，由左上升。中氣居中，以旋轉升降。整個的圓運動圖是為無病之人。上部之氣，不能右降，則頭痛。下部之氣，不能左升，則行動無力。而實由於中氣虛寒，不能運化於中所致。中氣虛寒，所以胃土之氣上逆，而作吐，脾土之氣下陷，而作瀉也。中軸的旋轉停頓，四維的升降倒作，圓運動成了不運動，故上下左右俱病。不渴，無熱也。

言脾胃必稱脾土胃土者。因脾胃秉造化之土氣而生。脾胃病濕，因土氣為濕也。脾胃病寒，因土氣根於相火，相火少故中土寒也。中土運動是為升降。脾胃秉土氣，故脾經病則不升，胃經病則不降。如只言脾胃的肉質，則濕寒升降，皆無根由矣。

夏月的大氣，中上燥熱，中下濕寒。體氣偏於燥熱之人，感觸大氣之燥熱，引動了本身的燥熱，於是燥熱偏勝，津液被劫，運動不圓，遂成熱霍亂。

體氣偏於濕寒之人，感觸大氣的濕寒，引動了本身的濕寒，於是濕寒偏勝，熱力消滅，運動不圓，遂成寒霍亂。

人身之氣，乃升降運動息息皆圓之體。今升降大亂，中氣暴亡，頃刻即死，故曰霍亂。霍者，大也，又散之速也。

此病土氣濕寒，中氣大虛。此方白朮燥中土之濕，乾薑溫中土之寒，參草補中氣之虛。中土溫運，胃經復下降之常則吐止，脾經復上升之常則瀉止。胃氣降則上部氣降，頭自不痛。脾土升則下部氣升，自能行動。中氣運而整個升降復，是以諸病皆癒也。此土氣濕寒之下瀉，小便必不利也。中土濕寒，運動停頓，木氣不能疏泄，故小便不利。

土敗中虛，故脈微小。右為土脈，右脈尤小者，中土之氣將亡，故危。陽敗中虛，脈亦虛大。虛大脈較微小脈病輕。

人身中氣如軸，四維如輪，軸運輪行，輪運軸靈。中醫之法，運軸以行輪之法，運輪以復軸之法，軸輪並運之法而已。此方，運軸行輪之法。

認定著落，為本書要訣。認定土氣濕寒，朮薑便有著落。認定中氣大虛，參草便有著落。認定上逆下陷，由於土氣濕寒，中氣大虛，本方理中，便有著落。餘方準此。

麥門冬湯證治本位的意義

麥門冬六錢　人參三錢　炙草三錢　粳米三錢　大棗三錢（擘）　半夏三錢

棗有大小不同，故用以輕重為準，不擘開煮不透，故用棗必擘開。

治火逆，咳嗽上氣，咽喉不利者。脈象虛而澀。

此治肺經金氣不降之法也。平人中氣旋轉，肺氣下降，故不咳嗽。肺降金收，故火不上逆。火降則氣降，故不上氣。氣降生津，故咽喉清利。

言肺必稱金者，因肺氣以收斂清涼下降為常。能收斂清涼下降，則肺氣不病。收斂清涼下降者，造化金氣之能。肺秉造化金氣而生，故不收斂不清涼不下降，則肺氣病焉。故治肺氣之病，必用收斂之法、清涼之法、下降之法，然後病癒。只言肺病，不稱金病，則清涼收斂下降，皆無根由矣。

故言肺必稱金、言脾胃必稱土、言肝膽必稱木等，皆中醫學之定法，亦古中醫學之妙法。

此病由於中虛不運，肺氣偏燥，傷及肺液。肺燥氣逆，收令不行，故咳嗽，火逆上氣，咽喉不利也。

方用炙草以補中氣，粳米、大棗、人參以補中生津，麥冬以潤肺燥。肺氣逆者，胃氣必逆，故用半夏以降胃氣之逆。肺降津生，收斂復舊，故諸病皆癒。脈象虛澀，澀為津液不足之象，虛乃中氣虛也。

此病之咳嗽乃無痰之乾嗽。此乾嗽與咽喉不利，即火逆上氣的事實。氣往上逆，因火逆也。火之上逆，因肺金燥也。

治肺金之燥之藥，只麥冬一味。而中氣之藥，如此之多，因中氣如軸，四維如輪，軸運輪行，本乎自然。必以中氣藥輔肺金之藥，肺金乃能降耳。且土為金母，補土以生金，圓運動之力更速也。此軸輪並運之法。

小建中湯證治本位的意義

飴糖二兩調服　炙草二錢　大棗肉六錢　桂枝錢半　生薑一錢　炒白芍三錢

治虛勞裡急，腹中痛，衄，手足心煩熱，咽乾口燥，夢中失精，四肢痛者。脈象浮虛，或澀數。

此治膽經相火不降之法也。虛勞者，氣血皆虛。勞，極困之意。裡急腹痛者，膽木不降則肝木不升，鬱而不舒，衝擊作痛也。肝膽的肉質，俱在身右。肝經膽經的作用，則膽經作用在右，肝經作用在左。必膽經相火下降之氣，藏於少腹，然後發生肝經作用。膽經作用在右降，肝經作用在左升也。言肝膽必言稱肝木膽木者，木本生火。膽木降生相火，肝木升生君火。人身肝膽，秉造化的木氣而生，所以肝膽之病，屬木氣之病。

衄者，鼻中血出。肺竅於鼻。膽木不降，相火逆行，肺金被刑，不能收斂也。肺秉造化的金氣而生，有收斂的作用。金性收斂涼降，火性發散熱騰。造化的火氣，能剋金氣。人身的火氣，能剋肺氣。故曰肺金被火刑剋，不能收斂也。

手足心煩熱者，甲木不降，心包相火逆行，故手心熱。乙木不升，鬱生下熱，故足心熱也。甲乙乃分別木氣的陰陽的符號。不曰甲木乙木，只曰膽木肝木亦可。惟不曰膽木肝木，只曰膽腑肝臟則不可。只曰膽腑，如何能使手心熱。只曰肝臟，如何能使足心熱。手心，乃心包經穴道。心包屬相火，故膽經相火之氣不降，心包相火不降，手心即能作熱。足心乃腎經穴道。肝木生於腎水，肝木之氣不升，下陷於腎水之位，故足心即能作熱。

咽乾口燥者，甲木不降，風熱耗傷肺液也。風者，人身之動氣，為木氣所發生。甲木下降，風氣自平。甲木乃陽性之木，如其不降，陽性主動，風氣亦動。風動狂肆，肺金不能收斂，則肺家津液即被風木耗傷。金傷不降，火氣不收，故燥熱也。肝膽，病則疏泄。疏泄者，木氣之作用。凡動風發熱，皆木氣疏泄使然。故言肝膽，必曰木氣，惟肝膽本臟肉質有病，則曰肝臟膽腑也。

夢中失精者，甲木不降，相火拔根。子半陽生，陽生木動。經脈滯塞，運動不通。陽氣鬱阻，故疏泄而夢中遺精也。婦人帶病，亦經脈滯塞，甲木不降，水氣不藏之故。

四肢痛者，四肢秉氣於脾胃。土困木賊，津液乾枯。脾胃病於內，榮衛經絡瘀塞於外也。榮衛，詳下文桂枝湯、麻黃湯。

木火金水俱病，中氣之虛極矣。中氣虛極，不能運化四維，故病如此。

此病全由膽經甲木不降，克傷中氣，相火上逆，燒灼肺液，腠理瘀塞而起。故方中重用芍藥，以降甲木斂相火而通腠理。重用飴糖，以養津液。並用炙草、薑、棗以補中氣而調榮衛。

甲乙木本是一氣。甲降則乙升，故重用芍藥以降甲木，輕用桂枝以升乙木。木調土運，肺降津生，火降歸根，中氣轉旺，經氣之升降既復，木不剋土，脾胃氣和，飲食加增，氣血充足，故虛勞諸病皆癒。腠理，詳原理下篇。脈象澀而數，澀為津少，數為中虛，又為虛熱。浮虛者，火逆中虛故浮虛也。

降膽經必重用中氣藥，中氣旋轉則四維升降也。建中氣必降膽木，四維升降則中氣旋轉，中氣生於相火也。此軸輪並運之法。

當歸生薑羊肉湯證治本位的意義

當歸三錢　生薑三錢　羊肉半斤

治寒疝，脅痛，裡急，腹痛，及產後腹痛者。此病脈象虛大，或細微。

此治肝經木氣不升之法也。肝經木氣者，生氣也。溫暖滋潤，則生氣充足，條達上升，而化心火。如不溫暖滋潤，則肝陽下陷，生氣下鬱，而病寒焉。

足厥陰肝經，下絡睪丸，肝木下陷，陷則生寒，故病寒疝。疝者，睪丸腫痛，木氣結聚成形也。膽經循右脅下降，肝經循左脅上升。肝家生氣鬱而不升，是以脅痛。肝木之氣升於左而發於右，循行腹部全體。生氣鬱而不舒，升不上來，故病裡急腹痛。產後腹痛者，產後血去，溫氣消失，肝經生氣不足，木氣鬱而不舒也。當歸溫補肝血，羊肉溫補肝陽，滋補木中生氣，以助升達。加生薑以行其寒滯，故諸病皆癒也。

肺金應乎秋氣，清涼則降。肝木應乎春氣，溫暖則升。此方所治各病，皆肝木純寒，無一些風燥之病。所以服溫暖之藥，諸病皆癒。脈象虛大細微，皆肝經陽氣不足，因而生寒之象。

肝經因寒不升，而現寒疝等病。此等病都不能食者，四維不能運動，中氣因以不足故也。人身中氣旋轉，則四維升降。四維升降，則中氣旋轉。凡病癒的結果，在四維升降，而中氣復原，生命乃能復原。古方之有補中藥者，直接補中之法。無補中藥者，皆調理四維之升降，以復中氣之法。此方當歸、生薑、羊肉溫補肝經，使其上升，即是調理四維之升降，以復中氣之法。四維之運動圓，則生中氣是也。此運輪復軸之法。

|腎氣丸證治本位的意義|

乾地黃八錢　薯蕷四錢　山茱萸二錢　粉丹皮三錢
茯苓一錢　澤瀉一錢　桂枝一錢　去皮附子二錢

治虛勞消渴，小便過多，或小便不利，裡急，少腹拘急者，脈虛兩尺極微。

此治腎經水氣不升之法也。腎水者，人身津液之存於下部者也。津液來源，在於肺金。津液消耗，在於肝木。腎水主藏，肝木主泄。木氣疏泄，則生風氣。消渴者，腎水被風消耗，水氣不能養木。風氣愈增，且耗肺家津液也。肺液被耗，故渴。

人身小便流通，原賴肝木疏泄之力。平人小便亦不過多，亦無不利者，木氣和平，疏泄適宜也。消渴之病，水火不足，不能養木。木氣失根，忽而疏泄太過，忽而疏泄不及。疏泄太過，則小便太多，疏泄不及，則小便不利。虛勞裡急，小腹拘急，皆水氣不足，木氣失根，鬱而不舒耳。

方用地黃潤木氣，調疏泄，而保水氣。薯蕷補金氣，助收降，而生水氣。茱萸斂火，丹皮清熱，苓澤除濕。濕者，木金升降不遂，土氣鬱而為濕也。用附子，補水中之火以培木氣之根也。用桂枝，達木氣之鬱也。水火俱足，木氣得根，故風平渴止，小便照常，諸病皆癒。水中火足，則生木氣。水中有氣，則木氣上升。木氣上升，則疏泄自調。脈象兩尺極微，腎為人身津液之主，候在尺脈，津液少故兩尺脈微。兩尺以候腎，左尺以候水，右尺以候腎水中之相火。

此病兩尺脈微，右尺必較左尺更微。所以養水藥中，又用附子。附子大熱，專補下焦相火之藥。中氣為生命之主，腎氣為中氣之根也。消渴，小便過多，小便不利，裡急，少腹拘急，此木氣成風的事實也。

造化之氣，春木主升，秋金主降。木升生火，火氣又隨秋金而降入水中，金降生水，水氣又隨春木而交入火內。木升金降，火水交濟，四維既圓，中氣自旺。人與造化同氣，無病之人的氣化，即是一個腎氣丸。

病此病者，服此方後，病癒身安，精神爽健，飲食增加。即是四維的升降既已復舊，中氣的旋轉因而照常也。此運輪復軸之法。

大黃黃芩黃連瀉心湯證治本位的意義

大黃一錢　黃連一錢　黃芩一錢

麻沸湯漬少頃，熱服。沸水多時，泡如麻子細，為麻沸湯。

治心火不足，吐血衄血者，脈洪，重按不空。

此治心經火氣不降之法也。人身水氣在下，火氣在上。水氣在下，應往上升。火氣在上，應往下降。火者，動氣也。火氣不降，動而上逆，則吐血、衄血。手之三陰，其氣主降。心氣不足，降氣不足也。法當同三黃以降心火。漬而不煎，取味最輕。麻沸湯，性輕而浮，使三黃之性緩緩下行也。曰瀉心湯者，只降上脘以上之火，不降及中脘之意。如瀉及中脘，便生大禍矣。心火不降，心包相火不降也。心經君火不病。脈象洪，洪乃上盛之象。浮多降少，故上盛而洪。重按不空，故可用三黃。

火氣最易直上，全賴金氣收而降之，入於土下。吐血、衄血者，金之降氣，被火之升氣所傷，金之收令不行也。三黃苦寒，將火降下，肺金乃收。運動復圓，故病癒人安也。病癒人安者，四維升降，中氣復旺也。此運輪復軸之法。

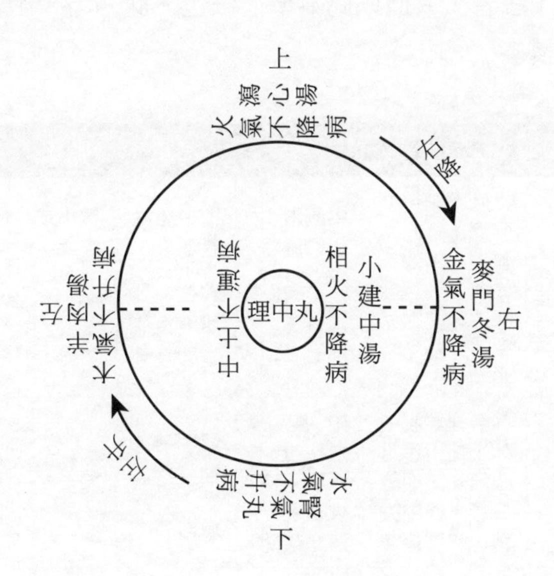

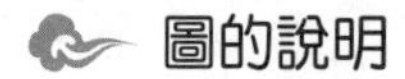

圖的說明

將此圖合在自己身體上，揣想五行整個圓運動的生理與病理與醫理，揣想明白，便得著整個醫學的基礎。此圖君火相火，均往下降。君火為相火的終氣，相火為君火的始氣。造化之氣，今年太陽直射地面的相火，降入冬季水中，明年由水中升至地面的天空，則成君火。人身之氣，今日膽經的相火，降入腎水之中，明日由腎水中升至心房，則成君火。雖是五行，實是六行。

人身一小宇宙。中土旋轉於中央，火金右降於南西，水木左升於北東。理中丸，中土不運之方。麥門冬湯，金氣不降之方。小建中湯，膽經相火不降之方。當歸生薑羊肉湯，木氣不升之方。腎氣丸，水氣不升之方。瀉心湯，心火不降之方。人身六行六氣之病與治法，即以此六方為大法。大法者，大概以此為準之法也。此六方，須作整個圓運動讀。

方名	症狀	原理	治法	脈象	備考
理中丸	上吐下瀉，頭痛，行動無力，不渴	中氣虛，土氣濕寒	補中燥濕溫寒	微小或虛大	治中土不運法
麥門冬湯	火逆，咳嗽上氣，咽喉不利	中氣虛，肺氣燥逆	補中潤肺降肺降胃	虛澀	治肺經金氣不降法
小建中湯	虛勞裡急腹中痛，衄，手足心煩熱，咽乾口燥，夢中失精，四肢疼痛	中虛膽逆，土木兩枯，相火外泄，滯寒榮衛	補中氣，降膽經相火，潤燥通塞	澀數或浮虛	治膽經相火不降法

當歸生薑羊肉湯	寒疝腹痛脅痛，產後腹痛	肝經寒	溫潤肝經	虛大或細微	治肝經木氣不升法
腎氣丸	虛勞消渴，小便不利，或小便過多，裡急，少腹拘急	腎氣不升	補氣滋肝，除濕補火	兩尺極微	治腎經水氣不升法
瀉心湯	衄血，吐血	心經降氣不足	降心氣	洪大	治心經火氣不降法

人身疾病多矣，事實上只分內傷病、外感病兩門。內傷病，不論何經有病，仍是圓運動著的。必待積年累月，形質力量損壞消滅，不能運動，中氣不能復生，然後人死。

外感病，六氣運動失圓之病也。初則一氣偶偏，繼則一氣獨勝。一氣獨勝，諸氣敗亡，中氣消滅，所以人死。前六方治內傷病，除理中丸證，中氣暴亡，其死甚速外，其餘各病，皆可徐徐調理，將五行運動失圓之處，調之使圓。若外感一氣獨勝之病，治救稍遲，即致死亡。因形質不易損滅，氣則易於消散也。

外感病以《傷寒論》為宗。傷寒病，分榮衛表病、臟腑裡病、少陽經病。外感風寒，項強，身痛，惡寒，發熱，可發汗而癒之病，為榮衛表病。陰臟病寒，溫補乃癒。陽腑病熱，攻下乃癒之病，為臟腑裡病。表主外，裡主內也。不在表，不在裡，不可發汗，不可溫補，不可攻下，和解乃癒之病，為少陽經病。少陽經病，在表裡之間也。

榮衛的意義

宇宙間澎力壓力混合而成圓運動的大氣個體，內含一開一合的作用。開則疏泄，合則收斂。疏泄則成風，收斂則成寒。人身陰陽混合而成圓運動的氣體，內含一開一合的作用。開則疏泄，合則收斂。疏泄則發熱，收斂則惡寒。疏泄謂之榮，收斂謂之衛。

疏泄者，木火之氣。收斂者，金水之氣。木火之氣，由內向外，有發榮之意，故曰榮。金水之氣，由外向內，有護衛之意，故曰衛。榮衛者，臟腑以外，整個軀體圓運動之氣之稱。

整個圓運動分離，則疏泄偏現而榮病，收斂偏現而衛病，分而復合，榮衛交互，圓運動恢復整個，則汗出病癒也。榮衛為風寒所傷，則榮衛分離也。分離小則病輕，分離大則病重。

桂枝湯證治本位的意義

芍藥三錢　炙草二錢　大棗六錢　生薑三錢　桂枝三錢

水四杯，煎成二杯，溫服一杯，飲熱稀粥一杯。覆衣，取微汗。如不汗，再服一杯。如仍不汗，再煎一劑。服如前法。禁生冷黏滑油肉麵酒酪五辛臭惡之物。

治榮衛外感於風，項強，頭痛，身痛，發熱，汗出，惡風，脈浮緩者。

此治榮衛表證，偏於疏泄之病之法也。風者，空氣中疏泄之氣。榮者，人身中疏泄之氣。疏泄故發熱惡風。疏泄故汗出。風性疏泄故脈緩。緩者，疏泄虛散之意。榮衛行身之表，榮衛病故脈浮。榮衛不和，故項強，頭痛，身痛。衛氣收斂，與風異性，故風不傷榮而傷衛。衛被風傷，病卻在榮。

風傷衛而榮病者，衛傷則衛的收斂作用減少，榮的疏泄作用加多，多則鬱，鬱則病也。

此方用芍藥收斂榮氣之疏泄，以交衛氣為主。用桂枝者，桂枝實表陽，調榮衛也。榮氣偏鬱，運動不圓，中氣必虛。故用炙草以補中氣，生薑、大棗助胃氣，補胃液，以調榮衛也。

芍藥斂榮氣之疏泄者，降膽經也。服此湯後，中氣復而榮衛和，故汗出而病解。已經自汗傷津，飲熱粥助津液，以作汗也。

禁生冷諸物者，榮衛根於脾胃，榮衛鬱則脾胃滯。生冷諸物增加脾胃之滯，榮衛更不能調和也。

麻黃湯證治本位的意義

麻黃三錢　杏仁三錢　炙草二錢　桂枝二錢

水五杯，先煎麻黃，減二杯。去沫，入諸藥，煎二杯，溫服一杯。覆衣取微汗，不用飲粥。禁如桂枝湯法。

治榮衛外感寒邪，項強，頭痛，身痛，骨節疼痛，無汗惡寒，脈浮緊者。

此治榮衛表證，偏於收斂之病之法也。寒者，空氣中收斂之氣。衛者，人身中收斂之氣。收斂故惡寒。收斂故無汗。收斂故脈緊。緊者，收斂閉束之意。榮衛行身之表，榮衛病故脈浮。

榮傷衛鬱，榮衛不和，故項強頭疼身痛，骨節疼痛。榮氣疏泄，與寒異性，故寒不傷衛而傷榮。榮被寒傷，病卻在衛。寒傷榮而衛病者，榮的疏泄作用減少，衛的收斂作用加多。多則鬱，鬱則病也。

此方用麻黃泄衛氣，衛氣之收斂以交榮氣為主。用桂枝者，桂枝益表陽，調榮衛也。衛氣偏鬱，運動不圓，中氣必虛，故用炙草以補中氣。用杏仁者，衛閉則肺逆作喘，杏仁降肺逆也。不用生薑、大棗，不飲熱粥者，未經自汗，中氣與津液未傷也。服此湯後，中氣復而榮衛和，故汗出而病解。此症項強身痛，較桂枝湯證重，衛氣閉束之故。

桂枝善實表陽。桂枝湯證自汗出，表陽虛，桂枝與芍藥之收斂，相輔而行也。麻黃湯證之用桂枝，麻黃發汗，最虛表陽。桂枝所以善麻黃之後也。

陰陽二氣合成的圓運動個體，一開一合。榮氣疏泄，病在開，桂枝湯以合之之法為治。衛氣收斂，病在合，麻黃湯以開之之法為治。榮衛分離，中虛之故。桂麻二方，皆重在補中。此傷寒表病之大法。一切外感病發熱惡寒之法統此。

桂枝湯並非治外感入了身體之風，風傷衛耳，風並未入了人身也。麻黃湯並非治外感入了人身體之寒，寒傷榮耳，寒並未入了人身也。芍藥所以收斂榮氣，非散風也。麻黃所以疏泄衛氣，非散寒也。若果風寒入了人身，豈有反用芍藥收斂而病癒之理。

桂枝麻黃各半湯證治本位的意義

芍藥錢半　桂枝錢半　麻黃錢半　杏仁一錢　炙甘草錢半　生薑一錢　紅棗肉三錢

治榮衛雙鬱，發熱惡寒，無汗，項強身痛，八九日不解，形如瘧者。脈虛。此榮衛雙解之法也。外感之病，偏於疏泄，汗出發熱，偏於收斂，無汗惡寒。榮衛之氣，如環無端。單衛鬱者少，單榮鬱者亦少。榮鬱衛必鬱，衛鬱榮必鬱者實多，不過分何方鬱的輕重耳。

此榮衛雙鬱，多日不解。既現榮衛雙鬱之證，而脈轉虛。虛者，不偏緊不偏緩，微弱之象。微弱之脈，病勢不盛。榮衛單鬱者病重，雙鬱者病輕。單鬱者，一方隔絕之勢。雙鬱者，雙方欲和之機。雙方欲和而未能，故用桂麻二方，減輕合用以和之。服後得欲似汗即解矣。

榮衛單鬱，中氣大虛，易入臟腑。榮衛雙鬱，雙方平衡，中虛較輕。故病八九日有如瘧狀，仍在表也。

此三方為治外感表病大法。榮鬱發熱，偏於疏泄。衛鬱惡寒，偏於收斂，是對待的。表病不解，入臟病寒，入腑病熱，亦是對待的。榮衛病，乃人身榮衛為風寒所傷，而榮衛自病，並非風寒入了榮衛為病。入臟入腑云者，亦臟腑自病，並非風寒入了臟腑為病。此點要緊，切不可忽。

中氣不足，故榮衛偏鬱。中氣敗甚，故表病入裡。裡氣偏寒之人，故臟病。裡氣偏熱之人，故腑病。名曰表病入裡，其實乃臟腑裡氣自病。自病二字解決，全部《傷寒論》解決，一切外感病解決。

榮衛之氣，外發則吉，內陷則凶。榮衛病，總以早得汗而解為好。汗則外發也。以上榮衛表病。

四逆湯證治本位的意義

附子三錢　乾薑　炙草各二錢

治太陰病，自利，腹自痛，腹滿而吐，食不下，脈沉而微。

此治太陰脾臟病之法也。脾乃陰臟，陰中陽足，則脾經上升，與胃經合成圓運動。陰陽和平，不病寒也。病則太陰陰盛，胃氣消滅，則病濕寒。寒濕偏多，故自利，腹滿，吐而食不下。水寒火滅，木氣失根，鬱而衝擊，故腹自痛。此火土兩寒，中氣將脫，危險極矣。

此方用炙草補中氣，用乾薑溫中寒，除濕氣，用附子溫腎水以救火。火土俱復，陽與陰平，運動復圓，所以病癒。

此六氣運動不圓，太陰濕土之氣獨勝之病。病在榮衛，不速汗解，平日脾陽素虛之人，病即由表入裡，則成此病。或表證才現，裡證即作，則成此病。病成之初，必面色灰黯，精神短少，舌胎灰潤，而口淡不渴也。表證裡證兼現者，先溫裡，後解表。陰盛陽微，故脈沉微。

表裡本是一氣。表氣偏，裡氣必偏。所以表病不解，裡病必作。表氣偏裡氣不偏者，必中氣健旺之人，裡氣的陰陽調和，不成裡病，裡病一成，便成生死問題矣。他臟他腑準此。

附子湯證治本位的意義

附片　白朮　茯苓　人參　炒白芍各三錢

治少陰病，手足寒，背惡寒，踡臥，但欲寐，骨節痛，脈現微細。

此治少陰腎臟病之法也。傷寒病，分太陽陽明少陽，太陰少陰厥陰。陽腑病熱，陰臟病寒。少陰腎臟，病則陰寒。水寒剋火，火滅土亡。危險極矣。

四肢秉氣於中土。中土陽亡，則手足寒冷。陽入於陰則寐，水寒無陽，則踡臥欲寐，而不能寐。腎主骨，腎寒則背脊惡寒。水寒土濕，木鬱風生，則骨節痛。此病致死極速。

此方用附子溫補腎陽。人參、茯苓、白朮，補土泄濕。芍藥和木息風。附子溫補腎陽，易動風木之氣。附子與芍藥並用，腎陽復而風木不動也。已現骨節疼痛，風已起矣。故既用附子以溫水，又用芍藥以息風也。火土復而木氣安，陽與陰平，運動復圓，是以病癒。芍藥性寒，最敗腎陽。此方與附子同用，附子溫補腎陽也。風乃木氣，非風寒之風也。

此六氣運動不圓，少陰寒水，一氣獨勝之病。病在榮衛，不速汗解，平日腎陽不足之人，病即由表入裡，則成此病。或表證才現，裡證即作，則成此病。病成之初，必神色黯淡，惡寒氣微也。水寒土敗，陽微氣少，故脈微細。腎陽亡，故腎水寒。

烏梅丸證治本位的意義

烏梅三十枚　蜀椒　當歸各四錢　桂枝　黨參　附片各六錢　乾薑二錢　黃連　黃柏　細辛各三錢

共搗篩蜜為丸，如梧子大。服二十丸，日三服，稍加至三十丸。烏梅先用醋浸一宿，飯上蒸，搗如泥，和各藥為丸。用時如無丸藥可減輕分量六分之一，煎服。日三服，隔二小時服一次。

治厥陰病，厥熱往還，消渴，氣上衝心，心中熱痛，飢不欲食，食則吐蛔，心煩，有時安靜，靜而復煩，脈虛細急數。

此治厥陰肝臟病之法也。厥熱往還者，厥為寒冷，厥陰乃陰寒已極，微陽初生之氣。厥陰風木，子氣為火，母氣為水。厥陰病則風動無定，或見子氣而病熱，或見母氣而病寒。故熱後復厥，厥後復熱。平人之厥陰，不病厥熱者，中氣旺而水火交也。厥陰一病，風木剋土。中氣既敗，水火分離。於是火氣現而熱，水氣現而厥。熱多則火土復而人生，厥多則火土亡而人死也。

消渴者，風木之氣，因水寒脫根而疏泄上衝。疏泄傷津，故渴而欲飲，飲而仍渴。氣上衝心，心中熱痛者，足厥陰肝經為風木，手厥陰心包經為相火，肝經木氣上衝，而心包相火又因中氣虛敗，不能下降，故氣上衝心，心中熱痛。

飢不欲食，食則吐蛔者，風動耗津，故飢；土氣已敗，故不能食；蛔者乃木中陽氣所生，中下既寒，蛔不安居，食後胃上加溫，蛔避寒就溫，故上行而吐出。心煩者，蛔乃肝家陽氣所生，蛔動則陽動，陽動故心煩。

此病水寒火熱，木枯土敗。方用附子、蜀椒、細辛，溫水寒，而培木氣之損。黃連、黃柏清火熱，以保木氣之津液。桂枝、當歸溫養木氣，以息風氣。人參、乾薑以溫中補土。烏梅大生木液，而補木氣。風盛則木氣自傷，惟烏梅能補木氣也。水溫火清，木和土復。陰陽平和，運動復圓，是以病癒。

此六氣運動不圓，厥陰風木一氣獨勝之病。病在榮衛，不速汗解，平日肝陽不足之人，病即由表入裡，則成此病。或表證才現，裡證即作，則成此病。病成之初，必氣微而躁煩不安也。木氣動而耗津，故脈虛細。微陽拔根中氣虛極，故脈急數。

烏梅丸為肝臟陰寒之方。黃連、黃柏大寒之藥，乃如是之重者。水寒則木鬱生風，風又生熱，熱又傷津，津傷則風更動。寒不去風不息，熱不去風更不息。寒溫並用，木氣之本性使然。此方雖寒溫並用，仍以溫水寒為主，清火熱為輔。六氣中為風木複雜。風木能研究徹底，餘皆徹底矣。以上三陰臟病，臟病忌發汗。

大承氣湯證治本位的意義

大黃四錢　枳實　芒硝各二錢　厚朴八錢

治陽明病，胃家實，日暮潮熱，六七日不大便，譫語，手足濈然汗出，腹滿痛拒按。脈大而實。

此治陽明腑病，腸胃燥結實證之法也。承氣者，承中氣也。中氣左旋化陽，右轉化陰，陰陽平均，中氣乃治。

陰進則陽退，陽盛則陰消。陰陽偏勝則中氣傷而人病。陰陽偏絕，則中氣亡而人死。三陰病，陰盛陽絕。大承氣湯證，陽盛陰絕。當此之時，陰陽平均的中氣，幾乎有陽無陰了。

日暮潮熱者，陽明燥金，氣旺於申酉之時。燥金氣旺，每日申酉加熱，如潮來之有定時。此時胃中陽旺，故陽明病必此時熱增也。譫語者，胃中津液消亡，心火不降，燒灼神昏也。手足濈然汗出，六七日不大便者，胃腸燥極也。腹滿痛拒按者，腸胃有燥屎結實也。《傷寒論》云，胃中有燥矢，乃胃中食物，被燥氣煉乾云耳。故曰胃家實也。矢，古屎字。

陽明燥金，大腸主氣，胃土從化。金氣以收斂為能，故金燥必結，故燥屎堅硬也。陽明胃腑燥熱之證，亦有瀉稀水放屁，而潮熱譫語，腹滿痛拒按者，此腸中必有燥屎數枚。所謂熱結旁流，亦大承氣湯證也。凡用下法，總要以手按大腸部位，名曰腹診。

此方大黃、芒硝，攻下燥屎。枳實、厚朴，開通滯氣。陽退陰復，中氣承接，運動復圓，是以病癒。

此方妙處，在大黃、枳實性寒，芒硝、厚朴性熱。寒熱混合，則生圓運動的作用。如不用芒硝、厚朴之熱，只用大黃、枳實之寒，直攻而下，一定將人下死。脈實而大，陽熱充滿之象。與三陰臟病，陰盛陽微，是對待的理法。世謂芒硝性寒，錯誤。

但是要用大承氣湯，須先以小承氣湯試探。服小承氣湯後，放屁是有燥屎，可用大承氣湯。若不放屁，是為無燥屎，便不可用。小承氣湯，大黃二錢，枳實一錢，厚朴二錢。

此六氣運動不圓，陽明燥金一氣獨勝之病。病在榮衛，不速汗解，平日胃陽偏旺之人，病即由表入裡，則成此病。病成之初必蒸蒸發熱，汗出氣盛，而舌胎乾黃。數日之後，乃成此證。不比三陰病成之速也。

此病表證未罷，裡證續作。當先解表，然後下裡。與三陰表證裡證兼現，當先溫裡，然後解表，是為對待的理法。一氣獨勝，諸氣消滅，圓運動解體，所以人死。

桃核承氣湯證治本位的意義

桃仁三錢　桂枝二錢　炙甘草二錢　大黃二錢　芒硝一錢

治太陽腑病，其人如狂，少腹急結，內有蓄血，小便利者。脈象沉實。

此治太陽膀胱腑病之法也。太陽之腑，膀胱也。膀胱位在小腹。膀胱有熱大腸血瘀，故少腹急結。血熱必神亂，故人如狂。熱實，故小便利。熱結在裡，故脈沉實。

此方大黃、芒硝，以下膀胱腑熱，桃仁以下瘀血。膀胱腑雖有實熱可下，而胃中卻無可下之物。硝黃極傷胃氣，故用炙草以補胃氣。用桂枝者，達表氣也。因太陽膀胱之經，在榮衛之內。膀胱本腑有熱，其經氣即將榮衛之熱，引入本腑而成此證。故用桂枝將其經氣，仍達於表也。小便如不利，內熱未實，便不可下。如血自下，血去熱退，不必服藥自癒也。

此六氣運動不圓，太陽腑熱之病也。病在榮衛，不速汗解，平日血熱陽勝之人，病即由表入裡，表證不罷，裡證即作，則成此病。病成之時，但覺少腹急結，忽然發狂也。以上陽明太陽腑病。腑病忌發汗。

小柴胡湯證治本位的意義

柴胡　黃芩　法夏　生薑　人參　炙草各三錢　大棗肉六錢

治少陽經病，寒熱往來，口苦，目眩，耳聾，咽乾，胸滿，脅痛，默默不欲食，心煩喜嘔。脈象虛小弦數。

此和解少陽經病之法也。少陽膽經，居榮衛之內，臟腑之間。此經一病，陰陽不和。陰鬱則惡寒，陽鬱則發熱。鬱而不解，故寒熱往來。膽經不降，相火上逆，故口苦、耳聾、目眩、咽乾。膽經自頭至足，循耳後，下胸，環胃，循脅。膽經不降，故胸滿、脅痛、不食、心煩喜嘔。膽經與三焦經同屬少陽相火。膽經相火，既上逆不降，三焦相火，必下陷不升。上逆下陷經氣結滯，故病有以上諸證。三陽腑三陰臟是平列的。少陽卻無腑證，而有經證，是平列中的不平處。

此方柴胡升三焦經之下陷，黃芩降膽經之上逆。膽經逆胃經必逆，半夏、生薑降胃經之逆。相火上逆，中氣與津液必傷。薑、棗、炙草、人參補中氣生津液。中傷火逆，臟陰易動，故重用補中品，以防止臟陰之動也。此病上逆下陷中虛，此方一面升陷，一面降逆，一面補中以調升降。此和解之法也。火陷中虛，故脈虛小。木火結滯，故脈弦數。

大柴胡湯證治本位的意義

柴胡　黃芩　法半夏各二錢　大黃　枳實　生白芍各二錢　生薑三錢　大棗六錢

治少陽經病，寒熱往來，口苦目眩耳聾，嘔而下利，胸下痞硬，脈象右實左弱。

此和解少陽之經兼下陽明腑之熱之法也。如小柴胡湯口苦，目眩，寒熱往來，又兼嘔而下利，胸下痞硬。嘔利為膽胃二經熱滯，痞硬為膽胃二經橫結，下利為胃腑之熱。於小柴胡湯去參、草之補中，加大黃、枳實以下胃熱，加芍藥以降膽經而舒胃經。一面和解少陽之經，一面下胃腑之熱也。

小柴胡湯證，脈象虛小，略兼弦數。虛小者，中陽虛而三焦之氣下陷。弦數者，木火病而膽經之氣上逆也。

大柴胡湯證，脈象右實，左弱。右實者，陽明胃腑熱滯，左弱者，木氣結而津液傷也。

此二證，大柴胡湯證少，小柴胡湯證多。因中虛不運，榮衛乃病。中虛之家，膽經相火易於上逆，相火上逆，中氣更虛。故小柴胡湯證多。胃陽盛乃病大柴胡湯證。胃陽盛則中氣少有虛者。中氣不虛，榮衛偶病，自能汗解，不至入少陽經也。故大柴胡湯證少也。名曰入少陽經，其實乃少陽經自病。

此六氣運動不圓，榮衛表病，未得汗解。臟腑陰陽，又不偏動。病氣既不外出，又不內入。少陽經氣被迫而成之半表半裡病也。以上少陽經病。

少陽經病，不可汗，不可下，不可溫，只可和解。柴胡湯和解之方也。不可汗，柴胡略有汗意。不可下，黃芩略有下意。不可溫，黨參、炙草、生薑、大棗略有溫意。此和解之事實也。

圖的說明

發熱為榮氣疏泄之病，惡寒為衛氣收斂之病。衛氣之收斂，能交榮氣之疏泄，則榮不發熱。榮氣之疏泄，能交衛氣之收斂，則衛不惡寒。榮衛相交，中氣之事。

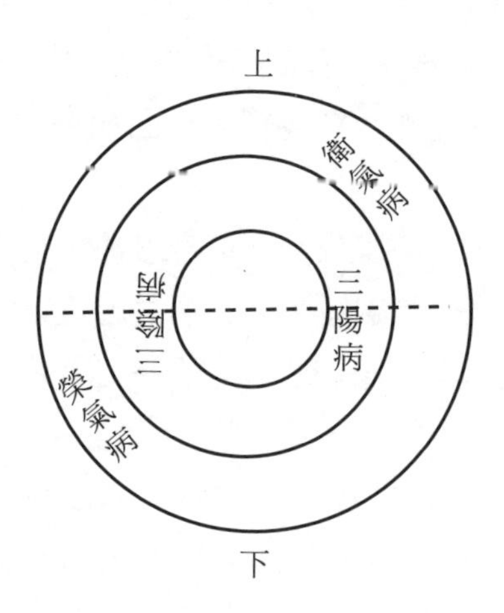

厥陰病，為肝臟病寒之病。太陰病，為脾臟病寒之病。少陰病，為少陰腎臟腎水病寒之病，非少陰心臟君火之病。乃少陰腎水無陽，寒水剋火之病。少陽之陽足，能交厥陰，則肝臟不病寒。陽明之陽足，能交脾土，則脾臟不病寒。太陽之陽足，能交少陰，則腎臟不病寒。

陽明病，為胃腑病熱之病。太陽病，為膀胱腑病發熱之病。太陰之陰足，能交陽明，則胃腑不病熱。少陰腎水之陰足，能交太陽，則膀胱腑不病熱。惟少陽膽腑，附肝臟而生，入胃腑而下。膽的本身，卻無腑病，只有經病。少陽病之寒熱往來，乃肝臟之陰與胃腑之陽之氣。

表裡本是一氣。表氣的榮衛偏盛，裡氣的臟腑即偏郁。榮衛不得復和，則表氣的榮衛偏得愈甚，裡氣的臟腑即愈鬱而愈偏，遂成陽腑病熱，陰臟病寒之病。如表氣不得復和，裡氣又不偏盛，則成少陽經病。此整個圓運動的《傷寒論》的原則也。榮衛病，乃榮衛被風寒所傷，而榮衛自病。並非風寒入了人身為病。此點認清，不惟《傷寒論》的原理明，溫病、疹病一切外感病的原理俱明矣。一部《傷寒論》，如內容六瓣之一橘。榮衛如橘皮，臟腑如六瓣，少陽經如橘絡也。

方名	症狀	原理	治法	脈象	備考
桂枝湯	項強，頭痛，身疼，發熱，汗出惡風	衛氣受風所傷不能交榮，榮氣鬱，故偏現本性而疏泄，疏泄故發熱	斂榮氣以交衛氣	脈浮緩	此方用芍藥之理不可含糊。外感之病，非風寒入了人身作病，乃榮衛被風寒所傷，人身的榮衛自己作病。此點解決古醫學復明矣
麻黃湯	項強，頭痛，身疼，骨節疼痛，無汗惡寒	榮氣受寒所傷，不能交衛，衛氣鬱。故偏現本性而收斂，斂故惡寒	泄衛氣以交榮氣	脈浮緊	麻黃湯證病在收斂偏盛，桂枝湯證病在疏泄偏盛。時令收斂則麻黃證多，時令疏泄則桂枝證多。大氣寒則收斂，大氣熱則疏泄

桂枝麻黃各半湯	惡寒，發熱，無汗，項強，身痛，數日不解	榮衛皆鬱	雙解榮衛	脈虛	芍藥麻黃並用，一開一合。榮衛雙鬱，一定之法。後人不解桂枝湯用芍藥之理，一心總以為是風寒入了人身，須袪風提寒之藥，多多用些才行，於是外感病誤於升散藥者多矣
四逆湯	自利腹痛，腹痛脹滿而吐食不下	火土雙敗	燥濕溫中補火	脈沉微	三陰臟病不下利者不死，下利不癒者必死。下利乃太陰之事，脾陽不衰，不惟太陰不病，即少陰、厥陰亦可不病。太陰脾土關係大矣
附子湯	肢寒，背惡寒踡臥，但欲寐，骨節痛	水寒土敗風動	溫水補土息風	脈沉微細小	少陰一氣，心臟與腎臟屬之。心屬火，腎屬水，土敗中滅，水火分離，水寒剋火，故少陰臟病法當溫水氣之寒，扶土氣之衰，同時兼防木氣之動。少陰多死證，火不生土，木又剋土之故。方中不用甘藥，嫌壅滯也

烏梅丸	厥熱，消渴，氣上衝心，心中熱痛，飢不欲食，食則吐蛔，心煩有時安靜，靜而復煩	水寒火熱，木枯土敗，中氣虛寒	溫寒清熱補中養木息風	脈虛細急數	厥陰風木，在春冬之交。微陽升動，陽根不足一動即泄，所以厥多死證也。少陰厥陰之死證非醫誤之過，乃木氣水氣應有之事
大承氣湯	胃實潮熱，手足汗出，譫語，六七日不大便，腹滿痛拒按	燥熱結實，胃有燥屎	下燥屎	脈大而實	胃家陽盛全是陽盛之象。脈則大實，重按有力。當表證已罷，蒸蒸熱盛之時，以調胃承氣湯和其胃熱，不至成大承氣湯證也。調胃承氣湯詳見傷寒論讀法篇
桃核承氣湯	發狂，少腹急	膀胱熱結，少腹有蓄血	下熱攻血，顧中達表	脈沉實	膀胱腑證極少。陰臟病寒，分見三陰。陽腑病熱，統屬陽明。故古人以三陰與陽明對稱
小柴胡湯	寒熱，口苦，目眩，耳聾，咽乾，胸滿脅痛而兼嘔煩	少陽經病，臟陰易動	和解經氣，預防臟陰	脈虛小弦數	此證常有十數日不癒者。因少陽經氣居半表半裡之間，既不能出表，又不能入裡之故，所以非和解不可

大柴胡湯	寒熱，口苦，目眩，耳聾而兼嘔，下利胸痞而硬	少陽經病，腑熱已結	和解經氣兼腑熱	脈右實左弱	此證只須認明有少陽經證，則下利係陽明熱利顯而易見。面上神色是陽象無陰象，亦易分辨

讀《傷寒論》十方讀法五條

一要先將內容六瓣之一橘的譬喻明瞭。

一要先將榮衛臟腑少陽經病的各症狀名目，分別記清，再合成一個整個記清。

一要於記清之後默記溜熟。

一要於默記溜熟之後，將各症狀的所以然，與治法分別記清，再整個默記溜熟。所謂電力充足，電光自明之功效，於最短的期間，便能得到整個成功的基礎。

一《難經》曰：傷寒有五。一曰中風，二曰傷寒，三曰溫病，四曰濕溫，五曰熱病。「傷寒有五」的「傷寒」二字，乃外感之統稱。

「二曰傷寒」的「傷寒」二字，才是傷寒麻黃湯的傷寒。仲聖「傷寒論」三字的意義，乃外感論的意義。此點要記明白。

三、溫病本氣篇

導 言

自來治溫病，以新感與伏邪為兩大原則。

吳鞠通《溫病條辨》，謂風寒傷人由皮毛而入，溫病由口鼻而入，初入上焦，再由上焦入中焦，再由中焦而入下焦，直行中道云云。人身由上部至下部是整個的氣化圓運動，即以形質而論，亦曲折重疊，並無直的中道可行。所謂新感溫病如此。

王孟英著《溫熱經緯》，稱仲景有伏氣溫病之文。仲景伏氣溫病之文，乃謂伏有何脈，即現何病，乃泛言各種病如此，非專言溫病，非謂冬月伏有寒氣，至春變溫。只因王叔和於《傷寒論》首，妄加序例曰：冬日傷寒，即病者為傷寒，不即病者，寒毒藏於肌膚，至春變為溫病云云。後人遂認為伏氣溫病。此王叔和誤解《內經》「冬傷於寒，春必病溫」的「寒」字之遺禍也。《內經》云：風寒中人，使人毫毛畢直。豈有寒氣伏藏於肌膚三月之人，安然無恙，至春變為溫病之理。所謂伏氣溫病如此。

一唱百和，不求甚解。原則既差，理路遂亂。因就經過事實，根據原理，作溫病本氣篇。言溫病乃人身本身之氣自病，非由口鼻而入，非伏去年之寒，變成今年的溫。認為溫邪由口鼻直入中道，認為伏邪變溫，於是以去邪為主義，遂用去邪之藥。去邪之藥，最傷本氣，本氣受傷，病必加重。及至病加，猶以為邪深難去，比比然矣。認為本氣自病，自知用調和本氣之藥。病去身安，乃無遺誤。抱本氣自病的原則，以研求《溫病條辨》《溫熱經緯》所載症狀與其方法，自能得著適當的妙處，而不為其所持原理的錯處所誤。

欲知病理，但憑藥性。世之治溫病，皆以銀翹散、桑菊飲為宗，銀翹散、桑菊飲之藥，皆疏泄降肺之藥，乃燥病之藥，非溫病之藥。燥則金氣斂結，藥宜疏泄，溫則木氣疏泄，藥宜收斂。斷無疏泄之病，用疏泄之藥，治之之誤也。

著者識

溫病的意義

傷寒病起於榮衛，終於臟腑，榮熱衛寒，腑熱臟寒，腑熱則實，臟寒則虛。脈象緊數，按之明爽，病人神色清明。溫病起於榮衛，終於氣血，榮衛氣血，皆熱不寒，皆虛不實，脈象或洪或小，按之躁急模糊，病人神色昏晦。亦有強壯之人，脈象較實者。雖脈象較實，仍按之模糊，不似傷寒脈象之明爽。特強壯之人，少有病溫病者耳。世謂右脈大為溫病、左脈大為傷寒，事實上並不盡然。

溫病者，人身木火偏於疏泄。金氣被沖，而失收降之令，水氣被泄，而失封藏之能。水不藏則相火益事飛騰，金不收則風木益事泄動。上焦則津液傷而熱氣衝塞，下焦則相火泄而元氣空虛，中焦則中氣衰敗，交濟無能。一年的大氣運動，春升夏浮，秋降冬沉。春溫夏熱，秋涼冬寒。春生夏長，秋收冬藏。人身春木之氣，升動生發失其常度，則溫氣病焉。此乃人身本氣自病，非中今年之溫，由口鼻而入，非伏去冬之寒，變為今春之溫。不過雖是人身本氣自病，必須感受時令偏於疏泄的大氣，引動裡氣，然後病成耳。

《傷寒論》云：太陽病發熱而渴，不惡寒者為溫病。此乃借溫病以分別傷寒之言，非專為溫病整個說法立言。溫病的事實上，常有得病一日，發熱之中仍帶惡寒者。不惡寒之發熱作渴，脈象應無虛象，而事實上則脈虛者甚多，且多不渴者。脈虛之溫病，關係生死較脈不虛者迅速。溫病諸書，對於脈虛溫病的方法，少注重者，大概遵守論文由口鼻而入伏寒變溫的訛傳，未及就六氣的事實上尋原理也。溫病實證少，虛證多，實證易治，虛證難治。此篇注重虛證，因正當厥陰風木之時，陽氣幼稚故也。如果脈實，則易治矣。

虛證如肆用散藥、涼藥，必死。實證的「實」字，乃比較上的實，非真正的實，所以溫病的下證，無承氣湯證，只有黃龍湯證。黃龍湯詳下文。

傷寒表裡之分，為榮衛臟腑。溫病表裡之分，為榮衛氣血。亦有病在腸胃者。如兩感溫病，則責在腎家。各詳下文。病在腸胃，乃腸胃自病。病在榮衛氣血，乃榮衛氣血自病。自病的意義，無人講求，皆王叔和誤解《內經》文字，後人又盲從叔和之故。叔和誤解《內經》文字詳下文。

傷寒易治，溫病難治。傷寒表裡寒熱，界限分明。溫病表裡皆熱，界限難分。此篇於難分之中，求分之之法。能分得出，然後用藥有著落也。

病在榮衛

溫病分純溫病，兼感寒溫病。初起頭疼身痛，先惡寒後發熱，發熱之後但熱不寒，神智昏迷，精神倦怠，此病在榮衛也。舌無胎，脈洪虛躁急模糊，輕按多重按少，發熱大者，方用烏梅白糖湯。肥烏梅五枚，白糖一兩。舌無胎，脈虛小者，方用扁鵲三豆飲。黃豆、黑豆、綠豆各三錢。烏梅證、三豆證，是為不兼感寒之純溫病。

若脈洪虛，發熱之後，仍兼感寒，是為兼惡寒溫病。於烏梅白糖湯中，加綠薄荷一二錢。若脈虛小，發熱之後，仍兼感寒，是為兼惡寒溫病。於三豆飲中，加薄荷五分至一錢。惟兼惡寒之脈，必不純虛，必重按兼有弦緊之象。弦緊乃收斂閉束之象。純虛之脈，只向外疏散，不向內收斂閉束也。病人所在地，冬春無大風，冬不鳴雷，少純虛溫病。

烏梅白糖湯

人身榮衛。榮屬木火，其性疏泄，衛屬金水，其性收斂，主管表氣，而根於裡氣。節令一交木氣，大氣降極而升，疏泄起來。中氣不足之人，本身的榮氣，即隨造化的木氣升動疏泄。乙木為風木，甲木為相火。裡氣的乙木升而甲木不降，則相火外泄。榮氣與木火升泄，故發熱。熱由木火升泄，故發熱而不惡寒。榮衛失和，故頭痛身痛，相火外泄的多，故發熱甚大。火泄中虛，故神智昏迷、精神倦怠也。

此證脈象洪盛，乃木火外泄。重按虛微，乃木火之虛。虛者，木火升泄自傷本氣也。病在榮衛之時，外泄之相火，正在浮游，尚未化生定在之熱，故舌上無胎。烏梅酸收，降甲木安乙木，斂相火而大補木氣。木氣動於上必虛於下，故烏梅為風木要藥。收而不澀，能生津液，溫病尤宜。白糖能補中而不橫滯，與烏梅酸甘生陰，最宜溫病虛證。故服之病癒。若發熱仍兼惡寒，是感大氣之疏泄，又感大氣之收斂，而本身衛氣閉束不舒，故加薄荷以開衛氣之閉束也。脈來躁急模糊，根本動搖之象。

扁鵲三豆飲

此證，外證與烏梅湯證同，但脈不洪虛而虛小。虛小者，木氣本虛，一經疏泄便無力也。黃豆、黑豆，養木養中平疏泄，兼降膽經養津液，綠豆養木養中，兼清肺熱，故服之而癒。如右脈重按不虛，加淡豆豉三錢以宣滯。此方平淡和養，最宜溫病。

如發熱之後，仍兼惡寒。是感大氣之疏泄，又感大氣之收斂，而本身衛氣閉束不舒，故加薄荷以開衛氣之閉束也。豆須煎成即服，不可隔夜。生用莫炒。

烏梅湯收外以安內。三豆飲養內以和外。皆溫病初起虛證的極效方法。溫病脈實為順，脈虛為逆。烏梅湯證，小便長者為烏梅忌用。改用三豆飲，加倍煎服。三豆證小便短者，加白飯豆三錢，以利濕氣。惟病人所在地，冬春風少，冬不鳴雷，大氣中木氣不傷，人身的木氣較足，烏梅、黃豆補木之品，只宜輕用。疹病亦然。

《內經》曰：溫病虛甚者死，木火之氣泄而不復故也。泄而不復，中氣之虛。中氣不虛，木火雖泄，金氣能收，火仍歸水。木氣得根，必不致死。

《難經》曰：溫病之脈，不知何經之動也。可見其虛也。三豆飲原方係紅飯豆、黑豆、綠豆。紅飯豆即點心鋪做洗沙之紅豆，能除濕氣，傷津液，故改用黃豆。紅飯豆，世誤用赤小豆，有大毒。黃豆養中養木養津液，兼降膽經，溫病疹病要藥。

脈氣洪虛，與虛小者，面色多紅。面色紅者，火浮於外，必虛於內。涼藥下咽，即生變故。此醫家之所忽。如認面紅為內熱，故意用涼藥以清內熱，必一瀉而死。脈虛故也。

《傷寒論》立桂枝湯以治榮病之疏泄，立麻黃湯以治衛病之收斂。桂枝湯之芍藥，全在收斂木火，烏梅三豆亦全在收斂木火。惟溫病裡氣大虛，故不能用芍藥之苦寒。烏梅三豆並補裡氣之虛。溫病表裡俱熱，故不能用桂枝、生薑以助熱。不能用炙草、紅棗以補中，而烏梅三豆，卻有補中之能。如兼衛氣閉束而惡寒，兼用薄荷以通衛閉，亦《傷寒論》麻桂各半湯所變通之法。

不過桂枝湯麻黃湯之榮衛病，有表裡之分。溫病之榮衛病，表裡之分不顯，而全是裡虛之病耳。烏梅白糖湯、三豆飲治溫病，下咽即能汗出病解，出汗的理由，詳原理。

用此方見效之後，自能知道《溫病條辨》用銀翹散、桑菊飲的根本全錯。

發熱為榮氣之疏泄，惡寒為衛氣之閉斂，神昏倦怠為相火離根，故用烏梅三豆以平榮氣之疏泄，薄荷以開衛氣之閉斂，相火離根，中下虛憊，故用烏梅三豆平和補益木氣之品，不能用其他苦寒傷中之味。此中關係，非比尋常。況且木氣偏於疏泄，都緣金氣不能收斂。

葉天士謂溫病首先犯肺，逆傳心包。葉雖不知溫病原則，卻已認識肺金不可傷。其謂逆傳心包，因不知溫病是本身木火疏泄傷肺之病，心包之臟木火自病也。

蔥豉湯

溫病脈虛身乏、身痛、發熱惡寒，是兼感寒溫病。蔥豉湯：蔥頭三五個，淡豆豉五錢，不加鹽，煎服。豆豉和木氣以治溫，蔥頭散衛氣以治寒，平穩之方也。如不惡寒，忌用蔥豉。不惡寒單發熱，乃是溫病，黃豆一味煎服即癒。豆豉宣散亦不可用。黃豆潤津液益中氣養木氣而平疏泄，故效。兼有衛氣閉斂之證據。

蔥性疏通衛閉，其性平和，豆豉宣滯不傷中氣，取效甚宏，故宜用之，比薄荷穩也。

加減三豆飲

烏梅三豆飲證，如脈不模糊，不洪不虛，重按較輕按有力，面色不浮紅，昏睡不醒，是兼感寒溫病。病在榮衛，裡熱已作。

此肺金收斂力大，將木火疏泄之氣，斂成有定在之實熱。宜加減三豆飲：金銀花、天花粉、玉竹各三錢以清熱，枳實、薄荷各一錢以瀉肺閉，黑豆、綠豆、淡豆豉各三錢以養木氣，兼清木熱，而舒通胃滯也。

烏梅、黃豆皆是補品，脈不虛忌用。若舌有乾黃胎，加生大黃、生甘草各一錢以消胃熱。此證不癒，即成下文病在氣分、病在腸胃兩證。

病在氣分

發熱，咳嗽，惡寒，身痛，大渴，舌胎粉白，脈象不洪，重按有力，此病在氣分也。用枳實銀菊散，生枳實、薄荷、竹葉、桔梗、菊花、金銀花、天花粉、玉竹、麥冬、貝母、知母各三錢。服後熱退病減，過時仍舊者，其脈必實，生枳實加成五錢即癒。粉白，如鋪乾粉於舌上，燥而不潤，滿舌皆白。滿舌粉白，此為肺熱之證。

枳實銀菊散

咳嗽口渴，舌胎粉白者，相火被衛氣閉束，成為有定在之熱。熱勝克金，熱傷肺家氣分也。肺氣熱逆，故咳嗽。氣熱津傷，故口渴。氣熱津凝，故舌胎粉白。菊花、金銀花、天花粉、玉竹、麥冬、知母、貝母清肺熱以顧津液，薄荷、竹葉、桔梗、枳實破肺氣的實滯，故服之病癒。脈重按有力，是氣實之象。實則不模糊也。

此方服後，必大汗而解。汗出之先，有發狂者，有發戰者，熱深故也。亦有熱深脈伏者。

治溫病須先分別相火浮游，與熱有定在兩個時期。病在榮衛，舌上無胎，為浮游時期，舌上有胎，為定在時期。浮游時宜收回相火，定在時宜清降定熱。浮游時用清藥，火不可清也。春初之火，只見不足，不見有餘。火如被傷不能歸於水位，化熱灼津，上焦清虛之境，神明所出之地，塵蔽煙薰，枯乾窒塞。種種昏迷煩喘，氣短呃逆，甚而吐血躁擾，手足瘈瘲，昏厥不語，險證迭出。如現煩喘等證，烏梅三豆兩方合用自癒，不加薄荷。上焦之熱愈盛，下焦之火愈虛，既現敗證，其火更虛。降火而不傷火，是為治溫病之大法。必熱實氣實脈實，熱有定在，如枳實銀菊散證，乃可用清熱通氣之藥，以清定在之熱。

枳實銀菊散，不用黃連。因其性大寒，不惟傷火，並且敗中，況黃連性極乾燥，最傷津液，溫病初起所忌。此病脈既有力，仍只用清涼疏淡之品，因脈之有力，乃相火化熱傷津之熱，非火土之氣之實。相火所化之熱多一分，下焦相火即少一分。相火少一分，中氣即虛一分。倘用黃連大寒之藥，火土一傷，必貽後患。津液再劫，必增糾纏矣。

枳實銀菊散證，小便必長而次數多，或小便點滴俱無，或瀉稀黃水，皆氣分熱也。氣分熱而木氣之疏泄更甚，故小便長而次數多。氣分熱而津液膠固，故無小便。肺與大腸相表裡，氣分熱及大腸，熱氣主動，大腸金氣受熱不能收斂，故瀉稀黃水。

見此症狀，切不可認為小便長多為小便清利，更不可認無小便為脾濕而用苓澤利尿，更不可認瀉稀黃水為虛而用補澀。肺氣熱清，諸證自癒。

《溫病條辨》之銀翹散，竹葉牛蒡桔梗等藥，破肺氣傷肺液，連翹除濕傷津，疏散力大，溫病大忌。肺氣再傷，收斂更減，疏泄更甚。肺津再傷，水源枯竭，上焦更不能清降，相火更逆，木氣更枯，則病重矣。

烏梅湯、三豆飲、蔥豉湯、加減三豆飲、枳實銀菊散，服後病癒，皆自然出汗。溫病忌發汗，因溫病乃疏泄之病，用藥發汗，則疏泄而又疏泄，多至於死。自然出汗者，榮衛復和，火降中復，圓運動復原也。凡病出汗而癒，皆自身圓運動復元之故。

溫病為木火上衝，肺金不能收斂之病。木火上衝，既已熱傷肺金，只宜清肺家之熱，不可清木氣之溫。因木火衝於上，必虛於下。知肺熱當清，木溫當養，便將溫病的根本解決。溫者，木之生氣也。

病在腸胃

病在氣分證中，加日晡潮熱譫語，腹滿拒按，舌胎由白轉黃，燥而且厚。脈象右大而實，左則弱小。方用加減黃龍湯。大黃、枳實、厚朴各一錢，元明粉五分，黨參二錢，當歸、柴胡、炙草各一錢，白芍二錢，分三服。

加減黃龍湯

病在氣分，失於清降，則熱結腸胃而成潮熱腹滿胎黃之下證，自當用承氣湯下之。但熱雖實，胃並不實，且氣血均為熱所傷耗，只宜大黃等味輕劑，並用參歸補益氣血，炙草補益中氣，柴芍疏解木氣。如一服，半日後放臭屁，腹已不滿，右脈已平，無論已否得下，即止後服。雖未得下，脈平腹不滿，已不拒按，是熱實已解，黃胎亦將自退，不能再受下藥。如脈已平，腹已不滿，而身熱不退，用三豆飲濃煎以養中滋木，熱即退矣。因溫病只有虛證，無有實證故也。

如服後，半日不放臭屁，腹仍滿，仍拒按，脈仍不平，再服一服，得下稀糞少許即勿再服，即能熱退人安，養息即癒。

以上各方，乃治溫病大法。無論何證中兼見他證，如烏梅湯證兼見面紅目赤，三豆飲證兼見羞明咽痛，枳實銀菊散證兼見小便長多，或無小便，加減黃龍湯證兼見瀉利黃水等，皆仍用烏梅三豆等本方。因病之狀態雖異，病之原因則同，原因既同，方法亦同。

｜病在血分｜

相火既化成有定在之熱，平日氣分偏熱之人，熱即入於氣分，平日血分偏熱之人，熱即入於血分。血分既熱，舌色即現絳赤，脈象即轉弦數，身熱不退，口乾而不飲，心煩夜不成寐。方用加減黃連阿膠雞子黃湯。阿膠、生地、龜板、鱉甲各二錢，赤芍、丹皮、黃連各二錢，雞子黃一枚，生調，分二次服。

加減黃連阿膠雞子黃湯

阿膠、生地、龜板、鱉甲以養血而平熱，赤芍、丹皮以活血而清熱，黃連降心火以除煩，生雞子黃補中氣、溫腎陽、補津液以交心腎。雖係熱傷血分，亦由心經心包經火氣不降，自現本氣。火氣不降自現本氣者，中氣虛而腎陽不升也，故用雞子黃補中氣、補腎陽以交心腎。脈虛甚者加炙甘草一錢以補中。如舌絳赤而有黃胎，雞子黃、炙甘草忌用。腎陽升則心火降。徒降心火不升腎陽，不能成功。雞子黃關係此病極大。

中下陽虛，故身熱不退。血熱而心氣不降，故心煩。腎陽不升，故不成寐。熱傷血，故口乾。熱甚則火衰，故不能飲。血被熱傷，不能養木，木現本氣，故脈弦。中氣虛，故脈數。

生雞子黃對於此病的身熱不退，夜不成寐，關係極大。生雞子黃，大溫大補，脾腎之藥也。此病之不寐，一方面由於心火化熱，不能下降，一方面由於腎陽耗泄，不能上升。生雞子黃與黃連配合，雞子黃溫升腎陽，黃連清降心火，心腎相交，是以能寐。心腎之交，責在中土。雞子黃溫腎陽，補津液，又能溫補中土。中土補起，熱乃能退。此方之用黃連，全是與雞子黃配合的關係，而阿膠又能和其燥也。

熱在氣分，氣分熱清，則榮衛和而汗出病解。熱在血分，非養血清熱，病不解也。如舌色絳紅，中有黃胎者，是胃間兼有熱滯。須於涼血養血之中，加牛蒡子、檳榔各五分，研末。重者加枳實五分，研末，吞服，徐徐去之。然後可用生雞子黃。小便短者，加烏梅二枚。如口渴能飲能安眠者，去雞子黃。此則病輕，單是血熱也。

溫病忌用燥藥、升散藥、發汗藥，忌下，忌溫補。總宜養風木、斂相火、保肺液、保中氣。如有定在之熱，舌上必有胎，用清涼去滯清輕之品，莫傷胃氣為治。

兩感溫病

兩感者，本身木氣疏泄偏勝，傷及腎家藏氣，腎陽外泄，腎氣空虛，又感時令疏泄之氣之病也。此病極危險，一為腎氣丸證，一為大青龍湯加附子證。

腎氣丸證，其症微惡寒微發熱，全身倦怠，兩足睏乏，神志昏迷，脈象微弱散亂。方用腎氣丸六錢調服。

惡寒發熱，乃榮衛之鬱。寒熱不甚，而全身倦怠，則榮衛之敗也。兩足睏乏者，腎氣微少也。神志昏迷脈弱而散者，腎陽外散，中氣無源。腎陽外散，則心神失根，中氣無源，則脈息不振也。腎氣丸附子以回腎陽，桂枝以回肝陽，以定木氣之根，地黃滋津液養風木，山萸肉斂浮陽補木氣平疏泄，山藥補肺金助收斂，丹皮去木滯清瘀熱，苓澤扶土氣也。肝腎陽復，心神有根，中氣有源，土氣健運於中，榮衛升降於外，故病皆癒。

單感時氣之疏泄，腎氣能自固藏，病輕。既感時氣之疏泄，腎氣又被拔動，故易致死。此等病證，一服辛涼，汗出腹瀉即死。

大青龍湯加附子證。此方見湖南主席何健手抄傷寒古本。其症惡寒發熱，身痛如被杖，頭痛如斧劈，口乾欲裂，煩滿而渴，脈時浮時沉時數時細，方用大青龍加附子湯。

此腎陽素虧，又病感寒溫病也。惡寒發熱者，裡氣虧乏於內，榮衛鬱阻於外也。身痛如被杖者，腎陽不能達於外，衛氣不能外發也。頭痛如斧劈者，腎陽離根上衝也。口乾欲裂，煩滿而渴者，上焦津液，被衛氣閉斂之熱燒灼也。脈時浮時沉時數時細者，下焦無陽，中氣失根，不能安定也。

方用大青龍湯。麻黃、桂枝各一錢，杏仁二錢以開衛閉，生石膏二錢以清衛氣閉於上焦之熱，炙草二錢，生薑一片，紅棗二錢以補中氣，加附片三錢以回腎陽也。

此症頭痛而至如劈，脈又搖搖無定，腎陽拔泄，並於頭上，其中下之虛極矣，非附子、炙草不能挽回根本。口乾而至煩渴，上焦燥熱極矣，又非石膏不能回覆津液。身痛如杖，榮衛鬱極，非麻黃、桂枝不能調和榮衛。溫病而用麻桂，其中必兼有寒邪也。

此病用此方，非老手確有把握，不可試用。可用三豆各三錢，加薄荷一二錢煎湯，調服腎氣丸五錢以代之。薄荷可代麻桂，三豆可代石膏、杏仁、甘草、紅棗。腎氣丸之山藥、熟地、丹皮，有補津液之能，山茱萸、附、桂可回腎肝之陽，茯苓、澤瀉有益中土。榮衛司於肝肺，根於中氣，而起源於腎家。注重腎家以達榮衛，實為此病根本治法，見效而不犯險。

大凡外感之病，脈象微弱，或洪虛，原因皆是內傷。如浮沉細數不定，則內傷至極矣。不治內傷而徒治外感，外感之藥，無不耗散傷內者，內益傷病益重矣。脈象浮沉細數不定，為用腎氣丸的根據。藥店的腎氣丸，內有車前、牛膝，過利小便，不合此病。須用桂附地黃丸便合，即古方的腎氣丸。

本篇溫病方中之烏梅、三豆、腎氣三方，皆內傷之要法，皆事實上常有，前人書中所無。前人書中何以無內傷治法，只因王叔和將《內經》「冬傷於寒，春必病溫」二句經文的「冬寒」的「寒」字，認為「風寒」的「寒」字，謂冬日傷了寒氣，登時病作為傷寒，登時不病，寒毒藏於肌膚，來春發作，化為溫毒。遂認為溫病為毒氣，所以用藥皆以解毒清熱為主。不知溫病全由內傷也，更不知春溫的溫字，乃天人的生氣也。知溫病為天人的生氣為病，自知設法保其生，自不致將人治死也。

冬溫

溫病若發現於冬季，病勢極險。因溫為木氣疏泄的本氣，春溫為木氣疏泄的正病。冬季寒水封藏不密，木氣拔根，故冬溫人死最多，惟烏梅白糖湯最能挽回。

若冬溫上熱下寒，足冷如冰，速服桂附地黃丸救之。冬暖必起溫病。

鼠疫

冬至前後，氣候不寒而反熱，發生鼠疫。發熱，神昏，氣微，心亂。兼證不一，此為主證。鼠疫者，冬溫之死證也。大氣冬時主藏，寒則能藏。今寒反成熱，已經封藏於土下水中的陽氣，發泄出來。陽氣拔根，遂病鼠疫。鼠生活於地面之際的土中，今土中無陽，不能生活，是以鼠死。人於此時，呼吸土中無陽的大氣。本身下部，陽氣逆騰，無不頭暈身乏者。本身的中氣，尚能維持圓運動之常，雖身乏尚不至於病倒。一經感受大氣的刺激，或為飲食所傷，中氣的圓運動分開，遂隨陽根拔泄的大氣以同病。陽根拔泄，則下部空虛，陽逆於上，則上部充熱，陽逆下虛，所以人死。此時用涼藥清熱，下咽即死，上部雖熱，中下陽虛故也。

惟烏梅、三豆並用，烏梅一兩，黃豆、黑豆、綠豆各五錢，加白糖二兩以補中氣，加杏仁泥五錢以降肺氣，小便不利者，加紅飯豆五錢以利小便，無不特效。烏梅能收斂，由右逆升的陽氣，降回水中。三豆能清上部的熱，不寒中氣。陽泄化熱，肺氣不降，故加杏仁泥以降肺氣。中虛脾濕，小便不利，故加飯豆以利尿。惟治救遲延，中氣已脫者，已吐血者，則來不及耳。未病時，日日服之，亦可預防。此方曾於丙辰冬綏遠鼠疫，經同學實地試驗，功效不虛。同學並有用理中湯加天花粉治效者。蓋病的名目不同，病的原理則同。所以綏遠鼠疫猖獗之時，一降大雪，遂徹底消滅。降雪則大氣的陽根回覆下降，人身的陽根亦隨之回覆下降故也。

著者曾用西藥之稀鹽酸葡萄糖先後服下，最效。鹽補中氣，酸能收斂上部化熱的陽氣，使之下降，復其本位，葡萄糖大補下部腎家陽氣，並補中氣也。宇宙大氣的圓運動，乃大氣中的陽氣，降於秋、藏於冬、升於春、盛於夏所成。人身的陽氣，亦降於右，藏於下，升於左，盛於上。宇宙的冬季，人身的下部，陽氣皆宜順藏，不可逆升。冬季陽升，此之謂逆，陽氣逆升，是為拔根。由右降下的陽氣，乃萬物生命之根，冬季寒的「寒」字，即是陽氣下藏的事實，不寒反熱的「熱」字，即是陽氣逆升的事實。陽氣逆升，所以熱也。並非熱而後陽氣逆升也。

大氣的中和，為生物生命的元素，冬季陽氣當藏而即藏，即是大氣的中和。此中和的力量，地面之際的土中最多。鼠穴地而居，向來在大氣中和的中心點生活。今土中的陽氣拔根，中和變成毒癘，鼠感受最切，失其生活之常，所以鼠死。人之感受在鼠之後，所以鼠先死，人後死。惟中氣充足陽不逆升的人，則不死耳。雖暫時不死，呼吸陽氣拔根的大氣，終難免死。

冬不寒而反熱，中和變成毒癘。一降大雪，熱降入地，陽仍歸根，毒癘仍變中和。此宇宙自然的療法。烏梅、三豆、白糖、稀鹽酸葡萄糖，亦宇宙的自然療法，降其逆助其藏而已。

福建鼠疫盛行時，飛機飛過疫地境內，常常自己墜落，有疫的地方，大氣的圓運動含有鼠疫的逆性故也。

濕溫

溫病數日，午後增熱，頭痛胸悶，舌胎潤膩而不渴，此為濕溫。病難速已。方用三仁湯：

薏苡仁三錢　苦杏仁泥三錢　蔻仁一枚　半夏二錢　生甘草一錢　白糖五錢　烏梅二枚

溫病乃相火浮散，木敗金傷，中下大虛之病。數日之後而成濕溫者，火在土下則生氣，火在土上則生濕。火浮於上至於數日之久，土下無火，所以濕生。濕生則土更敗也。熱為濕氣所纏，故覺熱增。其增於午後者，土氣動於未時，金氣動於申時。五行之性，虛則自動。土氣動則濕起，金氣動則斂結。熱與濕合，金又斂之，故熱增於午後也。

方用薏苡仁健土燥濕，蔻仁、半夏溫運中氣，杏仁降肺金，開斂結以降相火，濕病最傷津液，薏苡、杏仁皆溫潤養中，不傷津液之品，中氣運則相火降，相火降則中氣運，肺金降相火更降。浮散於外使人發熱的相火既已降入中土以下的水中，木氣得根，能行疏泄作用，濕氣自消。濕消熱降，頭自不痛，胸自不悶，土下火復，是以病癒。《溫病條辨》方中，惟三仁湯最妙。杏仁開金氣之結以收相火，功參造化之方也。

治濕溫不宜燥烈之品，原方厚朴刪去為妥。加烏梅者，補木氣以利尿，收相火以退熱。既有甘草又加白糖，加白糖為烏梅之輔也。

凡發熱之病，愈治愈熱，皆不知熱是相火不降使然，相火不降，又是中虛使然。肆用涼藥以傷中氣，故愈治愈壞。虛熱之脈，其象必虛，得食之後，其熱必減。若發熱而小便不長，皆可用加減三仁湯極妙。小便長而多者，忌用苡仁、烏梅。烏梅補木氣助疏泄，倘小便長多而用烏梅，必小便不止，氣脫而死。

溫病的壞病

病在榮衛，舌無胎，脈洪虛，烏梅白糖湯，歸回相火，補益風木，恢復津液，疏泄滯氣，補益中氣，病即自癒，不壞也。病在榮衛，舌無胎，脈虛小，三豆飲補益木氣，養中息風，病即自癒，不壞也。兼感寒者，加薄荷以開衛閉，不壞也。病在氣分，舌胎如粉，咳嗽作渴，枳實銀菊散，清熱去滯，降肺調中，病即自癒，不壞也。病在血分，舌絳脈弦，身熱不退，夜不能寐，加減黃連阿膠雞子黃湯，養血清熱，補中溫腎，病即自癒，不壞也。病在腸胃，舌胎乾黃，譫語日晡潮熱，腹滿拒按，加減黃龍湯，泄熱養胃，病即自癒，不壞也。理路分明，方法各當，一經誤治，或汗或下或補，將分明的理路，混亂不清，遂成壞病。壞病之中，先分虛實，證治列下。

其脈虛者，則熱不退而昏迷，精神微弱，呼吸短促。

其脈實者，則熱不退而煩擾，潮熱，譫語，脈轉沉細。壞病大概，不過如此。脈實的「實」字作「滯」字看，不可作虛實的「實」字看。

無論脈虛脈實的壞病，只要大便不瀉，即不致死，雖遲至十餘日以至二十餘日不大便，亦吉。如滑瀉不止，便成死證。因溫病乃上盛下虛之病，不滑瀉者相火雖散漫於外，中氣未亡，圓運動的根氣尚存。只要相火下降，中氣復旺，旋轉升降，自能復圓。如滑瀉不止，下焦早已空虛，再加滑瀉，則空而又空，中氣全滅，圓運動的根氣全消，故死也。

前人謂大便瀉乃熱有出路，認為佳兆，此濕熱病的佳兆也，非溫病所宜也。前人於溫病喜用下藥，亦盲從王叔和伏寒變為溫毒之故。切須認清，不可含糊。

脈虛壞病，無論舌上有無黃胎，先以烏梅湯酸甘相得，徐徐飲之，自能熱退身涼微汗而解。凡用烏梅湯，如脈有熱，兌入清茶半杯。熱退之後，舌上黃胎者，再以大黃末一二分，作三次開水吞下，以清胃滯，自然胎退思食，調養而癒。如溫病過汗，熱而神昏足冷者，用西瓜汁或冬瓜汁調服腎氣丸三錢，或用三豆飲調服亦可。清溫並用即癒。

脈實壞病，脈既轉沉細，必脈沉細有力。此為津液被熱灼傷，經絡燥結。而煩擾不安，中氣之虛極矣。先用生黨參二兩，生石膏三錢煎湯熱服，養中生津，清潤燥結，必得安眠。安眠之後，煩擾自止，然後用枳實銀菊飲原方三分之一，加柴胡、厚朴、大黃各五分，每日申酉服之，以清熱去滯。再用草果、檳榔片各五分，每日煎汁，少少飲之，一日二次，數日後必大瀉稀水臭糞，顫慄出汗而癒。瀉稀水臭糞者，裡氣和而積結通也。汗出者，裡和而後表和。顫慄者，榮衛失和已久，復和不易也。

壞病癒後，調養甚難，多有三四月方能復元者。壞病治法，最宜細心，最宜靜耐，因良醫治病，多係接手壞病之故。

日久不大便者，必自己欲大便，方是大便之時。自己不欲大便，切不可妄用下大便之藥，以奪中氣，以傷腸胃津液。自己欲大便大便不下，乃肛門乾燥，注射當歸水潤之，或服當歸一錢，大便即下。如仍不得大便，是肛門之間有燥糞數枚，因津液缺乏不能送出，非內服潤藥所能送下。須用手術，取出肛門燥屎，餘屎自下。

烏梅湯治脈虛壞病，養津液收相火復中氣。服湯得微汗，內外調，榮衛和也。西瓜汁腎氣丸治脈虛壞病，生上焦津液，以清肺熱，復下焦元氣，以生中氣也。枳實銀菊散，治脈實壞病，通滯氣以調升降，清積熱以復津液。升降與津液俱復，中氣旋轉，腸胃活動於內，榮衛調和於外也。原理甚簡，不過一面服藥，一面靜候自己的圓運動回覆耳。切不可求速而進重劑以致禍。

溫病係陰虛亦係陽虛

人身收斂之氣能生津液，陰氣也。疏泄之氣最動相火，陽氣也。溫病之理，疏泄太過收斂不足，本是陰虛。但陽氣疏泄於外，化作邪熱，裡陽愈少，故係陰虛亦係陽虛。仲景於溫病戒汗下者，因溫病是虛證，當保養陰液，尤當保護陽根也。有人問曰：溫病既是陽虛，何不用熱藥以補陽？不知溫病之陽虛，乃水中相火浮於水外也。相火浮於水外，乃木氣疏泄，肺金不收。養木氣，平疏泄，以收肺金，只要肺金能收，浮出水外之相火，自然歸回於水內。此溫病補陽之法也。

傷寒發熱，由於膽經不降。溫病發熱，不止由於膽經不降，且由於腎水不藏。溫病若用熱藥補陽，必定增加灼肺之熱，並且煎枯腎氣之水。肺腎之陰再傷，豈不陰絕而死。肺腎之陰再傷，不能收藏相火，相火全出，外熱更加，豈不陽亡而死。收降相火歸於腎水，此種補陽之法，內傷病中用處甚多。

養陰液保陽根必先保中氣

溫病的病源，全是疏泄偏勝，收斂不足。疏泄偏勝，最傷陰液，最泄陽根。蓋能收斂則氣降而液生，能收斂，陽根乃能下藏，能收斂，然後疏泄可不偏勝。收斂之氣，肺金主之，脾胃為肺金之母，脾胃足，肺金之收斂方足。中氣在脾胃之間，故治溫病之要，在養陰液保陽根，尤要在保中氣。

必津虧熱起、燒著肺家，始可用清涼之品，以泄熱保肺。必津虧絡澀、氣機阻塞，始可兼用去滯之品，以活絡清氣。必津虧熱盛、傷及血分，始可兼用涼血之品，以養血。必津虧熱盛、熱積胃家，始可稍用寒下之品以清胃。《內經》曰：溫病虛甚者死。因不能用補藥之故也。

雖不能用補藥，然相火下降，熱回下焦，津液續生，藏住相火，津液生而相火藏，中氣自能回覆，即是天然補藥。所以大散大寒固是錯誤，大補亦非所宜，補則氣機益滯，中氣益難回覆也。

溫病脈是虛象

體壯的人，得了溫病，熱盛脈實，一經清解，便無餘事。然體壯之人，得溫病者少。體壯則中氣足，榮衛平，收斂常旺，疏泄不至偏勝，相火不至外泄，故少得溫病。即得溫病，安臥片刻，中氣旋轉，榮衛復和，自然汗解，不成病也。惟體虛的人，中氣不足，疏泄易於偏勝，易得溫病。其脈模糊躁急，皆是陽根不固，陰液虧傷，木火外發，金水內竭，中氣不守。故《難經》曰：溫病之脈，不知何經之動也。亦有熱深脈伏、疾數不明，服清涼之藥，熱退脈顯者，乃是實脈。

溫病忌發汗何以溫病非得汗不解

發汗二字，誤卻醫家不少。須知仲景《傷寒論》之麻黃、桂枝湯，皆發汗之方，其中自有得汗之理，並非麻黃湯、桂枝湯將人身的汗提而出之也。緣人身陰陽之氣，和合則治，分離則病。既分離又復和合，則汗出也。人身氣降化水，水升化氣。臟腑榮衛之氣，升降調和。氣化水而不滯，水化氣而不停。一病外感，臟腑之氣鬱於內，榮衛之氣鬱於外，氣水化生之間，即停滯不通。汗即停滯的水氣，此為作汗之元素一也。

榮衛分離而又復合，陰陽交通，即生津液，一如夏日酷熱，一旦天氣下降，地氣上升，陰陽氣通而降雨澤，此為作汗之元素又一也。具此兩種元素，所以榮衛一和，自然汗出而病解。經方發汗，實際上乃調和榮衛也。此理自古至今，未明於世，何發之有。

傷寒陽明腑病忌發汗，服承氣湯得大便後，病人安臥而通身得微汗，而病解。三陰臟病忌發汗，服四逆湯後亦通身微汗而病解。並非承氣湯四逆湯發汗，亦臟腑榮衛之氣復和之故。溫病忌發汗，亦與桂枝湯證忌用麻黃之理同。溫病之得汗而解，亦與桂枝湯證用芍藥斂榮氣以與衛氣平，自然得汗而解之理同。不過不可用桂枝、生薑、大棗、炙草熱性橫性之藥耳。

溫病出疹之關係

溫病得汗而癒，便不出疹。不得汗，則木火內鬱而出疹。出疹有吉有凶。由於陰液續生而血熱外達，所出之疹與出汗同，吉疹也，疹出則病癒。由於陰液內竭，熱灼血乾，所出之疹凶疹也，疹出則病加。吉疹色紅而正，凶疹色赤而黑。但色黑固然是凶，色紅亦有凶者。

中氣將脫，表裡分離，榮衛無歸則疹出而紅，疹雖已出，人亦不活，此色紅未可為吉也。疹出而黑，陰氣已絕，故凶。然熱極亡陰，陰氣但能續復，外出之疹雖黑，內竭之陰已生，仍可轉凶為吉。

其實診斷溫病之吉凶，全不在出疹之關係，全在腹瀉不腹瀉、胸緊不胸緊。如腹瀉胸緊，便伏死機。

緣人身之氣，陽位在上，而根於下，陰位在下，而根於上。腹瀉不減，則陽根亡於下，胸緊不減，則陰根亡於上，是以人死。

世人謂疹不出，則溫邪之毒必攻心而死，盡都認為溫病是外來溫邪入了人身作病，與認為寒氣變溫，藏於肌膚，至春始發之故。溫病原理，非明了造化的圓運動不能知道，又何怪乎。溫病出疹，乃溫病結果上的事，其原因並不在疹。葉天士治溫病，謂宜速速透斑透疹，亦認為外來溫邪入了人身為病，要趕緊把外來之邪透出耳。不然則亦認為溫是內伏著去年的寒毒。

「伏毒」二字，王叔和之遺禍也。王叔和是蒐集仲聖《傷寒雜病論》原文的功臣。他於醫理，完全是門外漢。

溫病汗下之過

溫病全由疏泄偏勝，陰液耗傷，相火外泄，陽根微少，中氣薄弱之故。如再用燥烈開泄之藥發汗而助疏泄，相火益泄，陰液益耗，陽根益微，中氣益虛，是以登時病重，或至於死。此汗之過也。寒下之藥，性往下行，亦能減少疏泄之氣，然寒下傷中，多有下後病加重者，亦有下利不止，以致於死者。不過不似汗之登時奇變耳。

溫病大便瀉下，前人認為熱有出路，然脈虛忌瀉，根本大法，豈可忽諸。

溫病與燥病之分別

溫病發熱，神志昏迷，脈來虛散，模糊躁急，向外疏泄。燥病發熱，神志不昏，脈來弦聚，不躁急模糊，向內收斂。《溫病條辨》之銀翹散一方，連翹、桔梗、竹葉、牛蒡、薄荷，皆疏散而大破肺氣之藥。桑菊飲一方，較銀翹散不大傷肺，但桑葉破肺之力亦不小。此二方乃肺金燥結內斂生熱之方。

溫病乃木火外泄，肺金虛散之病。如當服本篇烏梅湯、三豆湯之溫病虛證服之，無不熱加病重，腹瀉而死者。燥氣為病，由外向內，是實的，溫氣為病，由內向外，是虛的。實者，熱實肺氣實也，虛者，肺氣虛，木火虛，中氣虛。虛而用銀翹散與桑葉、石膏，肺氣再傷，至死不知其所以然。《傷寒論》，風溫病，發黃，驚癇，失溲，直視，身重，息鼾，語言難出，無一不是肺氣傷極之壞證。《溫病條辨》開首二方，即大傷肺氣，可怕。

北方少燥氣病，金氣涼降能徹底也。西南方多燥氣病，金氣涼降不能徹底也。北方秋涼之後，愈降愈深，由涼而寒，由寒而冰，相火之氣，既收於土下，即藏於水中。來春開凍，相火出土，萬物發生，不出奇病。西南方秋涼之後，忽又大熱。已經收降入土中之相火，又復逆升於土面。降而復升，涼而復熱，涼降入土的金氣，被逆升出土的火氣，拒格不下，遂裹束火氣而燥結於中氣之際。燥病之脈，不浮不沉，弦結於中，其故在此。

金氣燥結，升降不通，病證發作，有不可以常理論者，世乃稱為秋溫。燥病肺氣實，溫病肺氣虛，金氣之病命木氣負責，虛實相反，所以銀翹散、桑菊飲治秋燥見功，治春溫見過也。西南方四季皆有燥病，故銀翹散、桑菊飲四季皆宜，然一遇溫而不燥之病，亦復用之，死矣。吳鞠通的《溫病條辨》，應改稱燥病條辨。

溫病誤用石膏必死

石膏，陽明燥金之潤燥開結之藥。極寒相火，極敗中氣。故《傷寒論》白虎湯用石膏，必曰外無大熱。石膏本以清熱，既無大熱，何必用之。不知石膏清熱，乃清內熱。內果熱矣，外即無大熱。因人身火氣內藏，病則內熱，內熱則外寒。火氣外散，病則外熱，外熱則內寒。內寒則禁用石膏。

仲聖怕人不知此點，故於用石膏之條文，一則曰外無大熱者，再則曰口渴心煩背微惡寒者，無少陰證者。「外無大熱」的「大」字，因胃實的熱證，內外皆熱，故外無大熱。外熱如大，即相火外泄的多，內必寒也。口渴則燥熱傷津也。背微惡寒者，背乃胸之府，燥熱灼傷胸部津液，熱盛在胸，則背部之陰，不能交於胸中之陽，故背惡寒。

凡熱證之惡寒，皆熱盛於內，陰為陽拒，不能相交，陰現本氣之故。無少陰證，無少陰內寒證也。傷寒陽明燥金一氣獨勝，既熱且燥，既燥且結，傷耗肺液胃液，為唯一燥證。故用石膏清燥開結。

溫病虛證，外熱內虛。石膏敗火寒中，溫病服之，無不一瀉而死。石膏治燥病之實者，即傷寒陽明白虎證是也。溫病由內疏泄外出，燥病由外收斂內入，出外則虛，入內則實，病源各異，豈可忽諸。

本篇枳實銀菊證之口渴，可用石膏。然究非陽明實證，而是相火燒灼肺液之虛證。用麥冬等清熱較為穩妥。麥冬與石膏同性而寒中之力較輕。

《內經》經文讀法

《內經》曰：春傷於風，夏必飧泄。夏傷於暑，秋必痎瘧。秋傷於濕，冬必咳嗽。冬傷於寒，春必病溫。自王叔和編次仲景《傷寒論》原文，自己加上傷寒序例曰，中而即病為傷寒，不即病者寒毒藏於肌膚，至春變為溫病，至夏變為暑病。於是後世遂謂冬日受有寒氣，藏在人身，至春變成溫病。春日受了風氣，藏在人身，至夏變成飧泄。夏日受了暑氣，藏在人身，至秋變成痎瘧。秋日受了濕氣，藏在人身，至冬變成咳嗽。

果然如此，試問如何用藥。治夏日飧泄，豈不要用散風的藥乎。治秋日瘧病，豈不要用清暑的藥乎。治冬日咳病，豈不要用去濕的藥乎。治春日溫病，豈不要用搜寒追毒的藥乎。如此用藥，必定要將病治重的。

世人治溫病喜用大清大下之劑者，其根據即在叔和冬日寒毒藏於肌膚，至春變為溫病一語。而且因此根據，並認《內經》春傷於風，夏生飧泄云云，實係風藏在人身，至夏變為飧泄云云了。學中醫者，容易學錯，此其大概也。如要學不錯，必須將大氣升浮降沉中的圓運動，按著春夏秋冬五行六氣的原理，整個的實地體驗明白，自然瞭解《內經》文義之所在。

蓋風者，春木疏泄之氣也。平人大便不病飧泄，全在小便清通。小便清通，全在木氣疏泄。春日損傷了風木之氣，當春之時。風木當令，雖或被傷，仍能疏泄，小便清通，故不病飧泄。到了夏令，風木氣退，無力疏泄水分，水分混入大腸，故飧泄也。所以治之之法，必用疏泄助木氣之藥。

暑者，夏火燔灼之氣也。平人汗孔開通，榮衛無阻，不病痎瘧。汗孔開通，全在火氣充足。夏日傷損了火氣，汗孔不開，當夏之時，火氣雖傷，汗孔雖閉，大氣尚未收斂，故不病瘧。到了秋令，火氣已退，汗孔不開，秋金收斂，將榮衛之間所停積的污垢，斂於血管之中，阻礙榮衛的運行，遂成瘧病。瘧病的寒熱往來，即榮衛阻而復通、通而復阻之故也。所以治之之法，必用開通肺金之藥。

濕者，土氣運化之津液也。平人肺家滋潤，收斂下行，氣道流通，不病咳嗽。秋日燥金司令，濕氣全收。秋時傷損了濕土的津液，當秋之時，燥氣雖然司令，白露尚未成霜，肺家津液，尚未枯澀，肺氣下行，尚能通利。到了冬令，陽熱歸下，萬物堅實，肺家津液枯澀，氣降不下，陽熱逆沖，故病咳嗽。所以治之之法，必用潤脾肺助津液之藥。

寒者，冬水封藏之氣也。平人水氣能藏，陽根不泄，養成木氣，交春陽和上升，化生心火，煦和暢遂，不病溫也。陽根者，藏則為生氣，不藏則化邪熱。冬日傷損了水的藏氣，陽根外泄化熱。泄之盛者，在本冬即病冬溫，泄之不盛者，冬時木氣未動，尚未發生疏泄作用。一交春令，木氣疏泄，將木氣本身根氣，搖泄而起。木氣失根，故病溫病。溫病都是虛證，原因即在於此。所以治之之法，必用培養木氣之藥。

所以《內經》又曰：冬不藏精，春必溫病。凡冬時咳嗽、不寐、出汗、勞心、多慾等事，皆不藏精的事。人在冬令，如能藏精，交春令後，本身的木氣，根本深穩，不隨時令疏泄之氣搖動起來，方不病溫也。叔和蒐集《傷寒論》原文，厥功大矣。妄加序例，其罪不小。

況且《內經》有云，風寒傷人，使人毫毛畢直。如何能藏在人身，安然無事，等到來春，才發作乎。毒字一層，惟冬日陽氣甫藏，即泄動出來，明年歲氣，根本動搖，大反造化的常規，這才是毒氣。所以冬溫之病，人死甚速且多。地下無陽，成了毒氣，鼠先感受，故鼠先死，才是毒氣也。

《內經》又曰：病傷寒而成溫者，先夏至日為病溫，後夏至日為病暑。人又抓住此條，認為是王叔和伏寒變溫病的鐵證。其實不然也。《難經》曰：傷寒有五，一曰中風，二曰傷寒，三曰濕溫，四曰熱病，五曰溫病。這二曰傷寒的「傷寒」二字，才是麻黃湯證的傷寒。傷寒有五的「傷寒」二字，乃外感的通稱。《內經》病傷寒而成溫的「傷寒」二字，就是同《難經》傷寒有五的「傷寒」二字是一樣意義。言先夏至日病外感謂之病溫，後夏至日病外感謂之病暑。並非冬日病麻黃湯證的傷寒，冬日不發作，到夏至前變成溫，到夏至後變成暑也。

至於溫病舌絳熱深，乃本身肝腎先熱，又病溫病，故熱較深，謂為本身伏熱則可耳。經文的讀法，應當如此，便合圓運動的原理。將冬傷於寒的「寒」字認定是「藏」字，便合圓運動的原理。益寒益藏，乃造化自然之事也。合圓運動云者，合宇宙造化也。

喻嘉言謂《內經》春傷於風，夏傷於暑，秋傷於濕，冬傷於寒，獨無傷於燥之條，為《內經》遺漏。殊不知風為木氣，暑乃火氣，濕乃土氣，寒乃水氣，若是傷了，都要出病。唯獨燥氣，傷些才好。因造化的圓運動，春升夏浮秋降冬沉，春生夏長秋收冬藏，春溫夏熱秋涼冬寒。秋金收降，以其涼也。涼則收，過於燥則不收，涼則降，過於燥則不降。惟能將燥氣損傷些，秋金涼降無阻，相火收於土下，藏於水中，四序安寧，大氣的運動乃圓，物體的生活乃康也。傷些才好云者，言秋冬萬物堅實，乃金燥之功。過燥則病耳。

《傷寒論》的溫病經文解釋

《傷寒論》云：太陽病發熱而渴，不惡寒者，為溫病。若發汗已，身灼熱者，名曰風溫。風溫為病，脈陰陽俱浮，自汗出，身重多眠睡，鼻息必鼾，語言難出。若被下者，小便不利，直視失溲。若被火者，微發黃色，劇則如驚癇，時瘈瘲。若火燻之，一逆尚引日，再逆促命期。

發汗已，身灼熱者，名曰風溫。言溫病乃木氣疏泄津液已傷之病，不可發汗，只可平榮氣、斂疏泄、養津液、顧中氣為治。若誤發汗，津液更傷，疏泄更甚，身熱必加，至於灼手。名曰風溫者，溫乃木氣疏泄之病，風乃木氣疏泄之氣。言溫病發汗，疏泄又疏泄也。此「風」字並非外來之風，就是疏泄之氣。

葉天士主張辛涼散風，葉之誤也。故其脈陰陽俱浮。陽脈在上，浮亦常情，陰脈在下，理應沉藏。今陰脈亦浮而不藏，可見疏泄而又疏泄之至，故曰風溫。自汗出、身重多眠睡、鼻息必鼾、語言難出諸證，皆風木往上，疏泄傷液，上焦無液，氣機枯澀之象。若再被下，則下焦津液亦傷。木氣枯竭，則小便不利，直視。下焦相火空虛，水氣離火，則失溲。木枯被火，則發黃，驚癇，瘈瘲。經文應當如此解釋，便合原理。如將「風」字認為是大氣的風寒的風，試問未發汗以前，又名甚麼溫呢。

如《傷寒論》有云汗出譫語者，胃中有燥屎，此為風也，當下之，過經乃可下之云云。當下之，下燥屎，非下外來之風寒的風也。汗出譫語，言風木疏泄則汗出，汗出傷津則胃中乾燥而譫語。非言外來風寒的風也。此「風」字即風溫的風字。

柯韻伯注《傷寒論》，謂傷寒六經，太陽、陽明、少陽、太陰、少陰五經，是傷寒，厥陰一經是溫病。因厥陰一經，有渴之一證也。不知厥陰主方為烏梅丸，方內乾薑、附子、桂枝、川椒大隊熱藥，豈有溫病用熱藥者。柯氏又曰厥陰為合。夫厥陰風木之氣，當春初之時。此時土下水中封藏的陽氣，疏泄出土，造化之機靜極而動，合極而開，何得謂厥陰為合乎。溫病為木氣的合病，亦係木氣的開病，顯而易見，淺而易知。柯氏乃曰，傷寒厥陰經是溫病，又曰厥陰為合。後之學者，喜讀《來蘇集》，謂其書筆墨甚好。筆墨愈好，學理愈非，如此之顯，誤人多矣。柯氏者，被《內經》所誤不自知也。

《溫熱經緯》與《溫病條辨》的學法

《溫熱經緯》一書，王孟英將葉天士、陳伯平的論說詳細集載，其經驗之深，用藥之慎，論列之詳，可師可法。吾人根據圓運動的天人一氣去研究王先生的論說，便可得到應用之妙。

葉謂戰汗透邪，法宜益胃，胃氣空虛，當膚冷一晝夜。又謂清涼只可用到十分之六七，以顧陽氣以顧津液。又謂救陰猶易，通陽最難。又謂舌黃而渴，須有底之黃，或老黃色，中有斷紋，當下，卻不用承氣湯，而用檳榔、青皮、枳實、元明粉、生首烏等。又謂淡紅無色，或舌乾而不榮，當是胃無化液，宜用炙甘草湯，不可用寒涼藥。葉由經驗得來的好處，亦謂溫病是虛病。

葉知溫病為虛證，盡從經驗得來。不知溫病何以虛，不知天人一氣的圓運動故也。

所以葉又曰辛涼散風，是仍認為溫病為外來的風，夾溫氣而入人身為病也。又曰溫病首先犯肺，亦是認為外來溫氣犯肺也。於人身木火疏泄，金水收斂，疏泄偏勝，收斂必傷，不知根據。遂將人身自己病溫感觸大氣因而病作的要義，全行抹煞。後人讀其書，亦遂認為時令溫邪，由口鼻直入中道作病，其流弊遂成了寒涼解毒的相習辦法。脈虛氣弱之人，一服藥後，即入危險。及至傷中，熱更大加。醫家以為病重藥輕，將寒涼之藥加倍用之，熱加病重腹瀉不已而死。服涼藥後熱加病重，因涼藥傷中，下焦相火完全上逆。乃謂黃連之性，苦從熱化，所以益用黃連，益見發熱。此等錯誤，皆不知原理之故。

陳伯平謂冬傷於寒春必病溫，是傷著冬令封藏的臟氣，非傷著冬月風寒之寒，已免蹈根本上的不是。然又謂冬能藏精，我身真氣內外彌合，不隨升泄之令而告匱，縱有客邪，焉能內侵。陳氏仍認溫是外來客邪，並不知是本人木氣偏動，金氣不收，相火外泄化熱。是陳氏已免蹈根本上的不是，仍得不著根本上的是。陳氏謂冬傷於寒非風寒之寒，乃寒藏之寒，見《溫熱贅言》。《溫熱經緯》不在此節，《溫熱經緯》乃王孟英所編，王亦王叔和寒毒變溫之信徒。可惜哉。

《溫熱經緯》，經列經文，緯列葉陳的論說。吾人學之，只可就其病證藥性以求原理，不可以所引經文為根據。因王孟英先生信王叔和冬寒變溫甚篤，所引經文，多半強拉硬扯而來。非於圓運動原理確有把握，醫治溫病已有經驗後，不易判斷其所引經文之合否。

王孟英先生潛齋醫書五種，內有先生養陰清熱醫案。用藥輕靈，經驗宏富。吾人就其病狀，據其藥性，歸納於圓運動之中，自能得到靈妙之境，而可救學經方偏於溫補之弊。

《溫病條辨》一書，為學治溫病人人必讀之本。其指駁吳又可用達原飲、三消飲峻利傷人之處，甚知溫病屬虛，有益後學，令人敬佩。惟於溫病原則上，乃謂風寒傷人由皮毛而入，溫病傷人由口鼻而入，始入上焦，繼入中焦，再入下焦，將整個圓運動的人身個體，分成三截，使學者入門便錯。原則既錯，全盤皆亂。又捏造《傷寒論》經文曰，不惡寒而渴者為溫病，桂枝湯主之。桂枝湯主之一語，使學者認為古訓，殺人甚多。其用意在欲人先用桂枝湯見過之後，再用銀翹散以炫其功也。不知銀翹散溫病無效，燥病乃效也。

至於溫熱傷肺而曰太陰病溫，溫熱入胃而曰陽明病溫，名實不符，不可為訓。太陰為濕土，陽明為燥金。《傷寒論》之稱太陰病，太陰病濕寒也，稱陽明病，陽明病燥熱也。溫病木火疏泄傷肺，肺熱而已，何可直曰太陰。溫熱入胃，胃熱而已，何可直曰陽明。仿傷寒之例，以立溫病之言，吳鞠通之罪也。

又溫病無用燥熱藥之陰寒證，《溫病條辨》之溫補各方，不應列入，以免學者誤會。

王孟英之《溫熱經緯》、吳鞠通之《溫病條辨》，皆學溫病應當研究之書。根據原理以變通之，獲益必多也。自來對於溫病原理，守兩大法門：一為伏邪，一為新感。伏邪者，伏去年冬時之寒；新感者，感今年空氣之溫。於人身本氣自病的原理，全不知道。本篇處處是人身本氣自病，事實上原來如此，並非故意矯為高論。

民國八年，太原閻百川先生以山西人民病溫病，服銀翹散必加病，且有服至三劑而死者。以為《溫病條辨》，乃中醫治溫病無不遵守之本，銀翹散為溫病條辨第一方，而不見效如此。乃聘請各省大醫，赴晉開辦中醫改進研究會，二十年之久，結果不得辦法，會址改為西醫學校而罷。溫病乃木氣疏泄之病，由內而外的。燥病為金氣斂結之病，是由外而內的。銀翹散乃金氣結聚之方，皆大開肺氣斂結之藥，疏泄之病忌之。木病疏泄，其脈虛散，金病斂結，其脈弦聚。時病之宜於銀翹散者，皆弦聚之脈，斂結之病。脈氣虛散，木氣疏泄之溫病，而服疏泄之銀翹散，名稱與事實分別不清，宜其研究不得結果，而將中醫研究會改為西醫學校也。

烏梅白糖湯治癒溫病發熱十五案

山西冀寧道署教育科高科長病溫病半月，潮熱神昏，日夜譫語，口臭，舌胎黃黑乾燥，渴而腹滿不痛不拒按，十日不大便，身臥不自轉側，病勢頗危，脈沉而弱。予曰胃家津液已竭，用烏梅十枚，白糖二兩，服後安臥一夜，次早大便下半乾屎少許，熱退進食而癒。前言舌有胎忌服烏梅者，胃熱初起不宜烏梅收斂也。此病舌胎黃黑而乾，又病潮熱，腹滿，十日不大便而用烏梅者，此時之胃熱全因胃液乾枯，故重用烏梅以生胃液，而和木氣。胃液生木氣和，則運動復而諸病癒也。

山西陽曲縣何科長春間病外感，滿身疼痛，惡寒發熱，神識昏迷，脈象洪數重按模糊。予曰發熱昏迷，脈象模糊，此溫病也。用烏梅白糖，酸甘相得，溫服一大碗，汗出而癒。何君曰，去年亦病此病，兩月乃癒云。

太原興業錢局學徒某病溫病，經醫先汗後下又補，大熱不退，牙齦皆血，數日不眠，小便短極而赤，喘息搖肩，時時譫語，脈小而數。予以烏梅四枚，白糖二兩濃煎盡劑，是夜汗出，安臥喘平，天明尿利熱退，索粥。群醫笑曰：溫病用烏梅，豈不將溫氣斂住，燒心爛肺而死，此之得癒乃萬幸云。

太原電報局呂君病溫病，經醫用麥冬、石膏等藥，熱不退病反重。十日，神短氣微，脈亦微少，舌有乾黃胎，不大便已十日。予曰：不大便十日，此病可治，如大便滑瀉，便難治矣。用烏梅四枚，白糖二兩，徐徐服下，滿身微汗。次日熱退神清，胸微脹痛，不思食。用大黃末一分，分三次噙咽，舌胎黃退，能食稀粥，調理半月而癒。

太原電報局局長陳晴波兒女數人，每患溫疹，皆服烏梅白糖、烏梅冰糖而癒。

山西聞喜縣王氏子病溫病，大燒熱。用酸菜湯加鹽少許以代烏梅湯，溫服汗出而癒。

北平孫姓子病疹，醫進表散寒涼藥，燒熱大加，病勢極重，就予診治。處以烏梅白糖方。不敢用，入西醫院診治。醫用稀鹽酸，服後安眠，微汗熱退而癒。北平治案甚多，與山西治案大略相同。

昆明劉澄志同學幼女，王姓子，病猩紅熱，發熱昏倦，面色污紅，小便不利，大便時時欲行不得，咳嗽。服烏梅二大枚，白糖一兩，二便通利，熱退而癒。木氣敗則二便不能疏泄，烏梅大補木氣助疏泄也。

昆明何姓子發熱倦怠，面色青黃。服烏梅二大枚，白糖一兩，汗出熱退而癒。

南寧朱姓子夏月頭生疙瘩，色紅纍纍，大如荸薺。服烏梅、白糖、黑豆而癒，亦平疏泄養木氣之效也。

南寧何姓婦有孕五月，當夏季極熱之時，嘔吐不止，飲食不進多日，身軟不能起動，百治無效。服烏梅四枚，冰糖二兩，嘔吐頓止，遂進飲食。此案非溫病，因夏月極熱之時，熱乃木氣疏泄之氣。熱極則木氣疏泄失根，有升無降，故嘔吐百治無效。烏梅白糖平疏泄、補木氣、養中氣，木氣得根，乙木升而甲木降，故嘔吐癒。嘔吐者，膽經不降，胃經亦逆也。

南京清涼山一歲半小孩發熱，口渴喜飲，飲後仍吐，大便亦瀉水，小便全無。醫以五苓散為治不效，予用烏梅二大枚，冰糖五錢，煮至極爛，取湯頻頻進之。不吐，忽然小便通暢，熱退瀉止。烏梅酸收，止吐宜矣。小便得利者，木氣復其疏泄之能也。凡夏日小便不利，皆木氣退化不能疏泄之過。烏梅補木氣助疏泄，故服後小便利。木氣衰則不能疏泄，或妄疏泄，烏梅補起木氣，疏泄復其正常，故烏梅能平木氣之疏泄，又能助木氣的疏泄。

南京燕子磯高星垣同學之戚某君病外感，發熱，服麥冬、石膏等藥，熱反加。輾轉更醫，不外苦寒之劑，病更重，熱更增，有名醫王用竹葉石膏湯甚堅。高某曰：熱大而舌無胎，此正彭先生所謂烏梅湯證，非用烏梅收回相火不可。乃用烏梅二大枚，冰糖二兩，煮爛溫服，服後安臥熟睡兩小時，熱退病癒思食，行動照常，前後如兩人。

高某為中央國醫館特別研究班學員，蓋學圓運動學而能明瞭原理者，乃遍告同學認為此病的效，乃烏梅能收相火解溫熱之證。於是同學中乃有敢用烏梅退熱者。特別研究班同學，皆多年醫家，皆為新感伏邪之說所深錮者。「新感」二字的意義，蓋謂今年所感受時令的溫氣，既由口鼻直入腹內，應該用藥散之清之升之。「伏氣」二字的意義，蓋謂去年冬令感受的寒氣，伏藏人身，交春變為溫毒，更應該用藥散之清之升之也。原理錯誤，相習不察，盲從日久，認為當然。所以一開烏梅湯，皆驚曰：將溫氣斂住，必燒心爛肺死也。

成都四川國醫專校同學龐存厚，其弟夏日發熱不退，精神不支，服藥不效。用烏梅白糖湯，熱退而安。

又同學張文煥，治一婦科，七十餘歲。夏日發熱氣短，用烏梅白糖三豆飲同煎。服後滿身出疹，熱退而安。

上列數案之外，烏梅白糖湯治癒之溫疹發熱太多，載不勝載。本氣自病四字，醫家應當徹底研究。常謂欲學中醫，先要養成能自辨醫書是非的眼力，方可讀醫書，方不為前人所誤，於此可見。

學溫病須先學傷寒。傷寒病表裡分清，病傷寒者，裡氣不動。必榮衛表病，不得汗解，裡氣乃動。陰臟之氣動則病寒而用附子，陽腑之氣動則病熱而用大黃，榮衛表病則用桂枝湯、麻黃湯以發汗。理路分明，易得辦法。溫病表裡不分，榮衛未病，裡氣先病。裡氣不分腑臟，只分氣血，皆熱不寒，皆虛不實，榮衛不可發汗，此其難治者一也。何以榮衛未病，裡氣先病，只因溫病之起，起於本身疏泄偏盛，收斂偏衰，相火不藏，中氣不足。不感時氣之疏泄，已有病了。一感時令疏泄之氣，遂病起來。此其難治者二也。有此二點，故下藥甚難。然按病在榮衛、病在氣分、病在血分、病在腸胃的界限，去用心認定，自己總能想出辦法。內傷外感，臨證多後，方知此篇編法之妙。

以上十五條，病狀不同，皆服烏梅白糖而癒。予常用烏梅白糖黃豆黑豆，治癒風溫各證，亦由原則以求病理，由病理以立藥方之意也。

四、兒病本氣篇

導言

中醫書之錯誤最大，殺人最多，甘心相沿，不求改錯，莫如小兒方書。亦因其不知小兒本氣自病之故耳。其言曰，小兒是純陽體，出疹是胃熱，出痘是胎毒。將小兒脆弱之軀，認為純陽胃熱胎毒，於是肆用苦寒克伐之藥，以治小兒之病。

按全國估計，每年小兒痲疹之死於升麻、葛根、芍藥、犀角、黃連等藥者，已不止數千萬之數。

此篇根據小兒身體本氣自病的原理，選用功效可靠之方。以二十年中同學二千人的經驗，得到圓滿之結果。純陽、胃熱、胎毒等邪說，可以息矣。

著者識

發熱

小兒手心熱，或頭身熱，脈輕按多重按少，重按比輕按無力，即是中氣虛，相火不降。切忌寒涼藥、發散消導藥，誤用即成大病。善養中氣即妥。脈輕按少重按多，重按無力，亦屬中虛。手厥陰心包經相火行手心，人身氣化，中氣如軸，經氣如輪，中虛而膽經相火不降，故頭身熱，中虛而手厥陰心包經相火不降，故手心熱。如手心熱、頭身熱，而脈重按比輕按有力，便是內熱停食。

中虛相火不降，冰糖白糖水或黃豆數十粒補中即效，不可用炙草大棗橫滯之品。火逆不清火，只須補中，膽經心包經下降，熱自退去。停食者，淡豆豉數十粒以消食，舌有黃胎，口氣臭者，停食較重，淡豆豉加重用之，不可用檳榔、山楂等力大之品，致傷脾胃。外感發熱，痲疹發熱，詳下文。

上節為小兒脈法的提綱、用藥的提綱，中虛為脈法的提綱，用平和之藥為用藥的提綱也。小兒脈數，即是中虛。

大小便病

小兒小便忽然短少，即係脾土濕，中氣虛，須燥濕補土補中，山藥、扁豆最好，不可重用白朮橫烈之品。因小兒經脈脆薄，不能任橫烈之藥。山藥又能補肺金以收水氣，故為小兒燥濕補土補中妙品。

小兒小便短少，如誤服發散消食敗火之藥，即出大禍。若尿少又發熱，其禍更大。凡治小兒百病，總要先問小便長短，若小便短少，大便即瀉，便成危險之候。

無論何病，小便短大便瀉而發熱，是為脾虛。用山藥、扁豆各一二錢以補中補土，利尿燥濕。瀉止尿利，發熱自退。如時行溫燥病起之時，加黃豆二三十粒，以清溫燥便妥。倘小便短少，大便又瀉，發熱昏迷，誤服散藥涼藥無不熱加瀉加，風動而死。因根本已虛，又遭攻伐，則根本壞也。

凡小兒病無不由根本虛者，根本不虛，雖時行病起，亦不病也。尿少便瀉發熱，雖咳嗽不可加降肺藥。尿少便瀉為中下虛陷，降肺則中下更虛更陷。倘因而加喘，則下陷又加上逆中敗而亡。只須熱退瀉止，咳即自癒。服山藥、扁豆之脈，必浮虛也。如脈沉實，便非虛證，黃豆亦不可服，脈實發熱，必有停食內熱。

小兒大便綠色，一日數次，日久不癒，即土敗風起。風者，肝木之病氣也。肉桂阿膠即效，或白朮阿膠亦妥。有阿膠則白朮可用。如無他病而大便綠色，必大人乳汁不佳。換食罐頭牛奶，或麥粉，或大米粉煮稀糊食之，一二日，大便即黃。

大便綠色者，山根如現青色，一麵食牛奶麵糊，一麵食生阿膠一錢自癒。青乃木氣失養之象，阿膠善於養木。大便綠色者，雖應服薑附之寒證，亦可加入阿膠，鼻梁青色亦然。小便短忌阿膠。

小兒大便綠色之病，亦有用天花粉一錢，生甘草、薄荷五分而癒者，此肺金熱者而肝木失養也。

花粉最清肺熱，薄荷降肺，甘草養中培土故癒。鼻梁色青者，多有此證。熱證脈必沉而不虛，寒證則中沉必較微也。炒熟糯米粉或糯米稀粥亦效，糯米補肺陰以平熱也，比食藥穩妥。

小兒半夜大便，最泄元氣。此陰液不足，不能滋養肝木，半夜陽動，木氣疏泄。宜鴨蛋調勻蒸熟拌飯自癒。鴨蛋養陰，諸藥不及而無大弊，多調尤佳，凡六脈或沉或細而現陰虛諸病皆宜。

小兒的藥用錯，即出禍事，故鴨蛋、山藥、扁豆、黃豆、白糖、淡豆豉，皆是小兒至寶。

初學治小兒病，用食物不用藥，治效之後，再學用藥，便知用藥之危險。小兒病理簡單，都是藥治壞的，最可惡的是認小兒是純陽體，有胎毒，肆用一派苦寒傷火消散傷氣的藥，將小兒治成死證。小兒乃稚陽體也，中和之至，然後成胎也。

小兒小便短赤非熱，清長非寒，尤須徹底認識。短者，中虛土濕，木氣下陷，不能疏泄故短。赤者，中虛土濕，木火下陷故赤。木火下陷，中氣遂寒。運動停滯，上焦相火降不下來，燒熱發作，便成大禍。世人一見尿赤，便用涼藥清火，誤事多矣。

非特小兒為然，大人亦是此理。其小便清長非寒者，裡熱實，土氣燥，木氣疏泄，故小便長，木火不陷，故小便清，清潤之藥，甚合機宜。亦小兒大人之所同。

如小便清而多，多食豬肝以潤補肝木，肝木補足，疏泄不偏，小便自減。或阿膠白朮土木雙補即效。惟濕熱病小便短赤為熱。然乃虛熱，非實熱。傷寒小便清為病在表，小便赤為病在裡，赤亦虛熱，少陰寒病，小便極短而清如水，乃為下焦無火，此病極少。小便赤為實熱者，必有實熱之外證，如燒熱不退，舌有乾黃胎，口臭，便秘，脈沉實有力也。小便不長不短微帶茶色，此為身體強足之象。大人亦如此。

至於大小便，欲解即下，全忍不住，便是木熱中虛。養中氣清木熱即癒。誤認為虛寒而溫補之，病必重也。大便瀉下不知，小便自下不覺，皆中虛木熱。大人亦如此。

小兒腹瀉，有停食者，有熱瀉者，有脾虛者。停食者糞白夾水，瀉而有屁。熱瀉者，瀉出金黃，亦有屁，亦夾水。停食與熱瀉，瀉後神氣照常，屁有短時，亦有長時。

停食水瀉，先用淡豆豉五十粒濃煎予服，如不見效，再用平胃散加減，蒼朮、厚朴、梔仁、神麴、麥芽、生甘草、白芍、當歸各三分煎服。小便一利，水瀉即止，切莫再服。停食水瀉，水入腸胃，食滯不消。

蒼朮、厚朴最能溫胃消滯，性燥力猛，水瀉特效之藥。惟水瀉最傷津液，蒼朮、厚朴又燥烈傷津，最燥木氣，故加當歸、白芍以養津養木。水瀉則木鬱生熱，熱則氣動作瀉，故加梔仁以清熱。瀉由停食，故加麥芽、神麴以消食也。如只用平胃散，不加當芍以養津液，不加梔仁以清熱，多有服後肺肝的陰液傷耗而不能食者，應特別注意。水瀉如連瀉不止，腹響腸鳴，必係停食，檳榔五分，烏梅一枚，消食達木即癒。

脾虛之瀉，腹不響腸不鳴，稀糞無水，其色灰黑，一滑即下，不似水瀉之射遠有屁。瀉後倦怠神萎面黃，不速止住，其死甚速。用山藥、扁豆各二錢，白朮五分，乾薑三分，炙甘草三分，小便一利，瀉即止住。

熱瀉者，單用梔仁數分至一錢，一服即止。梔仁清熱，最平穩。綠豆湯亦效最好。食慾精神照常，射遠有聲，熱瀉也。如瀉稀糞夾水，糞帶綠色，此為肝寒，宜肉桂五分，阿膠二錢以溫木氣，止疏泄即癒。凡瀉服阿膠而癒者，小便必不短也。

如脾虛之瀉，而又兼吐，原食不化，中氣易亡，最為危險。又非山藥、扁豆所能挽回土氣，須用理中丸一二錢，煎湯分二服，乃能挽回。

脾虛腹瀉，不可橫加溫補，如可不用乾薑，不用為妥。小兒一吐土氣即敗，為小兒病特別重要之點。如所吐並非原食而是酸臭，精神不憊，此為停食。平胃散加減，食消即效，切不可補。單用淡豆豉五十粒濃煎多服亦效。小兒病，藥少之方為妥。

小兒停食不瀉者，日久必腹脹乾燒，用神麴、麥芽各五分以消食，當歸、芍藥各五分以潤血，白糖五錢以養中。血潤食消，則經脈通而燒熱止，不可用攻破藥。如日久積深，非下不可者，腹必脹滿，按之覺痛，只宜大黃三分，附片一分溫下之。宜緩宜妥。或用溫病篇之加減黃龍湯，少少服之自癒。

用食物燒焦以消食，世稱糊藥，植物燒焦者最傷脾胃，不用為好。宜用紅白糖以建中氣，使中氣旋轉，脾胃自然運化。脾胃運化，食物自消，或用扁豆一錢，藿香五分以養胃降胃亦效。如其噯酸是食停不化，胃逆生熱，可用白糖三錢，普通茶葉五分，泡服即癒。茶葉清熱，卻不敗火。茶與糖同用，亦能運動胃氣以消化停食。小兒脾胃萬不可傷。由茶葉、白糖之原則推之，可見小兒病不宜多用力量大之藥也。山楂等藥傷胃，如可不用，不用為妥。參看時病篇水瀉。

凡大便稀溏，最後有條糞。先稀溏者，熱滯也。先條糞而最後稀溏者，脾土虛寒也。大人亦同。最後稀溏宜補脾土，誤服涼藥消藥，必生危險。小兒大便結燥，菠菜或青菜或紅薯黑豆煎濃湯服以潤之，蓖麻油、生蜂蜜均敗胃，忌服。

瀉而腹痛，瀉後痛減為停食，瀉後仍痛為脾虛。瀉後腹痛應服白朮三錢，白芍三分，橘皮三分煎服，補土舒木為治。

腹痛

小兒腹痛，有食痛、蟲痛、寒痛三種。停食腹痛，必口有酸臭之味，或發熱或不發熱。不發熱者，淡豆豉三五十粒濃煎服以消食。發熱者，加白糖以養中氣。蟲痛者，能食而面黃肌瘦，忽痛忽止，下嘴唇內有白點，脈則弦細，或弦洪而大小緩急不定。

春夏用烏梅一枚，花椒五粒煎服以養蟲，其痛自止。秋冬用生白芍、生甘草各一錢以清木熱，其痛自止，或使君子肉二枚以下蟲，其痛乃止。蟲者木熱所成，秋冬陽氣歸水，水中增陽，木氣生熱，陽多故可清之可下之。

若在春夏則不可下以傷肝陽。寒痛最少，寒痛必肢冷不食，或額心冷不食。附桂地黃丸一錢調服以補陽，或艾葉三分煎服以溫寒可也。

冬至小寒之間，小兒病水瀉，口渴能飲，小便甚長。此木燥傷津，疏泄偏勝，不可用水瀉之方以再傷津液，致生奇變。宜阿膠一二錢，山藥二三錢，養木燥收疏泄，瀉渴立止。山藥收斂，並補土氣。治木病宜兼培土，五行之氣，虛則剋我者愈剋，培土以禦木，木氣乃易平也。大人亦如此治法。

冬至小寒之間，小兒病痢兼瀉黃水，日數十行，有時瀉出亦不自知，不渴，脈則左右均弱，似乎無脈，小便或有時利。此則風木大動，疏泄偏勝之病。方用阿膠三錢，以平木氣之疏泄，白朮、山藥各三錢，以培土氣，肉桂五分以補肝即癒。補肝陽者，冬至之後，木氣初萌，疏泄自傷本氣。故一面用阿膠以平疏泄，一面用肉桂以補肝陽也。《金匱》：見肝之病當先實脾。故用山藥、白朮以補脾，服一劑即瀉減脈起，再一劑全癒。此病不渴，故用肉桂。冬至小寒之間，宜注意木氣，宇宙大氣的木氣動故也。小兒誤服溫燥肝木之藥，木燥剋土，多有成鼓脹者。大人亦然。

咳　嗽

小兒咳嗽，極關重要，日久不癒，便不能活。若無痰乾咳，或有痰而脈細沉，與左脈較右脈細者，可用冰糖、大棗肉各二錢，芍藥、當歸、苦杏仁、枇杷葉各五分，濃煎徐服自癒，且不可用辛散傷津之藥。咳嗽最傷肝肺血液，芍歸潤血也。咳嗽最傷中氣，糖棗養中氣也。苦杏仁、枇杷葉降肺氣不傷肺液故效。

此病乃木氣失養上沖之咳，如盡從理肺去治，必傷中傷液，木氣更沖，致生他患。小兒咳嗽，最忌脈細。如脈細者，豬肺煮湯，養肺即癒。

如係無痰的乾咳，左脈必比右細。此肺金枯燥，不能生水以養肝木。右脈若細，肺傷更重。可用山藥、扁豆各一錢，加生阿膠、枇杷葉各五分，補肺養中滋津液而降肺氣自癒。

凡服阿膠之咳，鼻梁必青，如用燥藥，病必加重。如鼻梁青，咳而瀉綠糞者，阿膠與山藥並用亦能醫治。山藥重用，健脾利水，與阿膠之滋潤相助為理也。曾見醫家，用生薑治小兒咳病，益治益壞，太多太多。因小兒臟器脆薄，受不住生薑辛散之故。

治小兒病不用生薑，任何病證都能治好。一用生薑，無論何病，無不變生後患者。治小兒病以全不用生薑為妥。惟寒吐可用生薑汁少許，以降胃膽肺極佳。

如咳聲不乾，脈不沉細，此為脾肺之虛。可用山藥、扁豆各一錢，小棗二枚以補脾肺，半夏、杏仁、桔梗、陳皮各三分，以降肺氣即癒。

小兒咳嗽，其脈必虛，治咳之藥必耗肺氣。如以上諸咳，用以上諸法治不見效，可用八珍湯，白朮、黨參、茯苓、炙甘草、當歸、熟地、川芎、白芍各五分或一錢，大補中土以降肺經，資助血液以降膽經，膽經降肺經自降，其咳自止。或八珍丸調服，此小兒咳病之救星也。用八珍之咳其脈必浮虛。

大人脈虛咳嗽，服降肺藥不癒者，亦宜此方，預防肺癆之咳，亦有殊效。桔梗係排膿降滯之藥，極傷肺氣，慎用。因本草有桔梗載藥上行一語，後人遂重用之以載諸藥，暗中傷肺，都不知道。排膿豈有不傷血肉之事？肺金下行為順，上逆為病。治肺病之藥，絕無上行者。若小寒前後咳嗽脈微，神憊，此微陽升動，根本搖泄，小兒中氣微弱，擋不住大氣動搖之力，故陽沖於肺而咳。宜豬腰湯，溫補腎家，使陽不沖乃癒。

小兒乾咳氣緊而喘，脈澀沉有力，半夜交寅，病必加重且煩。此肝膽病熱，衝塞肺家，宜用四逆散，柴胡、白芍、生枳實、炙甘草各五分，於子時前服下即癒。且不可服麻杏石甘湯，致中寒加病也。柴、芍清木熱，舒木氣，枳實、炙甘草降肺家塞住之熱。子丑為肝膽主氣之時，寅為肺主氣之時。喘乃被動之病，故不可食麻黃。

此病如痰中帶水，日輕夜重，脈不沉澀而沉中兩部現弦者，此乃肺燥，宜用麥冬三錢，花粉、杏仁、桔梗、陳皮、半夏、生草各一錢，細辛五分。麥冬、花粉清肺燥，半夏、桔梗降肺逆自癒。肺燥而痰中有水者，金燥則結聚，將水聚於胃間也。氣聚故脈弦也。

此二方與八珍湯的分別：八珍所治的咳，日重夜輕，脈虛不澀不弦。二方所治的咳，夜重日輕，脈澀或弦也。麥冬一方藥性平和，治肺要訣。澀乃閉塞之象，弦乃結聚之象。

此麥冬湯之咳，痰有清水，五味細辛乾薑之咳，亦痰有清水，錯服則殺人。五味細辛乾薑所治之咳，不分日夜，就枕即咳，此咳之原因在水逆。麥冬湯之咳，咳在下半夜，咳的原因在肺燥。五味細辛乾薑之咳，詳古方下篇麥門冬湯證治推論的意義中。

小兒咳嗽，無痰乾咳，或有痰脈沉。用麥冬、紫菀、炙草各二錢甚效。此由麻杏石甘湯之法變通而來，麥冬以代石膏，紫菀以代麻黃也。

風　病

小兒發熱抽搐。抽搐者，津傷木燥而風動也。發熱者，中虛木氣疏泄，相火不降也。木氣稚弱，故發熱，即易風動。養木氣，顧中氣，四豆飲極效：黃豆二十粒，黑豆、綠豆、白飯豆各十五粒煎服。此為治小兒發熱病的第一要方，切忌散風藥清熱藥。

養木養中，自然熱退風平。小兒忽然兩目上視，亦風木上動，四豆飲最效。豆最養中養木，能平疏泄，收回相火。小兒木氣幼稚，故多木氣病，四豆飲乃最善之法也。凡用豆不可炒，炒則偏補，不能清熱。並須煎成即服，不可隔夜，隔夜則變性。白飯豆是食品，非赤小豆。四豆飲要水多煮爛，取濃湯服，尿長忌飯豆。

如久瀉不食而抽搐，面色青黃，此為木虛土敗。補土調木養血顧中可望挽回。一切驅風散風之藥，最傷津液傷中氣，均所當忌。可用下文附子理中地黃湯稍加益母草、神麴，輕用多服可效。

小兒急驚風。無病忽然兩目上視，手足抽搐，口眼歪斜，為急驚。急驚為熱，慢驚為寒。熱不可用涼藥，寒不可用熱藥。相火不降，熱傷津液，肝膽二經，升降不和，則成急驚。可用四豆飲，養中生津以和木氣，熱退驚病自癒。如用涼藥清熱，通藥散風，中氣與相火受傷，必生他弊。更有妄用攻藥下藥者，便成生死問題矣。此熱不可用涼藥之事實也。

寒何以不可用熱藥，因慢驚之來，必因病久食減，木旺土虛。此時肝脾津液，業已枯竭，腸胃膝理必有積滯，燥熱之藥，不能健脾，反以橫肝。宜用扁豆、山藥各一錢以代朮、草，用巴戟天、淫羊藿各五分以代桂、附，歸、芍各三分以養肝臟，清木熱，神麴、厚朴、橘皮各三分，以去滯開胃。土復木和，自然病癒。此寒不可用熱藥之事實也。

其有果因驚駭成病者，可用腎氣丸五分加虎眼睛一分，調服即癒。或單虎眼睛，因肝膽素弱，然後不勝驚駭耳。虎秉造化木氣，眼睛又為木氣結晶。其治真驚者，補木氣也。一切重墜鎮驚之藥，皆破壞圓運動之藥，千萬不可入口。如無虎眼，虎膠亦可。前人謂虎屬金氣，非是。冬至後虎始交，木氣動也。虎嘯生風，木氣動也。

前人治慢驚，用附子理中地黃湯。土木雙調，功效無比。木枯剋土，金逆火散，乃成慢驚。附子理中湯補火土，地黃湯潤金木，各適其宜，交相為用。亦與本書古方下篇所列理中湯加阿膠治癒各病，同一意義。慢驚不可用燥熱藥，附子理中地黃湯，則溫而潤之藥也。加益母草、神麴各二分，以活潑氣機，慢驚之法備矣。

附子理中地黃湯，係附子理中湯，與六味地黃湯二方合併用。可改用附子理中丸五分，六味地黃丸一錢。益母草一分，神麴二分煎水調服。附子溫水寒，地黃潤木燥，山藥補金氣之虛而助收斂，丹皮清木氣之熱而平疏泄，茯苓、澤瀉除濕扶土，山萸肉斂陽溫肝，此亦腎氣丸之法。乾薑、白朮、黨參、炙草以溫運中宮，益母、神麴去滯，使整個圓運動之氣機旋轉升降，法則周密，功效神速，慢驚之妙方也。

有將此方加黃耆、當歸者，功效反而減少，且加腫脹熱黃等現象。此不可不作徹底解說。縱黃耆補氣，當歸補血，人皆知之。虛勞之病，血氣皆虛。治虛之法，以降肺膽收相火以運中氣為主。中宮建運，血氣自生。黃耆性升，當歸性散，適與肺收膽降二義相反。故服後腫脹熱黃，皆相火被升被散現象。

仲景黃耆建中湯，黃耆只有芍藥六分之一，仍是降多升少之法。後人用黃耆分量極重，謂黃耆少則無力，服後病加，乃不悟黃耆偏升之過，比比然也。附子理中湯，即古方篇理中湯加附子，地黃湯即腎氣丸去桂附。如冬令不聞雷聲而又寒冷之地，大氣陽足，附子慎用。木虛木旺木枯，只是一事。虛生風則旺，疏泄傷津則枯。

面紅身癢

冬春之交，小兒面紅身癢。冬春之交，陽氣發動，小兒中氣不足，陽動於下，遂越於外。紅與癢皆陽氣外越，宜補中氣以回陽氣，紅自退癢自止，冰糖糯米粥極效。若誤認為火而用涼藥，即成大禍。

服涼藥後若腹瀉者，多發熱而死。而宜涼藥之病，面不紅身不癢。大人亦然。

耳流膿

小兒耳病流膿，耳心痛，方用桂附地黃丸五分至一錢煎服。此乃腎氣虛膽經不降之故。日久不癒，身體即日漸虛弱也，若誤服涼藥即壞。耳前後腫，項不活動者，加益母草一分，若癢者，龍井茶一二分以清膽熱。

小兒耳內流膿或痛，由於膽經不降，韭菜汁滴耳內，連滴數次亦癒。韭菜汁溫降膽經也。

此病須看膿清膿稠，膿清為寒，膿稠為熱。桂附地黃丸與韭菜汁，乃膿之清者。如膿稠者，山藥、扁豆各一錢，天花粉、生甘草、綠薄荷各三分，煎服最效。清降肺膽胃之熱也。雖熱亦須用山藥、扁豆以補中，以肺膽胃上逆乃中虛之故。

但用清熱為治者，必小兒體氣充足，大便三日一次，面無浮紅之色，乃可用之。若大便不實，面色浮紅，則桂附地黃丸、韭菜汁為合。不僅此一病為然，一切病證治法，皆可類推。韭菜溫補木氣藥。小兒耳流膿與下文痄腮原則相同，可用痄腮方亦效。

耳痛，睡醒痛減為虛，痛不減為實，膽熱實也。淡豆豉湯或一味黃豆湯，以清膽熱為治，不可用涼藥。

凡病睡醒病不減或稍加皆熱實，病減皆中虛陽虛。不止小兒耳痛如此，凡病皆如此。膽熱雖實，亦宜用豆類，膽熱上逆中亦虛也。

目　病

目珠紅痛，憑脈為治。脈輕按盛，重按微，此為中寒心熱。方用乾薑五分，炒梔仁五分。乾薑以溫中寒，梔仁以清心熱。此目珠紅色，必鮮明而浮。若目珠紅色，沉而不浮，暗而不鮮，其脈必輕按少重按強，且現滯澀之象，此為濕熱之證。

方用梔仁、金銀花各五分至一錢，薄荷、荊芥各五分，木通五分。梔花以清熱，薄荷、荊芥以散滯，木通以去濕。服一劑而脈漸起，澀漸通，薄荷、荊芥減半再服。

凡目病治法，是為兩大原則。醫家見紅，便用涼藥，不論中寒與否，將目病治重，皆不知有用乾薑的原則之故。尋常目珠脹痛，黃豆一把養木即癒。

此目病治法，大人亦係如此。如果氣實熱實脈實的熱證，梔花一方多服即效。且不可誤服黃連、石膏致生流弊。凡立夏前後目珠紅痛，脈弦不舒，歸芍地黃丸一錢以養木即癒，時令的木氣衰退之故。小兒眼角肉多，先天不足。

倦怠

凡小兒幼童，當小寒大寒之間，身體倦怠，均宜服桂附地黃丸五分至一錢，其脈必虛浮，或微少模糊。服散藥涼藥即壞。此木氣欲動，陽根不足。前人春行夏補之說，夏補固宜，春不可行也。乃王叔和伏寒變溫之說，誤後人也。詳溫病篇。

冬季不冷之年，此病最多。大人體虛，亦多此證。蒸豬腰食亦佳。豬腰前人謂為性寒，事實上溫補也。

㿗疝

㿗疝者，睾丸硬連少腹，此肝腎陽虛，不速治癒，病及終身，影響健康，不可忽也。可用五味子三分，甜蓯蓉一錢，清早煎服，日服一次，服至病消為止。服至數劑，硬處作癢，乃陽氣回覆，將欲上升，最佳之兆。

普通用小茴治疝，取效一時不能斷根。小茴溫散結氣，無治根本之力，五味散結溫補腎中水火之氣，以助肝陽上升，蓯蓉溫潤肝腎形質故效。

五味是腎家專藥，世人因《傷寒論》小青龍湯治咳有五味子，遂認為五味是治咳之藥，流毒千古。五味大熱，肺病大忌。

疳 病

疳病外證，腹大筋青，大便時結時瀉，身有虛熱，貪食而瘦，面色蒼白，夜不安眠，舌有黃白胎。病之甚者，名曰走馬牙疳，走馬者言其病變之速也。

外證口唇部先發生小水泡，外面堅硬，內部破潰，變為黑色，遂向外面穿孔，同時四周蔓延，不甚疼痛，顏色浮腫，虛脫而死。此中陽虛寒，升降無力，濕熱滯於上中二焦不能運動，以至木鬱生蟲之病。

方用甘草瀉心湯加減治之。

炙甘草三錢　乾薑二錢　紅棗六枚去核　黃芩一錢　半夏二錢　炒黃連五分

乾薑草棗溫補中陽，連芩清降凝滯之濕熱，半夏降逆理滯。按其情形加減治之，徐徐而癒。此方分量極重，可減十分之七用之。當歸、烏梅亦可加入。此方宜按脈隨時加減，不可呆服。

蟲 病

小兒蟲病，不可用下蟲之藥。蟲乃人身肝木陽氣化生而成。土濕木鬱，然後蟲生。蟲被攻下，肝陽即敗。造化之氣，木生火長，金收水藏。人身生氣消滅，必枯弱羸瘦，不能長命。只因醫家不解人身木氣自病之理，見蟲即攻，攻傷木氣，至死不悟。

宜用《傷寒論・厥陰》烏梅丸，調理自癒。或花椒五分，烏梅二枚，溫調木氣亦效。

有人問曰：蟲病服厥陰烏梅丸，蟲病遂癒，蟲往何處去了？要知蟲往何處去，須先知蟲從何處來，自有根本治法。凡病皆然也。蟲病外證，腹痛面黃，舌現紅點，甚則唇之內面出現小白點，脈來大小遲數不均，烏梅丸治蟲的意義，詳本書古方上篇。世人都不知蟲理，大家下蟲，哀哉！

如蟲病口吐涎水，心痛如絞，脈洪大乃為當下之蟲證。用《金匱》方：甘草二錢，熟白蜜四錢，鉛粉一錢下之。用鉛粉殺蟲，須重用補中之藥也。分三次服，一服效，止後服。

小兒腹痛，時痛時止，此為蟲病。方用知柏地黃丸、附桂地黃丸各一錢，花椒五粒，烏梅一枚，煎服，蟲即自下。此方亦烏梅丸之法，如服後仍痛，可用使君子五枚下之。惟偏熱之地，秋後內熱生蟲，小兒黃瘦，可食使君子三枚，下蟲一次，下後常食黃豆為妥。忽然發熱嘔吐，有時煩躁，而左脈現洪急不寧之象者，亦為蟲病也。或用烏梅、花椒，或用使君子，臨時酌用。烏梅、花椒治蟲病之不足，使君子治蟲病之有餘。先用烏梅、花椒不效，然後使用使君子，便穩妥矣。

殺蟲不如防蟲，防蟲不如使少生蟲。肺熱肝熱，蟲生之源。食糖食雞食蛋魚麵，皆能熱肺熱肝。只須少食，蟲便少生。

喉痛

小兒喉痛，與大人同，可照本書時病篇喉症法治之。

小兒喉痛，須留心檢查乃知。如不會說話，看其咽乳時，必擠眼難過也。留心脈象，沉細多熱，微虛中虛。

如喉痛而脈沉不細，惡寒，嘔吐，身體覺脹，四肢覺麻，是為痧閉，應速刮痧。喉旁耳下，後頸窩下兩旁，扇子骨中間，背脊骨兩旁兩肩，用小瓷羹匙邊抹桐油或菜油，刮出紅點喉痛即止。

外　感

小兒外感的原則，仍是衛氣收斂，榮氣疏泄。但小兒榮衛薄弱，麻黃、芍藥均不能受。只能用黃豆以養木氣平疏泄，用蔥頭、豆豉以舒金氣開收斂。此為難多年，始尋出極妥的辦法，將小兒一切外感完全解決。

如用麻黃雖極少分量，能將肺氣散傷，而成喘逆危症。不惟麻黃不受，薄荷亦受不得。感寒者鼻塞發熱身痛，用蔥豉湯。蔥豉散性平和，又潤津液，最為妙品。

如脈虛氣弱者，豆豉改用黃豆最妥。用黃豆平疏泄，有功無過。注意勿忽，造福無量。蔥頭帶須一個，豆豉三十粒為最輕劑。

凡用蔥豉湯，舌有黃胎，無論潤燥，均用。蔥豉能消散胃滯也。如外感初時惡寒，後雖單發熱，只要鼻塞身痛頭痛，仍宜用之。

因鼻塞身痛頭痛，係衛氣收斂之病。必須鼻不塞單發熱而神昏氣微，脈象不明，乃屬於溫病。只病疏泄不病收斂，乃不用豆豉之宣通與疏泄，只用黃豆之養木養中養津平熱可也。蔥豉湯四季感寒鼻塞發熱均可用之。

猩紅熱

收斂偏盛的感冒，屬於傷寒；疏泄偏盛的感冒，是為溫病，世人稱為時溫。溫者，木氣疏泄之病也。小兒此時忽然發熱，昏睡不思飲食，即係時溫為病。此乃木氣疏泄偏盛的感冒，當用養木氣平疏泄的藥。切不可隨俗附和，認為時溫的邪氣，入了小兒身體以內為病，而用清溫逐邪的一切涼藥散藥。

木氣，在造化為厥陰風木，在人身屬肝臟之經。冬季天寒，封藏得令，厥陰木氣，根氣深固，不至動泄，大氣無溫病，小兒亦無溫病。如冬令不寒，或聞雷聲，大氣的風木不能養足，便即泄動。小兒木氣稚弱，同氣相感，疏泄起來，如木氣強足的疏泄，則發熱出汗，皮肉血色並不作猩猩臉面的污紅色；木氣疏泄無力而又疏泄的疏泄，面色則作猩猩臉面的污紅色，世即稱為猩紅熱。

力能疏泄者，脈象充足，面色正，氣不微，其熱按去有根底。力不能疏泄而又疏泄者，脈微小而急，色紅而污，氣微神怠，其熱按去無根底。猩紅熱，溫病之敗證也。

猩紅熱之病，時溫病中之最虛之病，疏泄偏動，肺氣不收，故咳嗽而作嚏。肝竅於目，木氣敗而又動，故目紅含淚，常欲閉而不開。木動中虛，胃氣降不下去，故欲吐。木動上衝，故咽痛。木土不和，故有時作瀉。木氣疏泄，故雖瀉而小便仍利。如此情形，是木火本來不足，用涼藥清熱必壞；本是偏於疏泄，用升散藥發表必壞；病雖屬虛，圓運動的道路已亂，用補藥補虛必壞。

時溫病猩紅熱均可用四豆飲，養中和木，調升降收相火，極平穩而有特效。且皆穀食之品，自病初起以至復原，皆用此方，有百益而無一害。

如小便短少，是為脾濕。四豆飲去黑豆、綠豆、飯豆，單用黃豆六十粒，加山藥二錢。黃豆養木氣養中氣，山藥扶土氣利小便，白飯豆亦補土氣利小便，不如山藥兼能助金氣以斂疏泄。如仍不利，是不只脾濕，且兼腎虛，宜黃豆、山藥，加巴戟天五分，以溫補腎氣。脾腎氣足，木氣乃和，小便乃利，病乃能癒。巴戟天溫補腎氣，須右手脈微乃可加也。

大頭溫

如發熱頭腫，而脈浮洪者，烏梅二枚，白糖一勺極效。木氣疏泄，自傷本氣，木氣無根，極易上沖。木沖金氣不收，故頭腫。烏梅酸收大補木氣之根，而平疏泄之氣也。如發熱頭腫，氣粗作喘且渴，脈象緊滯，舌心有黃白厚胎者，肺熱較實。四豆飲加花粉、竹葉、枳實各五分同煎極效。病狀雖異，原理則同。皆木氣疏泄，肺金失收降之力之故。皆是虛證，不可誤認為瘟毒，肆用涼散藥，敗火寒中。溫字與瘟字，一經混亂，溫病的真理遂失。

瘟乃瘟疫，溫乃木氣，溫病乃木氣之正病，瘟乃時氣之惡病。如人死最多最速之鼠疫病，乃瘟疫也。

瘟毒病，四豆飲最佳。豆養木氣，最能解毒，木氣偏的最甚，則成毒耳。

如頭腫而熱微足冷，面色不勻，鼻梁唇環青黃，不思飲食，脈沉微或沉按無脈，必用古方篇之腎氣丸乃效。木氣疏泄於上，肺金不降，相火外泄，因而下寒。腎氣丸和木氣、平疏泄、斂肺金、溫腎水中之火以培木氣之根，故癒。如此證用涼散之藥必壞。此證如頭上耳內，發現水泡，此泡不可刺破，肺氣收斂自消。如刺破，是將木氣疏泄上來的元氣消散矣。

小兒當春溫之時，凡感一切時氣病證，但見面色不勻，面紅而鼻梁唇環青黃。無論何病，先以豬腰湯補益脾腎。待青黃退後，再按證施治。鼻梁唇環青黃面紅，為中土大敗之象。倘不先顧根本，一切治法，皆無用處。此等虛證，舌心皆無黃胎也。舌心如有黃胎，胃家有熱，鼻梁唇環不現敗象。敗象者，胃中陽敗，無熱之象也。凡溫病胃熱為順。

如發熱兼鼻流清涕，山藥、扁豆各一錢收肺養中，加綠豆五十粒清肺熱以收清涕，切不可表散傷肺，使疏泄更加，致生禍變。冬春發熱，為木氣偏於疏泄，金氣不能收斂。山藥助金氣之收斂，以平木氣之疏泄，故熱退。

暑病

小兒當夏暑發生之時，忽然發熱頭痛欲嘔者，用藿香五分至一錢，生扁豆一錢至二錢，溫降胃氣即癒。不可因藥只二味，夾以他藥，至生他病。藿香、扁豆治暑病的作用，詳時病本氣篇暑病中。

如小便短而瀉且渴，於藿香、扁豆中加冬瓜自然汁以止渴利尿。如舌有乾黃胎，可加生枳實、炒梔皮各三分，以去積熱。冬瓜蒸汁為自然汁。無冬瓜用滑石一錢以代冬瓜。冬瓜最妙，毫無他弊。西瓜亦佳。黃豆一味湯，治小兒暑天發熱欲吐特效。

小兒暑病，脈在中部。暑病之脈，最易誤為虛脈，誤為虛脈而用其他補藥，必誤大事。須知虛脈之虛，重按無有，暑脈之虛，按至中部，比較定些，稍不留意，即放過去。暑病乃天的相火不降，暑火不降則傷肺氣，氣傷則脈虛耳。用扁豆補暑脈之虛，用藿香降膽胃之氣也。膽胃均在中焦，故暑病脈在中取。

總而言之，無論大人小兒外感發熱，總是《傷寒論》桂枝湯榮氣疏泄，膽經不降，用芍藥的原則。外感惡寒身痛，總是《傷寒論》麻黃湯，衛氣閉斂，肺經不降，用麻黃的原則。

但芍藥敗火，麻黃散氣，小兒均不可用，惟用黃豆、黑豆以代芍藥，用蔥頭、豆豉以代麻黃，豆類又能顧中，功效既大，流弊全無，此為小兒外感最妥之法也。

疹　病

時令病的小兒病，惟疹子最多。疹子原因與溫病同，皆木氣疏泄，衝開肺金，相火逆騰，中下大虛之病。大人溫病以汗解，小兒溫病以疹解。汗乃血所化，疹乃血所成。木氣疏泄，故疹為紅色。木氣疏泄，分疏泄正常與疏泄不及兩證。正常宜養，不及宜補。正常為順，不及為逆。正常之脈，右較左盛；不及之脈，右較左虛，或右左均微。咳者，金氣被木氣衝開也。眼含淚者，木氣疏泄也。耳冷者，膽經相火外泄也。發熱者，木氣疏泄相火不降也。昏睡者，木動火逆中氣虛也。

疏泄正常症狀為發熱甚盛，面色充足，小便清利，大便不瀉，疹出成粒，色紅粒飽，膝下都有。病人所在地，冬令寒冷，冬不聞雷，大氣中木氣根深，來春小兒疹病發生，必皆疏泄正常之證。惟身體陽虛之小兒，則偶有不及之證。

疏泄正常者，方用四豆飲煎服。只要發熱，不論疹點已出未出，始終只用此方。養中和木，調升降收相火，自然熱平身安，不生他變而癒。右脈重按充足者，飯豆易淡豆豉以調木宣滯。飯豆除濕補土，脈充足者不宜也。

疏泄不及症狀為發熱不盛，面色痿弱，昏迷不醒，疹出不紅，或不成粒，或疹出成片，或一出即回，或疹悶難出，小便短少，若加吐瀉，脈遲肢冷，即易死亡。病人所在地，冬令鳴雷，或冬至起霧。水中封藏的陽氣疏泄於土面，木氣失根，來春必多疏泄不及的疹病發生。如不到交春而發現於冬至後者，則微陽大泄，易成死候。

疏泄不及，以小便短少為要證。右脈微於左脈，或左右兩平而虛微不旺，或右尺無脈，方用巴戟天四豆飲。於四豆飲中加巴戟天五分至一錢，以溫補肝腎，和養木氣，小便一長即為好轉。

疹出即回，與疹悶難出，為肝腎陽虛，疏泄無力。疹出成片，為肝腎陽虛，陽散不回。故巴戟天四豆飲即癒也。有用四逆湯附片乾薑炙草或用理中丸為治者，不甚平穩。因木氣疏泄，不喜剛燥。雖屬陽虛，乃陰中之陽虛，亦宜避去白朮、乾薑、炙草之剛燥傷陰。巴戟天溫潤不燥，溫補腎氣，與豆同用，又能調木氣之疏泄，誠痲疹虛證之要藥，桂附地黃丸亦可酌用。

蓋右脈微小者，為火土之敗，左右脈皆微小者，亦脾腎陽虛，故桂附地黃丸相宜。如疹出已退，已不發熱，而面色仍是灰黯，神衰食少，此肝脾之陽泄而不復，亦須服巴戟天四豆飲，不然仍易死亡。如久不復元，可用加減保元湯補之。保元湯，詳下文。疹已退熱已平，已無木氣的關係，故可補其氣血也。

葡萄乾，能溫補肝腎，性極和平。出疹時每日服一錢，最保平安，七日全癒。《本草綱目》載，葡萄北方以之補腎，南方以之稀痘，可以悟矣。疹病乃木氣疏泄之病，腎氣乃木氣之根耳。預防亦宜服之。

痲疹癒後，咳嗽困難，單服白菜心一個，黃豆五六十粒特效。此為一切藥所不能及，食品中養金養木平熱息風兼養中氣，恰合機宜之方，多服可也。

痲疹病重必吐蟲，可見其為木氣之病。《傷寒論》厥陰風木病用烏梅丸，厥陰病必吐蟲也。痲疹病多在春令，厥陰風木之時也。惟痲疹病乃宇宙與人身整個氣化根本動搖之病，再經治壞，根本消滅，有能挽回者，有不能挽回者耳。惟呼吸平定，中氣尚存者，都能挽回。木氣之病，妨害他經，極難用藥。故惟豆類和平適當。此乃經過多少困難，然後選得此方，經驗多人，無不見效。然亦根據兒病本氣病的原理之功耳。如以胎毒熱毒為原理為根據，不能選得此方也。

疹病必發熱，木氣疏泄相火不降也。必神倦，相火離根，中氣大虛也。必眼中含淚，木氣疏泄肝液蒸動也。必咳嗽乾嗆，木氣疏泄傷肺，金氣虛散也。疹子忌發表，因木氣疏泄之病，不可發表再助疏泄故也。

疹子忌涼藥，因係相火離根之病故也。所以疏泄正常，只須顧中宮，和木氣。疏泄不及，則當補其根本，使之遂其疏泄之氣。疏泄之病，誤投發表藥、寒涼藥，正如根空之木，再拔之則死矣。又如將熄之火，再寒之則滅矣。

醫家誤認疹子是胃熱胎毒，所以要將他發散出來，並且要用涼藥清毒。一用涼藥，相火消滅，即至不救。疹出之後，醫家病家都用掃毒藥，疹出之後，木火之氣疏泄已傷，宜靜待其自己回覆，不可更用涼藥，以敗脾胃，更不可食白木耳、魚肝油等動陽食品，以動木熱而傷肺陰，致熱氣入肺而成肺癰，或熱氣入目而成目疾等患。

痲疹初起即須忌食動陽食物，牛奶、雞蛋更不可入口。疹後如欲服掃毒藥者，可服黃豆白菜心清肝肺之熱，妙在平淡二字，最適合木火病氣也。惟小便利者，忌用飯豆動陽食品。詳古方下篇腎氣丸後。

小兒之疹子，即大人溫病之汗。榮衛足則出汗，榮衛虛則出疹。木氣中的火力多，則疹子成顆粒而色紅。木氣中的火力少，則疹子不成顆粒，色紅不足而成痲點，隱隱不明。痲者，榮衛之敗也。來復之機，隨時皆有，凡疹病只要不發生內傷吐瀉惡證，不必食藥，靜養七日，自然即癒。

西藏地方，小兒不病痲疹猩紅熱。因西藏地方雪大冰厚，大氣中陽氣封藏於土下水中，特別充足，木氣根本深固，不妄動而疏泄之故。

凡用四豆飲，脈細者，津液不足者，小便長者，出汗者，去飯豆。服四豆飲後，脈轉旺而病未癒者，去飯豆再服。服四豆飲後，發煩者，或大便乾燥，或不大便者，去飯豆再服。因飯豆養中養木利水，兼補土傷津之故。黃豆、黑豆養中養木，兼降膽經補津液。綠豆養中養木，兼清肺熱。

巴戟天四豆飲。如脈法不精辨證不明，誤用巴戟天，致將木火補起，變成滿腹熱邪，充塞肺家，為害不小。須脈微神敗色黯，右尺更微，乃可用之。痲疹最怕熱藥也。

冬令不寒而又聞雷之地，春木根氣傷損，小兒疹病發生之時，巴戟天之證乃多。此點切不可忽。春寒日久之地，或身體虛弱之兒，亦有巴戟天證也。如痲疹燒熱昏迷口渴，脈沉有力，舌上必有乾黃胎，此為胃間原有積熱。用四豆飲去飯豆加生枳實、生梔子仁各三五分，以養木氣清胃熱為治。

此證如誤服巴戟必死，山藥亦不可用。社會習尚有服雞冠血者，多燒熱而死。亦與溫病誤服桂枝，下咽即死之理相同。

小兒病猩紅熱與疹子皆兼咳嗽，皆不可用桑葉、竹葉、橘皮、杏仁等降肺疏肺之藥以治咳嗽，用之病必加重。因皆木氣疏泄偏勝，金氣收斂衰退之病。金氣收斂衰退，再遇降肺疏肺之藥，肺氣更衰，疏泄更加，咳必更甚，中氣更壞之故。只須養木氣平疏泄，木氣一和，即不疏泄上衝，肺氣自降，咳自能止，不可忽也。如欲用藥治咳，白菜心最佳，養肺降衝平和之品。

凡痲疹燒熱日加，唇焦舌乾，涼藥忌服。黃豆五十粒，煎濃湯下咽即效。因燒熱至於唇焦舌乾，此上部津液乾枯之故。黃豆極能滋潤上焦各部津液，又能養中養木，故其效無比。此乃經過多少困難，始選得之方，最當重視。

凡小兒痲疹發熱，乃木氣疏泄之病，最忌升散之藥。世人用芫荽、冬筍、香菌煮服，以為比升麻葛根湯好，不知芫荽等物，散力不小，服下之後，更加津液乾枯，涕淚俱無，熱加聾啞，煩躁不寧，睡則警惕，食則吐出，脈轉細澀，遂成木氣拔根，熱並肺家之險症。

悉宜黃豆五十粒，巴戟天五分，濃煎溫服，以救之，下咽即得睡汗出，津液復生，熱退進食，登時脈和而癒。此巴戟天將木氣的根氣回覆之功，與黃豆潤肺養中和木之功，相助為理之效也。

小兒出疹，多先咳嗽，乾咳無痰，此木氣上衝，金氣失斂的現象。用黃豆五十粒，白菜心一個煎服，其咳即止，疹病亦隨之不起，有疹者出亦順利。白菜心潤降肺氣，黃豆滋養木氣也。見咳即用此方，省事多矣。

此方疹病初起，以至全癒，日日服之，平安之至。疹病盛行之時，日服一劑，亦可預防。凡疹後遺下目疾咳嗽等病，常服此方，皆可就癒。皆木火之氣衝入金氣，不得出來故也。簡括言之，疹病初起，咳而發熱，白菜心黃豆飲自始至終，多服自癒。服過發散藥、寒涼藥，成壞病者，巴戟天黃豆飲以救之。服過溫補藥成壞病者，白菜心黃豆飲以救之。癒後自汗大虛，元氣難復者，加減保元湯以補之。黨參一錢，黃耆、白朮、炙草、當歸、乾薑、巴戟天各五分，紅棗兩枚煎服，痲疹的整個治法備矣。無須四豆飲亦可。

痘　病

四豆飲古人以之稀痘，名曰稀痘湯，無黃豆，並不以之治疹。其實痘疹，皆木氣偏於疏泄之病。痘則木氣疏泄，金氣大敗。疹則木氣疏泄，金氣雖敗未大敗耳。

痘病用四豆飲和木氣。痘不旺者加山藥二錢以補肺。如癢者，此為腎虛，再加巴戟天一錢以補腎。痘出成片不成粒，頂塌根散漿稀，種種敗證，皆用巴戟四豆飲，或加炒黃耆、當歸皆能挽回。

用黃耆八錢，當歸二錢，大補胃陽，兼助榮陰亦妙。前人所用黃耆、黨參補益衛氣諸方，皆應採用，惟所用涼藥，與藥雜之方，則不可用。痘病初起所用發散之方，亦不可用。

初起以四豆飲去綠豆為佳。疹病始終木氣之事。痘病初則木氣之事，繼則衛氣之事。衛氣大敗，收斂不能回復，故痘病後期多用黃耆以補衛氣。自來用升麻葛根湯治痘疹，疏泄之病加升散，無不服後病加。誤認痘疹是胎毒，所以用升葛以升提之。原理認錯，尚復何說。

王孟英於稀痘湯中重加金銀花、生甘草以解毒。木氣失和，便是毒，豆和木氣，便能解毒，二花、甘草不可加也。痲疹忌黃耆，黃耆性升，只宜衛敗之病，不宜榮熱之病。

《福幼篇》論痘各節，完全可靠，最宜購閱。將「毒」字改為「病」字便好。天地之大德曰生，生者天地中和的結晶，認為胎毒，真是笑話。《福幼篇》論痲疹宜發表不妥，不知原則之過也，痘粒小而圓者佳。

痄腮

疹子之外，又有痄腮一病。此病初起，惡寒發熱，或不惡寒發熱。耳後或腮下腫而硬。方用巴戟天、甜蓯蓉各一錢，麥冬、龜板、鱉甲、地丁、昆布、海藻各五分，厚朴、半夏、沙參、橘皮各三分，紅棗二枚，溫服即癒。惡寒發熱，舌有膩胎，加薄荷、桑葉各五分即癒。

此亦春令木氣疏泄之病也。木氣不足，疏泄一動，向上升去，不能向下降來。耳後腮下為膽經木氣下降之路，故結聚於此而不能散。巴戟、甜蓯蓉補肝腎上升之陽，龜板、鱉甲補肺膽下降之陰，地丁、昆布、海藻、厚朴、半夏、橘皮降膽肺胃之氣，沙參、麥冬以益肺陰而助降令，紅棗補中氣，薄荷、桑葉疏肺氣之滯也。

此病春令為多，只經絡部位的關係，故病甚輕。然不知補益木氣以助其升降，從事寒涼發散，敗其中氣，中氣更虛，升降更滯，以至結聚日甚，弄到開刀才能了事，亦醫家不慎之於始之過。初起只服一味黑豆湯亦效，黑豆調養木氣，善降膽經也。

巴戟蓯蓉方，並治瘰癧初起與耳流膿。耳流膿原理，瘰癧原理，與痄腮同。腎肝不足於左，肺膽不足於右。右降無力，由於左升無力。治法欲潤降右方，必兼溫升左方，又必兼補中氣。古方篇酸棗仁湯，欲涼藥降膽經，先溫升肝經。亦圓運動之意義也。

此病如發於秋季，陽氣收斂，其脈必重按不虛，不似春令之脈重按虛微。可不用補肝腎之藥，只用花粉、天冬、橘皮、杏仁、炙草、苡仁各一錢，便能消散。因只金氣燥結，收斂不能下達的關係，故潤燥開結而降肺氣，兼補中氣可也。

如疹子發現於秋季，亦用此方。花粉、天冬能清降金氣，秋季金氣當令，舒金氣以達木氣可也，病在金不在木故也。去天冬，加黃豆亦妥。黃豆亦滋潤之品，較天冬不傷中氣。天冬則潤肺燥，開燥結要藥。

內熱與內虛

小兒咬牙夜煩、夜啼、夜咳、尿多、大便屎爛、便後下白物如熟藕粉，皆屬內熱。若服涼藥，必生他弊。方用白糖綠豆沙熱食，養胃益陰，其熱自平。此經驗最良之方也。內熱者，睡著後、飯後兩腮不發紅色。

若睡著後、飯後兩腮發紅，左右不勻，是為內虛，須服十全大補丸三五分諸證乃癒。睡著與飯後兩腮發紅者，睡著生相火，飯後則胃中生陽。相火與陽生而不能藏，則浮而出現於面。

榮衛的氣血不足，中氣又虛，不能運化，不能使左右的榮衛升降調和，故左右的紅色偏多偏少也。平日面紅亦是中虛。

陰虛

小兒陰虛，此先天稟賦使然。其脈沉而不起，澀而不滑，面無浮紅，鼻梁山根常現一線青色，大便不能每日一次，常於半夜哭叫。半夜哭叫，陰虛木燥也。此病如不預防早治，稍長易成虛勞。

宜每天食蒸鴨蛋糕一個以補陰，久之血活陰生，身體必可轉和。並宜常服歸芍地黃丸數小粒，此丸善治一切陰虛諸病，比六味地黃丸活動，因歸芍能滋養木氣，升降肝膽二經之故。此丸並統治大人陰虛諸病。

實證

小兒亦有實證。實在一部分，不在全體。如咽痛而兼渴喘，發熱，熱有根底，重按仍熱，只有昏睡，並無煩躁，或兼瀉黃沫，小便或長或短，是為麻杏石甘湯證。用生石膏、杏仁泥、炙甘草、麻黃絨各五分，一服病癒即止。此證面色必不紅，脈必沉實，舌根舌中必有乾黃胎為據。診斷小兒病，總得以看舌胎為要。萬不可不看明舌胎，隨便下藥。小兒哭泣不肯開口，務必用力拗開，以求得到診斷的徹底。

痲疹誤服升散之藥，傷損津液，津傷熱起，亦有病成此證者，麻杏石甘湯即癒。麻黃、杏仁以降肺氣，生石膏以清疏肺間積熱，炙草以補中氣也。

大便結燥，舌無黃胎，別無熱證，是為陰結。陰結者，陽氣不足，不能化生津液也。附桂地黃丸每服五分，補陰中之陽，陰陽合化自然津生而糞潤也。此病亦有獨參湯冷服而癒者，氣能生津也。大人亦如此。

其有痲疹初病，誤服溫補，以至舌胎燥黃有底，口臭目閉，渴而能飲，二便全無，腹滿脈沉，此為實證。雖實而病原卻虛。細心審查腹部，如按之病人拒按，是有可下之物，宜大黃、枳實、玄明粉、厚朴各五分或一錢，黃豆三錢微下之。如按腹部並不拒按，而脈實，亦可用少許，以消積滯。

如非咽痛，而發熱喘咳，渴能飲水。此熱必有底，舌胎必有白粉，或舌有黃胎。其渴而能飲，胃家必有可清的燥熱，可用生枳實、小梔仁各數分，清去燥熱，發熱與咳嗽與渴皆癒。如脈不甚實者，須兼用山藥、扁豆各一錢，以扶土氣，方不別生流弊。

因小兒胃家燥熱，非小兒陽明燥金能病陽燥。乃汗出傷津，或誤服燥藥，傷津所致，其土氣仍是不足故也。如脈象沉實，或沉細有力，或右脈實於左脈，舌胎乾黃，山藥、扁豆便不可用。

小兒三四日不解大便，卻無他病。此腸中津液不充之故，可用淡豆豉數分至一錢濃煎溫服，以通潤之，自然大便。不可用大黃，須有熱結實證，乃可用之。大黃傷中，中傷便更不下。

曾治一七日小兒，食乳甚好，卻瀉稀水，中夾糞點，小便亦利。按其脈小而沉沉而有力，服大黃二分而癒。其母懷孕時，好食胡椒，所以小兒七日，而內熱如此。此熱結實證也。熱結旁流故瀉稀水。

辨別小兒病證之虛實

小兒舌有黃胎，為胃間燥熱。其黃必係乾黃，又兼渴而能飲，其脈必中沉有力，此為涼藥消滯藥之證。若舌尖有胎，舌根舌心無胎，其胎即無乾黃，只現雜色污濁濕潤之象。此乃腎陽寒敗，不能化生心火，舌尖屬心，心火澌寒，不能宣通，故污濁凝冱。其證必不渴飲，夜臥必甚煩躁不安，此乃桂附地黃丸證，誤投寒涼則危。不止小兒如此，大人亦如此。

小兒夜間發躁，如是中下陽虛，其脈必輕按微小，重按尤虛。或右脈比左脈微小。用桂附地黃丸，蜜丸者二錢，水丸者一錢，煎服即安。誤服涼藥即危。

如有可清之熱，則渴飲昏睡，而不煩躁，脈必沉實有力，或沉細有力。燥與躁須分別清楚。燥乃乾燥，躁乃躁擾不寧。腎陽擾動，心氣失根故躁，其脈必微。亦有並非陽虛而夜間發躁者，乃有食滯，消食顧脾乃癒，其脈必重按沉實也。

小兒頭身手足均發燒熱，腹瀉不食，舌無胎而有黑黃色者，此為難治。須用手指按其舌心，如舌冷不熱者，此內火將滅，涼藥慎用。此病難治。

小兒感冒發熱，服寒藥後，熱仍不退，而反昏睡不醒。此寒藥傷中，脾胃大敗之證。速用白朮、黨參、茯苓各一錢，炙草五分，乾薑三分，即熱退清醒。此證脈必浮虛或微小。

小兒如誤服他藥，忽然風動，可用回春丹或化風丹二三釐，化水灌之。同時即進附子理中地黃湯，以挽回中氣而養木氣便癒。

回春丹、化風丹，如此用法，便有功無過。人謂回春丹、化風丹，極敗脾腎，極傷津液，故須補土養津，以善其後。其理固已是矣。

不知人身陰陽五行圓運動的氣機，迅速非常，固密非常。小兒身體，至於動風，腎經脾經之陽氣，已隨肝木的風，衝出肺經胃經陰氣之外。脾腎陽亡，肝肺陰消。圓運動即將解體，危險殊甚。故一面用回春丹通竅，附子理中地黃湯，溫回脾腎之陽，養回肝肺之陰，使五行的圓運動，仍回復升降之舊。此方真可謂再造小兒身命之方也。用附子理中丸一錢，六味地黃丸二錢，同煎服亦可，不必盡服。

黃豆五十粒濃煎溫服，下咽風即能平，木氣和則中氣運而通竅，比單服回春丹、化風丹攻伐之劑，穩當多矣。附子理中丸、六味地黃丸各用多少，按脈證的陰陽多少配用，以六味丸稍多為穩。

感寒停食外治法

如偶遇感寒鼻塞，或停食不消，不必服藥。用熱手巾搓擦扇子骨中間背脊兩旁，暖臥即通，停食即消。須用力擦至肉下，作左升右降的擦法。人身臟腑，皆繫於脊，脊骨兩旁，為血管升降之總幹，榮衛升降之中樞。

用熱手巾搓此處，榮衛流通，血管運行，脾胃即和，感寒與停食自癒。或用蔥頭搗爛加麻油少許搓擦，忌風亦佳，老人停食不能用消食藥者，熱毛巾法最宜。

危　證

小兒咳吐多日，胸腹煽動，頭身發熱，手足厥冷，昏迷不食，百治不效，此危證也。方用燕子窩泥一塊，重約三兩，研細，生桐油半酒杯，將泥拌勻，上火炒熱，放地候溫。先將小兒臍眼，用棉花蘸酒少許，略洗。用胡椒末一分，放肚臍眼中，人髮蓋著，再將桐油泥包臍上，二小時後，小兒掙動出汗，能食而癒，極驗之方也。或將小兒臥於無濕氣的地上，亦能得救。皆以中氣救中氣之意。

頭身發熱，手足厥冷，此為外熱內寒。昏迷不食，此為火逆中敗。咳吐而胸腹煽動，中氣將離根矣。胡椒大熱之性，能溫內寒。燕窩泥能補土氣，人髮助元氣，桐油通氣也。此方用外治之法，溫下補土。中氣旋轉，火氣歸元，升降復舊，是以汗出而癒。如用內服之藥，不能下咽，下咽亦必吐出。

此證病氣盛於上，元氣虛於下，此方全由下治，由下而中，由中而上，全體活動，靈妙極矣。地面之際，宇宙的中氣極旺，而身受之，故亦得效。

脈法

醫生兩手，將小兒兩手同時握住。用手大指按小兒兩手三部。輕按浮部在皮，重按中部在肉，再重按沉部在骨。小兒出生，即有脈可診。除至數甚快為小兒中虛本脈外，輕按浮部脈多，重按中部沉部脈少，為中虛。輕按無脈，重按脈實，為內熱。右脈比左脈微少為中虛，左脈比右脈有力為肝熱。右脈強，左脈細，亦為內熱。右脈比左脈大，卻大而虛鬆，則中寒也。

小兒無論何病，只中虛與內熱兩門。中虛與內熱分清，用藥便有依據矣。至數甚快為小兒本脈，小兒中氣未能充足，故脈快也。看指紋可作參考，診脈須兼各種症狀為斷。

診治小兒病，全憑脈診。虛實之分，先求中部。虛者中部以下虛微，實者中部以下實在也。無病而脈在中沉兩部者，多陽足陰虛。無病而中沉兩部不足者，多陽虛。陽虛慎用陰潤藥，陰虛慎用陽燥藥，中虛慎用消散藥。右脈比左脈旺些為順。

治小兒病：

一、不可認為外來的邪氣入了小兒的身體為病，須認定是小兒本身的本氣為病，用藥乃有著落。

二、總要憑脈，乃得根據。

三、用藥總要平和之品，不可繁雜。小兒病極簡單，本篇各方，經過甚多，功效極大。世之用鉤藤、蟬蛻以治小兒病者甚多，鉤藤苦寒，極敗胃氣，蟬蛻通肺破血，其力不小。如此之類，相習不察，小兒受害多矣。本篇力除此弊，學者經驗，自知其益。

看指紋法

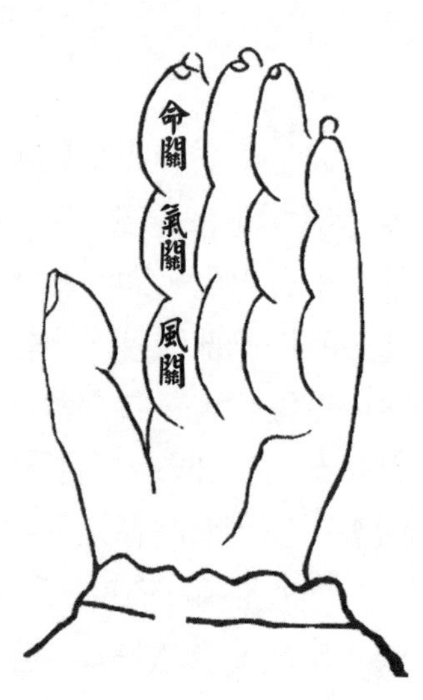

三關部位歌

初起風關證未央，氣關紋現急需防。乍臨命位成危急，射甲通關病勢彰。

浮沉分表裡歌

指紋何故乍然浮，邪在皮膚未足愁，腠理不通名表證，急行疏解汗之投。

忽爾關紋漸漸沉，已知入裡病方深，莫投風藥輕相試，須向陽明裡證尋。

紅紫辨寒熱歌

身安定見紅黃色，紅豔多從寒裡得，淡紅隱隱本虛寒，莫待深紅化為熱。

關紋見紫熱之徵，青色為風古所稱，傷食紫青疫氣逆，三關青黑禍難勝。

指紋淡淡亦堪驚，總為先天賦稟輕，脾胃本虛中氣弱，切防攻伐損胎嬰。

關紋澀滯甚因由，邪過陰榮衛氣留，食鬱中焦風熱熾，不行推蕩更何求。

紋形主病歌

腹痛紋入掌中心，彎內風寒次第侵，紋向外彎痰食熱，水形脾肺兩傷陰。

凡看指紋，以我之大拇指側面，推兒食指三關。切不可覆指而推，蓋螺紋有火剋制肺金，紋必變色。而又只可從命關推下風關，切不可由風關推出命關，此紋愈推愈出，其紋在先原未透關，今誤推而出，大損肺氣，慎之戒之。

五、時病本氣篇

導　言

時病者，因時令之大氣變動所發生之病。如中暑、霍亂、痢疾、白喉、瘧疾、時行感冒、燥氣、痧症、濕熱等是也。病雖因於時氣，病實成於本氣。自來論時病者，皆認為外來時邪中入人身為病，於人身本氣自病，全不重視。

學醫治病，先要將「認定著落」四字徹底用功。時令病，如認定為時令之大氣中入人身為病，則用藥必以驅逐時氣為著落。驅逐時氣之藥，即是傷耗人身本氣之藥。本氣傷耗，病必加重。病既重矣，尤以為時氣驅逐不盡，又將驅逐時氣之藥，繼續用之，本氣更傷，氣傷人死仍不解何以人死之由，比比然也。

認定時令病乃人身本氣為病，則用藥必以調和人身本氣為著落。本篇各方，皆調和本氣之方。時令之氣之偏，人身本氣自病之誘因耳。調和本氣，處處乃有辦法。臨床經驗，自有理得心安之樂。王叔和書未讀通，將《內經》「冬傷於寒，春必病溫」的「寒」字，認為風寒的「寒」字，於《傷寒論》開首妄加序例，曰：寒毒傷於肌膚，至春變為溫病。於是本氣自病，都認為伏氣為病，相習不察，殺人多矣。

荀子曰：六淫之氣，皆起於地，與天無關。《內經》曰：在地為五行，在天為六氣。荀子為周秦時人，《內經》則周秦時醫家之所言。天空本無所有，實際研求，《內經》不如荀子可靠矣。《內經》又曰：天氣清淨光明者也，藏德不止，故不下也，雲霧不精，故上應白露不下。雲霧，乃地下水中所藏之陽氣，上升於天空所成，《內經》又合於荀子矣。

讀中醫書籍，非先認識原理，自己有了判斷能力，鮮不被前人之說所擾亂者。時病本氣篇之作，非有意反對前人，事實上原如此也。

著者識

暑病

中暑的意義

大氣中的暑氣，即太陽直射地面之相火，應往下降，尚未下降之氣。人身中的暑氣，即膽經相火，尚未降入中氣以下之氣。病者，此火氣在地面之上，燻蒸燔灼，傷人肺氣，所謂從口鼻而入是也。一傷之後，引起本身相火，燻人肺金，即是本身相火的暑氣自病。引起之後，外來暑氣即不負責。中者，傷也。

外來暑氣，即是太陽射到地面的熱氣。此熱氣人人都呼吸之，而病暑者不過於百人之一人，可見暑病乃人身的暑氣自病，外來暑氣，不過誘因耳。

少陽暑火，下降則為土氣之根，不降則為金氣之賊。肺氣清降之人，吸入暑氣，肺能降之，降則暑化而成生土之火。肺氣不能清降之人，吸入暑氣，暑氣不降，停在上焦，引動本身相火暑氣，逆傷肺家，遂成暑病。暑病分輕重兩證。

輕證暑病

輕證暑病，發熱，熱有進退，微惡寒，時作時止，頭痛，身軟，精神倦怠，或欲嘔或不嘔，或瀉或不瀉，舌有薄胎，或黃或白，惡見日光。脈象虛，中部取之。方用藿香一錢，扁豆四錢煎服。瀉與嘔均加厚朴一錢，吳茱萸三分，黃連三分。頭痛甚，加黑豆三錢。鼻氣熱，加焦梔仁二錢。

本身少陽暑氣，散漫胃中，脾胃不和，故惡寒發熱。病在脾胃，不在榮衛，病屬於虛，故熱有進退，時作時止。膽經不降，故頭疼。暑氣燻肺，故身軟而精神倦怠。膽經逆故欲嘔。暑氣擾於胃中，胃不和，故瀉。膽胃俱逆，故舌有薄胎。病在胃間，故脈動中部。暑氣傷，故脈虛。膽火逆傷肺陰，故頭痛甚。本身暑氣浮逆，故惡見日光。肺熱故鼻氣熱。如病已數日，又加口苦，脈則沉取乃得，左脈較弱於右，日久則病深故也。左脈較右脈弱者，暑傷陰也。

藿香降胃和胃，扁豆建中調胃，厚朴降膽理胃，萸連降胃氣調升降，黑豆養陰，焦梔仁降相火。此證為普通暑病。不用甘藥者，暑病脈在中部，不宜甘性之壅滯也。扁豆性平味淡，最宜暑病。

重證暑病

重證暑病，惡寒，發熱，身重疼痛，呼氣熱而手足逆冷，口開而前板齒燥，小便已，灑灑然毛聳，小有勞身即熱，汗出而渴，舌有薄胎。脈象弦細芤遲。方用竹葉石膏湯，竹葉、生石膏、法半夏、黨參、粳米各三錢，麥冬、炙甘草各二錢。

本身少陽暑氣，傷及肺金。肺內熱，故為惡寒。相火逆升，故發熱。肺熱，故身重疼痛。肺熱於內，陽氣不能四達，故氣熱而手足逆冷。肺熱則鼻難呼吸，故口開。金水相連，肺熱故齒燥。

肺經與膀胱經同行皮毛，小便已，則氣升，氣升而肺熱，故毛聳。相火散漫，肺金不能收之，故小有勞身即熱。肺膽胃三經俱逆，故舌有薄胎。肺陰被膽經暑氣灼傷，故汗出而渴。氣被暑傷，津液虧耗，故脈象弦細。暑傷肺陰，故脈芤。暑盛氣弱，故脈遲。

竹葉、石膏、麥冬清肺熱，黨參、粳米、炙甘草補中氣，以生津液，而降暑氣，半夏降胃也。

竹葉與麥冬並用，能將肺絡中燥熱，清降而下，將肺家陰液回復，直達腎家，收令行於上，相火歸於下，中氣有源，全身的旋轉升降，各復本位，是以頃刻之間，病癒人安，有不可思議之妙。

凡暑病熱病溫病之重，無不因肺金被傷而來。蓋肺金收降，則暑氣熱氣溫氣，皆不致上犯之故。不上犯則下降，降則不病也。

如舌胎厚膩，頭脹如蒙，是兼有濕氣，可加六一散，扁豆皮、薏苡各三錢，厚朴一錢。此方之炙草，所以成石膏之功也。此方之石膏、麥冬，因汗出而渴，用之以救肺陰也。

暑瀉

暑瀉者，非暑邪直入胃腸為病，乃肺氣為相火暑氣所傷，不能收斂清降，因而氣機混亂之病也。緣人身大小二便調勻，全賴肺氣清降收斂。肺氣能收斂，木氣乃能疏泄，相火乃能下行，中氣乃能運化，水道乃能清通。肺家一被暑熱所傷，不能降斂，於是相火散漫，則發熱心煩而作渴，膽胃俱逆，則噁心嘔吐而中滿，氣機壅遏，水道閉塞，木鬱不能疏泄，遂成下瀉。脈則右盛於左，或左右小弱。方用滑石、竹葉、荷梗、佩蘭葉各二錢，以清降肺氣，而疏氣機，神麴、蔻仁各一錢，以溫運中宮，鬱金、粉丹皮各一錢，以疏木鬱。自然小便清通，胸膈鬆快而癒。脈虛加扁豆、山藥各三錢，以扶中氣。

清暑之方，最忌偏用溫補，尤忌苦寒。此方平淡而奏大效，清涼以治金木，溫運以治中宮，暑月瀉利之大法也。「最忌溫補」四字，是對清暑之方的「清」字而言。

若身熱煩躁，汗出不止，此為內寒外熱，用大蒜半個，黃土一撮，同搗極爛，新汲井水調服。蒜與黃土調中溫寒，新汲井水收降相火暑氣，則熱退躁平而汗收也。若不省人事者，新汲井水忌用，改用溫開水調服。大蒜通發，同黃土並溫補中氣。

李東垣之清暑益氣湯，黨參、黃耆、炙甘草、生薑、紅棗補氣，蒼朮、白朮、澤瀉補脾，當歸補血，青皮、神麴理滯，升麻、葛根升清，麥冬、黃柏清肺清熱，五味子補腎，為世行治暑有效之方。

若果外來暑氣入了人身為病，豈可用如此大補之藥。

可知暑病乃人身相火之氣不降之病，相火乃入身生命根本，逆升不降，根本氣傷，故用如此眾多的補藥，而見殊效。人身本氣自病的原理，不可忽矣。此方不用升麻為穩妥。此方清字的力量，全在麥冬、黃柏二味也。

暑厥

暑熱之時，行走暑地，忽然昏倒，不知人事，肢厥，脈不虛者。此則地面的暑氣，傷人肺金，窒塞氣機所致。法宜芳香通肺，並不治暑。方用蔻仁、菖蒲、木通、滑石、磁石各五分煎服，肺氣通降則癒。蔻仁、菖蒲開竅活絡，以通窒塞的氣機，木通、滑石、磁石引氣下行也。脈之不虛乃氣窒之象。

暑厥之脈，虛脈多，不虛脈少。虛脈者，宜白糖補中。脈不虛者，宜菖蒲方通滯。白糖方，即脈不虛者亦宜用之。因厥雖是氣機不通，然非中氣先虛，氣機的升降焉能停止。雖厥而脈不虛，不虛在氣機。虛在中氣。重量白糖水，補起中氣，中氣一經旋轉，氣機立即升降。脈的實象，立即轉虛。因暑病的原則，本是中虛。中氣不虛，偶然吸入暑氣，不過頭目不清，肺膽之氣仍能下降，本身相火之氣仍然下行，不致病厥。

暑厥之死，死於中氣之脫，非死於氣機之閉。白糖立可補中氣，藥則多候時間，關係亦大矣。中氣先虛，因病暑厥，既病之後，中氣更虛。雖應服菖蒲方之病，先服白糖方，菖蒲方亦可得白糖之助。

白糖補中，不橫不滯，有功無過之方也，如菖蒲方來不及，大蒜黃土方甚效，脈虛與不虛皆宜。豆漿重約二兩，加鹽，不可太鹹，熱水調化，去渣服，鹽補中氣，豆漿解暑，豆之解暑，降膽經也。可通治暑病。大蒜方、白糖方、豆漿方，取得迅速，暑厥便利。

其有暑月乘涼，裡陽被外陰所遏，皮膚蒸熱，惡寒無汗，身痛。此非受暑，乃暑月外感。方用藿香、薄荷、桑葉各一錢，黑豆、綠豆各三錢，煎服，以解外陰，而安裡陽即癒。如兼口渴下利，加滑石三錢。

無以上諸證，只寒熱頭疼者，蔥白三個，淡豆豉二錢，鹽少許，煎服即癒。此非暑病，乃暑月感寒，脈必有弦緊之象。弦緊者，寒傷榮而衛閉也，故用蔥白通之。豉能通滯，又能養中。鹽補中氣，不加鹽，見效不徹底，鹽味宜稍厚些，但不可太鹹。

又有暑月熱極之時，心慌意亂，坐臥不安，面紅膚熱，身軟無力，不思飲食，舌淨無胎，或舌色滿紅。此暑火不降，木氣失根也。方用烏梅五大枚，冰糖二兩，煎湯熱服，酸甘相得，痛飲一碗立癒。凡熱極而死者，皆相火不降，木氣失根，中下之氣皆並於上之故。此亦暑病一種，但非暑氣入肺，窒塞氣機耳。此證脈虛或洪。暑月發熱，烏梅白糖湯特效。

烏梅善收相火，大補木氣。暑熱極盛，氣升不降之時，為補益妙方。如秋涼服之，少腹頓脹。蓋相火已降，木氣業已得根，不宜再事斂補也。熱極之時，心慌皮熱，小便短赤，一服烏梅湯，小便清長，亦相火下降，肺氣清收，木氣復疏泄之力也。

惟舌有膩胎，不宜服用，將濕斂住，必增脹滿，病有惡寒者，亦不宜服用。

中暑大汗昏倒

暑月忽然昏倒，汗出如雨，頭昏不能起立。重量冰糖水，或白糖水，頻服。或豆漿加鹽，熱水調化，去渣服。大補中氣，膽經相火下降即癒。中暑而用補中藥以降膽經暑氣，可見非外來暑氣為病。

黃豆一把煎服，治一切暑病甚效。黃豆養津養中，能降上焦火氣。本書好用黃豆，因其功效高過他藥，故多用之。本書宗旨，在把握原則，以應萬變，使學者一洗漫無系統之習也。發熱欲嘔，服下即癒，但中虛脈虛者，又不如豆漿加鹽有力，與糖水有力。中虛脈虛兼心慌者，非服炙甘草三錢不效。

溫熱暑三病，均無實者。至於暑病，則暑傷肺氣，更無實者。閉厥一證，愈閉愈虛，所以開閉之藥，只合用輕清之品。王孟英醫案，伏暑之證，吾人認為自己的伏熱便合。

暑熱之氣，上熱下寒，天人所同。多有食寒飲冷，腹痛瀉利，小便不利者。平胃散三錢一服即癒。兼口渴者加六一散。脈遲不渴，背惡寒心躁擾者，此為陰寒之病，平胃散加附子二錢。舌胎厚膩而脈象虛微之中，兼有沉弦一線，心中躁擾者，是臟寒而又兼暑，宜四逆湯，附片、乾薑、炙甘草各二錢以溫臟寒，加六一散三錢以清暑氣。單陰寒病，舌胎不厚膩也。

其有平日陽虛，忽然病暑者，不論外證如何，其脈浮大無比，按之空虛，是為陽虛。

如按之空虛，卻於中部現出細而兼緊，或細而不緊之一線，口又微苦，便是陽虛兼暑。陽虛兼暑，宜四逆湯。附片、乾薑、炙甘草各一二錢，以治陽虛，加冬瓜自然汁一兩以清暑，自然能癒。如無瓜汁，六一散三錢或麥冬三錢以代之。

老人夏月多病此者。人身相火的暑氣聚於胃中，故脈細緊現於中部，細乃肝膽之脈，少陽相火，膽木從化，故口苦脈細。

溫病濕熱暑病，其重要責任，全在肺家。肺氣能收降下行，木氣升而復降，即不發生溫病。肺氣能收降下行，汗尿通利，濕不停留，熱無所附，即不發生濕熱病。肺氣能收降下行，相火不致逆騰，即不發生暑病。溫病外證，發熱身痛，神志昏迷，脈象模糊。暑病外證，惡寒發熱，熱則時進時退，時退時進，頭熱肢冷，氣熱欲嘔，脈則獨現中部，虛而稍數。

濕熱病外證，頭重胸悶口苦，惡寒發熱，脈象濡數。須將《溫熱經緯》所載病證治法，熟玩深思，分別清楚，庶幾周密少失。然必歸本於本身之氣自病，方合事實，用藥乃有著落。

溫病濕熱暑病，皆尋常六氣之病。溫熱諸書，每將瘟疫摻入，學者讀之，遂將理路混亂。著者於疫病無實地徹底之經驗，以天人圓運動之原理度之，圓運動偏為時令病，偏之太過，則成疫耳。如是則病疫亦有六氣之分，不能限於溫熱也。

偏之太過，中氣之阻，是疫病乃上實下虛之病。上愈實，下愈虛；下愈虛，上愈實。疫病諸書，只知實不知虛，誤了後人不少。

霍亂

霍亂的意義

霍者大也，升降倒作，中氣將散，大亂之病也。夏秋之交，地面上的陽熱，盛滿蒸騰，是為相火。相火下降，地上清涼，地下溫暖。上清下溫，升降自然，中氣達運，不病霍亂。相火不降，中上則熱，中下則寒。人與造化同氣，中上熱則病熱霍亂，中下寒則病寒霍亂。

熱霍亂之外，又有乾霍亂、中穢霍亂。寒霍亂之外，又有濕霍亂、普通霍亂。

熱霍亂

胸部絞痛而吐酸腐，腹部絞痛而瀉惡臭，大渴大煩，肢體躁擾，為熱霍亂。此皆中上火盛之人，感觸地面相火之熱，將本身火氣增加，阻塞氣機，灼傷陰液所致。脈象實數，舌無胎或有胎。方用新汲井水一大碗，一飲而癒。

相火之火，最喜降入下焦陰氣之中，最忌散出上焦陰氣之外。新汲井水，涼而不寒，至陰之氣，清降之質，服下之後，將火熱之氣收藏而下。於是火藏陰中，升降復常，津液續生，氣機舒展，是以諸病皆癒。痛而如絞，木氣阻滯。氣展木舒，故痛癒也。

乾霍亂

胸腹絞痛，欲吐不得，欲瀉不得，舌起乾黃胎，渴能飲水，脈沉實有力，為乾霍亂，亦名悶霍亂。吐瀉者亦名熱霍亂。用大黃、黃連瀉心湯，或兼用刮痧法。刮痧法最效，立刻病減，胃間積氣刮通也。刮法詳下文。大黃黃連瀉心湯，大黃、黃連各一錢，不煎，開水泡，微有苦味便行。服下之後，胸腹氣舒則癒。人身氣機，升降運動，無一息之停。胸腹絞痛者，氣機聚塞不通也。瀉心湯與刮痧法，皆係將聚塞的氣機，迅速疏通之故。

中穢霍亂

暑月之時，污穢之地，忽有暑穢之氣，由口鼻入胃而病霍亂。胸腹滿痛，昏迷煩悶，或吐瀉或不吐瀉。先用痧藥取嚏，或紙撚取嚏，用新取黃土一撮，大蒜半個同搗，溫熱水調，去粗渣服。

黃土、大蒜，能滌積氣，助升降，此方治此病，有恰好妙處。虛證去滯之法。

霍亂無實證，雖人霍亂舌有乾黃胎，乃一部分暫時之實熱耳。霍亂除寒霍亂外，皆胃滯也。

寒霍亂

盛夏之時，太陽射地的熱，盛滿蒸騰。雨多之年，熱氣隨雨降入地下，上不病熱，下不病寒。雨少之年，熱氣不降，地面之際，上熱下寒。中上偏熱之人，感觸熱氣，增加了本身熱氣，熱傷津液，氣機因而阻滯，遂病熱霍亂、乾霍亂。中下偏寒之人，感觸寒氣，增加了本身寒氣，中寒不能旋轉升降，遂病寒霍亂。

寒霍亂，胸滿而吐，吐非酸腐，腹冷痛而利，利非惡臭，亦有腹不痛者，口不渴，舌無黃胎，小便不利，四肢無力，微作寒熱，氣微神清，脈象虛微或虛大。方用理中丸，黨參、白朮、炙甘草、乾薑各二錢，蜜為丸，如無丸，亦可煎服。

中氣溫運，則胃氣降而不吐，脾氣升而不利。此病虛寒之中，又兼濕氣，故升降倒行，而病如此。此方參草補中之虛，白朮除濕，乾薑溫寒，故病癒也。然須有變通之法，因吐利之後，津液大傷，剛燥之藥，多不能受。如有當用此方，而此方服下，反又吐出者，此乾薑、白朮燥橫太過，可用炒吳萸一錢以代乾薑，加炒黃連二分以降胃逆，用茯苓以代白朮便妥，參草仍用。黃連降胃逆所生之虛熱而止吐，使溫中之藥得順下耳。冷痛者，寒甚陽微，不似絞痛屬於木滯也。

此證如因病人服方仍吐，認為熱霍亂，而以熱霍亂之方治之，亦如熱霍亂誤服薑朮，必立見大禍。以生薑嚼之，不覺甚辣，便是寒病。

寒霍亂吐瀉之後，津液受傷，亦有渴欲飲水者，燥藥務必慎用。若欲飲不止，是陽氣自復矣。寒霍亂用燒鹽湯亦效。用食鹽燒紅，調溫熱水服，溫補中氣，亦理中丸之意。味不可鹹，適口為度，鹹則傷陰。

若寒霍亂，吐利而兼汗出肢冷者，宜四逆湯。附片二錢，乾薑、炙草各二錢回陽乃癒。如脈微欲絕，汗出外熱，小便復利，是陽氣虛脫於下，陰氣散失於上，須用通脈四逆加豬膽汁湯，復陰回陽乃癒。乾薑四錢，炙草三錢，附片二錢，豬膽汁略有苦味即行。重用薑草以溫補中氣而通脈，附片回陽，豬膽汁復陰，使四逆湯能下行也。此方如無豬膽汁，服下必仍吐出，氣脫而死。

濕霍亂

濕霍亂，吐利之後，身熱，汗出，頭疼，渴而能飲，水仍吐出，小便不利。方用五苓散。茯苓、豬苓各二錢，白朮、澤瀉各一錢，桂枝一錢，研末，熱開水送下，多飲暖水，汗出尿利即癒。如無散服湯亦可。濕霍亂胸腹不絞痛，如吐水而胸間硬痛，須加木通二錢以助五苓散之力，乃癒。

熱汗者，濕氣阻格，相火不能下降也。頭痛者，濕氣壅遏於上也。渴而能飲，飲而仍吐者，濕傷津液，相火不降，故渴而能飲，飲為濕格，不能下行，故吐也。五苓散，泄去水濕，相火下降故癒。用桂枝者，疏泄小便也。五苓散證之身熱，並非外感，乃濕氣阻格，相火不降之故。

霍亂病，夏秋之間，病者極多，治法稍差，動關生死。《王潛齋醫書五種》，有《重訂霍亂論》，辨證明白，方法細密，為霍亂第一完備之書。所列熱霍亂誤服溫補之禍，一片苦心，嘉惠後學，讀之增人知識。惟謂熱霍亂為普通時氣之病，寒霍亂全為個人身體之病，卻未妥當。民國壬申，西北夏旱雨少，霍亂盛行。醫見旱熱，用涼藥清熱皆死，醫用當歸、扁豆、川芎、薏仁、吳萸溫暖柔劑，加黃連一二分者，多得救活。

可見大氣上熱不降，中下必寒，人身因而上熱下寒。天人一氣，不可置而不問。孟英先生，經驗宏富，我之師也，天人之理，則未盡解矣。

霍亂病，除寒霍亂外，凡胸腹絞痛而吐利，或至手足溫，腳轉筋，四肢發厥者，皆宜溫通胸腹滯氣。用藿香葉、荊芥各二錢，濃煎溫服或嚼服。滯氣一通，諸病自癒。寒霍亂忌用。如病在處暑以後者，白馬通一味極效。詳下文燥氣霍亂中。

凡胸腹絞痛之霍亂，一面服藿香、荊芥疏氣，一面用刮痧法，用磁碗邊抹植物油，刮背脊兩旁肩胛骨之間，順刮而下，不可倒刮，頸項、兩肩、兩肘彎、兩腿彎刮出紅點，內外氣通則癒。人身臟腑皆繫於脊，即繫於肩胛骨中間之處。頸項、兩肩、肘彎、腿彎，為臟腑經絡之總刮，故刮之而臟腑之滯氣皆通。惟胸腹不絞痛之寒霍亂，則不可刮，刮則氣散。胸腹雖不絞痛，而背脹肢麻，面色漆黑者，仍可刮之。刮後服重量白糖水，以補中氣，養津液，頻頻服之。

普通霍亂

胸腹絞痛，上吐下瀉，舌無乾黃胎，而有潤黃胎，為普通霍亂。重量白糖水頻頻溫服，補養中氣，補養津液。中氣回復，胃降脾升，吐瀉自止而病癒。或用黃豆漿約重三兩，熱水調化，去渣服。

豆與鹽皆補中氣，而豆並能調和肝膽木氣之邪氣，時令病最宜用豆，即是調和木氣。如無豆漿，用豆豉一把，加鹽煮水服，鹽味厚些為合，惟不可鹹，鹽味薄則補中無力，鹽味鹹則傷陰液，宜加注意。世用食鹽水甚效，此寒霍亂也。鹽傷津液，非寒證慎用。

霍亂煩渴者，烏梅五枚煎湯，調生白蜜一匙立癒。烏梅降膽經，生津液，白蜜潤肺胃也。

霍亂統分不渴者，與渴而能飲水不吐出者，與渴而能飲水仍吐出者。不渴者用燒鹽湯，溫補中氣即癒。渴而水不吐出者，用藿香、荊芥各一二錢，研末白水吞下，疏通胃滯即癒。如不及為末，嚼吞亦可，煎服亦可。渴而水仍吐出者，用燒鹽湯，吞藿香、荊芥即癒。水仍吐出，兼中寒也。此三方，可為霍亂治法之總結。

如非不渴之寒霍亂，忌用鹽，否則鹽傷津液，吐利又傷津液，必壞。白糖水養中養津，霍亂皆宜多食。寒霍亂病人食之喜悅者，亦宜食，不喜悅者不必食。津液已傷，則食之喜悅也。黃荊條葉、蓼花葉各一葉，嚼食，白糖水送下，或煎服。治胸腹絞痛之霍亂而渴者，特效。胸腹不絞痛不渴者，忌服。

此二物與藿香、荊芥氣味相同，疏通之力量較大，故寒霍亂忌之。荊條可編筐箕之條，其葉五岔七岔不等，有蓼花處多有之。燒鹽湯、白糖水、藿香荊芥、荊條葉蓼花葉，霍亂盛行時之簡便良方也。荊條葉蓼花葉，宜早備隨身應用，做成一分重一丸，一丸便效。

水　瀉

水瀉的意義

夏月火氣濕氣當令，夏火灼金，木氣退化，人身亦然。脾濕土滯，升降不調，肺熱不能將水收入膀胱，肝虛不能疏泄水濕水入大腸，遂成水瀉。

水瀉分普通水瀉、肺熱水瀉、停食水瀉、傷陰水瀉、水瀉已癒二便難分、濕氣水瀉、轉寒水瀉。

普通水瀉

水瀉一日一二次者，為普通水瀉。方用加減平胃散：蒼朮、厚朴、橘皮、檳榔、炙草、白芍、當歸、梔仁各一錢，即癒。蒼朮溫散水濕，橘皮、檳榔調理胃間滯氣，梔仁清肺熱助收斂，厚朴溫肝陽助疏泄，炙草補中氣，歸芍養津液也。煎一次分三次服，一服尿利瀉止，即止服。尿利切不可再服。再服傷陰，尿多即成大禍。

肺熱水瀉

夏日肺熱汗出而水瀉，好西瓜飽啖，肺熱清小便利，水瀉即止。汗出亦肺熱也。老人或體弱人，用冬瓜蒸自然汁溫服，清利肺胃，瀉亦能止。夏日水瀉，肛門覺熱者，即是肺熱，西瓜汁、冬瓜汁極效。

總之夏火剋金，則熱氣傷肺，肺熱不能收斂，故病水瀉。所以清肺熱，理胃滯，為夏月利水唯一妙方。不可徒用薑苓，反傷津液而增肺熱也。

停食水瀉

水瀉多兼停食，不論何時，誤服溫補，多致瀉死。停食水瀉，分虛證實證。實證噯酸，惡食，口苦，潮熱，譫語，腹滿痛拒按，脈實有力，舌有黃燥厚胎。虛證噯酸，惡食，不潮熱譫語，不腹滿痛拒按，不發熱，或發熱，起則頭眩，口或苦或不苦。舌無燥胎，或有胎不多，脈虛而緊，緊者積聚之象也。實證用大承氣湯下之，下去燥糞，水瀉乃止。虛證用加減平胃散。

凡用平胃散，總須輔以清熱養液之藥，小便一利，切勿再服。再服傷陰，小便一多，必貽大患。朮朴燥熱，利水力大之故。

烏梅八枚，白糖二兩，水瀉極效。此夏熱上盛，相火不降，木氣退敗，不能疏泄，烏梅補木氣助疏泄，降相火故效。夏日木氣不能疏泄，故水入大腸也。如夏日陰雨不熱，水瀉盛行，用黃豆炒熱磨粉食，運水燥濕，尿利而癒。凡交夏病水瀉痢疾者，服此方即癒。

傷陰水瀉

水瀉日久，諸藥不效，食慾照常。此瀉傷陰液，熱氣外溢，宜豬肉煮濃湯，去油隨意啖食，補起陰液，熱氣內收，小便清利即癒。如胸中有停食臭味者，用湯吞服神麴、檳榔各一錢可也。瀉久傷陰，後患甚大。此方補陰，非草木之品所能及，不可輕視。

水瀉已癒二便難分

如水瀉已癒，大小便仍分不開，可用歸芍地黃丸，一次吞服一錢，一日三次服，大小便自能分開。緣水瀉傷陰，肝木失養，不能自主其疏泄之權。欲小便則大便並出，或則先解大便少許，然後能解小便，大便雖無水而是爛糞，一日仍有二三次。歸芍地黃丸，乃六味地黃丸以補陰，加當歸、芍藥以調肝木也。此方水瀉，而人虛脈弱，素日肝木枯熱者，最效。

以上加減平胃散，治普通水瀉，西瓜冬瓜汁治肺熱水瀉，大承氣湯治停食實證水瀉，烏梅黃豆粉治脈虛水瀉，鮮豬肉湯治陰虛水瀉，歸芍地黃丸治陰虛肝枯水瀉。

濕氣水瀉

水瀉不噯酸，無停食關係，而渴能飲水者，用五苓六一散，茯苓、豬苓、澤瀉、白朮各二錢，桂枝一錢，六一散三錢煎服。五苓去濕，六一清熱利尿道也。消食之品忌用。若不噯酸而瀉白水，是食不停於上，而停於下，仍用停食治法。檳榔、山楂、麥芽、神麴、炒梔仁各一錢，連服二三劑，白水轉為黃水，即癒。

火土轉寒水瀉

水瀉有滯者，以腹響腸鳴為證據。人身二便分利，又賴小腸運化之力。此運化作用，是整個圓運動。火土二氣，居小腸之部，為圓運動的樞機，中氣是也。若有一點停食，阻滯其間，整個運動不能圓融，小腸之力即不能將水分運入膀胱，水入大腸，便成水瀉。水入腸中，是以作響。

病水瀉者，若服藥後，腸已不響，小便已利，而仍水瀉，且轉黑綠色，食慾大減，是停食尚未全消，火土之氣轉寒，宜消食兼溫中之法。

用炒檳榔、炒山梔、炒神麴、炒麥芽各一錢，加乾薑一二錢，忌用炙草。黑綠轉為黃色，然後糞便漸乾乃癒。涼藥陰藥不可再用。如服乾薑發現燥熱，加吞歸芍地黃丸一二錢以養陰為治。

水瀉無尿，腹中雷鳴，咽中有傷食氣味。用檳榔、大黃各一錢以消食，大烏梅十枚補木氣助疏泄以行水。傷食氣味已消，仍瀉者，是食已消去，疏泄不足，去大黃、檳榔，單用烏梅日日服之，服至小便長為止。雖咽中無傷食氣味，而腹中雷鳴，是亦傷食。凡白朮、山藥、扁豆等一切補土之藥均忌。

此方可為水瀉總方，平穩而有特效，法則精當，藥味簡單，有益無弊也。水瀉誤補而死者多矣。食消尿利，一日即可復原。烏梅溫升肝經，脾即受益，溫降膽經，胃即受益，利尿又兼開胃進食之藥也。若尿利仍服烏梅，即小便加多，肝脾枯燥，變生大病。烏梅其性溫燥故也。

水瀉，咽中已無傷食味者，不可用檳榔消滯。如人虛脈少，用參苓白朮散，黨參、白朮、茯苓各五錢煎服，連服三劑即止。雖有腹鳴之證，亦可服之。此腹鳴乃中土虛而不運之滯，不可消滯傷中，亦不可用炙草以橫中。

水瀉而鼻氣熱者，不可用大黃。鼻氣熱者多下寒，宜用檳榔一錢以去滯，陳艾葉一錢以溫乙木之寒，或用烏梅五枚以代艾葉亦可。

痢疾

痢疾的意義

痢疾之病，何以多在夏令與秋初。因正當木氣敗退，土氣濕盛之時，偶然寒熱不調之大氣，人身的木氣遂陷於土氣之下，不能疏泄，遂病痢疾。而金氣當旺，木氣更衰，疏泄更難，故不易治。

普通痢疾

後重，下紅白，腹痛，小便不利。此病中氣虛寒，不能升降木氣，肝木下陷，不能復升，鬱生下熱。木鬱生熱，疏泄不遂所致。方用乾薑二錢，炙草三錢，以溫補中氣，木香五分，以溫升木氣，以疏泄小便，當歸、白芍各二錢，以養木氣之津液，而和其疏泄，炒黃連一錢，以清熱也。舌有黃厚胎者，加檳榔一錢以消胃滯，無黃厚胎切不可加。黃連春夏用吳萸水炒，立秋後不炒。

紅白者，大腸中之脂膏，被木氣衝擊而下也。大腸氣屬庚金，金主收斂，木氣下陷於庚金之中，則衝擊於肛門，而庚金之氣，又收斂之，故覺後重。稍下紅白，木氣稍遂，故又暫止。木氣主動，暫遂一時，又欲疏泄，木氣疏泄，金氣收斂，相為乘除，故痢疾一日數十次。世以紅白為邪氣，非下盡不可，誤事多矣。又以痢疾為有滯，非消導不可。滯誠有之，亦本身之氣之滯，只可調和升降，萬不可消。

世云痢初起無補法，木鬱不升，愈補愈鬱也。如病人所在地，冬令雷鳴，或冬令不冷，大氣中陽根不足，則夏日痢疾，多有兼下寒而紅多白少者。黃連忌用。宜加生艾葉一錢以溫下寒，切不可用附片。附片補水木之陽，木氣正鬱而補之，鬱更加矣。普通痢疾最多，此方經過多少困難而成。審度脈象加減用之，無不效者。

此方亦治噤口痢疾，痢而至不食，中敗極矣。不食之原因，木氣橫結，中氣大敗，胃口熱結也。木氣橫結以剋胃土，歸、芍、木香以舒木氣，中氣大敗，炙草、乾薑以溫補中氣，熱結胃口，黃連清熱開胃，故能食而痢止也。痢疾之木熱，乃木氣寒陷於下，鬱而生熱。今不能食，則上下皆熱。上下皆熱，中氣虛寒。薑連與木香、白芍並用，其旨微矣。

痢疾如在立秋以後，其木氣之鬱而不能疏泄，乃金氣斂結之故。於方中加薤白五錢，葛根三錢，薤白降辛金，葛根升庚金，金氣通調，木氣之疏泄乃遂，小便乃利，病乃能癒。普通痢疾方之黃連，秋後痢疾多宜用之，春夏痢疾慎用。秋後陽氣歸下，木氣得根，水熱較足，春夏之痢疾，水氣虛寒，其熱不足故也。

偏熱痢疾

腹痛，下紅白，白多紅少，或全白不紅，後重，小便不利，口渴，身熱，口臭，氣實，口苦，舌胎乾黃。脈象沉而實，或數而細沉有力。方用白頭翁、黃柏、當歸、白芍、葛根、檳榔各二錢，黃連一錢，繞臍痛甚，按之更痛者，加酒製大黃一二錢，清熱養水，疏滯升陷即癒。脈弱者大黃忌用。如下白物而不口渴，或下如熟藕粉之物，脈不實，用普通痢疾方，去乾薑，木香減半。白頭翁、黃柏最寒，能清下部木氣鬱熱。

偏寒痢疾

腹痛，下紅白，極重，紅多白少，或全紅無白，小便不利，不渴，口淡，氣微，或面紅，舌胎白而潤。脈象沉微，或洪大按之無有。方用桃花湯，乾薑、赤石脂、粳米各三錢，溫寒即癒。左脈較右脈細者，加當歸、白芍各一錢以潤養木氣。乾薑溫中，赤石脂固滑脫，粳米生津液保胃氣也。如脈不微不洪，用普通痢疾方，去黃連加艾葉一錢，並加炙草一錢。

外感痢疾

此因外感，榮衛失和，引動裡氣失和，而病痢疾也。痢疾症狀，亦如普通痢疾，惟加身痛，與惡寒發熱，脈象數促。方用桂枝湯加葛根：桂枝、芍藥、炙甘草、生薑各三錢，小紅棗肉六枚，葛根三錢。桂枝湯和榮氣，加葛根和衛氣，榮衛和則肝肺之氣和，肝肺氣和，疏泄與收斂調和不偏，是以痢癒。然方中藥品，只在解表，並不治痢，可以見表裡一氣之意矣。

葛根和衛氣者，葛根善升大腸金氣，大腸氣升，肺氣自降，肺氣為衛氣之主，肺氣降故衛氣和也。

痢疾盛行之際，有病痢疾而手足抽搐，牙關緊閉者，此即外感痢疾。衛氣閉束不舒，榮氣乾澀不潤，故現證如此。此方開衛氣之閉，潤榮氣之澀，葛根、芍藥各加為四五錢可也。葛根開衛氣之閉，芍藥潤榮氣之澀。

凡病痢疾，小便一利，木氣升達，諸病即癒。如小便已利，病仍未癒，此為大虛。宜黨參、白朮各二錢，山藥、炙甘草各三錢。左脈較細者，加白芍、當歸各一錢。不思食者，加甜蓯蓉、炮薑各五分以至一二錢。附片不用較妥，其性剛烈，不宜痢疾，痢病用之能將水氣燥傷，水氣更亂。或用參、朮、苓、草、當歸、萸肉、甜蓯蓉各一二錢，補脾養肝血亦效。此方脈虛痢久者，甚相宜也。小便不利，認為應當補虛者，此二方均宜。

凡體虛，不能用木香以利小便之人，可用鮮葡萄鬚一握，煎服，小便即利。或肥烏梅五枚，白糖一勺亦佳，補木氣助疏泄也。東行李根白皮，補木氣助疏泄亦效。

普通痢疾，如在冬天不聞雷而有雪有冰之地，黃連可加至二錢，因其地大氣陽足，水氣之熱較實，非黃連不能清去其熱。能用黃連的普通痢疾，其癒極速，不能用黃連而用梔仁，其癒稍遲。然不能用黃連之地而亦用之，傷損脾陽，必遺後患，日久難癒。此人所忽也。

如痢疾日久，飲食照常，左脈小而沉，小便不利而腹滿痛者。好西瓜飽食，小便清利，諸病自癒。或生荸薺十數枚，連皮嚼食，養陰去積即癒。此即熱傷陰分之痢也。

如舌白如粉不渴，日痢數十行，小便不利，痢下之物，白而沉重，胸腹如格，漸至不食，諸藥不效者，用椿葉包圍腰腹，緊墊肛門，並閉口做深呼吸，以聞椿葉的香氣，並煎椿葉濃汁，時時啖之。約半日之間，小便自利而癒。此危候也。然其脈必沉弱，如痢疾發燒，脈洪大有力則凶矣。椿葉收斂金氣，溫運木氣也。東行李根白皮二兩濃煎亦效，李根最補木氣，性微燥。木香有氣味厚薄兩種，本方分量乃薄者。如用厚者，須減三分之一，否則傷血燥肝。

痢疾後重，如力大難支，有內臟都要壓出之勢，此為大虛。白芍五錢，雌雞一隻，燉服，即能減輕。老年人與上年冬季鳴雷交夏病痢疾之地多有大虛之證。雞大補木氣之陽，白芍和之助其上升也。後重力大難支，木氣陷極之象。痢疾的原則，中虛木陷。世之好用大黃殺人者，原則未認清也。

每年痢疾盛行之時，每日食炒熱黃豆粉少許。溫寒，燥濕，疏木，使木氣不陷，即可不病痢疾，可靠之法也。

病痢時，過服熱藥，病癒之後，大便後有膿血滴出，腸胃間時痛時響，小便時少時多，腰下脊骨中，每夜必有似欲下墜之意，並作響聲，腎脈肝脈如無，面色深黃，經年累月不癒者，此肝腎被熱藥灼傷，陰陽俱虛，腎寒肝熱而土濕。

方用黃土湯，附子以溫腎寒，阿膠、生地、黃芩以清肝熱，白朮、灶心土以除土濕，炙草補中，服後肝腎脈起，升降流通，其病乃癒。白芍降膽經以升肝經，清熱滯收疏泄，以朮草輔之重用最宜。時方之歸脾湯亦效。

紅痢有寒證有熱證，究竟寒多熱少。白痢有熱證有寒證，究竟熱多寒少。一壯漢三十餘歲，未結婚。病紅痢，不渴，口亦不苦，舌亦無胎，脈沉實，命服龍膽草、炙甘草各二錢而癒。一孕婦，病白痢，如清涕，脈虛微，命服附子理中湯加當歸、鹿茸，十餘劑乃癒。

痢疾原則，只分寒熱兩門。熱證用《傷寒論》白頭翁湯為提綱，寒證用《傷寒論》桃花湯為提綱。勿擾他藥。

一少年病痢，日下數十行。服石膏、黃連等藥，病加重。予診其脈，弦而長，胸飢。此木氣疏泄之病也。用阿膠五錢，炙草三錢，飢止脈平，痢略減，脈仍弦。以為陰傷濕盛，用鴨蛋做成之皮蛋兩枚，服後糞下極多，痢大減，仍日數行。後用白朮、白芍各五錢，並食豬肉而癒。後之用白朮、白芍者，痢久則土敗木盛也。食豬肉，補陰液也。痢之為病如此複雜，不知原理、徒守成方者，宜其施治不效了。後方白朮前方炙草，凡木病須補中土。

仲景先師曰：見肝之病，當先實脾。其義如此。皮蛋養陰除濕。

瘧　疾

瘧疾的意義

瘧疾外證，惡寒，發熱，汗出病解，或熱退病解，病解之後，一如平人。病深則隔日一作，病淺則當日一作。此金氣斂結，木氣鬱結，中氣滯結之病也。

《金匱》云：瘧脈多弦。弦者，木氣鬱結不舒之象。西南方此病最多，因西南方土薄水淺，地下封藏力弱，降入地下的陽氣，雖非春季升發之時，亦隨時忽降忽升，將下降的金氣牴觸不能降下。

金氣主收斂，既降不下於土氣之下，俱斂結於土氣之際，於是木氣與金氣斂結，疏泄不通，大氣之中，常有偏於斂結作用。人氣感之，遂病瘧而現弦脈。必弦象退淨，瘧乃不發。北方偶有病瘧，則停食而感寒氣所成而已。瘧疾分普通瘧疾、惡性瘧疾。

普通瘧疾

惡寒，發熱，或單寒不熱，汗出病罷，起居眠食，一如平人，為普通瘧疾。方用麥冬草果仁烏梅方，麥冬三錢，草果仁一錢，烏梅三枚，切細吞服，病發前服一劑，煎服亦可。服後胸腹響動即癒。小兒減半。麥冬開金氣之結，草果仁開中氣之結，烏梅開木氣之結，故病癒也。

惡性瘧疾

寒熱已罷，仍不能食，不能眠，或常熱不休，汗出體倦，或吐，或腹脹滿，面黃肉腫，尿少，脈虛，等等虛象，為惡性瘧疾。方用八珍益母丸三錢，烏梅三枚，煎湯吞送。如無丸，用湯藥，黨參、白朮、茯苓、炙草、當歸、川芎、白芍、生地各一錢，益母草五分。凡體氣虛弱，與老年之人，與久病瘧疾之人，宜服此方。

平日曾服薑附者，加乾薑、附子各五分。參朮苓草補氣分，歸芎芍地補血分，益母草活動氣血之結。虛人老人，其效極大。開結之品只益母草一味，且甚和平，而補氣補血之品乃如此之多，愈虛愈結，治虛為重，治結為輕之法也。老人最怕瘧疾，臟腑榮衛，整個損壞之故。

麥冬草果仁烏梅方，治普通瘧疾，無有不效，不傷身體，省事多矣。如惡寒多而發抖者，是內熱素盛，將麥冬加倍用之。麥冬寒胃，草果耗氣，應服八珍益母者，不可服之。麥冬證，脈弦細有力，八珍證脈無力也。八珍益母證，如脈象太虛，可用麥冬錢半，草果五分以代益母，益母散力太大，恐更虧也。

瘧疾複雜，此篇只列此二方者，凡前賢醫案用涼藥清肺之病，皆可以麥冬一方的原理方法括之。前賢王孟英醫案，多有清熱治癒者，方法細密可學。凡前賢用補劑而癒者，皆可以八珍益母一方的原理方法括之。

有單用洋參見效者，補金氣之降，以開金氣之結也。用烏梅白糖見效者，補木氣之疏泄，以開金氣之結也。用燒酒泡紅棗燒焦見效者，亦開金氣木氣之結也。用醋糖見效者，開金木之結也。

冷而不熱，脈弦細而沉，為麥冬證。如脈不弦細，但沉而不顯明，亦為麥冬證。沉而不顯為伏脈，亦斂結之象也。如單熱不冷，而小便短者，烏梅四枚以補木氣收相火。小便短者，木氣虛寒，烏梅特效。如單熱不冷，小便長而且多，脈不微不虛者，白虎湯清金氣之燥熱、補中氣之虛極效，烏梅禁用。單熱不冷，兼骨節煩痛而嘔者，又須遵《金匱》之法，白虎湯加桂枝，一面清金燥，一面和榮衛為治。冬雷鳴，起大風，冬不寒而反熱之地，多麥冬兼烏梅證，與八珍益母證，或甚至八珍益母加附子乾薑乃癒也。白虎湯詳傷寒方解篇。

烏梅五枚，桂枝三錢，麥冬、生石膏各五錢，炙甘草、生薑各三錢，紅棗六錢（據前慣例，可能為枚），草果、檳榔各一錢。治普通瘧疾日久不癒者，特效。桂枝、烏梅以解熱，麥冬、石膏以解寒，炙草、薑、棗以補中。瘧疾的寒熱，榮衛與中氣的關係，非少陽膽經的寒熱關係。柴胡升散，《千金方》喜用之，只知少陽經之寒熱，不知榮衛的寒熱也。謂石膏、麥冬係用以退熱，不知榮衛的寒熱也。

瘧疾之熱出於榮，寒出於衛。榮衛調和，寒熱自罷。榮衛調和，全賴中氣，所以炙草、薑、棗有莫大之功。草果、檳榔，開結之法，亦不可少。服麥冬草果仁方不癒者，亦可服此方。

瘧疾只要有寒熱證在，無論兼現何證，總以麥冬草果烏梅方為主。瘧疾已罷，乃治他證。一五十餘歲病者，腹腫脹，腳亦腫，不能食，舌胎黃，口苦，尿赤，隔三日交申時發冷發熱，病已兩月。用麥冬草果烏梅，於申時初服下，瘧疾不發，四小時後，舌胎黃退半，進食甚多，口不苦，尿轉清，連服三劑，諸證全癒。如瘧未癒，而治他證，榮衛未和，必因他經之藥，而使瘧病加重。先治瘧疾，瘧癒而榮衛調和，陰陽不亂，臟腑復其平和之常，諸證自癒。能食飯之功也。

麥冬草果仁烏梅方，如因他病成虛而發冷者，禁服。須一病即發冷，純屬瘧疾者，乃可用之。草果傷氣，麥冬寒胃之故。然較其他用砒霜、常山之藥穩妥多矣。

如麥冬草果烏梅湯證，服後仍發微冷微熱，或冷熱止，不思食，此脾虛也。麥冬三錢，烏梅三枚，黨參、茯苓、白朮各三錢，不用草果。一日服二劑，脾土復原自癒。其脈必不弦細。不可再服草果傷脾。此則惡性瘧疾之類矣。

瘧疾之寒熱有一定之時間，不比暑病之熱，時進時退，時退時進。認清此點，便與暑證分清也。

喉痛

喉痛的意義

白喉，小病也，死亡卻多。藥之誤也。喉痛分中虛喉痛、陰虛喉痛、濕熱喉痛、外感喉痛、陽虛喉痛、爛喉痧、普通喉痛。

中虛喉痛

中虛喉痛，喉痛不作寒熱，或微作寒熱，精神倦怠，飲食減少，面色萎弱或浮紅，脈象虛小，重按更微。方用炙甘草一錢煎服即癒。如其不癒，炙甘草、桔梗各一錢，煎服，分多次服下。此病因中氣虛，少陰心經之火不能下降也。少陰之經，心火與腎水同氣，心火下降交於腎水，不逆衝咽喉，則咽喉不痛。

心火下降，全賴中氣，心火上逆，中氣必虛。故用炙甘草養中降火。不瘥者，心火不降，肺金必傷，金被火刑，收斂滯塞，肺主津液，津凝成膿，咽喉之間，即起白點。故甘草湯加桔梗，以補中排膿降肺也。脈象虛小，中虛之象。若重按更虛，誤治即死。

陰虛喉痛

喉痛不作寒熱，或作微寒微熱，精神並不倦怠，飲食亦不減少，面色如常，脈象或沉或細弦或薄而澀，或左尺微少。咽部紅而不鮮，紅處甚寬，或不作紅色。方用當歸五分，嚼食立癒。或用豬膚湯，豬腹皮煮成濃湯，去油加白糖隨時服，分多次服下。陰虛者，火金不降而津液虧也。火金不降，此亦尋常之病，原無何等危險。

自元金養陰清肺湯盛行，白喉遂成要命的危險大證。冬春之交，死亡接踵。養陰清肺湯，除薄荷、甘草外，其餘麥冬、生地、芍藥、貝母、丹皮、元參，苦寒滋膩，寒中敗脾。此體強火旺脈實氣壯之人，病喉症之方也。白喉證，脈實氣壯者少，氣弱脈虛者多。如中虛證服之，心慌，腹瀉，增熱，加痛，一日即死。

豬膚湯，養陰清肺，不濕脾胃，不寒中氣，功效極大。虛家極其相宜。即脈實體壯之人服之，亦奏殊效。或用淡豆豉一把煎服甚效。小兒尤宜。

喉症，冬季春季極重，夏季為輕，秋季更輕。冬季火正當藏根，不當上衝，春季木火甫經萌芽，不當上衝，故病重。夏季火炎於上，應病喉症，故病輕。秋季肺金燥結，斂住火氣，不得下行，故更輕。重者重在下焦根本動搖也。脈象弦細，津液傷耗之象。

白喉的脈，是怕中沉較浮部虛少，中氣離根，則中沉少也。如不急於補中，而用涼藥必死。

濕熱喉痛

此症惡寒發熱，舌有薄胎，喉痛如鎖，身痛，胸悶，或不痛不悶，脈象緊促。方用苦酒湯，半夏一錢研細，雞蛋一個，去淨蛋黃，將半夏和蛋白仍入蛋殼中，再加白醋，滿蛋殼，攪勻。用柴火於蛋殼下煮三沸，候溫，徐徐服下，不癒再作服。此方苦酒、半夏，散濕開閉，蛋白潤肺清熱也。寒熱，舌有胎，身痛，胸悶，皆濕之現證。濕熱凝冱，故痛如鎖。

此證如服炙甘草，必將濕熱補住，而痛加重也。脈象緊促，閉結之象。喉痛如鎖，不可忽也。苦酒即白醋。

外感喉痛

此症惡寒，微發熱，卻惡寒特別之甚，而體痛，舌有黃燥胎，口臭，喉痛極劇，脈象緊而有力，或沉細有力。惡寒脈沉緊有力，為必要證據。乃外感風寒，衛氣閉住內熱之證也。

方用麻杏甘石湯，麻黃二錢，杏仁三錢，炙草一錢，生石膏三錢，熱服即癒。麻黃開衛氣之閉以舒肺而止身痛，杏仁降肺潤肺，生石膏散熱結以止喉痛，炙草補中氣也。如口臭而舌胎厚膩太甚，時時噁心欲嘔者，加生大黃五分或一錢，以清胃間濁熱乃癒。脈沉緊有力，衛閉熱結之象，為用麻黃石膏之據。

陽虛喉痛

此症亦由外感而來，微發熱惡寒，不渴，不食，胸滿氣微，神怠，脈虛遲微小無神。喉痛不甚。速速回陽補中，方用四逆湯，附片、乾薑、炙草各二錢，加童便半杯。病人所在地，上年冬至前後鳴雷，或冬至後不冷，春間即有此病，不速治之即成傷寒少陰證而死。或用豬腰湯，溫補腎家亦效。幼童宜之。

幼童小兒，當冬至立春之間，常有神憊面黃而喉痛者，其脈必微少而遲，豬腰湯極效。豬腰湯，詳古方篇腎氣丸。冬至後咳而吐，宜此方。

白喉病，如中虛、陰虛、陽虛審查不清，可用試探法。用炙草一錢煎濃湯服下，痛減輕者即屬陽虛中虛，痛反加重者，即屬陰虛，雖痛加重，卻不妨事。睡醒痛減，亦為中虛。睡醒痛加，亦為陰虛。如口並不苦，嚼食炙甘草不知甜味，此陽大虛也。

白者，肺經已傷，紅者，肺經未傷，白愈多者，中氣愈虛。有初病不過一白點，腫不大，服甘橘湯後，白點加多，腫加大者，此非藥之過，乃病氣正盛，然隨盛隨衰，病即遂癒，不必疑慮。

凡中虛喉痛，面色多紅，服涼藥即死。凡可食涼藥之病，面色必不紅。內熱愈實者，面色必深垢而微黃也。喉症亦然。喉症之死，皆死於中氣亡脫，如中不虛者，雖病至筋肉潰爛，亦不致死。

如溫病而兼白喉，須先治白喉，後治溫病。治白喉，用炙甘草、生甘草各五分，桔梗一錢，炙草服後，喉痛已減，溫熱加無妨。服炙草所加之熱，乃胃家之熱，溫病胃熱為順也。如喉間並無白點，而有紅點，此是陰虛火逆，用生甘草降火即癒。忌用炙草。

如滿喉紅成一圈，此肺氣不足，不能生津下降，用豬膚湯潤之，或六味地黃丸滋陰乃效。脈虛者，用生黨參三錢，小棗十枚，煎湯徐服，使中氣復旺，以生肺氣，肺氣降而生津，自然病癒。

如豬膚湯服後，見效又痛者，此咽圈之紅，乃心火不降，此心火不降，乃腎氣不升，心腎相交，升降互根，用腎氣丸一二錢，調服而癒。或豬腰不去內膜，煮濃湯溫服，以補腎氣，腎氣能升，心火自降也。其脈必微而無神，如服涼藥即危。看喉之法，命病者張口念「哈」字，舌自向下，自能得見患處。

凡喉痛，除中虛、陽虛、陰虛三證外，可用刮痧法，一疏通氣血，痛即能止。刮痧法，詳霍亂中。

爛喉痧

此病，乃猩紅熱之兼證也，不可治喉，治喉必壞。猩紅熱治癒，爛喉痧自癒。猩紅熱治法，用三豆飲加減，詳本書溫病本氣篇。

藥店所售吹喉散，皆清涼疏散之藥，除中虛喉痛、陽虛喉痛外，皆宜用此藥吹之，甚妥。王孟英自製之錫類散最妙，方詳王孟英醫案篇。

喉痛臃腫，俗稱鵝子。言腫處如鵝蛋也。鵝子臃腫，滴水難下，脈實有力者，將鵝子刺破，吐出膿血即癒。脈虛者，用西醫洗腸器，貯入稠粥汁，由肛門灌入，穀氣入腹，中氣轉動，鵝子減小，便能服藥。麻杏石甘湯證之喉痛，刺破血出，脈通，惡寒罷，立癒。

辨別喉痛寒熱，用炙甘草試驗外，可用肉桂一錢煎服。寒者其痛立減，再服肉桂即癒。熱者其痛立加，雖加痛無妨，因熱證喉痛，不致動關生死也。白喉，病在咽頭者重，病在喉頭者輕。咽頭屬胃，中虛陽虛則病在咽頭。喉頭屬肺，中虛陽虛以外諸證，皆病在喉頭。中虛陽虛易死，故病則咽重於喉也。

普通喉痛

無以上各種喉痛脈證，而喉痛者，用王孟英青龍白虎湯，橄欖十枚，生蘿蔔半個，搗爛煎服。無橄欖用青果亦佳。橄欖涼降，蘿蔔溫降，不偏涼又不偏熱，能將肺間逆熱降下，最善之方。喉證起時，宜多備之。藥鋪的西藏青果甚好。

感　冒

感冒的意義

同氣為感，異氣為冒。大氣疏泄，人氣也疏泄，大氣收斂，人氣亦收斂，為感。大氣疏泄，人氣收斂，大氣收斂，人氣疏泄，為冒。感冒者，感冒風寒也。

感冒與傷寒溫病不同，傷寒溫病，榮衛感冒，裡氣遂病，故病重，故人死。感冒之病，半在肺家，半在榮衛，裡氣不病，故病輕，人不死也。

普通感冒

惡寒，發熱，身痛，能起床，並不覺劇。用蔥豉湯，蔥頭四個，連鬚，淡豆豉，有鹽者亦可，兩羹匙，煎服。此亦麻黃湯證之意義，病氣極輕者。蔥頭降散衛氣，豆豉調中宣滯也，鹽最補中。

不惡寒只發熱，神智清者，仍用蔥豉湯。神昏者，一味黃豆湯養中、養榮，即癒。神昏，不惡寒只發熱，此溫病之屬，故不用蔥豉之宣通，只用黃豆養中養榮，相火歸根，病即癒也。此二方輕而又輕，病癒之後，無有他弊。神志不昏，仍是感冒，並非溫病，故仍用蔥豉湯。

時行感冒

此病非傷寒，非溫病，惡寒發熱，頭疼身痛，不能起床，數日之後，亦覺口苦，脈象躁急。此時令之氣驟然上升，感傷榮衛，人多同病，故曰時行。方用生黑豆五錢，薄荷一錢，桑葉一錢，淡豆豉三錢，冰糖一兩，煎服。安臥不必厚蓋，自然汗出而癒。凡外感厚蓋，每每汗出太多，致生流弊。此方即《傷寒論》麻黃桂枝各半湯之法，不用麻桂本方，而用薄荷、桑葉以代麻、桂，豆豉、冰糖以代白芍、生薑、大棗、炙甘草。因剛燥之品取汗，必須確係麻黃桂枝證，方可照方用藥。黑豆潤降膽經，亦可替代芍藥，而無寒中之弊。

淡豆豉和平調中，又能宣運滯氣。如病已多日，口已苦者，加柴胡、黃芩各一錢，以升降少陽經氣。病因呼吸驟然上升之大氣而來，中氣驟虛，故脈象躁急。此病失治，多有變成大病者。

兼瘧感冒

外感惡寒發熱，並惡風，身痛，並覺內熱，脈不浮虛而沉數。服發汗藥汗大出，病解過半日，病仍如故，惡寒更甚。再服發汗藥，病必不已，寒熱必更甚，不發汗病由何解。此為兼瘧外感。

方用重劑蔥豉湯，蔥頭帶鬚五個，淡豆豉五錢，麥冬三錢，草果仁一錢，服後滿身微汗，榮衛復和即癒。豆豉和榮，蔥頭和衛，麥冬、草果開瘧結也。此等病無論服何方，無不病更加重者。惟此方和榮衛開瘧結，微汗而癒。此活潑之法，果能悟通，其學力必非尋常可比。

此病不速解決，即轉成大柴胡湯證，其症口苦，申酉熱增，而出冷汗，起則頭暈，不思食，常欲吐，舌胎黃而潤，夜半發冷，腹微滿，面黃，口臭，不渴，大便不結，解時覺熱。

其口苦、胎潤、腹微滿、口臭、欲嘔者，膽胃熱也。頭出冷汗，起則頭暈者，少陽相火逆升也。

夜半發冷者，膽經結，子時膽經氣動也。宜柴胡、黃芩、芍藥解少陽經之結，降相火之逆，大黃、枳實清胃以去黃也。宜用輕劑，連日服之，徐徐解除，不可瀉下。胎黃而潤，胃熱不實也。

特別感冒

特別感冒，惡寒發熱，頭疼身痛，口渴，脈沉軟有力。惡寒至於發戰，身痛有如被杖，口渴而卻淡者。此體強之人，內熱素深，忽感外感，衛氣閉住內熱也。方用荊芥、薄荷、桑葉、竹葉各二三錢，以開衛閉。黃芩、生石膏、天花粉、金銀花各二三錢以清內熱，自然汗出而癒。

內熱脈軟，此「軟」字有厚實之意，非虛軟之軟。虛軟之軟，脈薄而微，只可謂為虛脈，不可謂為軟脈。惡寒無內熱不發戰。內寒口淡，食鹽知鹹味，內熱口淡，食鹽不知鹹味。身痛如被杖者，衛閉之甚，內愈熱衛愈閉也，且有閉至脈伏於沉部之下者。此衛閉之甚，因於內熱，脈沉有力，故不補中以助內熱也。熱傷津液，腠理乾澀，且有身重難以轉側者。亦有服清熱藥後，脈起熱通，舌胎始現乾黃者，加生地黃一錢煎服，以清內熱可也。

內虛感冒

嘗有冬春之交，忽然身體微寒微熱，按其脈小弱而急，身體微痛，頭不疼。服補中益氣丸三錢而癒，或八珍丸三錢而癒。又有夏令熱極之時，忽然身痛惡寒，壯熱灼手，脈象洪大，重按空虛，服淡豆豉、扁豆、黑豆、綠豆各三五錢而癒。又有忽然頭痛如劈，壯熱烙手，不思飲食，脈象洪數，重按甚微，或脈象平和，獨右尺浮起動搖者，用巴戟天、甜蓯蓉各五錢以溫補腎氣，綠豆一兩以降熱逆而癒。

頭痛如劈，乃腎陽離根上衝之證，非外感之頭痛也。

此乃內傷之病，感動時氣之偏，中氣頓虛，榮衛無力，有如外感。凡感冒之頭痛，不痛如劈也。

惡寒發熱身痛，乃榮衛之事，榮衛乃整個樞體之氣表，司於肝肺，發於脾胃，源於兩腎。補中益氣丸治癒，此脾胃之中氣虛陷。八珍丸治癒，此氣血之虛虧。豆豉、黑豆、扁豆、綠豆治癒，此中虛而相火外越。巴戟、蓯蓉、綠豆治癒，此腎虛而腎陽亢動。故皆有榮衛之外證，而脈則內虛之內證，故皆治內而癒。

治內而癒者，裡氣乃表氣之本，裡氣和表氣乃和也。如不治本，而以世俗治外感之升散藥治之，必虛脫也。可見外感之病，乃榮衛感傷風寒而自病也。外感之病，必惡寒不輕，身痛亦烈，脈有沉緊，有麻黃證的意義，乃可用薄荷等疏散之藥以開衛氣之收斂。否則桂枝湯，亦是調和內氣之方。如單發熱不惡寒，一味黃豆湯，養中養榮以和榮衛而癒。其內虛的關係，尤不可忽矣。湯頭歌訣之九味羌活湯，一切外感，均不可用。詳湯頭改錯篇。

熱傷風

陽熱之氣，應當由地面上降入地面下時，忽然降不下去，天氣驟熱，則病熱傷風。空氣中陽熱逆騰，金氣受傷，人身應之。熱傷風外證，噴嚏連連，鼻鳴清涕，頭目覺熱，似作寒熱，動則汗出。然能照常動作，意識如故，竟有十日半月不癒者，病延日久，遂致虛癆。

此肺家收斂之金氣，被空氣之熱上衝之病也。病在肺家，不在榮衛，故能飲食動作。熱傷肺，故噴嚏連連，鼻鳴清涕。肺主皮毛，牽連榮衛，故似作寒熱。熱氣上衝，肺氣不能降之，故頭自覺熱。熱衝肺逆，大氣偏升，中氣必虛，故動則汗出。

此病名為熱傷風，其實是傷熱風。因大氣中的金氣，被大氣中的熱氣衝散，不能收斂。人身木火之氣，亦化熱不降，而衝傷肺家，乃自己本身之氣自病。此病無論多日，舌上無胎，脈象虛數。方用枯黃芩、薄荷、白朮、炙草、黨參、當歸、白芍各一錢，冰糖、紅棗各五錢，脈重按虛微者，加乾薑一錢。

用黃芩清衝入肺家之熱，用薄荷降肺氣之逆，偏升之病，中氣必虛，故兼用白朮、炙草、黨參以溫補中氣。當歸、芍藥平榮氣之疏泄，並養耗散之津液。重用冰糖、大棗養中氣補津液也。脈重按虛微，中氣必寒，故加乾薑。

如服方病癒，僅頭熱不減，此肺氣已降，肝熱獨衝。用黑豆一味煮濃湯加鹽少許，服下即癒。熱傷風病，日久不癒，金氣不收，木氣妄動，相火外散，中土失根，倘再加咳嗽，易成癆疾。黑豆養木平沖，鹽補中氣。

此病多發現於秋季。四時之中，大氣忽然溫升，亦有病者。服黃豆、黑豆、綠豆各一把，潤降溫升之氣並養中氣亦效。脈虛者，加冰糖一兩以補中氣。

熱傷風如發現於冬春之交，宜服八珍丸。因陽氣由靜而動，化熱上衝，力量最大，最傷土氣，最傷血液。參朮苓草以補土氣，芍地芎歸以補血液故效。

（民國）三十二年冬桂林盛行。因桂林夏季，熱度四十者多日，處暑後即無大雨，並無大雷。入地之陽，可謂十足。卻冬季無雪不冷，冬至前後，大氣中常有火燒黃土臭味，燉紅肉臭味，夜多大風，晝間山頭多布黃霧。此種陽多不藏之氣象，令人頭昏。陽多不藏，一到大寒，應當陽動木泄之時，力量特大，所以傷血傷氣也。冬春之交，川滇黔無此氣象，入冬聞雷，降入地下的陽氣，本來不盛也。長江一帶無此氣象，冬有雪也。北方無此氣象，土厚水深，陽氣入地者深，出地者不急也。

熱傷風，用冰糖糯米粥，補中氣補肺陰極效，宜多食。或用小黃豆兩把，煮極爛睡前連渣服亦效。黃豆能補中氣，養木平沖，潤肺金，補津液助降氣而資收斂故效。黃豆方，如其效只暫時，加生薑三錢與食鹽即效。因火氣上逆入肺，即不降入土中，肺雖熱，胃卻寒，加薑以溫胃寒。食鹽補中。治肺熱須顧胃寒，此治熱傷風之原則也。食鹽以適口為度，不可太鹹。

治感冒病，不可用桂枝。桂枝溫燥之性，只宜真傷寒中風之桂枝湯麻黃湯證。此證無溫燥的關係故也。此外之感冒，常有溫燥的關係，用之病必加重。湯頭歌訣之九味羌活湯，一派溫升之藥，常見世人用之而加病者，不知感冒之理故也。

燥氣病

燥氣感冒

大暑以後，燥金氣動，感冒之者，惡寒發熱，時止時作，胸部似塞，腹部似脹，或頭痛或頭不痛，脈象弦澀，動在中部。緣秋燥之時，大氣中已降入地下之火氣，忽然逆升，與涼降之金氣牴觸，金氣涼降不下，火氣逆升不上，金火裹束，遂燥結於中氣之間。人身感之，肺金斂結則惡寒，相火逆升則發熱，金火裹束於中部，則胸腹塞脹。頭痛者，肺金斂結，降氣不舒也。燥結於中四字注意。先用刮痧法刮背心脊骨兩旁，刮出紅點，榮衛氣通，乃可用蔥豉湯與麥冬草果仁湯，重劑合用，以開散之。

如無效者，用人參敗毒散，羌活、獨活、柴胡、川芎、薄荷、前胡、枳實、桔梗、茯苓、生甘草、黨參、生薑各一錢煎服。

羌獨柴芎其性升散，最開肺金之斂結。薄荷、枳殼、前胡、桔梗、生薑，其性降散，能消胸腹之塞脹。黨參益氣生津以潤燥結，茯苓、甘草補土和中。燥氣斂結，病結在中，降不下去，故兼用升散也。否則外感最忌升散，只宜降散。人參敗毒散，惟宜此病，注意。脈來中取弦澀，乾燥斂結之象。

初病如失治，遂釀成下文之小建中湯證。此病一刮之後多自癒者。病時只可食稠粥，不可食乾飯。

初病失治，裡氣內結而成痞脹。腹部如鼓，左脅按之作痛，面色青黃，宜小建中湯。飴糖善養津液而開結塞，芍藥、桂枝升降木氣，炙甘草薑棗調補中土。土木調和，運動能圓，青黃自退。青乃木氣之枯，黃乃血壞也。腹脹左脅作痛，金結木敗之象。此方開結調木，故效。如舌有乾黃胎，脈象沉實者，則燥結成實，於原方加生大黃、生枳實各一錢緩緩下其燥結。舌無胎，脈不沉實，忌下。此病江南多有之，西醫稱黑熱證是也。

燥氣咳嗽

乾咳，咽喉不利，麥門冬湯。麥冬、半夏潤燥開結，參、棗、米、草補中生津也。

燥氣瘧疾

此病乃燥暑二氣，裹束不降之病也。初得先寒後熱，大渴熱飲，天明熱退，申酉復熱，卻只熱不寒。舌如豬腰色，濕潤如水而無胎，脈在中部，方用竹葉石膏湯。石膏、麥冬、竹葉、半夏各五錢，以清燥暑，而通降肺金結氣，人參、粳米各五錢，補氣生津，炙草三錢補中氣。《內經》曰：脈盛身寒，得之傷寒，脈虛身熱，得之傷暑。暑病虛脈，非有大濕外證，即易誤為陽虛。然脈在中部，因燥暑聚於中焦使然也。世謂喜冷飲為陽熱，喜熱飲為陰寒，寒則不思飲矣。

人身六氣分離，燥熱偏盛，不能再與濕寒相合，故燥熱極反熱飲也。燥熱極舌反潤者，燥熱太勝，不能與他氣相合，心脾津液被太勝之燥熱所迫，不能與燥熱相交，故舌有津液也。熱不在胃，故舌無胎。傷寒陽明病燥，舌胎乾黃，乃燥氣病之實者。此則燥氣病之虛者。燥而虛的病，最難醫治，一發散即壞，一作瘧治即壞。秋深涼後復熱，往往有此病發生，世謂為秋瘟病是也。

又有一種秋燥瘧疾，惡寒戰，隨即發熱，汗出病解，續又發作，不渴，舌有膩薄胎，脈象中取而軟。俗稱悶頭擺子，前人謂為伏暑晚發。軟脈與濡脈相似，濡乃虛脈，軟乃實脈。方用苦杏仁、鮮枇杷葉、橘皮各五錢，以降肺氣，藿香、半夏各三錢，以降胃氣，茯苓、炙甘草各三錢以建土扶中，澤蘭、荷葉各三錢，以宣舒暑氣。用輕宣之法自癒。

如其惡寒發熱，午後病勢較重，脈象中取而弦實者，又非輕宣之藥所能治，必須用溫散金氣燥結之方，乃能鬆開。九味羌活湯，羌活、白芷、川芎、防風、蒼朮，溫升溫散，黃芩、生地清熱，甘草和中。細辛不可用。薑蔥每味少許，溫散甚宜。用人參敗毒散亦效。午後金氣當令，燥結力大，故發熱而脈弦實。弦者，斂結不能疏泄之象，九味、敗毒兩方，溫散力大，以開斂結於中之氣，甚為相宜。尺脈弱者，減輕用之。

金氣收斂，木氣疏泄。疏泄當令之病，收斂為藥，收斂當令之病，疏泄為藥。九味、敗毒兩方，具木氣溫散疏泄之能，故治金氣燥結聚斂之時氣病，適合機宜。如當木氣疏泄之候，病外感發熱，禁用。

金燥病時行之時，如病者脈象虛小數疾，服前數方不效者，此屬內傷。虛小數疾之脈，此乃中氣無根，元氣將熄，一感時氣燥結之偏，支持不住，生命將亡。必須設法使數急復其和平，虛小轉為充足，元氣旺相，中氣有根，運動復圓，諸病乃癒。

方用巴戟天、淫羊藿、甜蓯蓉各三錢，以補水中之火氣。火氣由下升於左，又復由上降於右，火氣右降則生中土。火氣由右下降，須借津液運行之力，用海藻、昆布、黃精各三錢，以助右降之津液。此方大補腎家之元氣，以生中氣，脈象自能由虛小轉為充足，由數急轉為和平。此時運動復圓，肺金之燥結，自能變為涼降，自然病癒。如不先補腎氣以調和脈象，徒按病用藥，虛小數急之脈，根本已敗，已無運化藥力之能，勢必因藥力不化而加病也。

凡秋燥之惡寒發熱，皆肺金與心包相火之事，無整個榮衛關係。誤用麻黃、荊芥，必生禍事。

己卯秋，成都四川國醫專校二人病瘧，多日未癒。忽一日天氣大冷，由單衣而換棉衣，兩瘧疾不藥而癒，可見金氣能涼降徹底，則不燥結於中而病瘧也。燥結之病，四川最多，四川霧多之故。民國丙子年與王生養林同住南京清涼山掃葉樓，立秋次日見山下地面起白氣一層，此秋氣將地面陽熱收降入地，陽熱不能順下，又復逆升而上之象，亦燥結之氣也，故南京鄉下黑熱病甚多。若蘇州、杭州，夏季極熱，冬季極冷，且有冰雪，大氣的圓運動充足，所以少燥結之病。奉天洮南一帶，沙漠甚多，春月亦有燥氣，乾燥云耳，不燥結也。

燥氣喉痛

此病發於秋季，脈弱在中不移。秋金收斂，故脈在中。燥氣傷津，故脈弱也。微脈弱脈，皆是虛脈。微乃陽氣虛，弱乃陰液虛。微脈指下不足，重按則無。弱脈指下不足，重按不移。中虛陽虛喉痛，皆微脈也。

燥氣喉痛乃弱脈。冬季亦有此病，總以脈弱不移為主。方用天花粉、麥冬、天冬、玉竹、橘皮各一錢，法半夏二錢，炙草二錢，薄荷一錢。花粉、二冬、玉竹潤肺清燥，橘夏降肺胃，薄荷開肺閉，炙草補中氣。潤肺藥中，不可離補中氣藥。此方亦治上文陰虛喉痛。

燥氣霍亂

初覺手足微麻，惡寒發熱，頭暈心煩，胸悶身倦，繼即吐瀉不止，卻又汗出，大渴能飲，脈則右大於左，舌心黃膩。吐瀉至於肉脫目陷，一日即死。方用白馬通三五枚，溫開水絞汁，服下立癒。發散藥、寒涼藥、溫暖藥，均不相宜。發散藥服之，汗出熱不退，熱反增加，因舌心黃膩，右脈大於左脈，右為火金土三氣之位，右脈大於左，金土火三氣陽結於中也。陽結於中，病不在表，故發散不宜。陽結於中，因感時氣之燥使然，燥結須用開通，陽結乃中虛不運，故涼藥不宜。脈右大於左，為陽結之象，熱藥助陽，故服後昏迷。白馬通，溫潤開通，是以下咽之後，由胸而腹，立刻舒展。白馬通即白馬屎。屎能解毒，凡時氣為病，便含毒氣，燥氣結聚力大，故白馬通開結，較他藥為優。

《內經》曰：夫虛者氣出也，夫實者氣入也。氣即陽氣，春後陽氣出地，故發熱則脈浮，秋後陽氣入地，故發熱則脈在中。秋燥而發生燥氣霍亂之時證，乃陽入而不能順下，燥結中焦，升降停滯，故吐瀉發熱而大渴能飲。白馬通所以為此病特效藥之方也。無白馬通，他色白馬通亦可，惟須早服速服。若至吐瀉而目陷肉脫，便來不及挽救矣。夏秋之交，如有此病，亦可用之。預先防病，亦可服也。性氣和平，多服無妨。

昆明收稻以後，即有此病。戊寅秋，病尤甚。著者用此方見效，因廣為宣傳，救活不少。

瘴氣地方，交秋之後，惡寒悶熱，速服此方，立刻汗出病解。瘴瘧服之尤效。瘴瘧乃燥結之病，白馬通開通燥結故效。

《本草綱目》謂，時行病起，合陰陽垂死者，白馬通絞汁三合，日夜各二服。合陰陽者，陰陽不分也。吐瀉而又大渴，便是陰陽不分之證。《本草綱目》又謂吐利不止，不知是何病證，服之極效。又治絞腸痧，痛欲死者。王孟英霍亂論，載有此方，名曰獨勝散。

如燥氣霍亂發生之時，不吐不瀉，只惡寒發熱，舌胎白黃滿佈，或口臭或口不臭者，白馬通亦效。

《易經・繫辭》有云：乾為天，為金，為良馬云云。馬秉造化的金氣，燥氣霍亂為金氣的結病，故用金氣的通藥。故白馬通為燥氣霍亂的特效藥。馬屎名曰通，通結力大也。

此病服竹葉石膏湯甚效。竹葉五錢，石膏、麥冬、半夏各四錢，開金氣之燥結，黨參、炙草、粳米各三錢，補中氣也。此病與下文成都霍亂，溫清並用參看。一則汗出能飲，全屬燥熱，故主竹葉石膏。一則無汗，飲仍吐出，為中寒，故溫清並用。

昆明同學劉澄志二少君，於燥氣盛行之時，病惡寒發熱，頭痛心煩，舌胎滿黃而潤，舌邊舌尖一線深紅，脈虛躁，不食，煩亂譫語。先服人參敗毒散，病勢見輕，次日仍重。著者用稻草心一握，煎水服下，一小時熱全退。次日舌胎退去十分之九，只有舌心一點仍黃，再服稻草心少許，黃全退，飲食照常而衝。

舌滿黃而邊尖一線深紅，此瘟疫病之舌胎也。稻草治癒之，如不用稻草而用他方，必纏綿多日，病將轉深而成難治。此亦金氣燥結之病，白馬通亦效。

此病一切現象，皆舌胎滿黃而潤使然。舌胎滿黃，胃氣結也，黃而潤，胃氣不實也。胃氣虛結，中宮不運，上焦火氣不能下降，則煩亂、譫語、不食、心煩、頭痛；金氣燥結則榮衛不通，惡寒發熱；金氣將暑火斂結於土氣之中，故舌邊舌尖俱鮮紅而黃色滿佈也。稻草心秉秋金之氣，中空善通，亦金氣之結病，用金氣之通藥之意，最傷津液，慎用慎用。

此等病，北方甚少，南方甚多，西南非常之多。北方大氣，壓力甚大，交秋之後，由熱而涼，由涼而寒，陽熱壓入土下，愈壓愈深，陽氣降沉，不再逆升，金氣降令暢行，故涼降而不病燥。故北方少燥氣霍亂及燥氣瘧疾之病。西南方的大氣，壓力小於北方，交秋之後，金氣涼降之令被降而復升的陽熱所格，遂燥結於土氣之際。大氣中有燥結的病，故人身有燥結之病也。

西南方大氣壓力小者，西南土薄水淺，地下封藏力量不固，陽氣隨時逆升，故金氣壓不下去。西南多霧，霧即地下水中陽氣。

己卯年成都病霍亂，一街一日死六七十人。病狀忽然惡寒發熱，手足微麻，上吐下瀉，小便不利，溺孔肛門均熱，胸腹絞痛，胸痞，舌黃白而膩，大渴飲熱，隨又吐出，吐有酸味，肢冷過肘，脈沉伏，目陷肉脫。

此病中寒肺燥，中寒不能運化，升降倒作，故上吐下瀉，小便不利。肺燥傷津，水分被劫，故溺孔肛門覺熱。津愈傷肺愈燥故大渴。中寒不能化水，故飲後仍復吐出。燥氣之病，血脈燥結，故肢麻不溫。燥結之甚，故脈沉伏。燥結不通，故痞而絞痛。津傷故目陷肉脫。燥結則陽氣不能四達，故肢冷。

方用乾薑、白朮、沙參、炙草各三錢，藿香、砂仁各一錢，以溫運中宮，滑石、生石膏、麥冬各五錢，以開通肺氣之燥結，車前仁、木通各三錢，以助滑石、麥冬之力，木瓜三錢，運木氣調疏泄，以利尿止瀉而和四肢。中宮運化，燥結開通，津液復生，升降復舊，於是肢溫脈起，諸病皆癒。未曾出汗者，加蒼朮、薄荷各二錢，以發表也。

此因客冬不冷，地下封藏的陽氣不多，節交夏至，相火不降，中氣虛寒，金氣被刑於相火，遂燥結不通。故治以溫中清燥生津之法乃癒。此病北少南多，北方則夏日雨少燥熱過盛之時，始有此病。

六氣為病，惟金氣燥結，將相火暑氣，斂於胸膈之間，令人莫測其所以然。前人謂為伏暑晚發，其實並非大氣中的暑氣中於人身，伏藏至秋始發而成病也。此病多發於立秋處暑之後，處者，入也，暑者，相火之氣也。金氣涼降到底，愈降愈涼，暑火之氣乃愈降愈深。暑火藏於水中，不逆升出地，而與金氣牴觸，使金氣斂降之功，被暑火格拒不下而成斂結之過。相火之下降，金氣降之也，金火俱逆，中上各經之氣，為之橫塞。相火逆騰，中下無根，所以病象無常，而致死極速。

北方土厚水深，下降之火封藏得住，秋涼冬寒氣像極順，西南土薄水淺，陽氣下降封藏不住，忽降忽升，所以燥氣之病，北少南多也。

《內經》：冬傷於寒、春傷於風、夏傷於暑、秋傷於濕，獨無傷燥之文。論者以為《內經》遺漏，不知風為木氣，濕為土氣，寒為水氣，皆不可傷。惟燥氣宜傷，燥氣斂結，金氣受病。燥氣傷去，則金氣涼降徹底。火藏水中，下溫上清，皆燥氣不向右逆起之德。《內經》無傷燥之文，亦燥氣獨宜傷去之意歟。

成都一帶，四季感冒悉用銀翹散，頗多見效。因此一帶地方的地層，全係紅沙石，土薄水淺，所入於地下的陽熱，不如北方封藏深固。秋涼之後，常有反熱之時，冬時又不凍冰。金氣不降，隨時都被水中陽氣逆升格拒。金氣降斂之性不遂，竟成一種一年四季皆有燥結的大氣，而成銀翹散開通金氣之功。銀翹散治溫病不效，治燥病極效。溫乃木氣疏泄傷肺之病，忌開通肺氣之藥。燥乃金氣斂結之病，喜開通肺氣之藥。

成都有某大醫將所開痢疾方給病瘧者，次早有友人告以誤，醫急命人赴瘧者家，謂方給錯，請勿服。病家曰藥已服，病已好矣。無不稱羨其醫運之紅。某大醫云：乃銀翹散加減也。此方，凡感冒而胸悶，脈不浮而有聚於中部之象者，不論何時何地，皆適用之，不僅成都一帶適宜。惟溫病不可用之。痢疾、瘧疾，皆金木二氣結聚之病，結於下則病痢，結於中則病瘧，故銀翹散皆效。

痧症

痧脹

痧症諸書，名目繁多，其實只要忽然發熱欲吐，肢麻背脹，就是痧症。名目雖多，原則只是一個閉字。燥金閉結，刮而通之，閉開即癒。處暑以後，燥金氣動，地面之上，金火裹束。勞力之人，飽受暑火燻蒸，引動本身相火暑氣，充塞肺家，一遇涼風偶襲，閉其皮毛，暑火無處發泄，燥金又加閉斂，榮衛腠理不能流通，暑燥之氣閉結於肺，遂現惡寒發熱、胸背作脹、四肢作麻、頭痛口苦欲吐，種種急證，宜先用檢查法。

其法用醫生中指節，向病人胸缺盆骨下，用力一按一拖，拖處隨指突起一條，便是痧脹。隨將胸部的肉捏而提之，左右捏提各三四道，不可提過乳頭。再將背脊兩旁刮出紅點，背脹肢麻即鬆，不藥而癒。

如其不能全癒，可用：生石膏、麥冬各五錢，以清肺氣之暑燥，杏仁、絲瓜絡、荷葉邊、竹茹各三錢，鮮竹葉二十張以開通肺部與榮衛腠理之閉結。

服藥嘔吐者，另服生薑汁一羹匙，以降胃止嘔。氣虛者，加炙甘草二錢以補中氣。小便不利者，加薏苡仁三錢以利水濕。數日乃癒。次日三日仍用本方減半服。此病肺氣燥結，閉住相火為主，榮衛腠理因而不通，故現以上諸證。此病初則脈沉，繼則由沉而起也。此病四時皆有，處暑以後較多較重。西南皆有，廣西較多較重。此方由仲聖竹葉石膏湯，變化而來之方。

痧霍亂

痧霍亂者，霍亂而兼痧症。上吐下瀉，胸腹內燒，而四肢卻涼，大渴能飲，飲後嘔吐，其吐甚遠，吐後仍飲，脈沉。

痧乃外寒閉束，故脈沉。外寒閉住內熱，故肢涼，胸腹內燒而大渴能飲。經脈閉束不舒，胃不能降，故仍吐出。內熱結於膈上，故吐出有力。方用：荊芥、薄荷、香薷各三錢，以開衛氣之閉，藿香三錢、降香一錢，以降胃逆，黃連一錢以降胃熱，扁豆三錢以養胃氣。

服後肢溫渴止，再聞通關散少許，以取嚏，然後滿身汗出而癒。通關散藥鋪有售者。

濕熱病

葉天士甘露消毒丹證治

飛滑石十五兩，綿茵陳十一兩，淡黃芩十兩，石菖蒲六兩，川貝母、木通各五兩，藿香、射干、連翹、薄荷、白荳蔻各四兩。

上藥曬乾，生研細末，見火則藥性盡熱。每服三錢，開水調服，一日二次。或以神麴糊丸，開水化服亦可。

王孟英注云：此治濕溫時疫之主方也。地乃漸濕，溫濕蒸騰，更加烈日之暑，爍石流金。人在氣交之中，口鼻吸受其氣，留而不去，乃成溫熱時疫之病，而為發熱倦怠、胸悶、腹脹、肢酸、咽痛、斑疹、身黃、頤腫、口渴、溺赤、便秘、吐瀉、瘧痢、淋濁、瘡瘍等症。但看病人舌胎，淡白或厚膩，或乾黃者，是暑濕、熱疫之邪尚在氣分，悉以此丹治之立效。而薄滋味，遠酒色，尤為辟疫之仙方。智者識之，醫家臨證，能準乎此化哉，自可十全為上。

上參喻嘉言、張石頑、葉天士、沈堯封。

以上王孟英語。

葉天士神犀丹證治

犀角尖磨汁，石菖蒲、黃芩、生地冷水洗淨，浸透，搗絞汁，銀花各一斤。人中黃四兩研末，連翹十兩，飛淨青黛、香豉各八兩，元參七兩，花粉、紫草各四兩，各藥生曬，切忌火炒，香豉煮爛為丸，切莫加蜜。每重三錢，涼開水化服，小兒用半丸。

王孟英注云：溫熱時疫諸病，邪不即解，耗液傷榮，逆陷，痙厥昏狂、譫語發斑等症，但看病人舌胎乾者，是溫邪直入血分。酷熱之時、陰虛之體、新產婦人，患此最多，急須用此，多可挽回，切勿拘泥日期，誤投別藥，以僨事也。兼治痘病重毒，夾帶紫斑危證，暨痘後餘毒內熾、口糜咽腐、目赤神煩諸證。上本參氏治驗。

以上王孟英語。

謹按：本書溫病時病，皆重在人身本氣自病，皆是虛證。王氏案中有云此二方一治氣分、一治血分，是王氏亦認為人身本氣自病也。認定人身本氣自病，用藥乃有著落。葉氏、王氏，於治時令之濕熱病，經驗宏富、處方活潑，不愧前輩名賢。本書時病溫病，只是重在認識原則，最後讀此二方，庶可無微不至也。神犀丹如無犀角，不用亦效。至於此證發生，必係淫雨多日又加酷熱，濕熱膠沍，人氣感之，本氣自病。如酷熱無雨、相火不降、熱而不濕，則時證發生，反多上熱下寒之病矣。濕熱病初起，則頭重胸悶口苦也。

時病本氣篇終。

六、古方中篇

導　言

先入為主，學醫通弊。不獨學從前無原則無系統的醫書如此，即學本書亦如此。欲除此弊，惟有對比的學法。古方上篇的編法，五行對比並學、六氣對比並學。

本篇的編法又與古方上篇對比並學。前六方為上篇。前六方的對比並學法，後五方則為形質病的學法，後二方則為婦人病的綱領學法。

著者識

炙甘草湯證治本位的意義

炙草四錢，人參三錢，大棗四錢（擘）**，生地四錢，麥冬三錢，阿膠三錢，麻仁六錢，生薑二錢，桂枝二錢。**

治津液損傷，心動悸，脈結代者。

此滋養津液以運中氣之方法也。血脈，心之所主。津液流通，中氣旋轉，心氣下行，心不動悸，脈不結代，是為平人。津液損傷，脈絡枯滯，中氣不能旋轉，故心氣不能下行而跳動作悸。悸者，似驚非驚，所謂心跳是也。脈來遲緩，停止一至為結。停而復來，來而又停為代。此津液被醫藥損傷，絡脈枯滯，中氣因以不運之病也。

方用炙草、黨參、大棗以補中氣，生地、麥冬、阿膠、麻仁以滋養津液。桂枝、生薑升降肝肺之氣，使生地、麥冬、阿膠、麻仁陰潤之性，運動不滯也。此方滋養津液，而重用炙甘草並用黨參、紅棗，且以炙甘草名方，非中氣運化，津液不能復生，卻非津液滋潤，中氣不能運化之意也。中氣如軸，四維如輪。軸輪相輔，運動流通，故結代動悸俱癒。此方與理中丸為對應的治法。一則病濕寒而中氣不運，一則病燥熱而中氣不運。一則溫補中氣以運動濕寒，一則清潤燥熱以運動中氣。

茯苓杏仁甘草湯證治本位的意義

茯苓、杏仁各三錢，甘草一錢。

治胸中痞塞短氣，脈象濡短者。此潤肺金以降氣除濕之法也。肺金下行為順。肺氣下行，胸中寬舒，故不痞塞。短氣者，氣不下行，呼吸上迫，非短少之短。

此病乃濕傷肺家津液，氣不下行。方用茯苓去濕，杏仁潤肺行氣以除濕，甘草養中也。

此方與麥門冬湯證為對待的治法。一則病燥，一則病濕。燥乃金氣之本氣病，濕乃金氣之兼氣病。此方中氣藥僅用生甘草一錢，甘草生用，其性清涼。較之麥門冬湯之補中藥，不及四分之一。因濕之為病，已至痞塞，已成有形之物，不可重用補中藥以增其滯塞也。此方妙處，全在杏仁潤肺之功。如無杏仁，肺家津液被茯苓傷耗，濕不能去也。麥門冬湯證，燥傷肺家津液，中氣大虛。此證濕傷肺家津液，中氣雖虛，卻不可大補。

理中湯治胸痞，中氣不運，無形之痞也。此方治胸痞，濕氣填塞，有形之痞也。麥門冬湯證之上氣，中虛不降而氣逆。此證之短氣，乃濕凝而吸不能深也。脈象濡短，濡為濕象，短為肺氣不降之象。去濕補津液的意義，詳古方下篇本方推論的意義中。

酸棗仁湯證治本位的意義

酸棗仁四錢，川芎三錢，知母二錢，炙甘草三錢，茯苓三錢。

治虛勞虛煩不得眠，脈象虛浮者。

此升肝以降膽之法也。人身陽入於陰則寐，陽出於陰則寤。陽入於陰者，相火下行，須得膽經右降。膽經不降，多由於熱。此病之膽經不降，則由於膽經之寒。肝膽升降，互為其根。膽經降則肝經升，肝經升則膽經降。肝陽弱而升氣不足，膽經遂寒而不降。

方用川芎溫補肝陽以助上升，以培膽經下降之根源。酸棗仁補膽經相火，以助膽經下降之氣。膽經不降，則生虛煩。煩者熱也。知母以清虛熱，使膽經易於下降。膽經不降，相火外泄，土氣必濕。土濕則膽經更無降路，茯苓去土濕以通膽經降路。甘草培中氣之旋轉以降膽經。棗仁、川芎，皆溫補木氣之熱之藥。知母則引木氣之熱下行之藥。

此方與小建中湯證，為對應的治法。芍藥性寒，川芎性熱。膽木氣熱不降，故用芍藥以降膽經。膽木氣寒不降，故用川芎溫升肝經以降膽經。肝經木氣陽升，膽經木氣自然不寒。此為治木氣之對應治法中的互根治法。小建中湯清降膽經，肝經自升。此方溫升肝經，膽經乃降也。

脈象虛浮者，陽氣不降之象。虛者，肝陽不足之象。

人身中氣旋轉，最密最速之時，唯在睡臥酣甜之時。如人一夜不眠，次早膝冷如冰，精神不振，飲食不甘，形成廢人。一旦得睡，膝即溫暖。醒來之後，精神健壯，飲食甘美，前後判若兩人。中氣增減的關係也。

白頭翁湯證治本位的意義

白頭翁二錢，黃連二錢，黃柏二錢，秦皮二錢。

治肝經熱利，後重，渴而飲水，脈象沉細而有力者。

此治肝木因熱不升之法也。陰升化陽，陽降化陰。不升則陷，不降則逆，逆則生熱，陷則生寒，自然之理。唯木氣之病，有陷而生寒者，有陷而生熱者。當歸生薑羊肉湯，木陷生寒之病。

此方木陷生熱之病。因木本生火，木郁不升，必生下熱也。木主疏泄，熱性本動，故病熱利。疏泄不通，又欲疏泄，故病後重。木熱傷津故渴而飲水。方用白頭翁、秦皮專清木熱，黃連、黃柏並清濕熱。因疏泄不遂，必有濕氣。濕與熱合，阻木氣上升之路，故病熱利而又後重。濕熱除去，木氣乃升也。此方與當歸生薑羊肉湯證為對待的治法。一則肝經下陷而病寒，一則肝經下陷病熱。故一則用溫，一則用清。脈象沉細數而有力，下熱傷津之象。

薯蕷丸證治本位的意義

薯蕷丸即山藥、麥冬、當歸、阿膠、地黃、芍藥、川

芎、桂枝、炙草、黨參、白朮、茯苓、白蘞、豆黃捲各二兩，柴胡、防風、杏仁、神麴、桔梗、乾薑各五錢，大棗熬膏三兩。蜜為丸，每服三錢，日二服。

治虛勞諸不足，風氣百疾，脈象弦澀小數者。

此概括治虛勞病之法也。此方所治之風，並非外來之風，乃本身木氣失和之氣。但看得見的，只有口眼歪斜，手足抽搐，筋肉瞤動，覺得是風。其餘的風，都看不見了。風氣百疾的虛勞，金氣失收，風氣肆動。風氣一動，剋土、耗水、煽火、侮金。經絡因而滯塞，運動因而不圓之病也。

此方重用山藥，補金氣而助收斂。加桔梗、杏仁以降肺金之滯，加麥冬以滋肺家津液，則金氣收也。用當歸、地黃、阿膠養血潤木，芍藥清降甲木，川芎、桂枝溫升乙木。甲降乙升，運動復圓，則風息也。金逆木動，全由中土旋轉之衰，故用參、棗、炙草以補中氣。中土氣虛必生濕，故用白朮、茯苓以補土去濕。金逆木動，經絡不運，必生積滯，故用乾薑、神麴以行中土之滯，柴胡、防風、白蘞、豆黃捲以疏木氣之滯也。

此方與腎氣丸證是對應的治法。腎氣丸養金養木以保腎經，而重在養木。此方補金養木以維全體，而重在補金。寒熱並施，虛實兼顧，補瀉同行，理全法備之方也。此方與建中湯亦是對應的治法。小建中重在降甲木，甲木降相火乃降。

此方重在降辛金，辛金降風木乃平。脈象澀弦小數。肺金不收，津被風耗，則脈澀。風木疏泄則脈弦，中氣虛，血液少，則脈小數也。

人身十二經絡，六升六降。而升的主力在肝木，降的主力在肺金。升降的樞軸在二土。大氣的圓運動，雖有升浮降沉之四部作用。其實整個的圓運動，只有升降而已。升極則降，無浮之存在也。降極則升，無沉之存在也。妨礙升降，由於滯塞，故方中疏通滯塞之法並重。

生薑瀉心湯證治本位的意義

生薑三錢，法半夏三錢，黃連、黃芩各二錢，黨參、炙草各三錢，乾薑二錢，大棗三錢（擘）。

治傷寒壞病，心中痞硬，發熱頭汗，乾噫，食嗅，脅下腹中雷鳴，下利日數十行，脈輕按浮澀，重按虛小者。

此清熱溫寒升陷降逆並用之法也。心中痞而硬者，中氣虛寒，旋轉無力，膽胃之經氣不降也。發熱頭上汗出者，膽胃不降，相火上逆也。乾噫食嗅者，膽經不降，木氣逆沖，上脘橫滯也。脅下腹中雷鳴者，膽經橫滯，相火散漫，寒熱混亂，水氣漫溢也。下利日數十行者，膽胃之經熱，散漫不收也。此病複雜極矣。其實只是中氣虛寒，因而升降反常之故。

方用生薑、半夏溫中降胃，以開相火下降之路。用黃芩、黃連，降相火降膽經，以收散漫之熱。用乾薑、棗、草、人參，以溫補中氣而升降上下。經方寒熱並用，此為大法。瀉心者，降相火也。熱利有屁而射遠，寒利無屁不射遠。寒利一日數次即危，不能數十次。此方撥亂反正，各得其宜。此方升陷之法，乃間接的，非直接的。上降則下升也。此方與大黃黃連黃芩瀉心湯均稱瀉心者，言只瀉胃上之熱，不可瀉動胃氣之意。利雖屬於熱，中氣卻是虛寒。

注意：此方與大黃黃連黃芩瀉心湯證為對應的治法。大黃黃連黃芩瀉心湯證，不過在上的火氣，上逆而已。此方則在上之火既已上逆，在下之火又復下陷，在內之火又復外泄，火氣散漫，內必生寒。上逆下陷，中氣必虛，所以生薑、乾薑與連、芩並用，而以參、棗、炙草補中。用生薑者，降胃也。此病複雜極矣。而治之法，則甚簡單。脈象輕按浮澀，重按虛小。膽熱外泄則脈浮，汗出津傷則脈澀，中氣虛寒，則重按虛小。

方名	炙甘草湯	茯苓杏仁甘草湯	酸棗仁湯	白頭翁湯	薯蕷丸	生薑瀉心湯
症狀	心動悸	胸痞氣短	不得眠而虛煩	下利後重，渴而飲水	虛勞，裡急，自汗，煩熱，腹痛，食減，遺精，白帶，氣短形瘦等	心痞，下利，發熱，頭汗，乾噫，食臭，脅下腹中雷鳴
原理	血枯中傷	肺氣濕逆	膽經寒	肝木下陷生熱，有濕	肺金失斂，風木妄動，五行皆病	中虛，膽胃逆，上熱中寒，外熱內寒
治法	潤血補中	除濕潤肺養中	溫肝經以降膽經	清熱除濕	補金斂木，去滯調中	溫寒清熱補中
脈象	脈結代	脈濡短	脈虛浮	細沉而數有力	弦澀小數	脈澀虛小

備考	理中丸證中虛而脾胃濕，此證中虛而血液燥	麥門冬湯證肺氣燥，此證肺氣濕。麥門冬湯證中虛甚，此證中虛不能補中	溫肝經以補膽經之陽，膽經陽足，自能下降。小建中湯證，膽熱不降，此證膽寒不降	當歸生薑羊肉湯證，肝木下陷生寒。此證肝木下陷生熱。肝為陰臟，陰臟病寒者輕，陰臟病熱者重	腎氣丸證木泄耗水，此證金敗木動。金敗木動因而火逆金虧，木滯生熱。此治虛勞病之大法	大黃黃連黃芩瀉心湯證，為熱氣不降。此證熱氣不降，又兼中氣虛寒，經氣散亂，下焦不升

黃耆五物湯證治本位的意義

炙黃耆二錢，炒白芍五錢，桂枝二錢，生薑三錢，大棗六錢（擘）。

治血痺身體不仁，脈象虛澀者。

此治榮衛內傷之形質病之法也。榮衛者，各臟腑公共組織，以行於臟腑之外，軀體之內，整個圓運動之氣也。人身氣化的運行，在右曰衛，在左曰榮。榮氣左升以交於右，衛氣右降以交於左。榮中有衛，衛中有榮，氣血流通，血不痺也。身體健康，無不仁也。平日榮衛之氣偏虛偏盛，中氣不能調和，時有分離之意。偶遭風寒外感，情思內動，一經激刺，榮衛分開。開而不合，則中氣脫而人死。開而仍合，合不復舊，則榮衛乖錯，中氣損傷，而患血痺身體不仁。

此方芍藥調榮，黃耆調衛，桂枝以助芍藥、黃耆之力。生薑、大棗補中氣生血液，以助榮衛之升降。不用甘草者，甘草性壅，因血已痺身體已不仁，榮衛運氣已不通，甘草性壅，即不相宜。此方乃整個圓運動，以通調血氣之方也。脈象澀，血不流通也。脈象虛，榮衛敗也。

大黃蟲丸證治本位的意義

大黃、蟲各三錢，桃仁、乾漆、虻蟲、水蛭、蠐螬、杏仁、黃芩、芍藥、地黃各二錢，炙草三錢。

蜜為丸，如小豆大，每服五丸或七丸，日三服。

治虛勞羸瘦，腹滿，不欲食，兩目黯黑，肌膚甲錯，內有乾血，脈沉細而澀者。

此治乾血形質病之法也。人身中氣旋轉，經氣升降，靈通流利，一氣循環，百病不生，是曰平人。

若是內有乾血，肝經失養，氣脈不通橫滯於中，脾不能升，胃不能降，故腹滿而不欲食。內有乾血，故羸而肌膚如鱗甲之錯落。肝竅於目，肝經枯故兩目黯黑。此時中氣滯澀極矣，如不將乾血磨化，經脈愈滯愈澀，中氣愈滯愈減，中氣消盡，人遂死矣。但磨化乾血，宜緩不宜急，更宜顧著中氣。

此方用大黃、蟲、桃仁、乾漆、虻蟲、水蛭、蠐螬，磨乾血也。血乾則氣滯，杏仁以疏氣滯。血乾則生熱，黃芩、芍藥以清血熱。血乾則枯結，地黃以潤枯結。

以上各藥，皆須以中氣以運行，故用炙草以補中氣。乾血磨去，經脈自和，中氣旺而升降復其常，斯病去而人安也。

此等病證，內而臟腑，外而經絡，以至皮膚，乾枯滯澀，勞傷羸瘦。所以不死者，僅一線未亡之中氣耳。非磨化乾血，不能使中氣復新，非中氣復新，不能新血復生。此方妙在磨乾血之藥，與補中氣之藥同用。尤妙在每服只五七丸，不曰攻下乾血，而曰磨下乾血。所以徐俟本身運動，自然回復也。

此方與黃耆五物湯為對待的治法。一則調和氣化，以活動形質，一則活動形質，以調和氣化。脈象細而澀，即內有乾血之象。

大黃牡丹湯證治本位的意義

大黃二錢，芒硝一錢，冬瓜子一兩，桃仁十枚，丹皮二錢。

治腸癰，少腹腫痞，按之極痛如淋，小便自調，時時發熱，自汗出，復惡寒，脈遲緊，膿未成可下。脈洪數，膿已成，不可下。

薏苡附子敗醬散證治本位的意義

薏苡一兩，附子二錢，敗醬三錢（即苦菜）。

治腸癰，其身甲錯，腹皮急，按之濡如腫狀，腹無積聚，身無熱，脈洪數者。

此治局部形質病之在下者之法也。大黃牡丹湯證，血氣結聚，故少腹腫痞，按之痛。腸熱內實，故小便自調。內熱實，故發熱自汗。癰之為病，榮衛必鬱，故惡寒。脈遲緊者，遲為沉實之象，乃不數之意。緊者，向內結聚之象。大黃牡丹湯，大黃、芒硝攻其實熱。牡丹皮、瓜子、桃仁下其結血也。此遲字，不可認為寒之遲。此腸癰實熱證之治法。

脈如洪數，血已化膿，便不可下。此時按之，必不即痛。必不時發熱惡寒汗出也。脈緊遲為內實。脈洪數為內虛。故洪數脈，不可下。

薏苡附子敗醬散證，大腸與肺皆秉金氣，腸內肉腐，金氣傷損，收令不行，故身甲錯。金氣散漫，故腹皮急而按之濡如腫狀。癰而發熱，身不熱而脈數，故知為虛。大腸為腑，腑氣屬陽。腸癰而身不熱，脈又不沉實而虛數，故知為腑陽之弱。

薏苡附子敗醬散，附子溫回腑陽，薏苡除濕健脾理滯，敗醬滌腐生新也。此腸癰虛寒證之治法。

凡腸癰之病，病在左，左腿伸則腹痛，病在右，右腿伸則腹痛。再以手循大腸地位按之，必痛也。

治氣化病，認定全身運動因何不圓，用藥幫助本身氣化運動，回復其圓。治形質病，一面用藥去腐，一面用藥生新。腐去則運動圓，圓運動則生新也。

大黃牡丹湯，腐去則運動圓也。因陽氣偏多，陰氣偏少，故運動不圓。大黃、芒硝下去過多之陽，陰陽和平，則運動圓也。薏苡附子敗醬散，陽復則運動圓而新生也。因陽氣少，陰氣偏多，故運動不圓。附子補起腑陽，陰陽平和，則運動圓也。

此二方為對應的理法。大黃牡丹湯證，誤用附子，陽更盛陰更衰則病加。病雖加，不即死。薏苡附子敗醬散證，誤用大黃，腑陽更退。不待病加，人即死矣。

葶藶大棗瀉肺湯證治本位的意義

葶藶三錢搗末熬令黃色，大棗一兩（擘），先煎大棗去渣，入葶藶調服。

治肺癰喘不得臥，口燥胸痛，脈澀數者。

此治局部形質病之在上者之法也。肺癰之病，中虛而肺胃上逆。肺胃俱逆，膽經相火必不降。相火不降，將肺間津液薰灼成痰。薰灼既久，肺的形質即生膿成癰。於是氣不降而發喘，津液變膿而口燥。肺被癰傷，故不能臥而胸痛。

此方葶藶下膿，大棗補津液補中氣。不用炙草而用大棗如此之重者，葶藶下膿，極傷中氣，極傷津液。大棗津液極多又能補中也。肺癰之人，津液損傷，血管乾澀。炙草補中，力大性橫不宜也。脈象數，中氣虛。脈象澀，津液少也。

此方與腸癰二方，為對待的治法。在上之病，用中氣藥，在下之病，不用中氣藥之別。

甘麥大棗湯證治本位的意義

炙甘草二錢，小麥二兩，大棗二兩（擘）。

治婦女臟躁，悲傷欲哭，如神靈所作。數欠伸，脈象弱澀。

此治怪病之法也。悲傷欲哭，如神靈所作者，本已並無悲傷的心思，而悲哭不能自主，故言如神靈所作。此為怪病，其實並不為怪。

緣婦人之病，木鬱為多。木鬱生風，妄肆疏泄，傷耗肺臟津液。金性本燥，肺屬陰金，從濕土化氣。金氣主降，金氣發現，志悲聲哭。所以其病發作，如神靈為之，不能自主。

欠者開口呵氣，伸者舉臂舒筋。此陰陽相引，欲交不能之象，乃中氣虛也。

方用小麥生津清燥，大棗、炙草養液補中，故病癒也。脈象弱澀，津液不足，中氣虛乏之象。

溫經湯證治本位的意義

當歸二錢，川芎一錢，芍藥二錢，阿膠、桂枝、麥冬各二錢，黨參、炙草各三錢，法半夏二錢，吳茱萸、生薑各一錢，丹皮二錢。

治婦人少腹寒，久不受胎。兼治崩中去血，或月經過多，或至期不來。又治帶下，唇口乾燥，內有瘀血。又治婦人年五十內有瘀血，下利數十日不止，日暮發熱，少腹裡急，腹滿，手掌心煩熱。脈象輕按浮數，重按弱澀。

此治婦人經血病之法也。婦人之病，與男子相同。所不同者，胎產與月經也。其實月經胎產之病，與治之法，乃五行升降圓運動而已。

少腹寒久不受胎者，水氣主藏，木氣主生。胎乃藏氣與生氣之事。水中火泄，溫氣不足，木氣的生氣無根，藏氣與生氣不旺也。

崩中去血者，內寒外熱，上焦之氣因熱不降，下焦之氣因寒不升。不降則不收，不升則下崩也。月水過多者，木氣熱而疏泄太過。月水不來者，木氣寒而疏泄無力也。

帶下者，水氣阻滯，升降失調。鬱而疏泄，津液外注也。

內有瘀血，而唇口乾燥者，瘀血阻滯，脾陽不能上升以化生津液也。

年五十下利不止者，五十月經應止，水氣應當安靜之時。內有瘀血，木氣失養，因而疏泄。疏泄於前，則為崩中帶下，疏泄於後，則下利不止也。

日暮發熱者，內有瘀血，木氣枯燥，日暮陽氣下降，陰枯血少，不能藏陽，陽氣化熱也。少腹裡急與腹滿者，木氣為瘀血所阻也。

手掌心煩熱者，瘀血阻礙木氣升降之路，手厥陰心包相火不降也。

方用當歸、川芎溫暖升發，以培木之生氣，芍藥、阿膠，收斂滋潤，養木息風，以助水之藏氣，桂枝配合芍藥於歸、芎、阿膠之中，以升降木氣而調寒熱，丹皮以去瘀血，麥冬清燥熱，半夏降逆，參草補中，生薑、吳萸以通寒滯，故諸病皆癒。經血不和，腠理必多結塞不通之處。結塞之原，由於津燥。麥冬潤燥，最能開結，此方用之，隨參、棗、薑、萸之後，導歸、芎、芍、桂、膠、丹之先，此方要藥也。

此治婦人病整個原理與治法也。此整個原理治法瞭解，凡前賢所治婦人病醫案，皆可就其所用藥性，尋求所治病理，以合於圓運動的原則。脈象輕按浮數，中虛熱逆之象。重按弱澀，津虧氣滯之象。

方名	症狀	原理	治法	脈象	備考
黃耆五物湯	血痺，身體不仁	榮衛不和	調和榮衛	虛澀	此治半身不遂之法
大黃䗪蟲丸	羸瘦，腹滿不欲食，兩目黯黑，肌膚甲錯，內有乾血	乾血阻滯，經絡不通	磨化乾血，兼養中氣	沉細而澀	此治乾血阻滯之法
大黃牡丹湯	腸癰，少腹腫痞，按之極痛，發熱出汗，惡寒	氣血結聚，腸熱內聚	攻下結熱	遲緊	此治腸癰實證之法
薏苡附子敗醬散	腸癰，甲錯，腹皮急，按之濡如腫狀，腹無積聚，身無熱	癰成陽虛	補陽滌膿	虛數	此治腸癰虛證之法
葶藶大棗瀉肺湯	肺癰，喘不得臥，口燥胸痛	中氣虛，肺膽胃三經上逆，相火灼肺成膿	排膿，補中氣，補津液	虛澀	此治肺癰之法
甘麥大棗湯	婦人臟躁，悲傷欲哭	木鬱生風，傷耗津液，中氣大虛	潤燥補中	弱澀	弱澀此治怪病之法
溫經湯	婦人久不受胎，崩中去血，月經不來，或來過多，帶下，口乾；婦人五十下利不止，日暮發熱，腹滿，裡急，手心煩熱，內有瘀血	水寒木鬱，升降不和，瘀血阻滯，整個圓運動失常	溫寒，調木，清熱，去瘀，兼養中氣	浮數弱澀	此治婦人病之大法

人身十二經，脾胃肝膽肺腎，病證惟多。脾胃肝膽肺腎六經治，其餘六經自治。故仲聖傷寒金匱之方，多係脾胃肝膽肺腎之病。如心經心包經不降，只須肺膽胃三經下降，心經心包經自然下降。如膀胱經上逆，肺膽胃三經下降，膀胱即不上逆。如小腸經大腸經不升，肝脾腎三經上升，大腸經小腸經自然上升。如心經心包經病熱，肺膽胃三經下降生陰，心經心包經即不病熱。心經心包經病寒，肝脾腎三經上升生陽，心經心包經即不病寒。大腸經小腸經病寒，肝脾腎三經上升生陽，大腸經小腸經即不病寒。

三焦經火弱，膽經下降生火，三焦經自然火足是也。雖亦有各本經之病，應治各本經，只是極少之數。故先學脾胃肝膽肺腎六經之方，省事得多，卻能推行盡利也。

再進一步說，肺為陰臟，居最高之位。陰性本是降的，只要胃膽二經下降，相火不剋他，胃經不阻礙他，肺經是最喜下降的。至於腎經，只要膽經下降，相火下交於腎。肺金下降生水，水源不斷。肝木平靜，不去耗水，水無去路，也是最喜上升的。是肺腎之病亦極少，只是中氣與肝膽二經之病多耳。

五行之氣，皆各有定性。所不定者，木氣耳。肝膽二經，挾土氣為升降，木氣和則中土旺。歸納之下，注重木氣與中氣，便能得到極妙之境。桂枝湯為治外感之法，小建中湯為治內傷之法，同是一方，包舉中醫證治之綱領，而皆肝膽中氣之藥。可以見矣。無定性之木氣病解決，有定性之金氣水氣火氣土氣，不難解決也。

七、古方下篇

導言

醫學須先學根本。根本學定，乃學變通。古方上篇、中篇，根本學法。此篇推論的意義，範圍極廣。若根本未曾學定，未可讀也。

著者識

理中湯證治推論的意義

寒霍亂吐瀉傷津，亦有口乾微渴者。薑朮均不可用。寒霍亂亦有因吐而胃逆生熱，服理中丸後更吐者。須知寒霍亂用理中丸，乃正吐正泄時之方。吐瀉已止，切莫服用。用則燥熱傷陰，必又別出禍事，吐利大傷津液，乾薑燥熱慎用。

寒霍亂胸腹絞痛者危險。因為木氣阻滯，全體空虛，易於氣脫也。若胸腹絞痛，有木氣阻滯而土氣又虛寒者，理中丸加艾葉數分以溫木氣。人身膽木降則胸不痛。肝木左升，則腹不痛。如絞痛甚者，是木氣有力，加炒白芍數分以調木氣。五行唯木氣最動，動而不通，故鬱而衝擊，所以其痛如絞，此病如誤服藿香正氣散立死。因方中皆消藥散藥，寒霍亂因於虛寒，宜溫補忌消散。

寒霍亂，可先以老生薑少許嚼之，不覺甚辣，便可用理中法無疑也。嚼薑不辣，凡欲試內寒，皆可用之。霍亂有寒證、熱證、濕證、悶證之別。熱證、悶證忌燥者，詳見時病本氣篇。

理中湯亦治胸痞，胸痞者，中氣虛寒，不能旋轉，四維不能升降也，故服此方即癒。若中脘寒痛，已運動不通，忌草參薑朮大補之。乾薑三錢，茶葉三分即效。因中脘寒痛，已運動不通，草參薑朮大補之性，反將不通之處補住。單服乾薑溫運中宮，流利無阻。茶葉清涼，引薑性下行，故必見效。痞者，中氣不運，尚未至於不通。中脘寒痛，眠食俱廢，則不通甚矣。

可見人身是一活潑氣機，補藥滯塞，反釀禍事。因能受炙甘草參朮之脈，必虛而活潑。中脘寒痛不通之脈，必沉著不起，不活潑了。以此類推，學醫要訣。

曾治一五十歲病人，環唇黃水瘡，夜間癢甚。大便十數日一次，黑燥異常，便後即下血碗餘，年餘矣。醫治無效。右脈微小食減，方用輕劑理中湯，加阿膠，並用黃芩、黃連少許，五劑痊癒。

此病唇黃水瘡，濕偏見也。十數日始大便，燥偏見也。唇瘡夜癢，熱偏見也。便後下血，風偏見也。右脈微而食減，寒偏見也。風熱燥濕寒，各偏一方，中氣無運化調和之力必也。

用理中湯參朮炙甘草補中，乾薑以燥土濕而溫寒，阿膠以潤燥而息風，連芩以清熱。中氣如軸，四維如輪，軸運輪行，寒熱和合，燥濕交濟，風靜木榮，病遂癒焉。河圖四象之中，皆有中氣。所以中氣運化，四象自然調和也。河圖詳生命宇宙篇。

又治一三十歲婦人，眼昏而痛，左眼較甚，大便日三數次，下白物，不後重。食減，右脈微小，左脈沉細。醫治三年無效。方用理中丸三錢，阿膠三錢，化水送下，分三次一日服完。三日見效，半月全癒。大便下白物多熱，此白物為寒者，食減脈微故也。

此病脈微食少，大便下白物，中氣虛寒者也。大便一日多次，風木疏泄之現象也。左目不明，木氣疏泄自傷本氣也。理中丸以溫運中氣，阿膠以養木熄風，所以病癒。左脈較細，木枯故也。阿膠養木潤枯。

又治天津人五十歲，腦力恍惚，胸滿，左膀左腿酸滯，脈右虛大，左細硬，近一年矣，醫治無效。方用理中丸三錢，阿膠三錢，化水送下，分三次一日服完。三日見效，一月全癒。

此腦力不清，肺經與膽經熱也。左膀左腿酸滯，肝經枯澀也。胸間滿悶，中氣虛寒也。左脈細硬，木氣枯也。右脈虛，食少，中氣虛寒也。理中丸溫運中氣，阿膠潤肺金並潤肝膽木氣。中氣旋轉，肝木左升，膽木與肺金右降，是以病癒。天津此人每日必食蘿蔔甚多。蘿蔔生食，性熱傷肺之故。

又治一老人，眠食均減，頭頂痛，右脈虛，左脈枯，年餘矣。用黑豆五十粒煎濃湯，吞半錢理中丸，二服而癒。此病左脈枯，應用阿膠以潤木氣。因其食少，阿膠敗脾，改用黑豆，潤木不敗脾所以效也。

以上四案歷治不效者，只知頭痛醫頭，腳痛醫腳，不知整個治法，不知治中氣之故也。

此方乾薑極熱，熱則燥肺。阿膠極膩，膩則濕脾。初學脈法不精，可用四君子湯代理中湯，用黑豆代阿膠亦效。四君子湯黨參、白朮、茯苓、炙草各一錢以補中土之氣，黑豆四錢以潤降膽經，原則是一樣的。不過真有中寒者，無乾薑不能溫中寒也。

中虛之病甚多，然用乾薑之中虛病則甚少，用白朮、黨參、炙草之中虛病乃多耳。非真係中寒，萬不可用乾薑。學醫易於學偏，由中氣學起，仍易學偏。

河圖中氣，陰包陽外，陽藏陰中，倘誤用乾薑將陰液傷損，包藏不住陽氣，中氣中的陽氣飛泄出來，遂不思食而中氣消散也。

中氣乃陰陽和合而成的圓運動，故陰陽不可偏傷。白朮性橫，吐多者忌服。世人因土生於火，又因理中丸用乾薑，遂認中氣是陽性的。不知中氣乃陰陽並重，黨參即是補中氣之陰之藥。用乾薑因中寒也。

余曾見一老人，顴赤、食減。醫見其食減，用白朮、炙草補之，大喘不食而逝。顴屬腎，胃家津液不足，降力大衰，腎水枯乾，包藏不住相火，故顴赤。脾陽主化食，胃陰主納食，脾為陰臟，其上升者陰中有陽也。胃為陽腑，其下降者陽中有陰也。胃陰不足，不能降納故不思食。白朮橫燥，炙草橫熱，胃陰更傷，降氣全消。陽氣有升無降，故大喘不食而逝。白朮、炙草，看似尋常補品，用不得當，致造如此大禍。

老人的圓運動，已在消滅之時，本難用藥。用藥稍偏，消滅更快。如非陰寒偏盛之病，附子、肉桂一切動陽之藥，下咽即生大禍。

中氣者，陰陽互根，五行運化，六氣調和，整個圓運動的中心之氣也。有寒濕偏多之中虛，燥熱偏多之中虛，陰液滋潤之中虛，陰液枯涸之中虛。寒濕偏多之中虛易治，燥熱偏多之中虛難治。陰液滋潤之中虛易治，陰液枯涸之中虛難治。陰液者，有形之體質。陰液既少，不惟炙草不受，即白朮亦不受，故難治。寒濕偏多，津液滋潤，乃可服理中丸，一服即效。

寒霍亂用理中丸，易治之中虛也。如非寒濕多、津液多之中虛，誤服乾薑，劫損真陰，致人於死。風熱暑濕燥寒，皆能吐利，此吐利乃因寒濕也。

凡中虛之病，認為當用炙甘草補中。服炙草後反覺胸腹橫滯者，便是陰虛。此津液不足，脈絡枯澀，故不受炙草之剛性，可用冰糖。冰糖覺熱，可用白糖、飴糖。如陰虛之家，津液枯燥，又不能不用中氣藥者，須避去甘味。可用山藥、扁豆、糯米均佳。冰糖性聚，如虛勞咳嗽服之，病必加重。陰虛的中虛，淡豆豉亦佳。淡豆豉養中調中，又能宣泄和平。陰虛液枯，腠理必滯，故宜豆豉去滯。如兩尺無脈者，陰液太枯，扁豆補土，亦不可用，土氣能傷水也。

凡百病皆有中氣關係，中氣之治，有溫中、養中、補中、調中、顧中之別。乾薑為溫中之法，白朮、炙草、扁豆、黨參為補中之法，冰糖、白糖、飴糖、山藥、扁豆、糯米為養中之法。調中者，用清輕之品以去滯，顧中者，用藥須照顧中氣，不可損傷中氣也。

學醫最易蹈先入為主之弊。一蹈此弊，即易偏執。本篇所引經方，須將各方合成一個整體去研究明瞭，自無先入為主之患。

偏於寒潤者易敗脾胃之陽，偏於燥熱者易劫肝肺之陰，皆能致人於死地。肝肺陰液被劫，即成癆瘵而死。脾胃陽敗，即滑瀉而死。脾胃陽敗，死在目前，陰液被劫，死在日後。死因陰虛，誤用剛燥之罪也。

人之有生，先有中氣，後有四維。中氣如軸，四維如輪，軸運輪行，輪運軸靈。無論何病，中氣尚存，人即不亡。中氣漸復，病即能癒。故學醫必先從中氣學起，自然一本萬殊，頭頭是道，萬殊一本，滴滴歸源。

乾薑傷陰液，用理中丸一錢，乾薑只合一分，慎用之意也。乾薑所以溫中寒，先以老生薑嚼服而不知甚辣，便是中寒之證。經方皆重證據。故桂枝湯證，在發熱汗出脈緩六字。發熱汗出，榮衛疏泄，用芍藥以收斂疏泄之證也。脈緩為虛，用炙草、紅棗補虛之證也。麻黃湯證，在惡寒身痛脈緊六字。惡寒身痛脈緊，衛氣閉斂，用麻黃以疏泄閉斂之證也。經方不言症而言證，即是用藥之證。嚼生薑而不甚辣，初學用乾薑之證也。理中丸之證，脈微、吐利、氣微、不渴，皆是。

本書首列理中丸，係認識中氣如軸四維如輪之法，非教人以熱藥入手之法。中寒病少有，夏月上熱下寒之大氣中，人食生冷，則多有之。

吐有因於熱者，食入即吐，生甘草一錢，生大黃五分煎服，其脈必實也。吐有因於胃虛者，朝食暮吐。脾胃之根氣不足，腎氣丸一兩，分五次吞服。其脈必虛也。吐與嘔之辨，與利之寒熱之辨，詳下文柴胡湯中。有因停食而利者，詳時病篇水瀉中及兒病篇中。停食水瀉，忌補中藥。有用補中藥者，必以疏通藥為主乃可。

一老人七十六歲，津液素虧，左尺微少，飲食一如少時。一日食雞蛋燴飯，胃間不見消化，胃右有三處作痛。後食肥豬肉一塊，下咽痛即全止。少頃胃活動，頓覺舒適。緣人身的陰陽和平，運動乃圓。平者平均，和者混和。

此人陰液偏少，不能與陽氣平而和之，運動已不能圓。再食入雞蛋，將陽熱加多。於是陽多陰少，不能運動而痛。食物遂停頓而不消化。陽熱加多，得肥豬肉之陰液，登時陰陽和平，故下咽痛止而消化也。凡病皆運動不圓，凡病之癒，皆不圓者仍復其圓。此圓字的事實上，必左右相互，平而又和，然後能圓。凡病除有宿食、停痰、停水、瘀血，必去之而後陰陽能復和平外，皆須自己的陰陽和平，而後病癒。並非別有去病之法。去病之法，調和陰陽，運動復圓之法也。

理中丸證，不渴為寒。其他的病，多有熱而不渴者。陰虛之人，肺燥肝熱，反多不渴。渴有三病，濕渴、燥渴、風渴。濕渴者，胸下有水濕，阻隔相火不能下降，火逆傷津，則渴而能飲，飲仍吐出。燥渴者，肺胃燥熱，大渴能飲不吐出。風渴者，肝枯風動傷津，則渴而小便多也。濕渴、燥渴，詳《傷寒論》五苓散、白虎湯。風渴詳本篇腎氣丸、烏梅丸中。

有室女二人，春初食雞蛋、雞肉、生果，忽然嘴向右歪，脈現中虛，左尺如無。用理中丸二錢，黃精三錢，十劑而癒。其一人服祛風除濕等藥，病乃加重，更歪食減，右眼流淚，眼跳不止。不知中氣之理，奈何。凡偏左偏右，皆中虛極也。

寒霍亂的頭痛，由於中氣虛寒，升降停頓。其他的頭痛，肝膽二經關係獨多。陰虧液少，木氣枯燥故也。亦有肝經陽氣升不上來而頭痛者。用川芎一錢，黨參三錢溫補肝陽外，皆宜降藥，不可用升散之藥。

足軟無力動行，有因肺熱者，涼降肺家則癒。此病能多食。

麥門冬湯證治推論的意義

人身水下有火，則水中生氣。火上有金，則火中生液。水氣上升，全賴肝木之疏泄。火液下降，全賴肺金之收斂。肺金收斂，全賴津液。津燥液枯，收令不行，升的氣多，降的氣少，遂成乾咳上氣咽喉不利之病。

麥冬性極清降，津液極多，然能敗中滋濕。半夏性燥利濕，降力甚大。麥冬得半夏，清潤下行自無滋濕之過。又以粳米、參、草、紅棗補中之藥輔之，中氣旋轉，自無敗中之過。麥冬、半夏同用，下行之力甚速，如無中氣之藥，極傷中氣。

麥門冬湯證，其脈必中部虛少也。如《傷寒論》人參白虎湯，用石膏治傷寒燥渴。石膏大寒，遠過麥冬。而必以人參、粳米大補中氣以助旋轉，尤需加炙草以充足其中氣健運之力，亦與麥門冬湯同一意義。特麥門冬湯證，燥而不渴，故不用石膏之大寒耳。

世人於石膏、麥冬，不知應重用中氣之藥，反助以黃芩、黃連、芍藥、生地陰寒之品，使中氣大敗，變成他禍。可怕之至。人參白虎湯，詳傷寒論讀法篇。

半夏專降胃經，加補中之藥，即是降胃經之法。金匱大半夏湯，用半夏、人參、白蜜，治朝食暮吐，大便燥結是也。

此病之咽喉不利，乃咽喉乾燥。此病之咳嗽，乃無痰之乾咳。故用麥冬以潤燥，如咽乾不因於燥，誤用麥冬，病必加重。不因燥之咽乾，乃下部陽弱，脾胃津液不能上奉之故。脾胃津液，乃水中陽氣所化，常用溫養脾腎之藥。如下文腎氣丸少服，或用補益脾腎之方，乃有效也。

曾治一老人，口舌咽喉俱乾，脈弱不振。余用山藥枸杞煮豬腰湯見效。滋養脾胃之津液，溫升脾腎之陽氣也。後易一醫，用麥冬三錢，高麗參三錢，咽乾更甚，不食而逝。麥冬寒潤，極敗脾陽，極傷中氣，老人陽氣微少，故麥冬三錢，即將微少之陽氣完全消滅也。

老人中氣將完，直補中氣之藥多不接受。吞服五味子數粒，補腎家水火以生中氣，尚效。麥冬潤肺生津，能開腹中一切結氣，為藥中妙品。用之失當，能殺人也。下行之速、津液之多、開結之速，莫如麥冬，又能收斂金氣。但須燥結之病，補以中氣之品方可用之。

風熱暑濕燥寒，六氣之中一氣有偏，皆能令人肺氣上逆而咳嗽，此病為燥邪偏勝之咳嗽。

肺金主收，金氣為一年之圓運動成功的第一工作，人身亦然。而咳嗽乃人身圓運動工作最易最多之病。參看下文小建中湯薯蕷丸方。

若咳而痰白膠黏，脈象不潤，夜則尿多。此肺燥肝熱，為陰虛之咳，麥門冬輕劑多服即效。肺潤，肝即不熱也。

若咳嗽痰少聲空，痰中有血，脈來弦細，沉而有力，口苦舌有黃胎，此膽胃二經，有了實滯。不宜大棗、黨參、炙草，可用天冬、麥冬、貝母、阿膠，以潤肺燥。款冬花、馬兜鈴、百部、紫菀，以舒肺絡。冰糖以補中氣乃癒。弦細乃津枯之象。至於沉與有力，則津枯生熱，陰分被傷極矣。而口苦胎黃，必是起病由於外感，衛氣閉塞而未開，誤服溫補，衛氣斂澀之故。潤燥通絡補中，均宜清輕之品。服後弦細疏開，陰液復生，熱退絡活，咳血乃止。如用參草大棗，經絡更横，津液更枯，伏熱更甚，咳血更多，必死。此方見效之後，可加當歸少許，以補血。如胎黃已退，多加山藥、扁豆以健脾胃。二冬膠貝漸漸減輕，始終不可用傷陰之藥。此等病與治法仲景經方無有，詳於王氏醫案。

細弦之脈，閉斂之象。如用芍藥，病必加重。芍藥其性收斂之故也。自來治陰虛脈細，好用白芍，切宜戒之。二冬膠貝，寒滑敗土。如非熱實脈實，且須慎用。一藥有一藥之功，醫生用錯，功便成過。如補陽之功，錯則傷陰。補陰之功，錯則敗陽。補土之功，錯則傷水。補水之功，錯則傷土。初學總須於認定著落四字上用功，方不錯誤。白芍與當歸同用，亦可舒開弦細之脈。白芍性斂，當歸性散之故也。

咳因於內寒者，喉必做癢，清水夾稀痰，痰不膠黏，就枕即咳。脈沉而細且微。口淡無味，飲食減少。方用五味子、細辛、乾薑各一二錢，即癒。五味子溫腎，乾薑溫中，細辛溫腎寒降寒水之逆衝也。細辛、五味，性皆收斂，皆溫腎藥。世醫誤以五味子止咳為肺家藥，非是，又誤以細辛為發散藥，更錯。

咳因於中氣虛寒而兼肺熱者。痰必黃稠而不膠黏，痰稠如膿。方用理中湯加天花粉、橘皮、半夏以清降肺氣而溫補中氣即癒。咳因感外寒者，衛氣與肺氣閉束不舒，咳聲不利，頭身微痛，脈象束迫。方用蘇子、杏仁、橘皮、半夏各一二錢，以舒衛氣而降肺氣，冰糖五錢，炙甘草一錢，紅棗三錢以補中氣即癒。脈細者，加生地、當歸各一錢以潤血。此方可為咳嗽普通用方。但須認明是疏散衛氣，並非疏散外來之寒氣也。

咳因於內風者，交半夜即咳。此本身木氣不調，子半陽生，陽生木動，木氣上衝也。白芍、當歸各一二錢以調木氣，飴糖一兩，炙草一錢以補中氣即癒。黃豆、綠豆、黑豆各一把，濃煎臥前服，養木平風亦效。

咳因於氣血虛者，八珍湯，黨參、白朮、茯苓、炙甘草、當歸、白芍、川芎、生地各一二錢，多服乃癒。咳嗽而脈虛者，大人小兒均宜。此病如服蘇子、杏仁等降肺氣之藥，必壞。

咳因於津液乾枯者。中年以後，津液不足，每到冬季，日夜咳嗽，夜間尤重。無痰乾咳，咳時氣由下衝上。此冬藏之陽氣，由腎上衝。用黃豆一把，白菜心一整個，煎服則癒。白菜心下裡陽之上衝，黃豆潤肺衛津液，養木氣。冬咳上氣，木氣動也。《內經》謂：秋傷於濕，冬必咳嗽，即是此病。咳嗽上氣，由於津液傷，濕乃土金之津液也。此病除此方無特效藥。

咳嗽清痰而小便不利者。黑豆三錢，烏梅三錢，服後小便利，咳即止。清痰者，水也。烏梅助木氣以疏泄水氣，故小便利咳即止。烏梅性溫屬陽，故用黑豆和之。豆與梅分量應如何配法，臨時確定為是。脈體柔潤者不用黃豆，可用烏梅三枚，白糖一兩。

咳因於酒積者，吐黃稠痰，胸熱食減，面色青黃。用白扁豆、黃豆各一把，或單用黃豆而癒。胸熱食減，濕熱傷損肺胃之陰也。面色青黃，陰傷土敗也。

扁豆除濕健胃，黃豆清熱益陰。兼而用之，除濕不傷津液，健胃不嫌橫燥。養陰清熱而不敗胃，又皆淡而不甘之食品。治濕熱而用淡味之穀食，妙不可言。若用他藥，必貽後患。黃豆善補膽肝胃脾肺腎之津液而不濕脾，故癒。

又有咳因酒積，日久傷陰，聲粗而空，痰白稠黏，不易咳出，出則甚多。脈洪大，鼓指有力，重按空虛，關寸最盛，關尺最微，右脈最盛，左脈最微。行動欲喘，此非尋常輕劑所能奏效，須用大劑填陰之法。熟地一兩，龜板、鱉甲各一兩以填陰，扁豆、黃豆各六錢，以補土養木養津液，牛膝、枳實、橘皮、半夏各三錢，以降肺胃。濃煎多服，服至脈小乃癒。

夜間乾咳無痰，脈不虛浮，蔥豉湯甚效。脈不虛浮，肺氣閉束之象，蔥舒肺氣，豉能宣通，故效。蔥頭三個，豆豉五錢煎服。

如咳嗽脈短，此為肺氣不舒。蘇子、杏仁各二錢，紅棗十枚，濃煎服。脈長即癒。此則肺臟本身自咳也。

小兒篇治咳方，各宜參考。四逆散，治半夜煩咳，脈實妙極。

虛勞咳嗽，未有不癒治癒咳者。因治咳之藥皆傷肺氣之藥，補藥皆滯肺氣之藥故也。可用淨糯米粉，揉成小水圓，扁形一寸大一個。豆油或花生油、豬油，小火炸微黃，木器裝，放土地上半小時，以退火氣。涼水煮稀糊，淡食，不可放糖與鹽。一日二次，食半飽，極有功效。雖至無藥可治之虛勞之咳，皆有奇效。糯米補益肺陰，性能收斂，能補肺損，炸過兼補中氣。油的潤性，最宜虛家，咳而失眠、潮熱、盜汗最妙。此無法中之法也。虛勞咳嗽，脈忌細數。多服此方，細能轉寬，數能轉緩，真有不可思議之妙。

虛勞咳嗽，如有喉癢，清痰夾水，便是五味子乾薑細辛證。可用五味子、乾薑、細辛各一錢另服，一面仍食糯米粉水圓方。五味乾薑細辛證，非五味乾薑細辛不能醫。如咳而喉不癢，痰不清不夾水，誤服之殺人。五味乾薑細辛證，脈必虛寒，注意。

麥門冬湯，《金匱》原文無咳嗽二字。事實上上氣咽喉不利，即是無痰之嗽。見時病本氣篇咳嗽最後一方，重用麥冬，無補中藥，因中不虛。此病中虛也。上氣咽喉不利六字合看，便是燥嗽。氣不順下，則逆而作嗽。咽喉不利，便是燥嗽的上氣。《周禮・天官》疾醫，冬時有嗽上氣疾，即是此病。有痰為咳，無痰為嗽。

肺為陰根，肺陰足則全身的津液自足。麥門冬補肺陰之方也。用糯米稠粥調花生油，不著鹽不著糖，早晚飯後一碗，數日之後，陰生液旺。凡肝腎陰虧，上焦乾澀，左尺脈少諸病，皆有顯著功效。調法，須調至粥油不分乃止。粥一碗，油二兩。如食後胃即覺膩者，不可食耳。秋冬尤宜。比食一切價貴之物好，花生油有通結潤枯之功，陰虛最宜。

小建中湯證治推論的意義

此方重用芍藥名建中者，中氣生於相火，相火降於甲木故也。相火降則中氣運，中氣運則相火降，交相為用，其機甚速。

芍藥專降甲木而斂相火。性寒味苦，如不與飴糖、薑、棗、桂枝甘溫之味同用，將苦寒之性化合，必傷土氣而敗相火。

造化之氣，地面之上的少陽相火，降於土下，藏於水中，遠為一年之根，近為中氣之本，人身亦尤是耳。故降甲木以斂相火，為治虛勞之大法，為建中氣之關鍵。膽經與相火關係全身，可謂大矣。

此病如兼見咳嗽，即入危險之境。如咳嗽不癒，便為難治。因相火下降，全賴肺金的收斂之力。如咳嗽不癒，肺金的收力散失，相火永不能降，發熱不止，中土無根。腎水不能復生，肝木之氣枯竭。五行消滅，不能生也。

此病如兼咳嗽，仍用原方。因肺金收降，本自然的性能。只要甲木能降，相火下行，不傷肺金。中氣回復，肺金自能下降而不咳也。如加用治咳之藥，必傷津液，咳反加重。葉天士謂芍藥入肺經，其意即此。此病為氣化為病，形質未損之方。如為病日久，形質損壞，此方諸藥均不相宜。

仲景立虛勞之法，乃形質未損之法。倘或於形質已損之虛勞亦用此方，不惟無效，病反加重。因形質既壞者，芍藥之大苦大寒，不能受用。炙草、大棗甘味，亦能聚氣而加咳。形質已壞者，咳嗽發熱自汗，枯瘦而脈象細數，飲食極少，不能起床也。人身形以生氣，氣以成形。形質已壞，氣無所生，故為難治。

虛勞病三十二歲以前得者，發熱不止，必入危險之境。三十二歲以後得者，可不發熱，可免危險。因三十二為四八之期。男子四八，腎水固定，水能藏火，故不熱。女子則四七之後腎水固定也。

虛勞之病，至於如此情形，可謂重矣。治法不獨降膽經相火以建中氣，此五行之妙也。中氣在二土之間，胃土喜清降，脾土喜溫升。膽經相火下降，則胃土清降而脾土溫升。二土升降，中氣自任。尤妙在飴糖、白芍合用重用。

虛勞用芍藥。一要用辛甘之藥和其苦味。二要有乾燥煩熱之證，否則減輕用。三要右手關上勝過他脈。

關上乃肝胃脈也。冬至後夏至前，不善用之，最敗火土。中伏後最易見功。因夏至後太陽南行，中伏地面之上壓力漸增，地面上的太陽熱力遂壓入地面下去，以後愈壓愈深愈壓愈多。造化的中下，陽氣充足，人身膽經降入中下的陽氣亦充足。故芍藥降膽經之功甚偉。處暑後，地面上的陽氣正在入地，胃間的陽氣更足，故處暑後用芍藥尤易見功。冬至後地面下陽氣左升，陽根疏泄。人身此時，亦中下陽泄，根本動搖。

芍藥苦寒，故用之見過。所以老人與久病之人，冬至後死者較多，中下陽根泄動故也。聖人春夏養陽，秋冬養陰，一日之間，午前宜養陽，午後宜養陰。養陽者，不用寒涼以傷中下之陽也。養陰者，不用燥熱以傷中上之陰也。此指大概而言。

本書溫病篇，溫疹各方，均不用芍藥。因溫疹之時，正天人之氣，陽氣動搖根本之時。溫疹之熱，乃下部微陽上衝所化之熱，並非膽經不降相火所化之熱。所以溫病本氣篇各方見功極速，而皆可靠也。不僅用芍藥應研究節氣，凡用苦寒之藥與滋潤發散之藥，與治小兒發熱，皆應知節氣的關係。冬不冷凍之地更宜注意。

人身腠理，為氣血流通關鍵，質係油膜，為膽經相火之所司。虛勞病氣血不通，即腠理油膜乾澀之故。小建中湯最通腠理，血痺身體不仁，功傚尤著。如左腹似痛非痛，芍藥、冰糖補身右之陰即癒。右降則左升也。膽經之陰，降入肝經，則肝陽和也。

虛勞病，最忌黃耆與當歸併用。耆性補陽，最往上升，最傷陰液。當歸性濕而窒，敗脾滑腸。惟津液不足，用當歸、黨參臥時嚼服一錢，甚效。參補中氣之津液，歸補木氣之津液。膽木右降以生肝木，遂成其圓的運動。失眠尿多，頗有特效。

黃耆的妙用，在補衛氣。衛氣虛陷不起者，非耆不能補回。世誤黃耆補衛為補肺，肺主下降，肺主下降何可用黃耆以升之，黃耆的耆字誤為耆老的耆字，遂又誤黃耆為補藥之長。不可不知。

虛勞之病，脈象浮虛者易治，脈象弦細而澀者難治。小建中湯用生薑、桂枝之辛散以和芍藥之收斂，炙草、紅棗、飴糖之甘補以和芍藥之克伐，使土木之氣的圓運動舒展調和，細澀之脈漸轉柔和。其所以能轉柔和者，中氣之復也。如薑桂棗草飴糖的分量多少，不適合於調和芍藥，必有因用芍藥，脈反加弦，病反加重者。弦細之脈，不喜芍藥之苦寒收斂也。弦細在左，右不弦細，中氣未被木氣克完，尚有可為。若右脈亦弦細而澀，便難治矣。可見治虛勞病之難也。

小建中湯，亦治遺精陰頭寒。肝主宗筋，陰頭寒，肝經寒也。肝經乙木，生於膽經相火，膽經不降，陰頭乃寒。芍藥降膽經相火，交於腎水。肝木得根，是以陰頭不寒。若以熱藥以溫陰頭，熱藥燥動枯木，不惟陰頭仍寒，遺精必更加重。

世謂精滿自遺，不知飲食化精，積精化氣，豈有滿時。精之化氣，全在肝膽二經運動之圓。肝膽二經，何以運動不圓？一由中氣虛，一由腠理滯。小建中湯，建中氣通腠理，降膽經升肝經，遺精第一仙方。夢因肝木升氣不遂而成，所謂物質生精神是也。

宇宙造化圓運動之成功，全是由秋金西降，相火下藏成的。人身的圓運動，全是由膽經相火降入腎水之中成的。故人身一切運動不圓之病，小建中湯實握重要的原則。以上所列病證，不能完全。吾人匯此原理，便可曲盡法外之法，以治一切運動不圓之病。此點宜特別注意。

飲食入胃，先變化成飴糖，儲於胃壁後方，以運輸於各臟腑及全體。胃壁後方，即五臟六腑皆繫於脊之處。此處飴糖存儲者多，身體必壯，存儲者少，身體必衰。膽管由十二指腸下降，為全身升降鎖鑰。

《內經》謂十一藏之氣，皆取決於膽。言膽經由十二指腸下降，全身的升降乃通也。

小建中湯多用飴糖，重用芍藥，酸甘化陰，使左尺脈加多，建中又能補水。左尺脈加，白芍降膽經之能事也。

飴糖愈多愈妙，桂枝愈少愈妙。

麥芽消積散氣，芍藥破結通瘀，力量均大。小建中湯並用之，須藉紅棗之補益以濟其偏。不然，虛人每有克伐之感覺。則紅棗分量應重用也。按各人脈象酌定之。脾濕尿短，忌用飴糖。飴糖即麥芽糖。

雞肝一個，炒白芍一兩，同煮爛，曬乾研末。每早晚服一錢，勝於小建中之功。凡陰虛膽逆之人，十二指腸形質枯損，不受小建中湯甘味者服之。膽管胃部，即見疏通下降之效。連服數日，失眠尿多並膽胃不降，於肝木燥動種種虛勞之病，有出乎意外之功力。雞肝大升肝陽，白芍大降膽陰，二味同用，圓運動之力非常之大而且速。二味多少，隨時按證配合。如服後病見減少，而半夜大便者，此為肝熱，酌加白芍。

此方治遺精特效，通滯之力大也。若膽胃之陽不旺者，白芍減半。此方黃連阿膠雞子黃湯參看。

同學關崇卿，寒露後，交戌時，左鼻出血，數日不癒，脈弦細急數。命服黃連阿膠雞子黃湯，一劑脈和而癒。寒露陽氣下降入土，比秋分多。肝木根氣增加，肝陽升的太過，肺金降力受傷，於是左鼻出血。圓運動整個不圓，中氣大虧，故脈急數。肝陽化熱傷陰，故脈弦細。此病如用補中涼血之法治之，必能見效，但不能如此湯之見效而脈和迅速也。

因黃連所降之熱，即是雞子黃所補之虛，雞子黃所補之虛即是黃連所降之熱。虛即是熱，熱即是虛。黃連與雞子黃化合，既不見虛，即不見熱。既不見熱，即不見虛。雞子黃潤而大熱，其性上升。黃連燥而大寒，其性下降。

同具中土之色，兩下混合則生中氣。中氣生的迅速，所以脈象和的迅速而病止也。經方功效，皆是如此。

由此旨而推之，黃連阿膠雞子黃化合所治之虛病多矣。雞子黃一枚，黃連一錢煎透去渣，調黃至極勻。大有再造生命之功，且能通調一切氣血滯塞不和諸病。中風寒者，加乾薑一二錢，中寒者，單嚼食乾薑，不甚覺辣。

牛肚一斤，生白芍一兩或五錢，水六碗煎成一碗，分二次服，兌入飴糖二兩或一兩。有小建中湯之功，而補損之力獨大。半身不遂，久服尤妙。

牛肚不可去黑皮，老人日日服之，增壽可靠，淡食。白芍秋後可多用，冬至後宜少用。

當歸生薑羊肉湯證治推論的意義

疝病有寒者，有熱者，有木氣積聚者。腹痛有寒者，有熱者，有水氣滯者，有積聚者。脅痛有寒者，有熱者，有木氣滯者，有瘀血者，有水停者。

此方所治疝病，乃因於肝經寒者。如因肝經熱者，其脈右大左細，沉而有力，或左脈弦實有力。方用歸芍地黃丸。歸芍以調木氣，地黃丸益水養木以清熱。因於木氣積聚者，歸芍地黃丸加苦楝子以泄木氣。丸藥每次二錢，楝子每次二分。徐徐治癒，不可求速。

此方所治腹脅痛，乃因於肝經寒者。如因於肝經熱者，左脅下痛，腹瀉金黃，或瀉白物。其脈左關尺沉細，或左關鼓指有力。方用歸芍地黃丸二錢，加梔仁三枚以清熱。因於木氣滯者，芍藥、炙甘草各二錢，加苦楝子五分。因於積聚者，獸炭五分或一錢，甚者大承氣湯輕劑下之。此證必腹痛拒按也，其脈皆沉而澀。因於瘀血者，痛處不移，按之更痛。八珍丸加桃仁、紅花少許，或加益母草、生首烏。有水者，五苓散加牛蒡子。有水者，脅下必有水聲也。孕婦下半夜左腹脅下痛不可忍，左尺脈無有，黃芩、白朮各三錢多服。左尺脈現，痛即止矣。獸炭，獸肉炒焦成炭。

當歸、生薑並用，辛竄非常。曾見一室女，病腹痛。醫用此方，服後甚效。更進一劑，小便次數忽然加多且長，臍內奇癢，臍內有蟲爬出。後服清肝涼血養陰之藥始癒。蓋辛熱之劑，溫肝經之寒，過服則肝寒已去，肝熱復生。尿多蟲癢，皆肝熱也。大凡偏寒偏熱之方，切須中病則止。陰分受傷，補救不易。

肝經秉春木之氣，喜溫惡寒，但尤惡燥。溫則生氣充足，上升而化心火，心火因之而足。寒則不升，故冬令多食羊肉，次年精神必能增加。羊肉最能溫潤肝木，能每早淡食一碗更妙，無鹽則不助熱也。

經驗多的大醫治內傷病，慎用桂枝，因其燥肝之故。只要善降肺膽二經，肺經降生腎水，膽經降生腎火，水中火足，肝木之陽遂足，不惟肝木不寒，而且肝木不燥。補肝陽之妙法也。肝陽由水中之火而生，故不燥也。肝木燥，屁必多。燥傷津液，肝木橫滯則成屁。治木氣病，由無屁而治成有屁，再由有屁而治成無屁，乃能盡治木氣之能事。生薑最燥木氣，慎用。

服生薑而肝木燥者，薑燥肺經之故。肺如不燥，能生水下潤，則水氣柔和。善治肝燥者，必先潤肺金也。廣西冬至食羊肉，則病熱瀉，大氣熱也。

腎氣丸證治推論的意義

經方於五行皆有直接治法。惟腎水無有直接治法。治腎水之法，薯蕷補肺、地黃滋肝之法。補肺金以益生水之源，滋肝木以杜耗水之路也。其實凡潤肺滋肝之藥，皆能補益腎水。

此方既治小便過多，又治小便不利。可見木氣之動，忽而太過，忽而不及，皆水氣與水中溫氣不足，不能養木之故。

此方補金潤木滋腎水，又用附片溫腎水。凡陰液不足，而腎陽又虛之病，總以此方為大法。

此方藥店名桂附八味丸，又名桂附地黃丸。藥店的腎氣丸，則名金匱腎氣丸。於腎氣丸中加牛膝、車前以利小便，大傷腎氣，切不可用。其意以為小便不利也。其如小便太多者，何哉？木氣疏泄之理不知故也。

後人將此方去桂附，名六味地黃丸，專治腎水不足，極有功效。而不知全是補金潤木之功。補金以培生水之源，潤木以杜耗水之路，腎水有生而無耗，故腎水足也。再於水中補火，水中有火，則生氣。此「腎氣」二字之起源也。腎氣者，元氣也，中氣之根也。

此病完全為肝腎病，肝腎病而津液虧傷者，忌用中土甘味之藥。所謂土剋水是也。況津傷之人，脈絡乾枯，甘味壅滯，用之必生脹滿。六味地黃丸補水，不如歸芍地黃丸補水功大而活動。歸、芍活動木氣，不用活動木氣之藥，必膩胃矣。

腎家水火二氣，水氣多於火氣為順。緣人身中氣，為人身整個運動之樞機，腎氣為中氣運動之基始。水氣多於火氣，火藏水中，乃能生氣。若火氣多於水氣，水氣不能包藏火氣，火氣遂直衝上越，運動遂滅。此方附子極少，山藥、地黃、丹皮、茱萸獨多，即是此理。況臥寐則生相火，一年之秋冬又生相火，一日之申酉以後又生相火。故人身只恐津液不足，不愁火氣不足。

果病水多生寒之病，用附子以溫水寒，一劑便奏全功。若水少補水，一年半載尚難補起也。小便不利，服腎氣丸而現口苦者，此腎水較腎火尤虛。宜去附桂，並去茯苓、澤瀉，加車前草同服。水較火虛，故不用附桂以助火，苓瀉以傷水。車前草潤而利尿，故以之代苓瀉。

但火氣雖多，不可用熱藥加火，亦不可用涼藥滅火。只宜潤肺滋肝以益水而配火。水火俱多，元氣更足。如因火多水少而用涼藥滅火，水火俱少，元氣遂減，中氣無根矣。因火多而去火，此不知根本之醫也。

附子純陽，其性上升。如水寒不大而多用附子，或水不寒而誤用附子，附子下咽，能將腎中的陽根拔動而起，使水氣從此不能包藏火氣，為禍不小。

除純寒之證，不能不用附子外。其內傷之腎陽不足，腎並不寒之證，莫如用甜蓯蓉、巴戟天柔潤和平益腎之品，以代附子，最為妥當。豬腰子不去膜，用生薑丁黃土拌濕包固，柴火燒熟放冷，胃強者嚼食腰子，胃弱者將腰子煮湯食。右腰子中白油膜，較左腰子特多。腰子屬水，腎水候於左。

此方溫補腎陽，平和力大。凡先天不足，與腎家陽虛之人，皆可奉為再造之寶。但多食亦能動熱，如其動熱，須以養陰之品配之。腎陽虛者，虛而兼寒乃用附子，虛而寒者，脈遲而食減也。

腎為一身之本。中氣為人身之生命，腎中之氣又為中氣之生命。凡老人八九十歲，夜不小便，眠食精神如常。此必平日保養腎家之效。如老人腎氣受傷，食入仍吐，即宜服腎氣丸，養起腎氣，以生中氣，乃癒。腎氣丸治腦鳴特效。腦髓即腎精也。

如老人腎氣受傷，春夏之間，晝則微覺惡寒，夜則微覺發熱，微汗滿身，口苦食減，身體疲乏，並無外感項強身痛之證，亦宜腎氣丸以補腎氣自癒。切不可用發散藥以速其死。惡寒汗出，乃榮衛將散之兆，中氣之敗可知。但不宜直接用白朮、炙甘草補中之藥。因此病之中虛，乃腎氣不能生中氣的關係。如服腎氣丸不效，則腎陽難復。宜多食豬腰湯以補命門相火自效。

此病欲知是否腎氣虧傷，可於惡寒之時，用溫水泡足。覺身體陡然舒適，惡寒全消者，便是腎氣傷虧之象。因足底為腎經湧泉穴，此穴得溫，腎陽上升，故惡寒立罷。榮衛的寒熱根於腎氣。寒熱者，水火之徵兆，腎乃水火二氣所成也。

消渴小便多。消者肝木失根，風動消耗津液，故渴。風動疏泄，故又小便太多。是乃難治大病。著者本腎氣丸的原理，用遼海刺多的小海參一枚，黑豆一把，煮爛食極效。因此病乃形質虧損，非草木之力所能挽回。此方一為血肉之品，一為穀食之精。海參大補腎中陽氣，黑豆大補腎水。水火均足，水靜風平，疏泄遂止。凡腎家虧損，及年老腎虛，真有不可思議之妙。

凡補品，多數皆有偏處，或生脹滿，或生燥熱，種種不適，功不抵過。惟此方，服之愈久，神愈清，氣愈爽。服之終身，不僅能卻病延年而已。

海參大補腎陰，又補腎陽，世人只知補腎陰也。煮法先將海參用溫水泡一小時，用手捏去鹽渣，換水兩大碗，加黑豆一把，微火煮八小時，取出海參，剝去沙泥，腸勿去。連湯食。海參精華全在湯中也。腎家虛損，力可回天。凡病精神不振、飲食減少，補中藥服之不受者，可速服此方以補中氣之根源，即效。能於子時後寅時前服下，效力更大。凡半身不遂，經脈不通，癥瘕，皆可借子後寅前造化旋轉之力，以宏海參黑豆補腎水火之功，而復中氣之舊也。消渴屬於熱者，小黑豆煮濃湯，常常服之，勝於食涼藥。

人於四十後善保腎家，左脈充足，皆能有八十以上之壽。因水足乃有藏火之處。水虧不能藏火，中氣失根，與河圖中宮陰數在陽數之外，陰以養陽之理相背。則陽氣飛越，中氣消散，無藥可回也。好食紙煙、雞魚燒酒、牛奶熱性等傷陰之物，與燥熱之藥，亦能使左尺脈少。老人能受附子陽藥，皆腎水充足之故。前人謂陰脈旺者必壽，其意深矣。李東垣謂人當四十以後，氣當下降，宜升陽之藥。此言誤人不少。其實四十以後，降氣即漸衰矣。降氣者，陰氣也，津液也，腎水之來源也。東垣錯處，湯頭篇中最多。

凡陰虛則肝熱肺燥，忌食下列各物。

燕窩　魚翅　蝦米　鯉魚　鹹魚　雞　雞蛋　牛肉　羊肉　鴿　紅糖　甜酒與一切酒　胡椒　花椒　韭菜　生薑　蒜　核桃　茶煙

以上各物皆傷陰分。

每晚調服鴨蛋一枚，調十分鐘生食，或開水沖服，最能補陰。惟大癰疽未合口者，忌之。小瘡之屬於陰虛者，宜之。此方比服補陰藥功大，治幼童夜尿特效。

小便不利，有因土氣虛者，有因肝陽虛者，有因肺陰虛者。土氣虛，肝陽虛者脈微，肺陰虛者脈弱。土氣虛者，宜服茯苓、白朮。肝陽虛者，宜服烏梅。肺陰虛者，宜服車前草。苓朮除濕補土。烏梅性溫補陽。車前性涼補陰。不可錯誤。

陽虛誤服車前，敗脾滑腸。陰虛誤服烏梅，疏泄過甚，小便不止而死。此外則木氣結滯，脈象沉澀，亦小便不利，宜《傷寒論》之四逆散。柴胡、白芍、枳實、炙草各一錢，以升降木氣，疏通滯氣，並養中氣乃效。又非腎氣丸所宜矣。微脈弱脈，詳脈法篇。

一七十六歲老人，小暑大暑之間，滿身發癢，脈虛飯少，行動無力，脈甚潤卻散漫。予附子理中丸一錢。二日後，頭忽暈，改服腎氣丸一錢，一日二服。至立秋約服三兩，諸病全癒，脈亦調整。次年春精神大加，行動如少年。此病身癢，陽氣虛也。附子理中，乃中虛又寒之法。此病中不寒，故服之頭暈。改用腎氣丸，由水中補陽，所以病癒。

小滿大暑之間，正少陽相火之時，此時補起相火，秋後降入水中，所以交春，見效特大。凡附子理中覺燥，改用腎氣丸，此法最佳，最宜研究。相火當令之時，宜補相火，所以冬季熱藥不宜。冬季宜補水也。世人以為夏季炎熱宜涼藥，冬季寒冷宜食熱藥，可謂不知醫理。

有一人夏季感寒，惡寒甚盛。服阿司匹林，汗出感癒而胸痞氣微，心煩意亂，若甚危險者。脈右關獨大，虛鬆無神，左脈甚細。服附子理中丸梧子大五粒，頃刻而癒。此中寒兼陰虛，附子理中少許即效。若服之稍多，必病癒而陰虛之病隨之起矣。此治法，乃中寒宜附子理中卻宜少服之法。若服腎氣丸，於右關脈大之中寒，必不見效。

補益腎氣，時方之中還少丹最好。巴戟天、甜蓯蓉、楮實子、五味子、小茴香、炒杜仲、山茱萸各一兩，以溫補腎肝陰中之陽。枸杞、熟地各二兩，以補腎肝之陰。山藥、茯苓各一兩，以補肺健脾。牛膝、遠志、石菖蒲各一兩，以疏通腠理，使補益之品可無停滯之患。避去附子肉桂之純陽，於溫補中寓潤養之義。蜜丸每服一錢，飯後服。此方與下文健步虎潛丸，滋補腎肝之妙法也。還少丹並治脾胃虛寒，飲食不思，發熱，盜汗，遺精，白濁，真氣虧損，肌體羸瘦，肢體倦怠等症。菖蒲、遠志最疏胸膈滯氣，心虛者少用。胸膈氣疏，心腎乃交。人見遠志的志字遂認為能補心腎，誤後學者也。還少丹用之於大隊滋補藥中，正所以疏胸膈之氣，以利導滋補之作用。此方偏熱，右尺脈少者宜之。虎潛丸偏寒，左尺脈少者宜之。

腎氣丸治的小便太多，乃腎中火弱之虛病。故用附片於地黃之中，以補腎水中之火，以培木氣之根。木氣得根，疏泄有本，故小便減少，以歸於常。若手厥陰心包經熱實之小便太多，則非黃連不效。厥陰熱實，其脈細沉有力。夜半煩躁，口渴汗出，甚則肢冷。舌之中心兩旁黃胎兩條，時起時退。一夜小便十數次，白日睡醒，亦兩三次。用黃連者，降手厥陰心包相火也。

潘榮武同志，少君五歲，病此，用白芍、菊花以清肝熱，麥冬以清肺熱，生鐵落以降膽，黃連以降心包，大效。口渴，津液傷也。汗出，內熱也。肢冷，熱極則熱聚於內，不能達於外也。舌心兩旁黃胎，時起時退，舌乃心之苗，心包熱實，熱現於舌也。胃熱之胎，退則病癒，不時起時退，土氣厚重不移易也。心包屬火，而來自肝木，木病則進退不定也。白晝睡醒，小便宜多，睡則增相火，火增則木熱也。脈沉，內實也，細而有力，熱傷陰也。

此證與腎氣丸證，一虛一實，雖實仍虛。用參朮草棗白芍，白芍重用，以善其後焉。

單食甜蓯蓉一味，剪細吞服一錢，水火雙補，可代腎氣丸。陰陽俱虛，形體瘦弱，不能受附子者，此藥最宜。白果煨食十枚，亦治腎虛小便太多，此無熱之小便太多。

有老人小便不利，服溫補肝腎之藥始利，而大便反瀉不能收納。此肝腎陰虛，肝木又熱。後服生雞子一枚，生白芍二錢，生知母二錢，乃癒。雞子以補陰，知芍以清熱也。此人服腎氣丸甚熱。

大黃黃芩黃連瀉心湯證治推論的意義

腎水足則上升以交心火，心火足則下降以交腎水。腎水上升者，陰中陽足也。心火下降者，陽中陰足也。腎水不升則化寒，故腎氣丸，用附子以溫下寒。心火不降則化熱，故瀉心湯，用大黃、黃連、黃芩以瀉上熱。漬少頃者，泡出味便服，不可多泡也，輕之至矣。此心火乃心包相火，非心臟君火。君火不病，病則人死。

降火與清火不同。清者有去之之意，降者引之使下，歸於水中，不去火也。明瞭降火法之意，方能治火氣之病。如用清法去火，乃火氣病之實者。此方乃火氣病之虛者。

「心氣不足」四字，切須認清。心屬火氣，下焦之火主上升，上焦之火主下降。心火不足，乃心火之降氣不足。如係心火不足，便須用羊肉溫補木氣，心火乃足；或用腎氣丸以補木氣之根，心火乃足。

吐血，有因寒者，有因熱者。大黃黃連黃芩瀉心湯，此病之由於熱者。火熱不降，中氣必虛，故此方漬而不煎，預防傷中，為治火逆之大法。即吐血之由於實者，大怒之下，肝膽橫塞。實在肝膽，虛在中氣。如吐血而脈緊，重按有力，則瀉心之法中，又須兼清肺和肝，散結養中之品矣。吐血乃大口吐出，非咳血。

若吐血不止，是中下寒盛，肺金不斂而血逆行。用柏葉湯，乾薑溫中，艾葉溫木氣而調升降，各用三二錢，馬尿一兩，煎服即癒。馬尿收斂下降，能滋潤血液。此脈必微而浮，或虛而大也。中溫肺斂，血乃下行。下部溫暖，血乃歸根。若服涼藥，病則難癒。有時咳血而大口吐出，若屬於熱，難治。

吐血不止，或十數日發一次。除用柏葉湯外，紅燉羊肉隨意食，特效。此為木氣與中氣虛寒之病。木氣寒則膽木不降，故血逆行。其脈必弦大，或虛微。弦而大為虛寒之脈。微脈亦陽虛也。羊肉溫補木氣，又補中氣，紅燉有桂皮等香料，亦溫補木氣與中氣之品也。凡吐血不止之吐血，乃大口吐血，非咳血，非咯血，慎之。

瀉心湯治上熱吐血，柏葉湯治中寒吐血。此種吐血，多係一吐即癒。惟虛勞咳嗽、痰中帶血，則難治，以其形損故也。

人身之氣，陽位在上，陽根在下，陰位在下，陰根在上。虛勞咳血，肺質損傷，陰根受傷。如脈不細數，尚可補肺益陰。肺陰復原，降氣充足，圓運動迅速，中氣復生，自能病癒。如脈細數，形質大損，陰液枯涸，病即難治。咳血又加發熱，陰竭火飛，一交節氣，大氣變動，即生危險。

咳血而脈尚未細數者，切不可用補氣傷津之藥，使之轉成細數。方藥如下：白芨、阿膠、糯米各三錢，以補肺質之陰。山藥、扁豆各三錢，以補肺陰之陽。山藥兼補土去濕，可以調和白芨、阿膠、糯米膩性，使之不礙食慾。槐角二錢，以清肺熱而助收降。海浮石補肺質之損，益肺質之陰，以助肺金降氣。苦杏仁泥一錢，以潤肺質而降其逆氣。蜜製款冬花、枇杷葉各二錢，以降氣止咳。黑豆五錢，養木氣、降膽經、斂相火、引肺氣降入腎家。黑豆益陰而不敗脾，和木氣不使上衝，以保肺金之安寧，為此病要藥。總之此病此方，總要補陰不傷土氣，補土不傷陰氣為主。如半夜陽動，宜加苦楝子、生枳實一二分研末，每日臥前吞服。蓋能半夜舉陽，此相火尚旺。能將此火藏於水氣之中，肺金賴以安寧，中氣賴以復生，此好機會也。

凡動陽食物一概不食。用糯米、百合、山藥、蓮子、扁豆、綠豆沙、紅棗、白糖、豬板油，蒸熟如泥，以代早點。食後不覺熱，則中氣受補，形質易復，病癒較速。形質不可損壞，壞則難望復原。醫此病者不可求速效，致藥不見功反加病也。

至於鼻衄，皆是虛證，有燥病、濕病之別。燥病，口苦額痛，麥門冬湯可用。濕病，面黃、食減，炙草、側柏葉各二三錢。柏葉除濕斂肺，炙草補中，麥門冬湯亦重補中，可見肺逆者中必虛也。婦人經期，鼻血大出。此心熱橫肺，乃倒行經也。速將頭髮用涼井水泡之，頻換新汲井水以撤心火。心火降，血則歸經。另服柏子仁湯乃癒。柏子仁湯，詳湯頭篇。

一婦年四十，因咳嗽痰中有血，注射葡萄糖鈣多次。後遂痰中大口帶血，晨起即咳，半黑半紅，繼則全紅。中脘作痛，有氣上下分行，上行者，由中脘向右入耳後至前額，則鼻出血。由中脘趨左腹，腹即痛，大便瀉稀水少許，至十數次，小便亦日十數次。背後發熱，月經減少，飯食不甘，睡亦不穩。脈兩尺俱無。予用龜膠二兩，鮮柏葉二錢，一劑血止、咳減。第二劑仍二兩，去柏葉，加槐角二錢，咳與背熱皆大減。大便小便均復原狀，食睡都好。其間有一種現象，頗為特別。

第二劑後，額上皮內如有多少蟲行，由後而前，由上而下，由頭下至臍下，睡醒之後，精神百倍，右尺先有，左尺亦來，不多。膠減一半，槐角仍用二錢。服至十劑，病始全癒，而左尺仍不足也。

此病陰虛而用補陽傷陰之藥，圓運動失常，此用不運動之藥使然耳。人身陰陽圓運動，後升前降，左升右降。

此病兩尺俱無，平日陰虧可知。陰虧而咳，此肺熱之咳。葡萄補腎陽之藥，糖補中土之藥。陰虧之人，忌補腎陽、忌補中土。陰陽運動，是活潑的，鈣乃金屬，是不運動的，所以注射葡萄糖鈣多次，而成以上所列現象。陰虧則不降，所以熱咳。既不下降而熱咳，又加以補陽之藥。陽多陰更傷，更不下降，於是由右上逆而鼻出血。陰陽運動，相抱如環。肺陰既不下降而向上，肝陽即不能上升而向左下陷。於是腹痛下趨，而連瀉不已。小便多次，亦肝陽下陷生熱也。背面發熱者，陽升於後，不能下降於前也。頭皮內如多少蟲行，下至臍下者，身後督脈上升之陽，升至頭頂，由額下降至臍也。龜膠大補陰液以復尺脈，用至二兩可謂重矣。柏葉收肺氣，槐角清肝熱。故此方特效。此病已花費二十餘萬。此方十來日，藥資不過千餘元耳。此中醫根據圓運動的原則，憑脈治病之妙也。中醫不用不運動的藥。

吐血屬於虛勞者，用生地、熟地、天冬、麥冬、知母、桑皮、杏仁、白芍、阿膠、白芷、甘草各一錢，雞蛋三枚同煮，蛋熟去殼，用竹筷將蛋戮一小孔，再入藥鍋內煮數分鐘。先食蛋，後食藥湯。隔一二日一劑。血鮮紅者，藥加為各二錢。服後脈細數者，漸轉和緩，肺內部痛者漸不痛，潮熱者漸退，雖二三期之重病亦效。此方乃整個圓運動之法也。虛勞吐血，向來只有補陰之法。補陽之藥，不惟無效，反以加病。人身陰陽二氣，互為其根。一派補陰之藥，皆是滅陽之藥，土敗火熄，不食而死。雞蛋大補脾腎之陽，有薑附之功，無薑附之燥，於大隊補陰地冬等藥中用之，並使藥汁漬入蛋內，而成一陰陽互化的圓運動。脾腎陽復而左升，胃肺陰復而右降。形質與氣化的圓運動復原，所以熱退進食，癒。

吾人將此陰陽互化之意想清，不用溫補藥，而用雞蛋之理認識，必能治多少陰陽兩虛無法用藥大症而得到愉快之境。咳血者不可服。服此方須隔一二日一服，若每日服之，雞蛋不易消化。煮藥要蓋住。

炙甘草湯證治推論的意義

此方用生地、麥冬、阿膠、麻仁，涼潤之品，大補津液。因脈已結代，心已動悸，已現津液燥熱之象。津液乃中氣旋轉之所生。必須中氣旋轉，津液方能復生。又必須津液滑利，中氣方能旋轉。此互相關係的實際上，學者能思維透徹，得到著落，便能解決陰虛用藥的困難。

因向來治陰虛病的方藥，只知涼潤，不知補中。及至涼潤傷中，仍不能不用涼潤。結果中氣敗完，液乾人死。不補津液，中氣不能旋轉。不補中氣，津液無由而生。而補中之藥，必傷津液，補津液之藥，必傷中氣。故困難也。此結代之脈，並不弦細，與普通脈象一樣。如其弦細，脈絡枯澀，炙草參棗，不易用矣。

茯苓杏仁甘草湯證治推論的意義

時方中之二陳湯，陳半夏、陳橘皮、茯苓、甘草，世皆認為是治痰通劑。有以二陳湯治胸中痞塞短氣不見效者，半夏與杏仁之分也。半夏性燥，杏仁性潤。燥藥傷津，潤物養津。半夏只可去痰，不可用以去濕。用燥藥去濕，津傷而濕不去。用養津藥去濕，津生則氣降，氣降則濕行也。

濕在人身，如物受潮濕，是滿佈的，是浸透肉質的。痰在人身，痰自為痰，離開肉質的易醫。發汗利小便，為去濕兩大法門。然只能去初病之濕，不能去久病之濕。初病之濕，濕氣未將肉質浸透，故可發汗利尿以去之。若久病之濕，已將肉質浸透，濕氣與肉質的津液合而不分。發汗利小便，皆大傷津液。又須於發汗利尿之法中，求深細的治法。

《金匱》曰：若發汗，大汗出，濕氣不去。微微似欲汗出，濕氣乃去。又曰：大便堅，小便利，桂枝附子湯去桂加白朮主之。濕氣與津液合而不分，必發汗而微微似欲汗出，滿身潮潤，不見汗流。然後濕氣與津液分開，濕氣乃去。大便堅小便利，濕氣與津液不能分開，必須去桂枝之疏泄小便，加白朮以停留津液，使大便潤而不堅，小便比較減少。濕氣與津液分開，濕氣乃去。此深細之治法之功效，只須驗之脈象。脈象調和而微小，濕氣已去之脈。脈象弦細不調為濕氣未去之脈。濕氣之去，全賴整個運動圓而木氣和。弦細之脈，整個運動未圓，木氣未和也。微微似欲汗出，與小便減大便潤，為整個運動圓。經驗多時自知。

夏日久雨，一人農事操作，冒雨用力過甚，遂病感冒。自服蔥豉湯，體舒而熱不退。食無味，惟食糖有味。尿短，脈細而澀。熱如在骨。繼食黃豆四兩，已能食粥三碗。一醫用大劑茯苓、蒼朮、厚朴、木通、澤瀉等除濕之品，遂失眠，身黃，不能行走。尿愈短，頭骨熱退。反不能食。身仍熱。此病用力過甚之時，而感受濕氣。脾腎兩虧，病氣極深。重服除濕之品，傷其脾腎津液。脾津傷，則陽散土敗而身黃。腎津傷，則腎陽不能藏而失眠，不能行走。今津液傷盡，陽無所藏而散去，故頭骨忽然不熱也。此病尿短，乃陰液不足，肝腎之陽，藏不住而外泄，無力疏泄小便之故。發熱不思食，即陽氣外泄之據。此時宜用乾薑、附子、炙草，兼黨參、黃精，陰陽兩補，方能回生。學醫須學整個的，乃能治病。只知尿短為脾濕，提筆大開除濕之藥致人於死，危險危險。可類推也。曾見一醫治水腫，重用茯苓、澤瀉等除濕之藥，下咽一刻，胸痛汗出而亡。詳湯頭篇，大橘皮湯。

一人身黃足腫，問其小便長而次數多，其脈兩尺如無。醫家按濕治，黃腫反加。用阿膠每日服之，至半月尿減少，再半月尺脈起，黃腫漸消。阿膠一味服至年餘乃全癒。黃為土色，入木為黃。陰虛木敗之病也。此方補陰以養木之法也。

酸棗仁湯證治推論的意義

失眠，除因膽經寒外，有胃氣不降者，用法半夏五錢，黨參五錢，紅棗六枚。半夏專降胃逆，參棗補中氣。胃氣降相火乃降，相火降入腎家，故眠也。脈象平和，或右關脈大，無肝膽病證者，便是。

有因膽經熱者，半夜手掌發脹。或膽經熱肝經亦熱，則放屁聲大，尿多，左腿癢。用龍膽草三錢，清降膽熱，並補中氣即效。

老人失眠，左尺脈細小者，此為真水就枯，甚難治。朱丹溪健步虎潛丸有效。方用製龜板、製鱉甲、大熟地各四兩，鹽水炒黃柏、炒知母各三兩，牛膝、橘皮、鎖陽、虎骨、當歸、白芍各一兩，黨參三兩，研細末，瘦羊肉蒸爛同搗為丸。羊肉不拘分量，以能搗和作丸為度。臨睡時吞服四兩。此方龜、鱉、熟地、黨參補形質之陰，知柏大寒補水右降，虎骨、羊肉補形質之陽，又能溫補肝經耗損之氣。鎖陽斂陽下歸腎水，牛膝、橘皮引陰藥下行以交腎臟，歸芍調木氣之升降。此方凡左脈細小，一切陰虛虧損，無不奏效。

一人年五十，好怒，兩目不能上視，亦不能左右視，視則頭目昏暈，渾身陡軟。每日必吐二三次，並未吐出有何物。飯食減少平日四分之三。舌胎微現潤黃色。六脈皆虛，右有弦意，左尺較少。醫兩年無效。令服健步虎潛丸，一日五錢，甫服一日，即見大效，加飯一碗。服至一月全癒。左尺脈較少，為龜地知柏並用之據。

此方妙處，全在虎骨，溫補木氣之陽，以配合龜地知柏滋補木氣之陰。若徒知補陰，不知補陽，相火一敗，土氣失根，再不能食，便壞。此方亦根據腎氣丸之法，加以細密之配合而來。此朱丹溪之妙方也。凡陰虛木旺諸病，皆宜此方。須知木之旺，即是木之虛。

此方可謂能盡整個圓運動之妙。此病之不能上視、左右視者，肝陽旺於上也。肝陽旺於上者，肝陽虛於下也。肝陽之偏升，膽陰之不降也。故滋補陰液、溫補肝陽並用，恰合病機。而血肉之品，尤宜虛損之家。研究此方，得其妙處，虛家肝膽之病之法，應用無窮矣。龜甲能降木氣偏升之力，亦此病要藥。

失眠如由陰虛，糯米粉做成水圓，豬油炸，臥前食半飽，特效。雞肝白芍方，治失眠特效。降膽經升肝經，通滯氣補陰陽，其力大矣。雞肝方見前。

小建中湯，將飴糖、紅棗加重，於半夜失眠時服之，頃刻即能得睡。可見睡眠是膽經相火與中氣之事也。治失眠病，總以補中溫膽為主，補陰為輔。憑脈用藥，不必拘執為妥。陰虛之人，有食飴糖作熱瀉者。

雞蛋黃油，最通膽管，最能活動身右一切痺著，飯後服之甚佳。用雞蛋連殼煮熟，將蛋黃加油炒透，成老黃色，加水將油煮浮於水上，取油服之。能補相火，溫暖膽經。其力非藥力所能及。

膽經寒失眠至實，清魚肝油，補膽經相火，功力大而性平和，每飯後食半匙，極佳。每日食海參一條，豬肉燉食極效。半夜失眠，枕上嚼食艾葉一二分極效。皆補相火之意。失眠由於相火虛者較多。

白頭翁湯證治推論的意義

曾與一醫家同治一白頭翁證。醫家主用白頭翁湯。余曰：「脈弱不能受黃連、黃柏之大苦大寒，宜變通也。」用白頭翁、秦皮而以梔子皮炒過代黃連、黃柏，又加山藥、扁豆以益中氣，服之而癒。此方服之即癒，如用原方，必加脾敗之病矣。加山藥、扁豆者，平淡之性，扶土氣以任苦寒也。

此病，傷寒厥陰肝經陽復生熱有之。傷寒裡病，一氣獨勝，病氣極盛。故陰經陽復所生之熱，其力甚大，非用黃連等大寒之味不能清之。至於內傷肝經病熱，左關尺脈小於右，則歸芍地黃丸甚相宜。六味地黃丸加歸芍，滋養肝木津液之方也。傷寒一氣獨勝，詳傷寒讀法篇。

凡用大苦大寒傷中氣之藥，不惟要審明脈象，尤要審明病人所在地之地氣。如夏日多雨，地下之熱較實。夏日少雨，地下之熱較虛。春夏則地下之氣之熱較虛，秋冬則地下之熱較實。造化地下的熱之虛實，人身中氣以下的熱之虛實應之。熱實故脈實，熱虛故脈虛。又如秋冬之間鳴雷，則秋收之陽外散。地下陽少，人身中下亦陽少，陽少則脈虛。冬至後不冷，常起大霧，則冬藏之陽外散。地下之陽少，人身中下亦陽少，陽少則脈虛。冬月陽少脈虛，來春春無所生，陽更少，脈更虛。一直要到立秋處暑後，太陽射到地面的熱經秋金收降之力，將他收而降入地面之下，然後地下有陽。然後人身中下陽氣漸充，脈乃漸實也。陽實脈實，病熱之病，其熱乃實。然後黃連黃柏的證，乃可用黃連黃柏之藥。

西南各地，冬季無雪無冰，氣候不冷，重慶且多大霧，地下藏陽不多。醫家如仍按書用藥，不知審查地氣，一定將病治重，而不知何以病重之所以然。

常謂「東北方實病多，西南方虛病多。」東北地方冬令嚴寒，西南地方冬令少冷故也。亦有個人之病，不能一概而論。則內傷之病有之。時令病則大概相同。

《內經・四氣調神大論》，對於春生夏長秋收冬藏的藏氣，特別重視，醫家卻解釋錯誤，使後人學之不得要領。即如香連丸治痢疾，東北各地都效，西南如昆明、重慶都則多不能見效，反加病焉。痢疾服黃連加病者，將黃連易艾葉以溫暖肝經，然後效也。此因冬令不冷之地，水中所藏陽熱不多，肝陽不旺，化熱之元素本少。故畏黃連之寒，而喜艾葉之溫也。肝陽不虛之人，不在此例。

前人立方，根據一地之病證地氣。吾人用前人之方，須審各地之病證地氣。此本書生命宇宙篇，所以冬藏不足之地，特別重視也。總以病人之脈象為憑。陽虛之地，病人之脈，亦多陽虛也。

人身內傷之病，肝木剛燥之病最多。歸芍地黃丸、杞菊地黃丸極合機宜。王孟英醫案所載養陰諸案，可以為法。當歸生薑羊肉湯治肝木寒證，白頭翁湯治肝木熱證。皆少有之肝木病也。前人對於柔肝之法，特別注意。初學切不可忽。

薯蕷丸證治推論的意義

木主疏泄，其氣本動。木動風生，第一尅土氣，第二耗水氣，第三煽火氣，第四侮金氣。

第一尅土氣者。木本尅土，土氣旋轉，須木氣調和。木鬱風生，則盤塞衝擊，土氣便不能旋轉了。虛勞病，食減、中虛、中鬱，即是此理。

第二耗水氣者。就同有水氣的物件，一被風吹，水就乾了。腎主藏精，精者津液所成。風木動則疏泄妄作，腎不能藏，津液枯耗也。津液枯耗，腠理不通，百病皆起。虛勞病，發熱、出汗、乾澀枯瘦，即是此理。

第三煽火氣者。乙木上升則化君火，甲木下降則化相火。相火下降，藏於水氣之中，又為乙木之根氣。病風則乙木不升而君火陷於下，甲木不降而相火逆於上。火氣者，動氣也。再遇風氣煽動，故愈煽愈熱也。火氣生熱，灼傷水氣，不能藏火，元氣消散，中氣滅亡。虛勞病手足心熱，潮熱出汗，咳嗽食減而死，即是此理。

第四侮金氣者。金本剋木，木主疏泄，金主收斂。金氣收斂，木氣乃不妄肆疏泄。金氣之收斂，雖隨中氣之右轉，亦須木和風靜，方能行其收令之權。今木氣風動，煽火上焚，金氣雖欲收斂，而有不能矣。金不能收，風氣愈泄，水氣無根，火氣飛越，土氣消滅。虛勞病咳嗽不止必死，即是此理。

故曰風者，百病之長，五臟之賊也。因木病而水火土金皆病，故曰風氣百疾也。

虛勞之病，其初皆由木氣之妄動，其後皆成於金氣之不收。蓋金收則水藏，金收則甲木下降，金收則相火歸根。相火歸根，則水氣溫暖，乙木溫和。只生心火，不生風氣。甲降乙升，土氣鬆和，中氣旋轉，各經升降之氣，自然調和，諸病自然消滅。

是金收二字，責任實在不小。金氣能收，風木四害，皆可不起。所以虛勞之病，最忌咳嗽也。咳而不癒，金氣全敗，收氣全消，風遂無平息之望。中氣無存，遂難治矣。所以此方重用山藥，補肺經之氣以助收斂而平風氣也。

此病此方，於中氣旋轉、陰陽升降、五行六氣、一氣迴環的圓運動，可以概括。苟深思而明之，虛勞諸病全解決矣。

水火交濟則人生，水火分離則人死。分離少者則病輕，分離多則病重。虛勞之病，水火分離。此方則有金木與中土之法，而無水火之法，何也？緣肺金下降則生水，膽木下降則生火。故此方只有金木與中氣之法，水火之法即在其中。

甲木下降乃生相火之法，不言君火之法何也？因乙木上升，自生君火。非甲木下降，乙木不能上升，故不言君火而君火自在其中。故仲景醫經，於勞傷各病，皆是金木中氣之法。

諸家藥性，皆稱羌活、獨活、薄荷、白芷等好些發散藥為驅風藥。風者，木氣也。木氣疏泄則成風，豈有疏泄之病，又用發散之藥，以增加疏泄，為能治風之理。中醫學竟有如此不講理、而眾口一詞者，無怪瘟疹用散藥將人治死，而不知其所以然也。後學被其害者多矣。

生薑瀉心湯證治推論的意義

凡經方寒熱並用，皆既有寒又有熱之病。不可認為寒熱並用，乃彼此牽制之意。用藥須於認定著落四字上，求切實之解決。如認定有寒，乾薑便有了著落。認定不清，則著落不確，含糊用藥，必加病。

此病主因，總是中氣虛寒，不能旋轉於中，因而四維的升降停頓。應當上升下降的火，成了上逆下陷之熱。既成熱，必須清去其熱，其火乃能升降。又非溫運中氣，四維不能復升降之常。此等病甚多，將生薑瀉心湯的理法，玩索有得，應用無窮。

《金匱》黃土湯治便血，用附子、黃芩、灶心土、白朮、炙草、阿膠、地黃。既用附子之熱性，又有黃芩之寒性。既用灶心土、白朮之燥性，又用阿膠、地黃之潤性。用附子，因腎水寒不能養肝木也。用白朮、灶心土，因水寒木鬱，土氣必濕。土濕則木氣愈鬱，愈妄肆疏泄也。用阿膠、地黃，因木鬱疏泄，必生風燥，既生風燥，必更疏泄也。各有認定，各有著落。亦非寒熱燥潤並用，彼此牽制也。人身是五行六氣所成的，五行六氣是融合的，並不發現一行一氣的，是圓運動的。病則六氣分離，各現本氣，故寒熱燥濕風，都發現也。

有人嗜酒，遂病便血，六年無虛日。服黃土湯病反加。其病面黃，左腿足熱，左手心熱，左乳部微脹，大腹滿脹，小腹硬脹，均時脹時消，行動則咳，脈小而短。為處一方：麥冬、白芍、法半夏各三錢，川芎一錢，白朮、茯苓、苡仁各三錢而癒。

此病面黃，土濕也。左手足熱，血去木枯，又阻於濕，木氣不能左升，則左足熱。木氣不能右降，則左手熱。木枯氣滯，升降不和，則胸腹脹也。方以朮、苓、苡仁，除濕健土，麥冬、半夏、白芍，由右以潤降肺膽胃三經，輕用川芎，由左以溫升肝經。肝膽二經升降調和，風木之氣得潤，中土之氣運化，故諸病皆癒。脈短為氣滯，故不用甘草以增滯也。凡黃土湯證，木氣不枯，氣不滯，脈不短小，不熱不脹。此病乃土濕木枯，熱而又滯之病。認定土濕，苓、朮、苡便有了著落。認定木枯生熱生滯，白芍、麥冬、川芎便有著落。降藥多升藥少。造化之氣，能降自然能升，升降自如，脹滿熱咳皆自癒矣。升降的運動圓，血自不下也。

生薑瀉心湯，治傷寒壞病痞證。其複雜情形，非學有根底，於《傷寒論》下過苦功者，不能辨別出此方用藥之所以然。但自來醫家，有幾人能對於《傷寒論》用過苦功者？醫家豈有不願用功學《傷寒論》？整個原文次序，愈讀愈不明白，於是只有逐章死記之一法。不知整個，如何能知一章。傷寒一百一十三方，三百九十七法，是內傷外感整個的書，不僅傷寒一病的書。《傷寒論》無法讀徹底，此中醫所由壞也。本書傷寒論六經原文讀法篇，與傷寒方解篇，開自來學傷寒論簡便法門，不可忽矣。

黃耆五物湯證治推論的意義

身左不仁者，榮氣衰也。身右不仁者，衛氣衰也。然今日之偏衰，實由前日之偏盛而來。因榮衛相實，全要平均。榮盛則身右之衛氣，維繫不住榮氣而身向左傾。衛盛則身左之榮氣，維繫不住衛氣而身向右傾。傾者，偏盛之氣單獨震動，圓運動忽然分開，身體隨偏盛之氣之一方而傾倒也。但榮當偏盛，只責衛虛，衛當偏盛，只責榮虛。如當時補其虛之一方，以調其盛之一方，則榮衛和合，運動能圓，萬無病中風傾倒半身不仁之事。榮盛而身向左傾，傾後則榮衰矣。衛盛而身向右傾，傾後則衛衰矣。一方偏少，一方偏多，運動不圓，中氣遂受其影響。而實中氣先弱，不能運化榮衛也。

此等病證，無論右傾左傾，由於衛氣偏盛者極少，由於榮氣偏盛者極多。衛秉氣於肺，肺氣能盛，則金收水藏，火秘木靜，中氣益旺，運動益圓，病從何來？榮秉氣於肝，肝為一身動氣之主。平日不知珍攝，液虧水耗，木枯風生，木動生熱，風熱傷金，金不能收，木氣更動。此時中氣搖動極矣。中氣尚能維持本身運動之圓，木氣雖動，不過發生木氣疏泄之本病而已，何致將整個圓運動的個體忽然震開，致向一方傾倒。此必因又遇一番激刺，方能一動而倒。

當未倒之先，必有先兆。如果頭腦眩痛，耳鳴心跳，眼生金花，少腹乾熱，半夜發躁，手足麻掣，痰火上衝，行動眩暈，種種陽亢陰虧等象，其脈必右多左少，左且沉細硬澀。

必於此時，趕緊用滋津液、潤枯燥、去滯塞、養肝木、助肺金、降相火、培中氣之藥，使氣血無阻，腠理流通，動氣入於靜氣之中，剛柔相濟，運化能圓，方無後患。如果衛氣偏盛，靜氣可制動氣，乃太平之象也。然須本人忌食動陽燥熱刺激等物，方能生效。

此病血痺身體不仁，乃形之病。方中只用調和榮衛之藥，榮衛流通血自然不痺，身體自然靈活也。如其舌有膩胎，須兼清理胃滯，加神麴、半夏、檳榔之類。如血痺已久，須兼活血，加桃仁、紅花之類。如津液枯澀，乾薑辛散亦不宜用，甘草橫滯亦不宜用。宜加冰糖以助中氣，則芍藥得甘味相和，奏功必較易也。

榮衛之氣流通，其力極大。每當夜半陽生之時，與天明陽動之際，病人身體常有感覺。如有一次由四維運動歸到中脘，病必大癒。蓋四維升降，則生中氣，中氣有力四維愈能升降之故。

世謂中風跌倒，有中風、中火、中痰、中氣、中濕分。其實火也、痰也、氣也、濕也，皆由於風。此風乃本身木氣之風，卻非風寒之風。平日陰虛陽亢，肺家津液不能養木。木氣生動，肺金不能降之，則木動風起，榮盛衛衰，榮衛分離，而成半身不遂。

不過因木動中傷，故火痰氣濕，隨風木之動而起也。於黃耆五物湯，加治風、治火、治痰、治氣、治濕之藥可也。榮衛不通，必有瘀血，須加活血通瘀之品，乃能見效。熱加梔子、黃芩，氣加青皮、枳實，痰加半夏、南星，濕加茯苓、白朮。如兼陽虛內寒，乾薑、附子尤要藥也。惟中風之後，有氣閉之證，宜急順氣。詳湯頭改錯篇烏藥順氣湯中。

此病世醫好用時方之防風通聖散，而病加重。因防風通聖散大開大合、大通大散，力量猛烈，乃內風陡起，忽然傾倒，脈實、氣實、痰實、熱實閉塞不通之方。如果證與方合，自當見效。

黃耆五物湯不合用也。雖實亦只暫時之實。閉塞稍通，脈象轉和，速補中氣，調榮衛，乃是治法。

黃耆乃大補衛氣，以通腠理之藥。力大功宏，非他藥可及。整個榮衛之內病，身體不足，氣血不和，左右內外痺澀者，非黃耆不能醫也。其性由右下降，復由左上升，升力多於降力。如津虧脈細者，忌用。必須認為整個榮衛之病，乃可用之。真能使身體強健也。肺病忌黃耆，性升之故。此點人多忽之。

老人榮衛衰敗，每逢氣候變化，晴雨不定，感覺全身睏乏，口發酸味。用炙黃耆二兩，紅棗六錢，炙甘草一錢，黑豆二錢，煎服即癒。黃耆、紅棗並用，補衛氣以運榮血，黃耆又補陽，補三焦相火。炙草補中，黑豆養榮。整個得運動圓，中土陽氣增旺，口酸自止。氣候變動，宇宙大氣個體的榮衛，整個開合錯綜不定。人呼吸之，故老人多病。時令感冒病亦是榮衛不足之理，特不可用黃耆以補外感之衛氣耳。凡服黃耆，須早服。若晚服，則性升動陽，必出他患。

人身整個圓運動的氣，稱曰榮衛。榮衛二字乃氣行的地位與作用不同之名稱。榮主疏泄作用，衛主收斂作用。榮主血液，衛主膜理。榮主身左，衛主身右。其實人身整個圓運動，是分析不開的。今分析言之，因病機的關係，各有分析的著落也。榮衛關係最大，莫如外感。外感的病，汗出乃癒。榮衛和則汗出。病乃榮衛分也。榮衛為人身整個圓運動，職司在肝肺，樞機在中氣，根源在兩腎，所以外感之病，有調和榮衛而癒者，有調和肝肺而癒者，有補中氣而癒者，有補兩腎而癒者。黃耆五物湯的榮衛關係，膜理與血液的關係也。

淡豆豉最開膜理，痛痺著，早晚吞服一錢，日久頗見功效，可以為黃耆五物湯之助。但無補益之功，只有調中之效。

一人用力勞傷，兩臂不能舉，兩膝痛，口淡不思飲，六七日不大便，腹不脹，交酉時即悲苦胡說，並不自知。交子時乃止。脈象薄澀而沉，中有一細線著骨不起。好吐酸水。方用黃耆二錢，桂枝一錢，小紅棗十枚，當歸一錢，法半夏二錢，麻黃一錢。服一劑，臂舉十分之六七，膝不痛，食飯兩碗，胡說悲哭止，解大便潤成條，面上起小粒不癢，口水止。脈轉調，細尚有十分之二三。去桂枝再服一劑，癒。

此病臂不舉，膝痛，脈薄澀，榮衛虛也，黃耆、當歸、紅棗、桂枝以補榮衛。悲哭，不大便，不思食，脈沉，陽氣下陷也，耆桂以升陽氣。脈細著骨，此衛氣不舒而成積也，麻黃舒衛氣以開積。好吐口水，陽氣陷而胃氣逆也，黃耆桂枝以升陷，半夏以降胃逆。大便六七日解出仍是潤條，陽氣不升，中氣不運，陽升中運，大便乃下也，耆棗升陽補中。此病如攻不下大便必死，如用生薑脈必更澀更細，如用芍藥陽氣更陷。此為用黃耆五物加減之一妙法，在麻黃與黃耆、當歸同用，否則難效。服藥後面起小粒者，衛氣外發，衛氣外虛不能作汗也。

人身百病，多係虛弱結滯四個字。人之死也，除熱實而死外，非虛弱而死，即結滯而死。或虛弱又結滯，治不得法而死。不論何病，但見脈象虛弱之中有乾澀弦細之象，便是虛弱而結滯之病。弦細乃結滯之脈，用八珍益母丸特效。八珍益母丸，詳時病篇惡性瘧疾法中。此丸並能調經種子，亦補益氣血之虛弱而調氣血之結滯也。

黃耆五物湯，為榮衛虛弱結滯之法。八珍益母，則氣血虛弱結滯之法。一人久咳，胸悶，兩臂舉動不靈。脈象虛弱弦細，八珍益母三劑全癒。以類推之，八珍益母丸所治之病，多矣。脈不弦細去益母。

血痺之人，榮衛不通，遇交節之前三日，或久雨轉晴，久晴轉雨，身體必大感不適。或忽然心慌，尿多，失眠，忽然便瀉，怔忡心跳，異常不安。或指脹肢痛，肋脹陡作，遺精白帶，有不能形容之苦。是腸胃中有老積，阻滯榮衛膜理，陰陽不通，陰陽隔離。此等老積，多由肝陽偏旺，化風傷津而成。宜用獸炭三五分空腹吞下，必下污垢如熟藕粉，或堅硬黑物。此人大便內常有異物，與特別乾燥之糞。鼻梁與大眼角之間，現有青色，面色必晦暗不鮮，脈必常沉而難活潑。皆宜獸炭消積，用西醫打診法，聽其背部、腰部、胸部、腹部聲音，左右必有不同。

老積在左則左腹音空，在右則右腹音空。空者，老積阻塞膜理，氣機流通不勻也。而有積之一方，上而頭項以至胸肋腰腿，必痞脹常發也。獸炭用瘦豬肉，不用肥的，切細，在滾開水裡一汆，色變即起。將水氣吹乾，以火炒成黑炭，不可留黃色，不可起煙。研末用，此炭比較穀食炭少傷胃，西藥房有售者。

黃耆五物湯，治整個榮衛敗壞，不惟運動不圓致全身血痺之病。獸炭治腸胃中老積阻滯榮衛陰陽整個運動不圓，因而發生上列各病。善為運用，亦可與五物湯相輔而行，收效較速。凡中年以後，常有疾病，脈不活潑，山根兩旁有青綠暗色，必有老積。可於每交節氣前三日，吞服獸炭。積在左，吞服二分；積在右，吞五分。左積氣虛，右積氣實也。服後即服豬油白糖開水沖雞蛋一枚，以輔之，並連日食之。脈左細而澀者，如食雞蛋不加豬油，陰必更傷。鴨蛋最補陰，可單食不加豬油。冬月臥前食，能補陰以養陽，食鴨蛋須調數百下。凡虛損之家，與老人小兒，最宜食品治病，宜重視之。不得已而用藥，亦須本食品之旨。藥雖補劑，亦傷胃氣，經驗自知。

凡身體一部分疼痛，皆榮衛不調血痺所致。惟胸骨疼痛，痛至不欲直立。此腎陽不充，難以上交於胸。諸藥不治，惟五味吞服三五十粒，以補腎特效。

如手膀不能舉，用葛根、薤白各三錢，炙甘草二三錢，紅棗三五枚，疏通手陽明經氣即癒。

大黃蟅蟲丸證治推論的意義

乾血為病，與瘀血為病的分別。乾血為病的外證，腹滿，兩目暗黑，肌膚甲錯。此是憑外證可斷的。瘀血為病外證，如婦人經停，午後發燒，咳嗽食減。男子肌肉消瘦，咳嗽食減，午後發燒，天明汗多。小兒尿如米泔，午後潮熱，腹大筋青，面色黃青。小兒夜啼，大人發熱一陣，或心慌，或乾嘔，或無故生氣，或五更作瀉，或吐瀉日久，並不危殆。男子日久遺精，婦人日久白帶，皆因膈上停有瘀血而成的病。膈上停有瘀血，升降不能全通，故病以上諸證。用養氣養血之藥，加桃仁、紅花治之，即效。乾血在腸胃。既是乾的，氣血均被阻塞，不能運行，所以腹滿，肌膚甲錯，兩目暗黑，早露睛白的現象。膈上雖有瘀血，瘀而不乾，氣血運行，大體仍然照常通利。所以外證難斷也。嘗治一九十老人，眠食精神俱佳，忽然言語顛倒，絮絮不休，喜動不靜，夜亦不眠。診其脈，右實大，左亦不虛。舌有黃乾胎，此瘀血與肝熱結於胃間也。用桃仁、紅花、大黃、黃連、黃芩各二錢，炙草二錢，兩劑而癒。此秉賦過人，六七十時亦曾病此，均服桃仁紅花三黃始癒也。

白芍雞肝方，治半身不遂特效，亦通瘀之故。方見小建中湯證治推論中。

人身氣以成形，形以寓氣。實則氣以成形，形以生氣。氣化病易治，形質未壞，形能生氣也。形質病難治，形質已壞，不能生氣也。一面去形質之壞處，一面調氣化以生形質。總不離培養中氣，以恢復其整個圓運動之法。

大黃牡丹湯薏苡附子敗醬散證治推論的意義

現代所謂盲腸炎病，以割去盲腸為唯一治法。大黃牡丹湯、薏苡附子敗醬散，治盲腸炎病，則係運動全身唯一治法。人身構造複雜極矣，但總不外左升右降，以成一整個圓運動的功能。大病將癒，每於半夜陽生之時，感覺身體左右形成一個太極相抱的圓。此日即大見起色。大黃牡丹湯，所以去圓運動之滯礙，使本身之運動迅速恢復其圓。薏苡附子散，所以培補其本身圓運動之元素，使本身之運動恢復其圓也。人身是無數個細胞組成的。而無數個細胞的運動規則，與最初一個細胞無異，圓運動而已。腸癰病如此，一切病亦復如此。若謂此二方是運動腸的一部分的不運動之法，離開整個而運動局部，運不動也。雖治局部，仍治整個。此古中醫學功參造化之妙也。附子薏苡敗醬散證割之必死。

如瘡癰不在腹內，而在腹外，以榮衛為主。以臟腑之虛實寒熱為據。

一人右腹痛，右腿不能伸。醫謂盲腸炎，宜速割。診其脈，沉細不舒。余用四逆散，加梔仁、貝母，一劑而癒。四逆散，柴胡、白芍、枳實、炙甘草。柴胡、白芍升降滯氣，枳實疏通腸胃積滯，甘草養中以助升降，加梔仁、貝母清熱消滯，故癒。病在裡，故脈沉。熱而滯故脈細。一劑之後，滯氣疏通，脈來活潑，故病癒也。四逆散，治腸癰初起；大黃牡丹湯，治腸癰將成；薏仁附子敗醬散，治腸癰已成。各有層次，不可混亂。

瘡科書以徐靈胎《外科正宗》、張山雷《瘡癰綱要》為最好。按其所用藥性，以《傷寒論》榮衛臟腑、中氣陰陽，本氣自病、雖實亦虛之理求之。認明陽證陰證，勿蹈拔毒外出之謬，而使中氣消亡，勿犯先時潰口之戒，而致榮衛難復，便能學著其好處。瘡科非熱實脈實、大渴口臭、胎黃腹滿便結，不可用涼藥。涼藥敗中氣，敗榮衛，瘡家大忌也。

葶藶大棗瀉肺湯證治推論的意義

前人謂此方用大棗以和藥力。這句話，與甘草和百藥的話一樣的無著落。甘草並非和百藥也。人身十二經，皆根源於中氣。中氣左旋右轉，經氣左升右降。升降不乖，是為平人。當升者不升，當降者不降，是為病人。經氣的升降失常，因於中氣的旋轉不旺。要升經氣，必調助中氣。所以中氣如軸，經氣如輪。甘草、大棗，補益中氣，治各經的藥有中氣的藥在內，則軸運輪行，氣化自和。甘草和百藥的話，其實就是甘草補中氣的意思。用藥治病，須先認定是何原理，用藥方有著落，不可含糊。

此方如不用大棗，單用葶藶，一定能將人瀉死。何也。膿去而津液隨之亦去。中氣係存在津液之中，津液去中氣亦去。仲景方中，凡用大棗皆是養中氣、養津液之意。

大凡治肺病，總要調中補土，與治肝腎病不同。肝腎病熱者，水涸木枯，風熱耗津。中土之藥，最增木熱，最增木滯，不惟甘草不受，即大棗亦嫌壅滿。

肺經右降，非中氣不能降。肝腎左升，肝腎有陽自然升耳。升降已和，又生中氣。中氣復起，升降更和。上文茯苓杏仁甘草湯，治胸中痞塞短氣，降肺不用中氣藥。因濕氣填塞，已成有形之物，用補中藥，反助其填塞之性。或其人中氣必不大敗。如中氣大敗，脈必大虛，如無補中藥以旋轉於其間，四維不能升降，肺氣亦必降不下去。是又不可不從活潑處以消息求之。

曾治一葶藶大棗瀉肺湯證。因其人較虛弱，用貝母、桑葉各五錢以代葶藶，大棗肉四兩同煎服，甚效。貝母、桑葉，排膿除痰之力亦大，但不及葶藶之猛。根據原理用藥，不必死守成方。適合病機，乃善學古人者。

甘麥大棗湯證治推論的意義

人秉造化圓運動的大氣而生，大氣中有什麼，人身有什麼。大氣有降沉升浮，人身有降沉升浮，而並不覺得有所謂降、所謂沉、所謂升、所謂浮者，中氣旋轉，作整個的圓運動也。病者，降沉升浮分析也。原理下篇，氣降則悲，氣降則哭。悲哭之發作，本已並不知覺，氣之偏降使然。氣之偏降，中氣不能運化使然。五志五聲如此，五色五味亦如此。

此等病證，人咸怪之，且大駭焉。而治法不過助中氣之旋轉，復四維之升降。極簡單，極容易，而卻歸本於宇宙之法，亦極簡單，極容易之法也，圓運動而已。

一婦科二十五歲，每日交午則悲哭不能止，交子乃罷。脈沉遲之至，月經六個月不來。服附子、乾薑、肉桂、蓯蓉、巴戟、故紙、五味、黃耆、黨參、白朮、紅棗、炙甘草重劑，三劑乃癒。是陰寒證也。陰盛氣降，故交午病作。此悲哭不屬於臟燥者。本身的陰陽隨大氣的陰陽而病發也。甘麥、大棗，補中氣、潤臟燥之藥。

又有一種怪病，病人未出屋，而知屋外之事。如有客來，尚未抵戶，亦未發現聲音，病人在屋內曰，某客來矣。此為痰病，痰去則癒。此種怪病，無理可求，唯逐痰也。

溫經湯證治推論的意義

後世治婦人病，統以四物湯為主，當歸、川芎、白芍、地黃。謂男子以氣為主，女子以血為主。不問內傷百病，皆用四物湯加減，即外感各病，亦用四物湯加減。名六物四合湯。無一點理法，一人倡之，眾人和之。誤人多矣。不知人是五行六氣圓運動的大氣生的，不論男女，所有生理病理醫理，總不外五行六氣圓運動。所以溫經湯，治婦女病證甚多，仍不外五行六氣的圓運動。本溫經湯之法，活潑變通，治婦人病，應用無窮。

曾見一老醫，治一五月孕婦，神倦不思食，處以四物湯加小茴香。一劑而胎墮，遂成訟。醫會處理，謂婦人病用四物，並無不合。不知無論何人，總以中氣為主。中氣者，脾胃之氣也。懷孕五月，食減神倦，中土虛也。中氣不能統攝四維，胎已不固。四物湯滋潤之品，最助濕敗土，小茴香性極辛竄。土敗矣又濕潤之，中虛矣又竄動之，所以一服而胎墮也。

此病應照溫經湯加減，參朮苓草以補其中土，桂芍芎歸以調木氣，下寒者少加艾葉以溫下焦，自能飲食增加、胎氣日旺。

婦人之病，雖較男子多經產一門，仍五行六氣的圓運動。世乃有以專門婦科稱者，豈婦人另有專門之五行六氣乎。溫經湯加減，治婦人諸病極妥。

婦人產後發熱不退，黑豆二兩，每日煮湯服之，數服即效，服至熱退為止，特效方也。滋補肝腎的好處也。溫經湯乾薑、吳萸，左尺脈虛少者慎用。

產後食生化湯，誤人不少。產後血去津傷，最忌黃耆、乾薑。產後須自己恢復。惟腹痛為有瘀血，宜五靈脂五分吞服，以化瘀血，如仍痛者，再吞服五分即癒。益母草，化瘀血太散，不可用。如無五靈脂，不能不用益母草者，不可過一錢，煎服。

山西產後食小米粥，只三指一撮。將產婦身體餓傷，極宜改良。最好是頭一頓食大米粥，不可稀。小米性熱大補，產後慎之。三指一撮，未免過於慎了。兩廣產後食雞湯，加燒酒、生薑，甚好。平日左關尺脈細弱者，仍不可食。左關尺少為陰虛，陰虛忌雞，因雞助肝熱也。肝熱者，膽必寒。雞加生薑、燒酒，薑酒能將肝之木熱，運動歸於膽經，熱能成圓，肝即不熱。所以薑酒雞，為產後妙菜品。著者尺脈少，食雞即肝熱，食薑酒雞即舒服。

桂枝湯麻黃湯桂枝麻黃各半湯證治推論的意義

桂枝湯為治外感受風而病疏泄的大法。麻黃湯為治外感受寒而病收斂的大法。桂麻各半湯為治風寒兩感的大法。麻黃其性疏泄，專通收斂。桂枝之芍藥其性收斂，專平疏泄。芍藥的作用是向內的，不是向外的。

鄉村無醫藥之處，遇外感發熱之病，用酸菜湯半碗，兌水半碗，無鹽者加鹽少許。煮開熱服，立刻汗出而癒。春夏溫熱病，發熱不退者，服之立效。酸的作用，亦是向內的也。

但是有一層，無醫藥的鄉村，方能有這合於古聖人遺教的成績。若是有醫藥的鄉村，乃至於有明醫、有儒醫的都會，則不惟無此績成，且更以酸菜湯治時氣發熱為戒。謂酸味之物，有收斂作用，時氣發熱而服酸菜湯，豈不將時氣溫熱，斂在腹內，燒心爛肺而死。因《傷寒》的卷首，有王叔和妄加的序列。王叔和所說的意義是冬有傷寒，登時病作，就要食麻黃湯，這就是傷寒病。若冬月傷寒，登時不病，寒毒藏於肌膚，不知不覺，安然無恙，三個月後，寒毒變為溫毒，發起熱來，這就是溫病。

大家將王叔和的話，不管是與不是，不加思想，緊記在心，以為春天發的時氣病，既是冬天藏在體內的寒毒變成的溫毒，當然不可食酸收之藥了。明醫儒醫如徐靈胎，與著《溫病條辨》的吳鞠通、著《溫熱經緯》的王孟英、著《時病論》的雷少逸、著《世補齊》的陸九芝，諸前輩先生，無不尊重王叔和於理不合、於事絕無之言，所以全國一致，流毒至今。

鄉村治外感惡寒，用蔥薑鹽豉而癒。蔥薑疏泄，鹽豉養中而兼宣通，亦合麻黃湯用麻黃之疏泄以開衛氣之閉斂的意義。鄉村治外感發熱又惡寒者，食香油酸辣麵湯。酸以斂榮衛之疏泄，辣椒以泄衛氣之閉斂，面以補中，香油以潤津液，立刻汗出而解。此又合於桂麻各半湯之原理也。生薑傷肺，外感莫用。可多用蔥豉較為穩當。

自來注桂枝湯證，皆曰風中肌腠，用桂枝湯以解肌。注麻黃湯證，皆曰寒傷皮毛，用麻黃湯以散寒。桂枝的芍藥，其性收斂、下降。既是肌腠有風，芍藥不將肌腠的風愈加收斂出不來乎？寒在皮毛，如何會發熱惡寒，又如何會骨節疼痛乎？此兩方皆發汗之方，麻黃性散，服後汗出病解。芍藥性斂，又何以服後亦能汗出病解乎？仲聖《傷寒雜病論》，為中醫內外疾病方藥的祖本。桂枝湯、麻黃湯，又為起首之方。吾人讀諸前輩的大注，起首一方，便引人墮入五里霧中，不知原理之害也。

桂枝湯為治外感的第一方。小建中湯，即是桂枝湯加重芍藥加飴糖，為治虛勞的第一方。一治外感，一治內傷。病證各殊，方藥則同。吾人於病殊藥同之中，找出認定，尋出著落，然後能入仲聖之門。然後能知圓運動的古中醫學，一個原則支配一切分則的所以然。

大承氣湯桃核承氣湯四逆湯附子湯烏梅丸證治推論的意義

整個的《傷寒論》，曰表病，曰裡病，曰經病。表曰榮衛，裡曰臟腑，經曰少陽之經。臟乃脾臟、腎臟、肝臟，腑乃胃腑與膀胱腑。胃腑之病最多，膀胱腑之病最少。六氣（圖）三陽與三陰平列。《傷寒論》整個病證，實是三陰臟與陽明胃腑平列。因少陽膽為經病，而無腑病。太陽膀胱腑病，有兩證，膀胱腑熱，必胃腑熱。故膀胱腑病，可以附屬於陽明胃腑病。《傷寒》一書，如內容六瓣之一橘。榮衛如橘皮，三陰臟、三陽腑如橘瓣。將此比喻整個認識之後。再由六瓣之中，認為陽明胃腑病與三陰臟病相對。將太陽膀胱腑病，用於陽明胃腑病。另將少陽經病，劃出三陽腑病之外。於是表則榮病熱、衛病寒，裡則腑病熱、臟病寒，少陽之經病半熱半寒的《傷寒論》的原則了然。全書證治皆有系統矣。

腑病陽熱，以大黃清熱救陰為主藥。臟病陰寒，以附子溫寒救陽為主藥。太陰之四逆湯，乾薑、炙草乃為太陰之主藥，附子則太陰之母氣藥。厥陰烏梅丸，烏梅乃為厥陰之主藥，附子則厥陰之母氣藥。少陰之附子湯，附子乃為少陰之主藥。少陰之腎臟，主藏津液。乾薑燥烈傷津，如少陰病未發現下利時，乾薑慎用。下利乃太陰脾寒之故。肝腎病的藥，皆不喜薑草壅留於中之故。母氣者，水中之火為土氣之根，火生土也。三陰臟病，人死最速，因陰盛滅陽，陽亡甚速故也。

自王叔和將《傷寒》原文次序編定錯亂之後，世人對於《傷寒論》整個陽腑陰臟病熱病寒的原理，得不著根本的認識。於是以訛傳訛，遂相傳為傳經為熱、直中為寒之種種謬說。直中云者，風寒直中人身陰臟而成病也。按四逆湯、附子湯、烏梅丸藥性尋求，乃人身陰臟自己陰盛病寒，絕非風寒直中病寒也。至於傳經二字，更非明白辨證，不能解決。自古傳統之訛，已於《傷寒論》原文讀法篇辨正之矣。陰臟病寒的所以然，古方上篇已說清楚。所宜注意者，不可誤信直中為寒四字耳。中醫難學的所以然，一在五行的大氣，無顯明的說法；一在《傷寒論》的原文，弄不清楚；再加上傳經為熱、直中為寒的謬說，大家相習不察；王叔和又於《傷寒論》卷首妄加序例以亂之。謂中醫學，自古至今，尚未成立，亦無不可。

烏梅丸治蟲之理，尤不可忽。蟲乃木氣，木氣失和，然後生蟲。不和者，水寒於下，土濕於中，而木氣動也。故椒、附、細辛以溫水寒，連、柏以清心火熱，乾薑、黨參以補土虛，烏梅、當歸、桂枝補木氣而息風。木氣復和，蟲乃不動。凡病吐蟲，吐後則腹之右部即覺空虛。即覺空虛者，肝陽耗傷之象。

蟲即肝陽也。治蟲，烏梅丸和木氣外，《金匱》則有甘草粉蜜湯，其證吐涎，心痛如絞，發作有時，故用鉛粉殺蟲。然必用甘草、蜂蜜以保中氣，然後蟲去而人不傷。蟲證有虛實之分，烏梅丸治虛證，粉蜜湯治實證。實者有宜去之蟲也。後世見蟲就殺，竟有將人殺死而不悟其失者矣。殺蟲宜於秋冬之間，肝陽足也。春夏不可殺蟲。

太陰之利，寒熱皆有。寒證不渴，熱證則渴。寒宜理中丸，一面溫寒，一面除濕培土。熱宜豬苓湯，一面除濕，一面養津清熱。寒熱皆兼腹滿：寒之滿，為土氣不能運化；熱之滿，為木氣之熱凝於濕中。太陰病熱，乃木氣之熱也。

陰寒證都不大渴，唯少陰寒證有渴者。以腎主津液，津液傷則渴也。然渴的程度，只小渴耳，較白虎加人參之渴，不及多矣。應用附子之證，不得因渴不用附子。服附子後反不渴，是其明驗。

厥陰病，舌捲囊縮，寒證熱證都有。寒則收引內聚，熱則煎灼傷陰，故皆有之。心竅於舌，手厥陰心包主之，故肝臟病則舌捲。囊屬肝木，肝臟病則囊縮。厥陰之氣，上熱下寒故也。

大小柴胡湯證治推論的意義

大柴胡湯證嘔而下利胸痞，與太陰吐而下利胸痞，明辨於下。吐而下利又加心痞，乃太陰寒證。太陰之吐利，不發熱，不出汗，胸痞不硬。今一面下利，又胸硬，又出汗發熱，乃少陽之熱利。利出而兼嘔，乃少陽之熱嘔。嘔無物有聲而聲大，吐有物無聲。於少陽熱嘔之中，加心痞而又硬。乃少陽經逆塞心下，非寒痞也。於發熱出汗嘔而痞硬之中，加以下利。此熱利，非寒利也。

曰少陽經病，必有口苦、耳聾、脅痛諸證；太陰臟病，無有口苦、耳聾、脅痛諸證。

寒利下如注，利時無屁，糞為灰色，一滑即下，一瀉之後，精神立刻短少。熱利有屁，利如噴出，糞為稀水，多有黃色，稀水之中，必雜硬粒，停而又下，不覺其滑，其射皆遠，瀉後精神不衰，反覺鬆快。

寒利色灰，舌無胎而口淡。熱利舌有黃胎，而口苦。陰陽不同，虛實各判也。

陽腑陰臟。腑病陽熱，臟病陰寒，一定之理。少陽居三陽之一，卻無腑病者，少陽膽腑，附肝臟而生，入胃腑而下，居其他臟腑之間。陽盛則胃腑病熱，陰盛則肝臟病寒。故膽腑本身無有本病，只有經病。經病現時，必項強已罷，繼以口苦等症也。

一部《傷寒論》，如內容六瓣之一橘。表病宜汗法，裡病宜下法、宜溫法。少陽經病，不可汗，不可下，不可溫。柴胡湯之柴胡，卻有汗意，黃芩卻有下意，大棗、生薑、黨參卻有溫意，所以能和解也。

少陽經病，不可汗者，汗所以通表氣。少陽膽經，秉氣木火，居表裡之間。汗傷木火津液，必乾燥生煩而成壞病也。不可溫者，溫所以扶臟氣之陽，膽經木火正鬱，熱藥必助其逆升而不能降也。不可下者，少陽相火一病，上熱不降，中土失根。下之必傷中敗土，至於危亡也。惟有和之一法，不損其本來之氣，調和其升降之鬱，故病癒也。表裡之間有少陽經，少陽經之內是臟腑，少陽經之外是榮衛。故少陽解決，整個表裡方能分清。然必整個的表裡認識，半表半裡的少陽經方能認識耳。大柴胡湯是一面和解少陽經，一面下陽明胃腑之熱之法。

小柴胡湯，是傷寒的少陽經病之方。後人每於老人之寒熱口苦，亦率用之。不知柴胡性升而散，傷人可畏。小柴胡湯柴胡係升手少陽三焦經相火下陷，與黃芩降足少陽膽經相火上逆，是整個的作用，而又非參草薑棗溫補中氣，不能成柴芩升降之功。非少陽經病，不可用也。

老人寒熱口苦，此寒熱乃腎氣虛、中氣敗，因而榮衛分散之寒熱。口苦亦中虛上逆之苦，萬不可用寒涼去火。應服腎氣丸、豬腰湯、小刺遼海參，溫補腎氣。腎氣與中氣恢復，榮衛有根，仍然能作圓的運動，膽經仍然下降，寒熱口苦自止。倘服小柴胡湯，升散寒涼，下咽即死。

再推論桂枝湯麻黃湯的意義

外感病分兩大原則，收斂與疏泄是也。惡寒無汗脈緊，為收斂為病。發熱汗出脈不緊，為疏泄為病。收斂為病，用麻黃湯之法。疏泄為病，用桂枝湯之法。麻黃湯，發散本身衛氣之法，非散寒也。桂枝湯，補益本身中氣，降膽經以調榮衛之法，非散風也。

本書脈法篇，有病外感風寒，惡寒發熱而脈細，用生地、當歸等填補陰液之藥，汗出感癒者。有病外感風寒，惡寒發熱而脈微，用溫補腎氣之藥，汗出感癒者。時病篇有病外感風寒，惡寒發熱而脈虛，服補中益氣丸而癒者，八珍丸而癒者。裡氣和則榮衛和，榮衛和則寒熱罷也。若果外感風寒，是風寒入了人身為病，豈有將風寒補住，病反能癒之理？

他如外感於暑，脈虛，惡寒發熱，欲吐，以扁豆、藿香為主藥。扁豆乃補胃之藥，藿香乃降胃土之氣之藥。若果是外來暑氣，中入人身，而用扁豆、藿香，將暑補於胃土之中，降於胃氣之下，此暑氣豈不深入胃中出不來乎？暑者，太陽直射地面的熱氣，人身膽經與心包經相火之氣也。宇宙的暑氣，由地面之上降入地面之下，則地面清涼，萬物得根。人身的暑氣，由胃氣之上降入胃氣之下，則肺氣清涼，命門生火。暑病者，人身肺氣不能將人身心包經、膽經的相火降入胃氣之下，本身的暑氣停留於胸中，與外來的暑氣接觸，肺氣不降，而相火停留，故發熱欲嘔，而成暑病。藿香、扁豆，降之歸下，故暑熱病得癒。肺主皮毛，皮毛主表。暑熱傷肺氣，牽連榮衛，故暑熱病亦惡寒發熱也。

古人造字，「執火」為「熱」，「日者」為「暑」。熱主上升，暑主下降。所以稱少陰君火為熱火，稱少陽相火為暑火。人乃將暑字認為傷人的惡氣，而不知暑乃天人的相火之氣、萬物生命的根氣，遂不治暑病，以降之使下為主。此自來不於事實上求原理之過也。

麻黃之法，是調和本身榮衛之氣之法，非散外來風寒之法。藿香、扁豆之法，是溫降本身胃膽之氣之法，非清外來暑氣之法。外感風寒而用養陰、補陽、補中、補腎、補氣血之法，是補益榮衛裡氣，裡熱不偏虛，表氣自調和，亦治榮衛的裡氣之法，非治風寒之法。如應當補陰、補陽、補中、補腎、補氣血治癒的外感，要食著外感散風寒的藥，一定要死的。裡氣已傷，再食傷裡氣的藥，焉得不死。反之用補陰、補陽、補中、補腎、補氣血之藥，以治應用麻黃湯法之外感，也一定死的。

人身臟腑榮衛表裡一氣的圓運動，是有層次、有秩序的。外感風寒，傷了榮衛。榮衛分離，表裡的層次、運動的秩序紊亂起來。榮病疏泄，氣機皆虛。衛病收斂，氣機皆實。實而誤補，實上加實，亂上加亂，焉得不死。非麻黃湯證的外感，脈不緊，寒熱不甚也。

外感榮衛，收斂惡寒之病，只要惡寒不罷，脈象緊而不舒，未曾出汗，或出汗未出徹底，不論久暫，始終須用麻黃之法以開衛氣，使榮衛調和，病始能癒。與補陰、補陽、補中、補氣血等調補以和表氣的治法，是相對的。桂枝湯之法，即補裡氣以和表氣之法。《內經》曰：「夫虛者，氣出也。實者，氣入也。」「出入」二字之意，在一年說，則立春後氣「出」，立秋後氣「入」；以外感說，惡寒無汗為氣「入」，發熱汗出為氣「出」。惡寒無汗之麻黃法，乃氣入為實之法。桂枝湯法，乃氣出為虛之法。外感之病，凡非惡寒無汗，而是發熱汗出，皆虛證非實證。仲聖用桂枝湯以治外感，用桂枝湯加重芍藥、飴糖以治虛勞，同是一方，而為外感內傷之祖方，氣出為虛之故也。氣入為實之麻黃湯法，須徹底認清。但有惡寒身痛無汗，脈象緊而不舒，無論已發熱否，總須發散衛閉、重顧中氣為治。此點徹底，皆徹底矣。

注意，溫病時病篇的烏梅白糖湯、三豆飲、痲疹之一豆飲，乃桂枝湯用芍藥降膽經助收斂、用草棗補中氣變化而來之法，而善治不惡寒只惡熱，一切外感。蔥豉湯、人參敗毒散、一切用薄荷之方，乃麻黃湯用麻黃以散衛氣助疏泄變化而來之法，而善治惡寒之外感。惟麻黃湯一證宜發散耳。古方命名，有名實不符之處。如桂枝湯之桂枝，本桂枝湯、麻黃湯共用之藥。麻黃湯之主藥係麻黃，桂枝湯之主藥係芍藥。名實不符，所以後人解釋都不得要領。嘗謂中醫書非醫學學好之後不能讀。此之謂也。

傷寒病榮衛表病，不經汗解，則歸結於臟病陰寒、腑病陽熱而死，或歸結於少陽經津液乾而死。溫病榮衛表病，不經汗解，則歸結於氣分病、血分病、腸胃病。然皆熱而不寒，虛而不實。如不醫錯而死，則陰分陽耗，中氣減少，轉成虛勞，然後人死。其他外感，榮衛表病，不經汗解，則歸結於膽經與肺家，或歸結於氣血。歸結於膽經與肺家者，榮分發熱作用，司於膽木，衛分惡寒作用，司於肺金。膽木橫逆則成虛勞，肺經不降則成咳嗽。歸結於氣血者，榮衛不和，氣血不通亦成虛勞。若不咳嗽，則身體羸弱，久不復元，亦不致死。若加咳嗽，則成瘵癆而死。

古方上篇，前六方為初學基礎，後十方為初學進一步基礎。由內傷而知外感原理，由傷寒而知溫病及一切外感原理也。

發熱惡寒，乃榮衛之事。有出於榮衛者，有出於脾胃者，有出於腎家者，有出於膽經者，有出於肺家者。出於榮衛者，榮衛自現本氣，榮鬱則發熱，衛鬱則惡寒也。出於脾胃者，脾為諸陰之本，胃為諸陽之本，脾胃為飲食所滯，脾滯則現陰寒，胃滯則現陽熱。或脾胃將敗，則脾胃分離，亦現寒熱也。出於腎家者，寒乃水氣，熱乃火氣，腎氣敗而現水火本性也。出於膽經者，膽經居陽腑陰臟之間，病則兼現陰陽之性也。出於肺家者，肺主皮毛，皮毛主一身之表，肺氣傷則牽連榮衛表氣，而發熱惡寒也。肺家之發熱惡寒，時止時作，不似榮衛外感之發熱惡寒無休止。五種發熱惡寒，惟惡寒脈緊無汗、身痛項強之麻黃湯證，為氣入則實之證，應用發散之藥。此外皆氣出則虛之證。宜養中氣，降膽經，補陰、補陽、補中、補腎、補氣血為治矣。唯兼有惡寒之證者，宜加少許發散之藥。如溫病篇之烏梅湯、三豆飲加薄荷之法是也。

世謂外感不可用補藥太早，恐將風寒補在身內。其實是將衛氣的收斂作用補住耳。凡病外感而日久不癒，皆非風寒未清，皆衛氣未曾散通之故。

只須切實認明麻黃是開散衛氣之收斂，並非散開外來的風寒，風寒傷了榮衛自病，風寒並未入了人身，便掃除了一切邪說而得外感病的原理。此點明白，溫病、疹病、一切外感病的理都明白。

再推論承氣湯四逆湯的意義

四逆湯加乾薑，名通脈四逆湯。治少陰病，下利清谷，裡寒外熱，手足厥冷，脈微欲絕者。下利清穀肢冷，此四逆湯證。而脈微則屬通脈四逆湯證。緣人身氣脈，起於中氣。中氣虛寒，故脈微欲絕。故於四逆湯加重乾薑，大溫中氣以通脈。加乾薑不加附子，此四逆湯更重溫中之法。若並加附子，使脈暴出，必致不救。何也，附子重用，能引腎陽外散也。

通脈四逆湯加豬膽汁，名通脈四逆加豬膽汁湯。治寒霍亂吐下已止，汗出而厥，肢急，脈微欲絕者。吐下雖止，而四肢厥冷拘急，內寒也。又加汗出脈微，陽將脫矣。通脈四逆湯加豬膽汁，以收汗出之陽，由胃降入腎家也。用膽汁之寒潤於薑附之中，使將脫之陽仍降入腎，而薑附得膽汁之寒潤化合，剛變為柔、陽入於陰。學用薑附宜細玩之。

承氣湯為寒下之方。一人病停食發熱，日久未癒。腸部痛不喜按，形容枯瘦，二便照常。舌伸不能出口，以指按舌心，有乾黑胎一塊。一醫擬調胃承氣湯：炙甘草三錢，大黃四錢，芒硝四錢。一醫謂脈弦少胃氣，且右關尺部甚空。擬四逆湯加大黃：薑、附、草、黃各一錢。一劑痛減，再劑脈和，舌轉。三劑改用炙甘草一錢，檳榔五分而癒。此病如服承氣，必一下而脫。

本是下證，卻用四逆湯以輔助大黃。與四逆加豬膽汁湯，本是寒證，卻用豬膽汁以輔助薑附。此圓運動的中醫學整個妙旨，初學最宜注意者也。

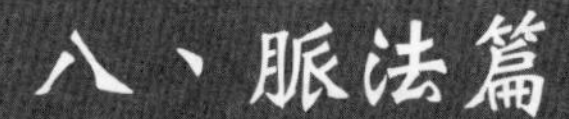

八、脈法篇

導　言

嘗謂讀書不易，治病不難。書只言理，病則憑脈。理是活動的，脈是實在的，唯其是實在的，可以再三審查，反覆推求，以得著實在之解決。

所以云治病不難也，而人往往得不著實在的解決者，學脈的方法不善也。學脈之法，一曰脈位，一曰指法，一曰脈象，一曰脈理。明白脈位與指法，然後能捐除自己的成見，看清脈來的真象。脈象脈理，必須於普通學法之中，有系統以貫之，然後無繁難之苦，然後有運用之樂，此篇，脈之較善之法也。

著者識

枯潤二脈

枯潤二脈者，用藥之提綱。枯脈宜養陰，潤脈莫傷陽。潤者津液充足，枯者津液乾澀。潤脈無論何病，慎用涼潤藥；枯脈無論何病，忌用熱燥藥。認明枯潤二脈，處方用藥，便少錯誤。

微弱二脈

微脈潤而少，輕有重按無，總屬陽氣微，溫補宜急圖；弱脈枯而少，輕無重按有，總屬陰液枯，清潤法當守，此二脈，脈體皆少，一者宜補氣補陽，一者補液補陰，最易含糊。須於輕按重按之間，尋出證據以為用藥之本。病人的體質不是陰虛，便是陽虛，故診脈先以枯潤微弱，分別陰虛陽虛，便有把握也。微弱二字，自來概屬虛脈之稱，而以陰虛陽虛置之不辨，遺誤後學不少。故以脈法起首，鄭重言之。《傷寒論》，少陰病，脈微細，用附子。榮衛病，脈弱而渴，用石膏是也。

枯潤二脈，辨別陰虛陽虛；弱微二脈，辨別陰虛陽虛。又須審查兩尺，左尺較右尺少為水虛，右尺較左尺少為火虛。據兩尺為判斷中之判斷，用藥更少誤差。

總之脈法的陰虛陽虛，認識無差，然後能識一切疾病之陰虛陽虛，然後能判斷一切醫書所說疾病之陰虛陽虛，此要訣也。

虛實二脈

實脈中沉盛，滿指成分厚，久按總有力，攻下須研究。此為陽實、氣實、熱實、胃家實，可用攻下之實脈。脈之成分厚而不薄，滿指有力，中沉兩部，久按不衰，此為完全的實脈。所謂完全實脈，中土實則全體皆實也。攻下胃實，不可冒昧，須有法度，應當研究，詳「古方上篇・大承氣湯」中。此外，則伏而有力、脈細有力、軟而有力、滑而有力，亦有實意。但只腠理熱實，只宜清潤疏通之法，無有下法。

完全實脈，脈來遲緩，因中土實則熱實，熱實則脈來不數也。病有名「五實證」者，脈完全實，而不食、不大便、不小便、不出汗，須攻下與發汗並施，此證少有。凡診實脈，須兼腹診，以手按大腸部位，病人拒不受按，此腸中有當下之燥屎，此脈有小而實者。如兼現虛證，當用補氣補血之藥，輔助下藥緩緩下之，如「溫病篇」之黃龍湯法是也。

虛脈鬆而大，氣血與陽虛。陰虛液虛者，脈與鬆大殊。鬆，有成分不足向外發散之象，大而鬆為氣虛、血虛、陽虛，乃對上項厚而有力之實脈而言。其實除厚而有力之實脈外，多是虛脈，不止鬆大為虛。大而鬆之虛，直接當補之虛也。其他之虛，脈體微小，亦有鬆意，多有不能直接用補，必須全體的圓運動復原，然後不虛。陰液之虛，脈則或弦，或細，或澀，或弱，或沉，或結，或代也。血虛，乃血中之溫氣虛。

鬆緊二脈

鬆脈即虛脈，虛鬆氣不充，諸病宜急補，補氣與補中。脈法諸書，只有虛實而無鬆脈。虛乃其名，鬆乃其實。鬆乃外散之脈，成分不夠之脈也。補氣補中，則歸根而不外散。緊脈與鬆脈反，內聚不舒象，轉繩彈人手，寒實之現狀。緊脈有細小之象，轉繩者向內收緊也。寒性收斂故脈緊，食停則氣聚於食故脈緊，氣血不調，或熱聚而不散，而成一部之積聚，亦有緊者。積聚在於何部，緊則現於何部。皆宜溫散、清散、通散之藥。寒性之收斂，衛氣之收斂也。

古書云：左脈緊傷於寒，右脈緊傷於食。不盡然，外感之脈，若現迫促不舒，其中即有衛氣收斂之緊意。

滑澀二脈

滑脈有二象，鼎沸與盤珠。鼎沸燥熱病，盤珠津液都。燥熱傷津，如鼎鍋之水，被火煎熬沸騰，故脈滑；津液滋多，往來流利，如珠走盤，故脈滑。痰病脈亦滑，痰亦津液也。

新婚有孕脈亦滑，津液增多也。鼎沸之滑，重按有力；有孕之脈，脈氣充足；痰病之滑，脈氣不足。

澀脈有兩義，血少與陽虛。血少澀在左，陽虛澀右居。澀如刀刮竹，亦如雨點沙。血少津枯故脈澀。陽虛脈澀者，津液生於陽氣也。榮衛不足，脈亦現澀。榮衛調和充足，然後津液生也。血少津枯之澀者，薄而有力；陽虛之澀，薄而微也；榮衛不足之澀，薄而無神也。左屬水木，故血虛則澀應於左；右屬火土，故陽虛則澀應於右；榮衛不和不足，必左右皆澀。

弦緩二脈

弦脈收斂病，氣機不舒展。治弦須養中，用藥忌收斂。疏泄暢通，則氣舒展；疏泄不通，則氣收聚。弦者如弓之弦，向內收聚之象。木主疏泄，木氣本身稚弱，不能疏泄則脈弦。金氣燥結，木氣因而不疏則脈弦。弦乃木氣之鬱象。木氣稚弱之弦，宜溫養木氣；金氣燥結之弦，宜清潤金氣之燥，開散金氣之結，然後木氣之鬱舒開，脈乃自去。唯既現弦象，木氣愈鬱而欲疏泄，則剋中土，中氣受傷不能運化四維，病即關係生死。故又須於疏展木氣之中，兼扶中土。五行之氣，鬱則剋其所勝，而侮其所不勝，此自然之勢也。《金匱》「見肝之病，當先實脾」，其意指此也。

弦即為寒，木氣陽弱也；弦則為飲，木氣不能疏泄水分也；弦則為痛，木鬱衝擊也；弦則為風，木病風而脈弦，則病重矣，中氣敗故病重也。弦脈多胃氣脈少故也。治弦脈忌用收斂藥，慎用剛燥藥。寒病之脈弦，溫通則弦化，為弦脈易治之病。此外之弦脈皆不易治。寒病之弦、飲病之弦，弦大而虛，潤而不枯；風病之弦，不潤而細。陰虛津枯之脈弦，宜養津清熱；內傷之脈弦，宜補中土，兼治木氣，弦乃能去。

緩脈虛而散，散慢不收斂，中虛衛氣虛，疏泄自出汗。緩與弦為對待之象，忌疏泄藥，喜收斂藥。《傷寒論》桂枝湯證，發熱汗出脈緩，即是此脈，中氣與衛氣不足故也。「散」字讀「閃」，言鬆散非分散也，此緩脈非和緩無病之緩，非熱實而脈反遲緩不數之緩，是緩脈有虛實之分也。

濡細二脈

濡脈為濕盛，細脈為津傷。濕熱脈亦濡，細亦主無陽。濡脈如棉在水中，細脈如蛛牽絲。濡而似緩有濕熱，細而無力為陽虛。津傷之細，細而有力，津傷則生熱，故細而有力。細而有力著骨，則為積聚。濡中藏細，則濕傷津液，故濡溢於外、細現於內。故濕用利水藥，有不效者，利水藥傷津液之故。善治濕者，養金氣之收斂，調木氣之疏泄，扶土氣之運化，濕乃自去，津液不傷。

大小二脈

脈大氣離根，脈小氣歸裡。脈大病漸增，脈小漸自已。冬季脈大最忌。胃熱實則脈大而有力，中部、沉部盛於浮部。此大脈為實，否則愈大愈虛。脈小則氣歸於裡，有病而脈由大轉小，乃將癒之象。此小脈非微脈、非細脈。

陰虛亦有大脈者，浮大而不潤澤，重按迫迫奪指，有躁動之象。陽虛亦有脈大者，大而虛鬆，指下潤澤，重按無有。對照研究，參與外證，容易明白。

脈有重按起指，脈即浮起，寸多尺少，浮多沉少，夜半不安，此為陰虛。陰之封藏，夜半陽動，陰虛不藏，故脈現如此狀態也。

芤革軟硬四脈

芤脈陰傷極，革脈屬陽虛，硬脈寒之象，軟脈熱在中。芤革二脈皆中空。芤則浮而邊虛，有柔鬆之意，為熱傷陰之象；革則沉而邊實，有石硬之意，為寒傷陽之象。失血甚則芤，失精甚則革。硬脈有牢堅之意，陽和之氣少也。軟脈似濡而厚，按之欲沉不沉而有力，乃內熱之實脈，不可認為軟弱之軟。世以軟弱並稱，軟脈遂為人所忽矣。軟弱之軟，則微脈也；實熱之軟則如膠黏而有力，舉指不移。硬脈則脈之沉部，硬而牢堅，重按有力，陰寒之象，外證必無燥熱之事，沉部硬處必寬厚不細，而鼓指有力。軟脈有力為熱，硬脈有力為寒。

浮沉遲數四脈

浮脈隨手起，總是虛之徵。諸病忌升散，中下復其根。以指按至沉部，隨指而起，即往上浮，是為浮脈。並非浮中沉三部，浮部有脈，中部、沉部無脈。浮而向外，中氣虛也，浮而脈小，其虛更盛。浮弦鼓指，則兼肝風。外感脈浮，只宜降藥，兼補中氣，內傷脈浮，必重補中。內傷脈浮，中部以上多，中部以下少也。外感之脈，必有束迫不舒之象，不必定見浮脈。外感之家，必定有忽然惡寒、發熱、頭痛為據，如麻黃湯證之脈，當有惡寒，脈沉，及至脈由沉而浮時，即發熱而汗出矣。

沉脈在肉下，虛實易了然。沉實為實熱，沉微屬虛寒。如沉細無力，亦屬虛寒，沉細有力，亦屬實熱。實則不通，分整個實和腠理經絡的實。整個的實，如《傷寒論》承氣湯證攻下之胃家實是；腠理經絡的實，如沉細有力，弦緊鼓指，只宜滋潤疏通，理氣活血為治。

遲脈乃虛寒，裡陽太少時，無病脈遲者，元氣難久持，不及五至為遲脈。胃家熱實，脈反遲緩不數，故遲脈亦有實熱者。實熱之遲緩，厚而有力，虛遲之遲，脈來虛微。以證判之，極易明瞭。無病脈遲，則腎家元氣將難久存矣。

數脈乃中虛，虛甚則數甚。數亦為虛熱，兼細則陰病。中虛則數，世人所忽。河圖之數，五數居中而統四維，故平人之脈，以醫生一呼一吸脈來五至為準。中虛不能統乎四維，故脈來過乎五至而成數脈。熱傷津液，脈來亦數。數而兼細，則中虛而津液亦虧，陰分受傷，為難治矣。發熱而脈沉不數多實，發熱脈數必虛，此脈必中部以下較微少也。如沉而微，其虛更甚。數極度之脈，中氣大虛之脈也。涼藥傷中，下咽即危，用甘味補中，中氣回覆，膽經相火下降，熱即退下而不數。此與熱實而脈反遲緩，為對待的理法。

「數」讀「索」，世人卻認數脈為熱，殺人不少，經文「氣虛脈乃數也」句，宜注意。

結促動代四脈

結促與代脈，脈來停一至。動脈如豆動，只見關中位。脈動現數象，停止一至為促，外感風寒，榮衛迫促，促乃表鬱之脈。脈不現數象而停一止為結，結乃津液不足，不能流通之脈。代脈之止有定數，亦津液損之脈也。長夏脈代，有孕脈代，為中氣加多之脈，中氣能代四維也。亦有秉賦代者，乃富貴之人也。若病重脈代則危，此代脈無神，乃中斷不能連續之脈。

長夏之代、有孕之代，多在五至以內，脈神特別充足。五為中氣，中氣之中，原有四維故也，詳「生命宇宙篇・河圖」中。動脈有如豆動，無頭無尾，只於關脈見之，氣機不舒，主內痛也。

洪伏二脈

洪脈向外掀，中氣大虛證。愈洪中愈虛，兼弦乃別論。實脈必向內沉。世謂洪而有力為實，認錯矣。雖有力亦向外之力耳，向外則內虛必矣。必洪而兼弦，乃為實像。弦乃內聚之象，洪而兼弦，是原有內熱，被衛氣斂之，熱鬱則脈洪，熱鬱被斂不能通達，則洪而兼弦。在外感宜舒散衛閉，兼清內熱。內傷病少洪弦者，有之亦內熱為衛氣所閉，仍舒散衛閉兼清內熱。洪大無力者全屬於虛，洪而弦大有力，乃為實象。然實脈不洪，必如胃家實可用下藥，乃為真實。洪而兼弦有力，乃實在腠理，不在胃腑，舒散衛閉，腠理一通，即不實矣。

伏脈氣內實，深藏骨際間，熱深與痰閉，指下細心探。伏與洪是對待之象，氣雖內實，熱清痰豁之後，脈起不伏，即不實矣。

躁駛二脈

躁脈不安定，外因與內因。駛脈上下竄，虛與熱之征。有內熱而感外寒，熱為衛氣閉束，動不能通，則躁急不寧。此因於外感者，宜散衛清熱。溫病之脈躁急，乃木火離根。此因於內傷者，宜照溫病證治法。駛脈因虛因熱，如小寒前後，小兒幼童忽不思食，或咽痛或咳嗽，尺脈中有一線，上竄入關脈，此腎虛陽動，宜溫養腎家。如肝膽有熱，肺虛不能收降，關脈中有一線竄出入寸脈，宜補中斂肺兼降膽經。如尺脈中有如珠的一點，竄入尺下，此腎敗也，最難治，男童早婚有此脈者多死。

平人脈

欲知病人脈，先學平人脈。調勻柔和者，乃是平脈訣。平人脈亦稱胃氣脈，亦稱和緩脈。來去調勻，不來多去少，不來盛去衰，神氣充足，體質柔潤，所有以上各病脈，尋找不出一字。此胃氣健旺，和緩無病之平人脈也。《內經》脈法，以胃氣為主，胃氣多病脈少者易癒，胃氣少病脈多者病重，病脈太多胃氣太少者易死。

學平人脈，可常診視無病而身體健全，元氣未泄，面無浮紅，食量極好，體力甚大，跑步而脈不加快不喘氣之人之脈，便可得著胃氣脈和緩的認識，然後可學病脈。胃氣脈者，中氣脈也。

真臟脈

五行運動圓，見圓不見真，一見五行真，胃氣無毫分。心火的真臟脈如鉤，如上掛之鉤，有上無下之象，只有浮而不降也。肺金的真臟脈如毛，薄澀之象，將散而不收也。肝木的真臟脈如弦，如新張弓弦，勁疾如循刀刃，毫無生意之象，欲疏泄而不能也。腎水的真臟脈如石，如石沉水底，毫無陽和之象，只沉而不升也。此皆中氣無存，不能調和四象，四象各現本氣之真也，故稱真臟。脾土的真臟脈為緩，有如屋漏，時而一落，遲緩不能連續之象，中氣不能自存也。

五行之真已現，中氣先亡，故曰死脈也。如鉤、如毛、如弦、如石、如緩，則各脈皆鉤、皆毛、皆弦、皆石、皆緩，一氣獨勝，諸氣敗亡，故死也。

指法與脈位

自來診脈兩手分診。圓運動學的診脈，必須兩手合診，因整個圓運動的消息，須兩手合診，由比較上去審察，方能審察得出。又須三指斜下，次指按在寸脈的浮部，中指按在關脈的中部，名指按在尺脈的沉部。沉部在骨，中部在肉，浮部在皮。斜下者，中指比次指重，名指比中指重，即《難經》所謂三菽之重、六菽之重、九菽之重是也，是為三部診法。若三指不分輕重，便不合寸關尺三部脈的本位。三部之法之中，又有九候之法。三部九候者，一部三候，三部九候。

寸脈本位在浮部，浮部有浮部的浮中沉；關部本位在中部，中部有中部的浮中沉；尺脈本位在沉部，沉部有沉部的浮中沉。三部九候的診法，只須三指斜下，三指同時由輕按而重按，由重按而再重按，又由重按而輕按，由輕按而再輕按，便將寸關尺三部九候的整個手法得著。

三部九候的指法，是按寸關尺皮肉骨的地位，不是按脈的個體，是下指診察的方法。方法與地位徹底了，然後診脈，看脈在此地位中的動態如何，方能審察出脈的真相。

下指診脈，不可將指頭死按脈上，就如用眼睛看物，卻把眼睛珠放在物上，如何能將所看之物看得明白。三部九候的指法無差，便能免卻此弊。

診脈動稱為看脈，不如將「看」字改為「聽」字，能將「聽」字的意義體會有得，則診脈必有聰明過人之處。「聽」字比「看」字靜的多，活潑的多，「看」是我去看他，「聽」是聽他來告我，必能聽而後得整個認識也。

「三部九候」的「候」字，候者等候之意，我的指頭，只在九個字的地位上，審察地位、等候脈來告我。「候」字、「聽」字的意義，大醫的妙用，全在於此。先將指頭審察九個字地位，以候脈來，指頭與脈見面之後，仍不聽脈，仍只審察九個字地位，有意無意之中，聽出脈的病點來，然後繼續搜求，由合聽而分聽，由分聽而合聽，整個脈體即是整個人身的河圖。由合以求分，便知病之所在，由分以求合，便得處方的結果。

總而言之，不可由我去找脈，須候脈來告我。我去找脈，我便有成見了，就得不著脈的真相了。

診脈先分別脈的大體

診脈，須先定六脈的整個大體，切不可先注意關脈怎樣、寸脈怎樣、尺脈怎樣。先診整個大體，診出大體是陽虛是陰虛。

陽虛者脈氣潤，陰虛者脈氣枯。潤者無論何病，慎用陰寒藥；枯者無論何病，忌用陽燥藥。又要診出虛的程度如何，方能決斷用藥。

處方定藥要在指頭未離開脈時決斷

定藥要在指頭未離脈時，研究清楚。如診脈放手，再來定藥，即不準確。在脈上定方，即在脈上審察所用的藥，與脈的輕重，審察再三，心中安了，放手即提筆寫方；寫完之後，再寫醫案，然後可同別人說話。萬不可先寫醫案，後寫藥方。寫完醫案，再寫藥方，所寫之藥，必不全合所診之脈矣。

擬方定藥，要在指未離脈之時。如認為中氣虛寒，擬用理中湯，是必脈來鬆微，潤而不枯。倘肝膽脈比較細，則乾薑傷津，細澀乃津傷之脈，須加少許芍藥、當歸以潤肝膽津液。如脈來鬆微，證現虛寒，當用理中補虛溫寒。而左尺比較短少，左尺屬水，是水氣不足，當加熟地、麥冬以補左尺水氣，理中湯乃不發生燥熱傷津之過。

如麥門冬湯治中虛肺燥，其脈必澀，倘澀而兼細，則去半夏。半夏傷津，細澀之脈最忌。

如小建中湯治虛勞，以芍藥降膽經收相火為主，須右脈關寸之間脈氣較他脈為盛，乃受得芍藥之苦寒。倘右脈動，關寸之間脈氣不盛，膽胃之熱不足，當減輕芍藥，或不減輕芍藥，加冰糖、白糖以和芍藥之苦，免傷膽胃之陽。

如腎氣丸治腎氣不足，須看左尺右尺比較之多少。左多右少為火虛，附桂宜稍加重；右多左少為水虛，附桂即宜輕用。

如當歸生薑羊肉湯治肝經虛寒，倘肺脈虛弱，生薑只宜少許。肺主收斂，生薑辛散傷肺也。

如瀉心湯治心火不降，吐血衄血，倘脈來不實，便不可用也。

如診治傷寒麻黃湯證，問證無差，是麻黃湯證也，當用麻黃多少，當以寸脈尺脈而定。寸脈弱，尺脈少，只宜輕劑麻黃，便可出汗。寸脈弱，肺家收斂力少，尺脈少，腎家津液不足也。倘麻黃分量與脈不稱，則服後汗多，諸禍作矣。

如診治桂枝湯證，問證無差，是桂枝湯證也，而脈氣虛軟，芍藥寒中，宜多用炙甘草以扶中氣，以減去脈之虛軟，則芍藥乃能免寒中之弊。

如診治普通外感，用薄荷以調衛氣，用黃豆以和榮氣。薄荷散性甚大，倘脈氣無弦緊之象，不可多用，多則辛散傷肺，更加發熱。

如診腸胃熱滯，擬用大黃以消熱滯，倘脈象重按不實，便不可用。如其不能不用，必須用朮草以輔之，乃不發生下傷中氣之禍。

如診吐血之虛熱證，飲食甚少，陰液又傷，擬用補土養液之藥。補土之藥必傷陰液，養液之藥，必傷土氣，必須詳審脈象。脈象潤數，朮草不可並用，或朮草均不可用，則用山藥、扁豆以代朮，用白糖以代草。細脈最忌辛散，當歸不宜，只宜阿膠。虛熱吐血，肺脈如細，更須保肺，橘皮下氣，亦能傷肺，半夏更不敢當。

如診治腹瀉，腹瀉因於食滯熱滯者多，因於陰寒陽敗者少，兩下診治錯誤，關係生死甚速。認為陰寒，脈必微少無神，瀉後氣衰，稀糞下注不射，不食，乃可用薑附以溫寒回陽。食滯熱滯，脈必緊細有神，瀉後氣不衰，糞粒兼水射遠，能食，乃可用神麴、穀芽以消食，梔子、黃芩以清熱。脈雖緊細，若右脈較左脈無力，消食預防傷中，清熱預防敗火。前人有云：左脈緊傷於寒，右脈緊傷於食。其實傷食不必緊在右脈，傷寒不必緊在左脈。

如診陰寒夾暑，其人不食，不大便，不小便，但欲寐不能寐，口渴而苦，舌無胎，六脈洪大異常，沉按虛空，而關脈洪大中藏有弦細之象。洪大虛空，陰寒之脈；口苦而關脈內藏弦細，是乃暑脈。方用重劑四逆湯以回陽，兌入冬瓜蒸自然汁以清暑也，無冬瓜汁，麥冬二三錢亦可。

如診得婦女經停，脈象平和，尋求結果，在左關得著病象。左關脈較他脈多些，此木氣不調也，用桂枝湯一劑，左脈多處平了，僅食飯加增；再診則左尺較他脈少，此必熱液少也，桂枝湯加生地以補左尺，一劑左尺脈起，經來如常。

王孟英醫案載：一人病外感，寒熱身痛。孟英診之，脈弦細異常。孟英曰：「陰虛極度矣，未可治外感」。用重劑熟地、當歸等補陰之藥而癒。外感風寒而用熟地補陰之藥，豈不將風寒補住？！不知榮衛乃人身表氣之陰陽，表氣之陰陽根於裡氣之陰陽，裡氣之陰陽偏多偏少，表氣之榮衛即不能調和而成圓運動。外感風寒而榮衛病，乃榮衛因風寒之傷而榮衛自病，並非風寒入了人身為病。此病脈象弦細異常，陰液偏少，即不外感，榮衛早已失和，再遇外感，失和更甚，所以熟地等藥，補起陰液以興陽氣調歸於平，裡氣這陰陽既調，表氣之陰陽亦調，陰陽調而榮衛和，所以外感癒也。

王氏謂未可治外感，正所以治外感也。王氏用此藥治此病，乃由經驗而來。於「外感風寒，並非風寒為病，乃榮衛自病」的原理尚不知道，因王氏亦王叔和「伏寒變溫」之信徒故也。醫家有「捨證從脈」不通之說，毫無理由，如此案，醫家即謂係捨證從脈的治法，可以見中醫不知原理，自古已然。

一七十老人，冬月外感，惡寒重發熱輕，脈動不緊而虛微，服腎氣丸五錢，半夜寒熱罷而體舒，次早滿身微汗而癒。《傷寒論》麻黃湯治惡寒脈緊。緊者，衛氣閉束之象，故麻黃開衛氣之閉束，為治惡寒定法。今外感惡寒脈微，微者陽虛之脈，腎氣丸補起腎陽，裡氣的陰陽平，榮衛的陰陽自和，所以病癒而得微汗。如不補腎陽而用發散之劑，必脫陽而亡。

此兩案在已知圓運動原則的醫家，自必認為當然，而不通醫家，無不聞之而咋舌。學脈不可就脈猜病，應問病求脈。所問之病是外感，求得之脈乃是內傷，內傷治癒外感自癒。外感病在榮衛，果是裡氣不傷之榮衛表病，脈必弦緊，束迫不舒而現躁爭之象，不現陰虧之弦細脈，不現陽虧之微脈，按疏泄收斂之法治之可也。所以學醫要學具體的病，乃能治抽象之病也。明瞭《傷寒論》桂枝湯、麻黃湯證脈的意義，本書「溫病」烏梅湯、三豆飲證脈的意義，自能明瞭此兩案的意義。桂麻二證與烏梅、三豆之意義，本氣自病的意義也。

一女科平日陰虛血虛，脈象沉澀，左尺尤弱。平日有病，皆服歸芎地黃丸補血而癒。一日洗澡受寒，身痛怕冷，不能起床，脈象沉澀尤甚，予歸芎地黃丸八錢，吞下安臥，並未出汗而癒。明是外感受寒，全從補血補陰施治而癒者，因脈象沉澀故也。若照外感治法，而用發汗之品，傷其血分陰分，病必加重，至於不起。所以此病明是外感，病癒汗出，其惡寒自罷，乃榮衛之和，陰血已虛，可作汗，故不汗出而病癒也。

此病治效，所憑者脈。前人謂此等治法，為捨證從脈。其實何曾捨證？正因此證，由於脈象純係血虛陰虛乃成此證也，證由血虛陰虛而來，故用補血補陰之藥，病自能癒。故用藥治病，必以脈為主。

又一男科，自稱胃病復發，口淡不食，亦不飢，小便黃如柏汁，甚長，大便燥結，身倦無力。診其脈全體細弱，右尺較少，予附桂八味丸二錢，茵陳蒿一錢，吞服，一日二服。服後胃更滯，更不欲食，脈細轉和，右尺亦起。因以乾薑兩片嚼服，辣味少，苦味多。辣味少者，亦口淡之例，下焦無火也。苦味多者，火虛於下而逆於上也。用原方加乾薑少許，同服，食遂增加，尿黃亦減，脈更調和。一劑之後，去乾薑，只用附桂地黃丸四錢，茵陳蒿一錢，一日分二次服，數日全癒。

此病口淡不思食，當然不宜地黃，因脈細陰虛，故仍用之。右尺火虛，故又用附桂。黃病為濕，尿長非濕，故宜地黃也。無濕而病黃，乃膽經之逆也。膽經相火逆行於上，故病黃味苦。火逆於上則虛於下，故口淡不食。茵陳清上逆之熱，地黃滋陰，附桂補火，所以病癒。此病此方，亦憑脈耳。若以口苦胃滯之故，不用地黃，脈細難復，病將壞矣。此病，前數年曾病一次，醫用附子理中加黃連，時輕時重，三年始癒。脈細尿長不知養陰，其不死者，幸也。此案用藥，亦全憑脈象之功，數日全癒，理有當然，故學醫歸結在用藥，用藥的根據在脈象，故善於學脈者，乃能立於不敗之地也。

一人左腳腫脹疼痛，午前重，午後輕。左腫痛為陰虛，午前重為陽虛，脈左右皆虛，右尺尤虛。命脈服桂附地黃丸，每日二錢，午前服下，三日全癒。此病有謂為濕熱者，有謂為風濕者，有謂為氣虛者，今憑脈用桂附地黃丸全癒，可見憑脈治病，能免去一切牽纏而得著根本解決也。

國醫指南將十二經病證，分虛實寒熱，挨次列出，後學稱便。然於脈的虛實寒熱，無有認識，即無法辨別證的虛實寒熱。只要於脈的虛實寒熱，有精細的認識，無論何證的虛實寒熱，不只能徹底辨別，且能尋出整個治療之法，不唯辨別醫書已載之病證，且能辨別醫書所未載的病證。由脈斷病，實有不可言喻之妙，因一經的虛實寒熱，必有他經的關係，脈法不精，必無整個徹底的辦法。無整個辦法，而頭痛治頭、腳痛治腳，病不有癒且生他變也。欲認識脈的虛實寒熱，只要有十架病床的中醫院，以一年的臨床經驗，便可成功。

總之由脈斷病，是由原則以解決分則；由病斷病，試圖解決分則，而遺卻原則。由脈斷病，百無一失；由病斷病，失多得少，甚至全失無得。脈者，審病斷病處方用藥的根據也。

以上審脈用藥之大概分別學法也。又有籠統學法，六脈以中部為主。凡中部以上脈盛，中部以下脈虛，無論何病，先補中氣，再配合病之藥；凡中部以上脈少或無脈，中部以下脈多有力，無論何病，溫藥補藥忌用，宜用消滯清熱養陰藥。中部以下主裡，中部以上主外。裡氣不足，故先補中，裡氣有餘，故忌補藥。

人身右為陰道，左為陽道。左脈陽虛，則升不上來；右脈陰虛，則降不下去。升不上來，則左鬱而虛大，宜溫升之藥；降不下去，則右鬱而實大，宜涼降之藥。左屬水木，右屬火土。左脈沉細，水木枯澀，宜滋潤水木之藥；右脈微少，火土衰退，宜溫補火土之藥。左寸屬心火，左寸不足，不治左寸，木氣足則左寸足；右寸屬肺金，右寸不足，不治右寸，土氣足則右寸足。左尺屬腎水，左尺不足宜補水，兼降肺金；右尺屬相火，右尺不足宜溫腎，兼降膽木。此大概籠統學法也。

籠統學法中，更有籠統學法，即上文所說脈的大體柔潤而微為陽虛，無論何病，不可用涼藥、攻伐藥，乾枯而弱為陰虛，無論何病，不可用燥熱藥橫補藥是也。只要指法活潑，大體認清，籠統之中，已得應用地步了。學醫歸結在學脈，以上學法，理路明白，初學入門之捷徑也。

還有好些省份診脈，病人伸手就診，都將掌心向上仰著，更無法診得明白。萬不可掌心向上，定要虎口向上，而且將掌向心微彎，則脈來流利，醫生乃能用指法去細細尋求。李瀕湖修正之《四言舉要》曰：「初持脈時，令仰其掌」。不可為訓。

處方定藥要自己立法

診脈之時，即是定方之時。此時指下心中，只知病人身體整個氣機的圓運動如何不圓，要用如何的方法，以補救其圓滿。所開藥方，卻要自己立法。

此時切不可有一句古人的書在我的心裡，若是心裡有一句古人的書，心就離開指下，忘卻病人的整個氣體，便不能立出合於病機的方法來。

自己立法者，所用之藥，只與脈的病機相合，不遷就書上成方也。書上的成方，乃教人自己立法之意耳。

診脈之時，既不可想著病人身體的形質，又不可想著書上的一句話。此時心中，只覺兩手按著一個圓運動的氣體，此妙法也，亦捷訣也。想著書想著形質，決不成功，試驗便知。

｜脈的原理｜

腕上動脈，能診全身，此扁鵲脈法，非《內經》脈法。脈者，血中之氣也。脈分寸關尺三部，正對腕後高骨為關脈，關上為寸脈，關下為尺脈。寸脈以診胸上，尺脈以診臍下，關脈以診胸臍之間。左以診左，右以診右。尺主沉，寸主浮，關主中。

關者，升降浮沉的關門，運動的中樞之意。關前至魚際得一寸，關後至尺澤得一尺。古人一尺，約今之五寸也。魚際者，掌下大橫紋也。寸關尺三部，為全身氣脈總代表之處。兩臂下垂，兩腕上舉，以寸關尺三部，配合全身上中下三部，左右相對，成為一個圓的運動。右降左升，運動勻和，是為平人。

造化秋金之氣，居上而降於西。人身右寸屬肺脈，肺與大腸相表裡，右寸亦候大腸之氣。造化春木之氣，居下而生於東。人身左關屬肝脈，肝與膽相表裡，左關亦候膽經之氣。造化夏火之氣，居上而來自春木。左寸屬心脈，心與小腸相表裡，左寸亦候小腸之氣。造化冬水之氣來自秋金。人身左尺屬腎脈，腎與膀胱相表裡，左尺亦候膀胱之氣。造化相火之氣，降於秋金，藏於冬水。

人身右尺相火脈，三焦相火與心包相火相表裡，右尺亦候心包之氣。造化中土之氣，居中而在相火之上。人身右關屬脾脈，脾與胃相表裡，右關亦候胃經之脈。

肝膽脈俱候於左關，卻膽經脈亦候於右關。右關乃土氣之位，少陽相火附於土氣之上也。膽經循胃口環行，入胃中而下也。大腸經脈候於肺脈，大腸位居下部，亦候於左尺脈。小腸位居中焦，亦候於右關脈。心包相火位於心下，亦候於心脈也。

腕上動脈，名曰太淵，乃肺脈也。人離母腹，通了大氣，肺家即起呼吸作用。呼吸作用起後，循環作用、排泄作用、消化作用，乃隨肺家的呼吸作用相繼而起。《內經》曰：「肺朝百脈」。言百脈皆朝於肺，唯肺家呼吸作用之命是聽也。

《難經》曰：「寸口者，脈之大會，手太陰之動脈」。手太陰動脈，肺脈也。各脈皆會於肺脈，各臟腑的作用皆起於呼吸作用，此所以中醫診脈，只診肺脈，便知全身也。參看「生命宇宙篇・法醫學的證明。」

現在要總結一句，讀者特別注意：脈法要學得深透，指法要按得活潑。無論何病，應用何藥，但是陰虛之脈，用養陰之藥，無論何病，自然病癒；但是陽虛之脈，用養陽之藥，無論何病，自然病癒；但是中虛之脈，或滯積之脈，用養中之藥、調滯消積之藥，無論何病，自然病癒。

脈，輕按多重按少為中虛，輕按少重按多，多而虛鬆，成分不足，亦為中虛。脈潤中虛，補中不兼潤藥，脈枯中虛，補中加用潤藥。真寒之脈，指下膚冷，真熱之脈，指下膚熱。根本上獲著解決之法，再加以本證上應當兼顧的治法，病證雖多，醫書雖繁，實際上都解決於極少極簡的脈法之上。看去似乎太不科學，其實由極少的原則，以處理極多的分則，正是中醫學最科學處，因極多的分則，乃發源於極少的原則故也。若謂一個病一個原則，無是事也。

當謂學醫甚難，診脈甚易，病太多，書太多，談空理，故難也。在脈上尋辨法，有實在的證據，有原則的現象，故易也。將無數的病，無數的書，歸納於三指之下，以求切實的解決，此學中醫的秘訣也。

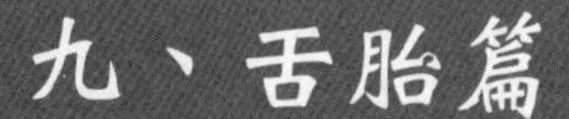

九、舌胎篇

平人舌胎

舌本寬厚紅潤，胎面呈荷花色。凡無此色的舌胎，中氣不足。

荷花色，粉白帶紅，有似膩非膩的一層。五臟六腑，皆繫於舌本。故臟腑之氣，皆現於舌。

舌的部位

舌尖火，中屬土，左屬木，右屬金，根屬水。

舌尖鮮紅，此心火不降，脈實者吉；脈虛者病重，重在中氣虛不能降火也。脈實者，舌必痛；脈虛者，則有種種衰敗之病而不痛。老人舌尖紅，用藥錯，多不利。脈虛之舌尖紅，如食涼藥，即生危險。危險在中氣更傷，火更不能降也。

尖與中之間，如現水濕浮聚之形，主胸間有積水。

左有黃厚胎，主肝熱之積，與胃之左部有積。

右有黃厚胎，主膽熱之積，與胃之右部有積。

根部應常有厚膩，如不膩而是光胎，此腎氣虛薄，體氣單弱之人也。

舌左部腫硬，肝熱；右部腫硬，肺膽熱；全部腫硬，胃熱。

傷寒舌胎

病在榮衛時，舌無胎。

陰臟病時，荷花色變為豬腰浸在水中之淡灰色，雖有淡灰色，仍無胎。此淡灰色，裡氣陰寒之色也。

如淡灰色，而舌心有膩胎，此陰寒又兼濕滯也。

陽腑病時，舌胎現有黃燥色，此胃熱之舌胎。再燥則轉黑色，再燥則胎起斷紋，黑上生刺，此胃中熱燥至極之舌胎也。此種舌胎，便是大承氣湯證。

此黑色在舌中心與中心之兩旁，若黃燥無黑胎，只可微下，用調胃承氣湯，大黃、玄明粉、炙甘草，黃燥亦在舌之中心與中心之兩邊。若舌胎滿黃而不燥者，此非胃熱實證，乃濕熱病。

凡外感病，數日不癒，必起胃熱，即舌上生胎。表氣不解，裡氣必鬱之故也。

如係大承氣湯證之胎，若不下之，胃熱更甚，則津液燒乾，舌必乾縮而現虛象。實極反虛，最宜注意。由實轉虛者，當下失下，手足濈然汗出、潮熱、腹滿痛等症漸漸消減，只餘不大的潮熱與拒按之一症。

大承氣湯，陽盛脈實大，今則不現陽盛脈實，而成陽弱脈虛，舌胎縮小，伸不出來，黑胎縮成一小硬塊。

此時脈若沉部較多，可用調胃承氣湯緩下之，若脈大重按虛少，便不可用承氣湯，須用大黃兼理中湯，或加附子，方能下去拒按之點，而獲癒也。舌既不能伸出，可用指探之。

此黑胎黏在舌心，成一硬塊，此等症使人難下判斷，就只憑著拒按一點耳。陰寒裡證，舌胎黑潤而無胎，以乾薑炙甘草溫補中氣即退，此種舌胎滿黑而潤，不似胃熱實證之黑在中心，不似胃熱實證之黑而乾燥，內傷病誤服寒藥傷中，亦有此胎。

少陽膽經之大小柴胡湯證之舌胎，小柴胡湯證舌胎，白潤而兼黃膩。大柴胡湯證舌胎，則潤膩之中兼有乾黃。

溫病舌胎

溫病，病在榮衛無胎，入氣分舌胎全白。如滿鋪乾粉，此肺氣大熱之胎，必燥渴能飲。入血分無胎，舌全紅或絳赤。有入腸胃者，則舌有乾黃胎。入氣分清氣分之熱，入血分清血分之熱，入腸胃下腸胃之熱。

暑病舌有少許黃胎，膽經相火之氣停留胃中，故現少許黃胎。雖有黃胎，並無燥證，只滯而仍虛之證耳。

濕病舌胎，有薄膩一層，濕潤不燥，濕熱病舌胎淡白，或厚膩，或乾黃。濕熱傷陰則淡白；濕熱聚於胃中，則厚膩；濕熱聚久津液灼傷，則乾黃。

燥病舌胎，潤而不燥，唯滿佈黃而膩之胎，亦潤而不燥，燥乃斂結之氣也。

燥乃乾燥斂結，燥寒燥熱相兼，以證判之，如時病篇成都燥病，乾薑、麥冬並用之證是也。

胃中燥熱，黃胎在舌心兩旁而成條形。如不成條形，滿舌散見，此病不在胃，而在胸膈之間，須竹葉方能掃除。此胎多不黃而白潤也。

普通外感舌胎，或白或黃，膩而滋潤，只是胃間小有滯氣而已，無人胃腑病實之證也。

內傷的舌胎

無荷花色，而現淡灰色，此陽氣不足，無論何病，皆屬陽虛。如看不準，當參脈象與病證為斷。如舌胎中前左右，有灰色、黑色、淡白色、淡黃色夾雜，而濕潤，此中土大敗之象。

冬末春初，小兒發現此舌，先溫補中土，俟夾雜之胎退去，乃按病治病。此種胎，中虛兼腎虛也。

凡舌胎黃膩濕潤，去黃膩之藥，必須兼溫補中氣。

凡診病無論何病，須看舌胎。舌有厚黃胎少許，乾燥者，有一部分胃熱，方中須有兼清胃熱、理胃滯之藥，如檳榔、花粉之類。

舌心有黑膩一點如指大，極膩極密，緊貼舌本，撥之亦看不見肉，此有老瘀血，結在胃中，須用氣血雙補之藥，加桃仁、紅花、五靈脂、益母草通瘀，輕用多服乃癒。

氣血雙補，八珍湯最佳，八珍丸更好。丸藥服下，與胃中細毛緩緩摩擦，去瘀血之妙法。

舌之中心，有棗核大一塊紅色，此最壞之證。一切燥熱藥、補氣藥均用不得，用則真陰立竭多死，不死亦從此病重，無法挽回。此傷真陰之舌胎也，紅而乾者更危也。

又有病由外感，多日不癒，口苦，舌胎滿佈黃點，其點甚稀，胎潤不燥，服黨參、烏梅、麥冬而苦退黃退者。此胸膈有膽經木火之氣，凝聚不降，胎之黃點，乃中虛之現象也。

蟲病舌胎

舌上有小黃圈，圈中有一點，此圈不止數個。病重者下唇內面有好些白點。此種舌胎，其脈必大小不定，忽躁忽急也。此舌胎的原理，不得詳細的解釋，大約土木二氣不得之故。

土氣開竅於口，土氣之中，發現木之動氣，故有圓點之形，木之動氣，乃蟲為之。蟲病秋冬多實，春夏多虛。秋冬陽內入故實，春夏陽外出故虛。

陰虛舌胎

胎與舌本均淡白色，牙齦腮內滿口肉色、唇內唇外之色、兩眼角肉色都一律淡白，滿身膚色亦皆淡黃淡白，脈並不細數，有沉而搏指有力之意。此種陰虛，須多日調養，方能轉癒。

脈沉搏指，是其證據。慎勿誤認為陽虛，而服熱藥以加病。陽虛之胎，灰潤不白。

舌胎光絳，陰虛血熱；舌本圓而硬，與滿舌無津液，或大而乾，伸不出齒，亦陰虛血熱。

舌脹滿口，此中寒血熱，乾薑溫中，蒲黃清熱，即癒。共為末，擦舌上即消。如不知中寒，全用涼藥，必生危險。陰虛舌胎，王孟英醫案載的甚多。

舌胎濕潤，津液必多。舌胎乾燥，津液必少。舌胎的

「胎」字，有寫作「苔」字者，胎乃底子之意，不可寫作苔字。

舌本的「本」字，是整個肉質，胎乃面上一層，不可認為「苔」字。初學看舌胎，須兼脈證為斷，脈證須兼舌胎為斷。

舌胎代表整個內臟。陰陽調和、中氣充足之人，舌胎必有荷花色。陰陽不調，中氣不足，則現種種不足不調之象。多看舌胎，顯而易見。

十、藥性提綱篇

初學用藥的提綱

初學用藥可看汪訒庵編之《本草備要》，明白實在，極為適用。茲將常用者加以系統的簡單說明。先將此說明認識，較有綱領。

中氣藥

溫補中氣，以炙甘草為主藥。性溫，有起死回生之功。凡脈虛大而潤，或微小而潤皆宜。若脈枯細與陰虛諸證慎用，脈實有力者忌用。陰虛而脈枯細，有兼補中之必要者，於滋陰藥中斟酌少用。否則，橫滯傷陰，中氣反因之窒塞不能運化，小兒不宜重用。

補中而不橫滯者冰糖最好，但力小無起死回生之能。白糖養中較冰糖更平和矣。大棗補中，最補津液，性溫，唯有滯塞諸證者，不可用。黨參補中氣補津液，性平。如有衛氣閉束之外感服之，衛氣愈閉，為禍不小。水飲病亦不可服，生津助水之故。此外凡補土之藥，皆能補中。生甘草性寒，能將中氣的運動力量減少也。

中寒，乾薑為第一要藥，有起死回生之力。古方乾薑、炙草同用之證，皆有關生死大病。誤用傷陰，為害最大。炮過用，力稍減。生薑亦能溫中，搗汁止嘔止吐。外感用之，有傷肺之害。必須完全寒證，肝不燥，肺不熱者，乃可用之。蜂蜜煉熟，溫中補液，唯無運化之力。生蜜寒中。

調中理滯。食滯用神麴、麥芽、山楂、檳榔、草果，俱炒過用。神麴、草果皆性熱，餘性平。凡舌上有黃白膩胎，皆宜。氣滯用砂仁、蔻仁，用量愈輕愈好。淡豆豉，調中理滯，其性陰柔，溫燥病妙品。

中寒乃常有之事。中氣最怕病熱。中氣如熱，胃中陰不包陽，陽氣飛散，即死。本人好食熱性食物，與醫生好用熱性之藥，日久，中氣遂熱。可怕。

治之之法，養肺陰，養胃陰，降膽經，與溫補中氣並重，可癒。飯後胸下熱，即中氣熱也。

脾胃土氣藥

補脾胃土氣，白朮為主藥。宜用、慎用、忌用之脈，與炙甘草同。性平不可用土炒，傷其津液，以增燥性。脾胃無滯者可用。有滯之吐瀉忌用。其次則山藥、扁豆、薏苡，皆補土氣，性味平淡，兼能除濕。

凡除濕之品，皆傷津液。蒼朮除濕性燥，兼能發濕氣之汗。茯苓除濕其性平而剛，豬苓、澤瀉除濕性柔，小便利者、肺津虧者皆不可用。

除濕之藥，皆於土氣有益。然土虛無濕，切不可用，以傷脾胃津液，致土氣更敗也。凡補土除濕之品，陰虛慎用忌用。半夏、藿香平降胃氣，赤石脂善收滑脫，平和妙品。冰硼散，口舌諸熱，擦之特效。木通性平瀉水，由心包下行。

肺與大腸金氣藥

補肺金，山藥為主藥。其性平和，最助肺金收斂之氣，並能利尿。利尿者，金氣收則水歸膀胱也。肺虛而燥者，以阿膠之滋潤輔之。凡補中補土之藥皆於肺金有益，土生金也。凡補肺之藥，皆補大腸。

紅棗補肺，能填補傷損。糯米最補肺陰，落花生潤肺通滯，杏仁溫肺降氣，馬兜鈴潤肺降熱，麥冬清肺開結，桔梗排膿降肺。至若旋覆花、枇杷葉、桑葉，皆性燥，皆普通降肺之品，虛人都不宜用。

款冬花、紫菀性潤，降肺甚好。葛根升大腸金氣，性涼，薤白降肺金，性溫，合併用之，能將整個金氣的升降活動起來。如膀臂痠痛，二便不通，均有特效。

肺臟內積有實熱，輕則瓜蔞、貝母，重則生枳實最妙。槐實清金氣之熱，咳血最效。中寒者，輔以冰糖、紅棗或山藥、扁豆。黃芩清肺熱，極寒中氣，初學莫用。知母清肺，只宜少用。竹葉清降肺胃，功效特殊。舌上白黴之時氣，與痧脹病，非竹葉重用不效。

肝膽木氣藥

補肝膽木氣，當歸、川芎、地黃、芍藥，合用為主藥。芎、歸補木氣之陽，芍、地補木氣之陰。當歸性散益肝，芍藥性收助膽，川芎溫升，地黃涼降，乃木氣整個圓運動之藥。

於土氣藥中用之，如八珍湯善治諸虛者，中土運於中央、木氣升降於四維之功也。芍、地能助金氣之收，助水氣之藏，芎、歸能助火氣之長。

凡能善用八珍湯之醫家，其成績必有意想不到之妙。芍、地性寒，芎、歸性熱。當歸潤腸，脾濕忌用。阿膠潤木氣，助收斂，止疏泄，功效無匹，脾濕腸滑忌用。

溫補木氣，烏梅第一。發熱舌無黃胎而尿短者極效。發熱則膽經逆，相火虛，烏梅補膽經相火，而降之使下也。

山茱萸溫補木氣，善於收攝。酸棗仁專補肝膽，收斂相火。首烏溫補木氣，能通能斂。艾葉溫肝經、暖下部，能通十二經。丹皮能除血中伏熱，性平功大，妙品也。

秦皮性寒而澀，最清木熱，下焦不收宜之。白頭翁寒能涼血分，苦能堅下焦，與秦皮合用，故治熱痢。龍膽草大瀉肝膽之火，並除下焦濕熱，實證乃可用之。普通肝膽病熱，芍藥、生地二味，已足運用。雞助肝熱，為害甚大。雞湯一大碗，兌好燒酒二兩，生薑二兩，能將肝經之熱，運到膽經，以成木氣的圓運動，妙品也。

生薑燒酒，俱往右降，由右下降入膽經，再由左升入肝經。膽經能熱，肝經乃不偏熱耳。羊肉溫潤木氣妙品，廣西獨不可用，冬月食之，病熱瀉。吳茱萸溫補木氣，大熱善通，其力極猛，初學莫用。細辛溫降寒水，最益木氣，最傷津液，初學莫用。

苦楝子能去木氣實熱，肝病脈沉相宜。防風性平，乃疏通木氣，使之不鬱，防其生風之藥，質潤而力散，疏泄之病忌之。世認為防外來之風。防外來之風，必如桂枝湯之芍藥，乃合理也。

腎家水火二氣藥

補腎水，以熟地、龜板為主藥，女貞子亦效，性均平和。黃精滋補脾腎津液，最宜水虧之家。補腎火，以韭菜子、菟絲子、甜蓯蓉、巴戟天，溫而兼潤為宜。五味子大補腎陽，性較剛烈，善通少腹之滯塞，肺病忌用。海參、大蝦，溫而潤，補的力量太大。和以白糖，能增圓運動之力，不使其熱性偏於一方，而成陽盛化熱之害。

凡補腎火，須帶水性之溫藥。非真係水寒無火，不可用剛燥之附子。

君火相火藥

補君火之藥，皆溫補腎家之藥。水中陽足，君火自足。補相火之藥，皆溫補腎家之藥。心包相火，亦來自腎家。清君相二火之藥，黃連為主藥，大苦大寒，誤用殺人，初學莫用。必要用時，以梔仁代之，由心包屈曲下行，功用極妙。

柏子仁清降心火，潤肝潤腎，和平妙品。遠志極傷胸部津液，初學莫用。腎熱者，梔仁、知母最佳。

外感榮衛藥

外感榮衛病。衛病收斂，以麻黃為主藥，疏泄之力極大，凡皮膚、腠理、筋骨、關節，無所不到。虛人、小兒、老人，雖輕用亦不可。凡衛氣閉束惡寒之病，可用薄荷、蘇葉、荊芥、蔥頭以代麻黃，疏泄力小。非真麻黃湯證莫用麻黃。榮病疏泄，以芍藥為主藥。苦寒傷中，須用甘溫之藥以和之。

凡一切外感發熱，鼻不塞脈不緊，依溫病為治。黃豆、黑豆為主藥，潤降肺膽，平疏泄，兼養中氣，大便滑瀉忌用。山藥、扁豆合用，能代炙草、大棗。凡惡寒發熱之病，多日不解，須看舌胎，有黃胎而脈沉，即須用清解之藥，按證施治。至於羌活、獨活、白芷、升麻，性燥氣升，不合榮衛生理，千萬莫用。

黃耆大補衛氣之陽，乃瘡科補虛之藥。內傷病，關於榮衛不足，運動不靈，如黃耆五物湯之證，乃可用之，肺虛忌用。世以黃耆、當歸併用，為氣血雙補，多有流弊。肺氣主降，黃耆性升故也。

柴胡解少陽經氣之結之藥，性升而散，最傷肺氣，脈象沉緊之肝膽病，如《傷寒論》厥陰下篇四逆散之證，乃可用之。因發熱惡寒的病，不止傷寒病小柴胡湯一證也。

常用藥中特別注意藥

附子性熱，乃補陽溫水寒之藥，非補腎之藥；巴戟、蓯蓉等，才是補腎之藥。非將《傷寒》《金匱》有附子各方研究清楚，不可使用。如非陽氣虛少水氣又寒之病，而誤用之，且有將中下陽氣引出之患，與拔木氣煽動心氣之患，其患大矣。大黃性寒，乃攻下腸胃燥熱結聚實證之品，須有舌胎乾黃，腹痛拒按之證，乃可用之。若僅舌胎乾黃，腸胃並無燥熱結實腹痛拒按證，只可少用兩三分以清燥熱，否則腸胃無有燥熱結聚實在之物當之，必將人瀉死。芒硝性熱，用蘿蔔製名玄明粉，瀉性速過大黃。世乃認為性寒，名實不符，《本草備要》謂芒硝能化七十二種石為水，又曰玄明粉實熱忌用，因其熱也。有用玄明粉代西藥瀉鹽用，瀉後常有傷陰出汗，須用涼藥清熱，汗乃能止者，可見也。

枳實性寒，下氣猛烈，虛家忌用。厚朴性熱，最能下氣，最傷陰液，最傷元氣，慎用。

《傷寒》大承氣湯為攻下腸胃燥熱結實主方，大黃、枳實之寒，配以芒硝、厚朴之熱，寒熱並用，做圓的運動而下，是定法也。

生石膏乃清散金氣燥結之藥。寒中敗陽，誤用殺人。必須將《傷寒論》白虎湯與本書時病篇痧脹證研究清楚，乃可用之。初學如有用之必要時，可用麥冬代之。麥冬亦清散金氣燥結妙品。

桃仁性溫，最攻瘀血，較紅花平和，初學莫用紅花與三棱、莪朮。益母草散血力大，脈虛慎用。乳香、沒藥，通滯攻瘀，可少用。芫花、大戟、葶藶、甘遂、巴豆攻水力猛，初學莫用。木香、香附皆溫調木氣之品，木香最助疏泄，傷陰液，只宜輕用，莫過一錢。使君子殺蟲傷肝，鉤藤寒中，蟬蛻破肺，小兒忌用。世人慣用以害小兒，可恨。五靈脂善化瘀血，產後腹痛按之更痛者，吞服五分至一錢立效。龍骨、牡蠣，收斂浮陽，降膽經，去滯塞，性平，忽然脈象浮大異常者，速速用之。

十一、金匱方解篇

導　言

仲景先師著《傷寒雜病論》，為中醫方藥祖本。《金匱要略》，即雜病也。

《傷寒論》一百一十三方，為一整個病。因傷寒病的表裡，是一整個的。榮衛為臟腑之表，臟腑為榮衛之裡。裡氣調和，表即不病。表氣一病，裡即失和。學《傷寒論》須表裡作一整個學。而後得知一百一十三方之所以然。

《金匱》各方，是一個病一個方。學明《傷寒論》一百一十三方之後，再學《金匱》方，輕而易舉。學完之後，再看王潛齋醫書五種之王氏醫案，學其養陰活絡之妙，以運用仲聖之法，便能避免偏熱之弊。未讀《傷寒論》，必須先讀本書原理上篇、古方上篇，乃可讀此篇。

著者識

原方分量，載在世行本《金匱要略》。漢時一兩，合今三錢四分，亦嫌太重。原方一兩，用今之一錢可也。原方大棗十二枚，用小棗十枚，或八枚可也。河南、山西、陝西大棗，一枚有小棗四枚之多。最好是用棗肉稱分量，古方大棗十二枚，用紅棗肉三錢為安。

內傷嘔吐噦下利

大半夏湯

半夏六錢　白蜜五錢　人參三錢

分量係普通常用分量。治胃反嘔吐者。

飲食入胃，原樣吐出，名曰胃反。此病肛門乾燥，屎若羊矢，中氣虛津液少，大便不下，升降停頓，是以胃反。半夏降胃，人參補中生津，白蜜潤腸。大便潤下，中氣旋轉，胃反乃癒也。此病屬胃，吐多嘔少。

嘔有聲無物，吐有物無聲。吐乃胃經之逆，嘔乃膽經之逆也。此病以吐為主。

茯苓澤瀉湯

茯苓四錢　澤瀉二錢　白朮三錢　桂枝二錢　生薑四錢　炙甘草二錢

治胃反，吐而渴，能飲水者。

此吐乃水濕阻格，胃氣不降之故。苓、澤、白朮以泄水濕，生薑、炙草降胃止嘔，桂枝達木氣以行小便也。水濕阻格反渴能飲，相火不降，傷灼肺津之故。然既有停水，所飲之水，仍然吐出也。

四逆湯

炙草二錢　乾薑一錢　半附片三錢

治嘔而脈弱，小便復利，身有微熱，手足厥者。

嘔而脈弱，陽盡於上。小便過多，陰盡於下。陽虛身熱，陽越於外。四肢秉氣於脾胃，身熱肢厥，陽將亡矣。

乾薑、炙草補中土之陽，附子補腎家之陽也。

小半夏湯

生薑四錢　半夏四錢

治諸嘔吐，穀不得下者。

半夏、生薑，降胃止吐也。

小柴胡湯

柴胡四錢　黃芩三錢　半夏三錢　人參三錢　炙甘草三錢　生薑三錢　大棗四錢

治嘔而發熱者。

嘔為膽經之逆，小柴胡湯和少陽升降之氣，以降膽經也。膽逆者，胃氣必逆，膽胃逆者，中氣必虛。膽經逆，相火不降而中虛，故發熱。

半夏瀉心湯

半夏六錢　黃芩三錢　黃連一錢　乾薑三錢　人參三錢　炙草三錢　大棗六錢

治嘔而腸鳴，心下痞者。

膽經相火，生熱上逆則嘔。火逆於上，中氣虛寒則痞。火逆中寒，升降停滯，水走腸間則腸鳴。乾薑、炙草、人參、大棗溫中寒補中虛，連芩降相火，半夏降逆氣也。

吳茱萸湯

吳茱萸二錢　人參三錢　生薑六錢　大棗六錢

治嘔而胸滿者。

嘔而胸滿，中虛胃寒而膽逆也。人參、大棗補中，生薑、吳茱萸溫寒而降膽胃也。吳茱萸溫胃，最益肝膽，最潤木氣，與乾薑專溫燥中土有別。

如非膽胃寒證，誤用萸殺人。又治乾嘔、吐涎沫、頭痛者。此頭痛，乃頭頂痛，乃膽經上逆之故。中氣虛寒，膽胃寒逆，故此湯主之。吐涎沫，胃寒也。

半夏乾薑散

半夏、乾薑各等分，每服各一錢。

治乾嘔吐涎沫者。

此胃氣濕寒，乾薑、半夏溫寒除濕，溫中降胃也。

黃芩加半夏生薑湯

黃芩三錢　芍藥一錢　大棗六錢　炙草三錢　半夏六錢　生薑三錢

治乾嘔而利者。此利乃木熱疏泄之利。

芩、芍清木熱，草、棗補中，薑、夏降胃止嘔也。膽木逆於上，肝木陷於下，中氣大傷，草棗補中，為此方要藥。

生薑半夏湯

即小半夏湯分量不同：**半夏四錢，生薑八錢取汁。**

治病人胸中似喘非喘，似嘔非嘔，似噦非噦，心中憒憒然無可奈何者。

胃氣上逆，濁瘀填塞，故現諸證。薑、夏溫中降胃也。

橘皮湯

橘皮四錢　生薑八錢

治乾嘔、噦，手足逆冷者。

肺氣阻滯，故手足逆冷。胃寒上逆，故乾嘔而噦。橘皮降肺氣，生薑溫降胃寒也。噦者，似嘔非嘔，俗所謂噁心是也。

橘皮竹茹湯

橘皮六錢　竹茹六錢　生薑八錢　人參三錢　甘草五錢　大棗八錢

治噦逆者。

噦逆之病，乃肺氣與胃氣不降。橘皮、竹茹專降肺逆，生薑治胃逆，參、棗、甘草補中氣以降肺胃也。吐屬於胃，嘔屬於膽，噦屬於肺，皆由中虛。中氣乃諸經升降之軸心也。

病久之人，胃氣將絕，亦有噦者。

通脈四逆湯

炙草一錢半　乾薑三錢　附子三錢　即四逆湯加乾薑

治下利清穀，裡寒外熱，汗出而厥者。

汗出而肢冷，此裡陽將亡。下利見之，宜速用四逆湯加重乾薑以溫補中氣、以回陽也。中氣為諸脈之根本，故加溫補中氣之藥。下利有寒熱之別：用薑附乃寒利，用連芩乃熱利。

訶黎勒散

訶黎勒十枚　煨為散和粥食

治氣利者。

木氣為濕所滯，故下利而放屁。訶黎勒行滯達木也。

紫參湯

紫參八錢　炙草三錢

治下利、肺痛者。

大腸金氣陷於下則利，肺金之氣逆於上則痛。下陷上逆，中氣之虛，甘草補中，紫參理金氣之滯，以復升降也。

梔子香豉湯

梔子　香豉各四錢

治下利後心煩，按之心下濡者。

下利不應上煩。今利止而煩，乃利止陽復。陽復生熱，熱生而心下按之濡，乃虛煩也。當用梔子以清虛熱，豆豉宣滯和中以去濡也。

小承氣湯

大黃四錢　枳實三錢　厚朴二錢

治下利譫語者。

下利譫語是胃中有燥屎。小承氣湯下其燥屎，腸胃氣和則利止也。

大承氣湯

大黃四錢　枳實四錢　厚朴八錢　芒硝二錢

治下利心堅者。

胃土燥實，則心下自堅。大承氣湯下燥實也。燥熱結實於中，則稀水旁流故下利也。

又治下利脈遲滑實者。

遲乃不數之意。氣虛則脈數，氣實則脈不數。滑實者，如鼎水沸騰，重按有力。下利見此，乃腸胃燥實。大承氣下其燥實也。

又治下利脈反滑，當有所去者。

宿食結在腸胃，則下利而脈滑。大承氣下去宿食，則利止也。

又治下利已瘥，至其年月日時發者。

人身一小宇宙。至其年月日時，病仍復發，是有老積。大承氣下其老積也。

白頭翁湯

白頭翁三錢　黃柏三錢　黃連三錢　秦皮三錢

治熱利下重者。

下利而渴，濕熱之利。濕熱傷肝木之陰，木氣升不上來，故下重也。黃連、黃柏、秦皮、白頭翁，清肝木之濕熱也。

桃花湯

乾薑二錢　粳米三錢　赤石脂一兩六錢

治下利便膿血者。

中寒下利，腸中脂膏下脫，則便膿血。乾薑溫中寒，赤石脂固滑脫，粳米補脂膏也。此與白頭翁湯證，為對待之法。乾薑證則不渴也。膿血係紅色。

內傷腹滿寒疝宿食

附子粳米湯

附子三錢　粳米六錢　炙甘草二錢　大棗六錢　半夏六錢

治腹中寒氣，雷鳴切痛，胸脅逆滿，嘔吐者。

內寒阻礙木氣，木氣衝擊，則雷鳴切痛，胸脅逆滿，而兼嘔吐。附子溫寒，粳米、草、棗補中氣，半夏降逆氣也。

大建中湯

乾薑四錢　蜀椒二錢　人參三錢

治胸中大寒痛，嘔不能食，腹皮起有頭足上下，痛不可觸近者。

寒極而木氣鬱衝，則胸中大痛，腹皮痛不可觸，而有頭足上下。薑、椒溫寒，人參補中氣補津液也。薑、椒並用，燥熱傷津，人參補氣生津，是為大法。痛有頭足上下，木氣寒極鬱動之象。

赤丸

烏頭二錢　茯苓四錢　半夏四錢　細辛一錢　硃砂不

拘多少為衣

治寒氣厥逆，手足逆冷者。

陽敗內寒，故四肢逆冷。附子、細辛回陽溫寒，茯苓、半夏除濕氣，硃砂護心火也。

大黃附子湯

大黃三錢　附子三錢　細辛二錢

治脅下偏痛發熱，脈弦緊者。

弦緊為寒，偏痛者，寒積也。緊乃聚結之象。發熱者，內寒而陽氣外越也，大黃、附子、細辛，溫下寒積也。寒積故用溫下之法。此脅下偏痛，多係右脅。

厚朴七物湯

厚朴八錢　枳實二錢　大黃二錢　桂枝二錢　甘草二錢　大棗五錢　生薑五錢

治腹滿痛，發熱脈浮數，飲食如故者。

腹滿痛為內實裡證，發熱脈浮為外感表證。表裡並見，當先解表，然後攻裡。此傷寒之定法。然傷寒表病，飲食不如故。且必身痛項強。

今飲食如故，身不痛項不強，雖脈浮發熱而腹滿痛，自應以裡證為主。故宜厚朴枳黃以攻裡實，桂草薑棗以和表氣也。

厚朴三物湯

厚朴八錢　枳實二錢　大黃四錢

治腹痛而閉者。腹痛而大便不通，內熱必實。

宜厚朴、枳實、大黃以下實，不宜溫下之法也。

大承氣湯（方見前）

治腹滿不減者。

內寒則腹滿時減時滿。今腹滿雖少減，而不足言減。此非內寒，而係內實。當用大承氣下其實也。大承氣湯下內實，必有腹滿痛拒按之證。

大柴胡湯

柴胡五錢　黃芩三錢　芍藥三錢　半夏八錢　生薑五錢　大棗六錢　枳實二錢　大黃二錢

治按之心下滿痛者。

按之心下滿痛，此為少陽膽經鬱阻陽明胃腑，經腑相逼之實證。然實在胃腑，不在膽經。故用枳實、大黃，以下胃腑，而以柴、芩、芍、半、薑、棗和少陽之經也。少陽膽經無實證。

大烏頭煎

大烏頭八錢

治寒疝繞臍痛，手足厥冷，發則白津出，脈沉緊者。

肝腎寒極，則痛繞臍，手足厥冷，而脈沉緊。白津出者，腎氣無陽而精自下也。沉緊乃寒極不運之象，烏頭溫補腎陽以生肝木也。

烏頭桂枝湯

烏頭八錢　桂枝三錢　芍藥三錢　炙草三錢　生薑三

錢　大棗六錢

治寒疝腹痛，手足不仁，身體疼痛逆冷者。

肝腎皆寒，榮衛陽氣運達不到，故病如此。桂枝湯以和榮衛，烏頭補肝腎之陽，以達全身也。

當歸生薑羊肉湯

當歸三錢　生薑三錢　羊肉四兩

治寒疝腹痛脅痛裡急者。

肝經血寒，肝陽下陷，升不上來，故現以上諸病。當歸、羊肉、生薑溫肝血補肝陽也。

大承氣湯（方見前）

治有宿食，脈浮而大，按之反澀，尺中亦微而澀者。

食宿阻塞，中氣不運，故脈澀。故當下之。「浮、大」二字是陪辭。注意「反」字。然必腹痛無有輕時，按之更痛，然後可下。如脈數而滑，為有宿食，下利、不欲食，亦有宿食，皆宜下之。滑有沉實之意。

瓜蒂散

瓜蒂一分　赤小豆三分

此赤小豆乃半黑半紅者，紅如朱，黑如漆。治宿食在上脘者。

宿食在上脘，當用吐法。瓜蒂與赤小豆均味苦有毒，服下之後，胃不能留，故吐出，宿食亦即隨之吐出。非此二物能將宿食吐出也。宿食在上脘，若誤下之，中氣受傷，食仍在胸，則下利而死。

內傷胸痺心痛短氣

瓜蔞薤白白酒湯

瓜蔞四錢　薤白八錢　白酒半斤

治胸痺、喘息、咳唾、胸背痛、短氣者。

胸痺，喘息咳唾胸背痛，短氣，皆氣不降之病，氣不下降，濁氣填胸。瓜蔞、薤白降濁，白酒性溫力大，助其下降也。瓜蔞性涼，薤白性溫，合而用之為降濁之妙品。

瓜蔞薤白白酒加半夏湯

即前方加半夏

治胸痺不得臥，心痛徹背者。

此濁氣不降之甚者，加半夏以降濁也。

枳實薤白桂枝湯

枳實二錢　薤白八錢　厚朴四錢　瓜蔞四錢　桂枝一錢

治胸痞脅下氣逆搶心者。

膽胃之氣上逆，濁氣不降，風木上衝。枳實、厚朴降膽胃，瓜蔞、薤白降濁逆，桂枝達肝陽以平風衝。

脅下為肝膽經氣升降之路，故於降濁之中，加調和木氣之法。肝陽下陷，則風氣上衝。肝陽上達，風氣自平。此桂枝平風衝之義。

人參湯　即理中湯

人參三錢　白朮三錢　炙甘草二錢　乾薑三錢

治枳實薤白桂枝湯證者，理中氣之旋轉以升降四維也。

此方全是溫補中氣之藥，其脈必虛而不實，枳實薤白桂枝湯證，其脈必實而不虛也。是此證有脈實者有脈虛者。

茯苓杏仁甘草湯

茯苓三錢　杏仁五錢　甘草二錢

治胸中痺塞短氣者。

濕凝於肺，氣不下行，故痺塞短氣。茯苓泄濕，杏仁潤肺降氣，甘草補中。治濕氣用潤品，此法不可忽。

桔枳生薑湯

桔梗四錢　枳實四錢　生薑四錢

治茯苓杏仁甘草湯證者。

此方治脈氣較實之胸痺短氣。桔梗、枳實降濁下氣，生薑溫降肺胃也。脈如不實，枳實忌用。

薏苡附子散

薏苡一兩　附子三錢

治胸痺緩急者。

病有時緩有時急，是為虛證。陽虛土濕，故胸痺有緩急。附子溫陽，薏仁補土去濕也。

桂枝生薑枳實湯

桂枝三錢　生薑三錢　枳實五錢

治諸痞逆，心懸痛者。

肝陽不能上達，則心中懸痛。肺胃濁氣不降，則胸中痞逆。桂枝達肝木之陽，薑、枳降肺胃之濁也。如薏苡附子散證，誤服枳實即死。其脈必有虛實之別也。

烏頭赤石脂丸

烏頭二錢　附子　乾薑　蜀椒　赤石脂各一錢

治心痛徹背、背痛徹心者。

寒凌火位，故痛如此。烏、附、椒、薑溫寒，赤石脂護心也。凡用溫藥之痞痛，必有緩急，時痛時減。

內傷痰飲咳嗽

苓桂朮甘湯

茯苓　桂枝　白朮各三錢　炙甘草二錢

治胸中有痰飲，胸脅支滿目眩者。

濕聚而成痰飲，停於胃間，則胸脅支滿。甲木之氣不能下降，乙木之氣不能上升，則目眩。苓、朮補土泄濕以通木氣升降之路，甘草補中，桂枝疏泄小便以除痰飲之根也。凡病痰飲當以溫藥和之。唯陰虛之痰，不宜溫藥。短氣有微飲，此飲當從小便去之。

此方主之，腎氣丸亦主之。腎氣丸培木氣以行小便也。腎氣丸詳下文。此方陰虛忌用。

甘遂半夏湯

甘遂三錢　半夏四錢　芍藥三錢　炙草二錢　白蜜二兩

治痰飲，脈伏，心堅滿者。

飲停心下，故脈伏堅滿。甘遂、半夏逐水降痰，芍藥、甘草培土疏木，蜂蜜滑潤以行水也。世以甘遂、甘草相反，不然也。

己椒藶黃丸

防己一錢　椒目一錢　葶藶一錢　大黃一錢

治腸間有水飲，腹滿口舌乾燥者。

腸間有水飲，中氣不運，升降不通，故腹滿於下，口舌乾燥於上。椒目、防己泄濕，大黃、葶藶排水也。

十棗湯

芫花、大戟各等分研末，大棗一兩煎湯吞送一錢。

治飲懸在脅，咳嗽內痛，脈沉而弦者。

芫花、大戟攻下水飲，紅棗保中氣保津液也。木氣被水飲阻格不能疏泄，則鬱而現弦象。此可下之證，脈必沉伏。不伏不沉，不可言下，此大法也。

大青龍湯

麻黃三錢　桂枝二錢　炙甘草三錢　杏仁三錢　石膏一兩　生薑三錢　大棗六錢

小青龍湯

麻黃三錢　桂枝三錢　炙甘草二錢　芍藥三錢　半夏四錢　細辛三錢　乾薑三錢　五味四錢

治溢飲者。水飲歸於四肢，則為溢飲。當發汗而去水，其陽盛而內熱者，宜大青龍湯；陰盛而內寒者，宜小青龍湯。陽盛脈必有力而躁，陰盛脈必虛小而寒也。

木防己湯

防己三錢　生石膏一兩　桂枝三錢　人參四錢

治飲停胸膈，喘滿心下痞堅，面色黧黑，其脈沉緊者。

飲停胸膈，陽氣不能上達，而內結化燥，故面色黧黑，飲停而肺氣不降，故喘滿。其脈沉緊，燥熱內結之象。木防己泄水飲，石膏清燥開結，桂枝達陽氣，人參補中氣、保津液也。

木防己去石膏加芒硝茯苓湯

即前方去石膏加茯苓、芒硝。

治木防己湯證不癒者。

石膏清燥開結，其治在上。如其不癒，宜從下治，則去石膏，加茯苓、芒硝以下水，得微利則癒。

五苓散

茯苓二錢　豬苓二錢　澤瀉二錢　白朮二錢　桂枝二錢

治瘦人有水飲，臍下悸動，吐涎沫而癲眩者。

水飲木鬱，則臍下跳動，水飲而肺胃之氣不降，則吐涎沫，水飲阻格，膽經不降，則癲眩。五苓散泄水濕，達木氣也。

半夏加茯苓湯

半夏四錢　生薑三錢　茯苓三錢

治卒然嘔吐，心下痞，眩悸者。

水在膈間，膽胃之氣不降，故心下痞、眩、悸而嘔吐，半夏、生薑、茯苓降泄水飲也。

澤瀉湯

白朮二錢　澤瀉五錢

治冒眩者。

心下有水，陽氣不降，浮於上部，故苦冒眩。白朮、澤瀉泄水也。

小半夏湯（方見前）

治嘔而不渴者。

嘔傷津液，故嘔後作渴，今嘔而不渴，此心下有水飲，半夏、生薑降水也。若先渴後嘔，停水較深，宜小半夏加茯苓以厚藥力也。

厚朴大黃湯

厚朴八錢　枳實二錢　大黃四錢

治膈間有水飲胸滿者。

此由胃土壅實，阻塞水之降路，故使胸滿。脈必沉實。厚朴、枳實、大黃下胃氣之壅實也。胸滿忌下。脈不沉實，下傷中氣，易於致死。膈間有水必有水聲。

葶藶大棗瀉肺湯

葶藶三錢（熬黃色搗丸）　**大棗一兩**

治支飲不得息者。

飲阻肺氣，呼吸困難，葶藶瀉水飲而降肺氣，大棗補中氣保津液也。

人忽瘦，水走腸間，瀝瀝有聲，為痰飲。飲後水流脅下，咳唾引痛為懸飲。飲水流行，歸於四肢，為溢飲。氣短不得臥，其形如腫，為支飲。痰飲之象，飲食精華，變而成痰，故人忽瘦也。

小青龍湯（方見前）

治咳逆倚息，不得臥者。

支飲在胸，氣不下降，故咳嗽氣逆，倚物作息。水格陽逆，故睡臥不下。小青龍，麻、桂、芍藥發汗泄水，五味、薑、辛溫降水氣，甘草補中，半夏降逆。

茯苓桂枝五味甘草湯

茯苓四錢　桂枝四錢　五味子八分　炙草三錢

治水飲，服小青龍湯汗出後，多唾，口燥，寸脈沉，尺脈微，面如醉狀，氣從少腹上衝胸咽，小便難，熱流陰股，時眩冒者。

汗後陽亡，木氣失根，風氣上衝，故口燥氣衝咽喉。腎陽虛故唾多，手足厥逆。風木上衝，熱浮於上，故面如醉狀。肝風衝於上，肝陽陷於下，故熱流陰股。風衝於上故冒。木氣下陷不能疏泄，故小便難。

風傷肺氣，肺氣傷故寸脈沉。風由少腹衝上，腎氣拔根，故尺脈微。五味子補腎陽以安肝木之根而斂風。桂枝、茯苓達肝陽而平衝，肝陽即是肝風，陽達則風平也。炙甘草補中氣也。

茯苓甘草五味薑辛湯

茯苓四錢　炙甘草三錢　五味子八錢　乾薑三錢　細辛三錢

治服桂枝五味甘草湯衝氣既平，反更咳嗽胸滿者。

服桂枝風衝既平，反更咳嗽，此咳嗽乃寒水上凌火位，仍用桂枝茯苓五味甘草湯，去桂枝加乾薑溫中寒，加細辛降寒水。寒水下降，咳嗽自止。中氣溫運，胸自不滿。風衝能耗散水氣，故風衝既平，水氣又作，而咳加胸滿。謹按：凡用薑、辛、五味之咳，皆中下虛寒，水氣上凌之故，於肺無關。自來皆謂五味斂肺止咳，誤人多矣。肺病總忌五味，因其性大斂大熱之故。

只因《傷寒論》小青龍湯治咳有五味，世人讀書，不按事實，遂以五味為治咳之藥。小青龍之咳乃腎寒的水上衝之咳，五味溫腎寒也。

茯苓甘草五味薑辛半夏湯

茯苓四錢　甘草二錢　五味子八錢　乾薑二錢　細辛二錢　半夏八錢

治支飲冒而嘔不渴者。

冒眩嘔水不渴，寒水上凌。五味、乾薑、細辛、半夏、茯苓，溫降寒水，甘草養中氣也。

苓甘五味薑辛半夏杏仁湯

茯苓四錢　炙甘草三錢　五味四錢　乾薑三錢　細辛三錢　杏仁四錢　半夏四錢

治水氣嘔止，其人形腫者。

服苓甘五味薑辛半夏湯後，其人形腫。此衛氣不舒，不能收斂。

雖水去嘔止，以腫之故，水未全去。宜仍用茯苓、甘草、五味、薑、辛、半夏以去水，加杏仁以舒衛氣也。不用麻黃而用杏仁，麻黃泄衛力大，甚敗陽也。

苓甘五味薑辛半杏大黃湯

於前方加大黃三錢

治服苓甘五味薑辛半夏杏仁湯後，面熱如醉者。

此寒水上衝，又有胃熱，故加大黃以清面熱如醉之胃熱也。

內傷肺癰肺痿上氣

乾薑甘草湯

炙草四錢　乾薑三錢

治肺痿吐涎沫，而不咳不渴，遺尿、小便數者。

此肺中寒冷，上中虛，不能攝下。乾薑、炙草溫補上中之氣也。

桔梗湯

桔梗二錢　炙甘草二錢

治肺癰咳而胸滿，振寒脈數，咽乾不渴，時時濁唾腥臭，吐膿如米粥者。

中虛不運，肺家濕熱不能下行，久而成膿，故現上列諸證。桔梗排膿，甘草補中，膿去中復，肺氣得降，故癒也。桔梗是降肺排膿藥，自來認為載藥上行，肺家藥皆下降也。

葶藶大棗瀉肺湯（方見前）

治肺癰喘不得臥者。

濕熱燻蒸，肺液成膿。肺氣不降，故喘而睡臥不下。葶藶排膿，大棗補中氣，補津液也。

越婢加半夏湯

麻黃六錢　生石膏八錢　炙甘草二錢　生薑三錢　大棗六錢　半夏四錢

治肺脹，咳而上氣，其人喘，目如脫，脈浮大者。

肺氣脹滿不能下行，故喘而目如脫狀。脈浮大是肺氣燥實。麻黃泄肺實，石膏清肺燥，生薑、大棗、甘草、半夏補中降逆也。

上氣者，氣不下降也。脈浮大，此「大」字乃有力之大，非虛大也。肺癰脈虛，肺脹脈實。脈實故用麻黃、石膏。

小青龍加石膏湯

小青龍方中加石膏

治肺脹，咳而上氣，煩躁而喘，脈浮心下有水者。

肺脹而煩躁，此肺氣實燥。咳喘而脈浮，則心下有水矣。此中上實燥，中下虛寒，故用麻黃泄實，石膏清燥以治中上，薑、辛、五味溫寒水以治中下，桂枝、芍藥升降木氣，甘草補中氣也。脈浮有表邪，故用調和榮衛之法，心下有水者，心下必有水聲。用薑、辛、五味之咳，喉中必作癢，痰必清而夾水。

澤漆湯

人參三錢　甘草三錢　生薑五錢　半夏四錢　紫參五錢　白前五錢　桂枝三錢　黃芩三錢　澤漆三錢

治咳而脈沉者。

中虛胃逆，熱閉於肺，故咳而脈沉。參、草補中，薑、夏降胃，紫參、白前、黃芩舒肺清熱，澤漆泄水，桂枝達木氣助疏泄以利尿也。此方治水，但憑脈實。沉脈之中，必有熱閉在肺之象。

厚朴麻黃湯

厚朴五錢　杏仁四錢　石膏一兩　麻黃四錢　乾薑二錢　細辛二錢　五味四錢　半夏四錢　小麥八錢

治咳而脈浮者。

水飲阻格，故咳而脈浮。此病上實下虛，上燥下寒，其脈之浮必有力，其咳必多清水，咽喉必癢，喉中必作水雞聲。麻黃、石膏、厚朴、杏仁、小麥、半夏以治實燥，乾薑、五味以治虛寒，細辛逐水於下，麻黃泄水於外也。

此方治水，但憑脈浮，浮脈之中，必有上實下虛、上燥下寒之象。

射干麻黃湯

射干三錢　紫菀三錢　款冬三錢　半夏四錢　麻黃四錢　五味四錢　生薑四錢　細辛三錢　大棗六錢

治咳而上氣，喉中水雞聲者。

寒水上逆，喉中作癢，呼吸如水雞之聲。麻黃、射干、紫菀、款冬、半夏降肺泄水，薑、辛、五味溫降寒水之沖，大棗補中氣，補津液。因諸藥皆傷津液，故以大棗補之。

麥門冬湯

麥門冬六錢　人參三錢　半夏六錢　炙草三錢　粳米四錢　大棗六錢

治火逆上氣，咽喉不利者。

中氣不足，相火與金氣不能順降。相火刑金，肺液受傷，降氣更衰，故氣上而不下，咽喉不利而作乾咳。參草米棗補中氣，麥冬潤肺降氣，半夏降胃以降肺也。此與麻黃姜辛之治法，是相對的。

皂莢丸

皂莢八錢，蜜為丸梧子大，以大棗、炙甘草湯送，日三丸。

治咳逆上氣，時時唾濁，但能坐不能眠者。

此肺家濁氣壅閉之病，皂莢利氣破壅也。力量太大，慎用。

內傷血痺虛勞

黃耆五物湯

黃耆二錢　桂枝三錢　白芍三錢　生薑三錢　紅棗六錢

治血痺身體不仁者。

此榮衛雙敗，氣血運行不能流通之病。黃耆大補衛氣，桂芍薑棗大補榮氣。榮衛俱足，運動迅速，自然流通，血自不痺，而無不仁也。

桂枝龍骨牡蠣湯

桂枝三錢　白芍三錢　炙甘草二錢　牡蠣三錢　生薑三錢　紅棗三錢　龍骨三錢

治虛勞，遺精，少腹急，陰頭寒者。

膽經相火不降，則肝陽不能上升，肝陽不升，則少腹急。相火不降，則陰頭寒。木氣滯而升降不交，則子半陽生，木氣疏泄而遺精。

白芍降膽經降相火，桂枝升肝經，甘草薑棗調補中氣，以助升降之能。龍牡通滯氣，並固精氣也。

此方通滯調木補中三法並重，尤重降膽經也。婦人夢交，亦用此方，病原同也。

小建中湯

白芍六錢　桂枝三錢　炙草三錢　紅棗六錢　生薑三錢　飴糖二兩

治虛勞，裡急，悸，衄，腹中痛，夢中失精，四肢痠痛，手足煩熱，咽乾口燥者。

此方全在降膽經相火，下交於腎水之中。水火俱足，則生元氣。元氣上奉，則生中氣。「建中」之義，即是降膽經相火，下交腎水而已。虛勞之病，土木枯燥，榮衛腠理多滯澀不通，芍藥善通滯澀，滯澀通後，陰陽氣血乃易調和，誠為此方要藥。飴糖所以潤土木二氣之枯燥，而和芍藥之苦味也。陰虛不受甘藥之虛勞家，用白朮、黨參、白芍各等分，每日服之，亦能得小建中湯之效，土木兼醫。小建中亦土木兼醫也。

黃耆建中湯

即小建中加黃耆

治虛勞裡急諸證不足者。

於小建中加黃耆以補衛陽。白芍調榮陰，黃耆補衛陽，使榮衛運行速度增加，然後病癒。

人身中氣如軸，四維如輪，軸運輪行，輪運軸靈。榮衛乃臟腑整個之外維，外維運動，臟腑乃和，脈虛者宜此方，此方所以補小建中之義也。

腎氣丸

山藥四錢　熟地黃六錢　丹皮三錢　山茱萸三錢　茯

苓二錢　澤瀉一錢　附子一錢　桂枝一錢

治虛勞腰痛，小便不利者。

腎家水火均虧，故腰痛。木氣失根不得疏泄，故小便不利，少腹拘急。腎氣丸，補水火二氣，木氣得根，故癒。

薯蕷丸

薯蕷八錢　麥冬四錢　桔梗二錢　杏仁二錢　阿膠四錢　地黃四錢　紅棗四錢　人參四錢　甘草四錢　白朮四錢　茯苓四錢　神麯二錢　乾薑二錢　柴胡二錢　白蘞二錢　桂枝二錢　白芍二錢　防風二錢　川芎二錢　黃豆卷二錢　當歸二錢

治虛勞諸不足風氣百疾者。

肺金不降，收斂氣衰。於是疏泄氣旺，風木肆動，津液被劫，腠理枯滯，而成虛勞。

此方以薯蕷補金氣之收斂，而平木氣疏泄為主，為虛勞病整個治法。

酸棗仁湯

酸棗仁六錢　知母四錢　川芎四錢　炙甘草四錢　茯苓四錢

治虛煩不得眠者。

膽經相火，充足下降，交於腎水，則善眠睡。川芎溫肝木以培膽經相火，棗仁補膽經相火，知母降相火以除煩，茯苓、甘草補中也。

大黃䗪蟲丸

大黃　黃芩　白芍　地黃　杏仁　桃仁　乾漆　水蛭　虻蟲　蠐螬　䗪蟲各二錢　炙甘草三錢

治虛勞羸瘦，腹滿不能飲食，肌膚甲錯，兩目黯黑，內有乾血者。

此方乃磨化乾血之法，不可急治。

內傷驚悸吐衄下血瘀血

桂枝去芍藥加蜀漆龍骨牡蠣湯

桂枝三錢　炙草三錢　生薑三錢　紅棗六錢　蜀漆二錢　龍骨三錢　牡蠣三錢

治傷寒誤用火逼，驚狂起臥不安者。

火逼之害，能將人身陽氣引而外出。陽氣失根，故驚狂而起臥不安。龍骨、牡蠣收攝陽氣，桂枝、炙草、生薑、紅棗解傷寒之表邪。蜀漆盪胸中之濁逆也。芍藥性寒，極敗陽氣，故去之。

半夏麻黃丸

半夏四錢　麻黃二錢

治心下悸者。

此土濕胃逆，痰阻上焦，心包相火不能下降之病。心包厥陰之氣不降，則跳動作悸。半夏、麻黃，泄降濕逆。心包之氣得降，則病癒也。其脈必重按不虛，如重按脈虛，有須兼用參草以補中氣也。

大黃黃連瀉心湯

大黃一錢　黃連一錢　黃芩一錢

治心氣不足，吐血衄血者。

心屬火，主下降。心氣不足，降氣不足也。三黃瀉火故愈。其脈必重按不虛也。

柏葉湯

柏葉三錢　艾葉一錢　乾薑一錢　馬尿一杯

治吐血不止者。

此中氣虛寒，肺金失斂之病。柏葉斂肺金，乾薑溫中寒，艾葉溫降肺胃，馬尿助金氣之降斂也。此病之脈必重按虛微也。大黃黃連黃芩瀉心湯，治吐血熱證。柏葉湯，治吐血寒證。熱性向上，故上熱則血不下降而吐出。寒性向下，不應吐血。寒則中土氣虛，旋轉無力，四維不能升降。上不降則吐血，故用乾薑以溫中寒。中氣旋轉，降氣復原，則血下行也。凡上逆之病，服熱藥而癒者，皆中寒不運之故。且有下陷熱證，亦因中寒者。所以經方有乾薑、炙草、黃連、黃芩並用之法。

赤小豆當歸散

赤小豆三錢　當歸二錢　赤小豆即紅飯豆

治先血後便者。

木氣虛則疏泄盛，故未便而血先下。濕阻木氣之病也。當歸大補木氣，赤小豆泄濕調木也。

黃土湯

灶心土八錢　炙甘草二錢　白朮三錢　阿膠四錢　地黃三錢　黃芩三錢　附子三錢

治先便後血者。

此土濕木燥水寒之病也。灶中黃土、白朮補土除濕，阿膠、地黃、黃芩清潤木燥以止疏泄，附子溫水寒以培木氣上升之根，故病癒也。凡木氣疏泄之病，多兼土濕水寒而木氣燥熱。因濕鬱則木氣被遏而風動，風動傷津，故生燥熱。水寒之脈，必重按虛微也。

內傷奔豚

奔豚湯

炙甘草三錢　半夏三錢　生薑三錢　芍藥三錢　當歸一錢　川芎一錢　黃芩二錢　葛根二錢　李根白皮八錢

治氣上衝胸，寒熱往來，腹痛作奔豚者。

木氣下鬱，鬱極而發，升而不降，則氣上衝胸。肝木上衝，膽木不降，則發寒熱。肝木上衝，其力極猛，勢如奔豚。肝木鬱故腹痛。歸、芎溫補肝木，芍藥、黃芩清降膽木，葛根、生薑、半夏、甘草養中降胃以調其升降之機，李根白皮大補木氣，而達木鬱也。葛根是陽明大腸經之藥，手陽明升則足陽明降也。

桂枝加桂湯

即桂枝湯加重桂枝

治外感發汗後，復用燒針。針處被寒，核起而赤，欲發奔豚，氣從少腹上衝心者。

燒針能拔腎陽外出。腎陽外出，木氣失根，則化風上衝。針處赤核，即外出之陽也。桂枝湯調木氣。加重桂枝者，桂枝善降木氣之衝。

木氣之風上衝，因木之陽下陷。木陽上達，則木風不衝。桂枝降木氣之衝者，乃達木氣之陽之故。若非腎陽虛敗，而係肝熱上衝之病，則忌桂枝。

苓桂甘棗湯

茯苓四錢　桂枝三錢　炙草三錢　大棗六錢

治發汗後心下悸，欲作奔豚者。

發汗亡陽，肝木下陷，風衝於胸，則心下悸動。茯苓、草、棗扶土補中，桂枝升達肝陽以降衝氣。凡風木上衝之病，中氣必虛。故須土木兼治，此大法也。

奔豚湯證，乃風木正當上衝，中土補藥，壅滿不受。故舒木之藥多，補中之藥少。此欲發奔豚，木邪未盛，故補土之藥，較奔豚湯多。木邪剋土，於木邪未盛之前，補足土氣，土氣不受木剋，木邪亦起不大也。

內傷消渴小便不利淋

白虎加人參湯

生石膏八錢　粳米四錢　知母四錢　炙甘草三錢　人參四錢

治消渴能飲水，口乾舌燥者。

消渴之病，風燥傷津。所飲之水，被風消去。津傷則燥。故雖飲而口仍乾、舌仍燥。石膏、知母、粳米、甘草清燥以保津，人參補氣以生津也。凡用石膏之病，脈必實而不虛也。

五苓散（方見前）

治消渴飲水，水入即吐者。

飲水仍吐，是水逆於上，不能下行。茯苓、豬苓、澤瀉、白朮以去水，桂枝達木氣以行小便也。又治傷寒，脈浮，微熱，消渴，未發汗，小便不利者。傷寒未得汗解，水濕阻格榮衛，故消渴，脈浮發熱，小便不利。五苓散泄去水濕，榮衛得通，故汗出而癒。

文蛤散

文蛤

治消渴飲水不止者。

飲水而吐出為水逆，飲水不止為內濕。文蛤性澀，除濕潤肺也。

內濕而飲水，濕阻相火下降之路，相火灼金也。

豬苓湯

豬苓　茯苓　滑石各三錢　澤瀉錢半　阿膠三錢

治消渴，脈浮，發熱，小便不利者。

濕盛風生，則脈浮發熱。二苓滑泄以去濕，阿膠以清風也。

五苓散性剛，豬苓湯性柔，豬苓湯證，脈有剛象。

腎氣丸（方見前）

治消渴小便多者。

木氣失根，疏泄妄行，故小便多。腎氣丸補水與補水中之陽，木氣得根故癒。

瓜蔞瞿麥丸

茯苓　薯蕷　瓜蔞各四錢　附子二錢　瞿麥

治小便不利而渴者。

上有燥熱則渴，下有濕寒則小便不利。瞿麥、瓜蔞清上，附子溫下，茯苓、薯蕷除濕也。此脈必寸澀而尺微，右尺必較左尺更微也。

蒲灰散

蒲灰五錢　滑石五錢

茯苓戎鹽湯

茯苓三錢　戎鹽三錢　白朮三錢（戎鹽即青鹽）

滑石白魚散

滑石五錢　白魚一兩　亂髮灰一錢

治小便不利者。

均除濕之法。蒲灰、滑石濕熱之法，戎鹽濕寒之法，白魚、亂髮灰開竅利水之法。

內傷水氣黃疸

麻黃甘草湯

麻黃四錢　炙甘草二錢

統治水病。

麻黃通賸理以散水，甘草保中氣也。

越婢湯

麻黃六錢　生石膏八錢　炙甘草二錢　生薑三錢　大棗六錢

治風水。惡風身腫，脈浮不渴，自汗，身無大熱者。

汗出當風，閉其汗孔，水停皮膚，則成風水。病因於風，故惡風，內熱故汗出。熱盛於內，故外無大熱。水在皮膚之表，故脈浮。熱在水中，故身腫不渴。石膏清內熱，麻黃、炙草、生薑、大棗發汗，以去水也。有汗忌用麻黃，乃衛氣虛敗不能收斂之汗；此病之汗，乃內熱蒸出之汗。此方之用麻黃，乃用以發散水氣，用石膏乃清內熱以止汗也。

防己黃耆湯

防己三錢　黃耆三錢　白朮三錢　炙草二錢

治風水，脈浮、身重、汗出、惡風者。

汗出當風，汗孔復閉，濕不得出，骨節疼痛，身重惡風，是為風水。防己散濕泄水，黃耆補衛氣，以開汗孔，以助防己之功，朮草補中除濕也。防己散水，力量特大，與黃耆同用，水去而人不傷。白朮除濕生津，為治水濕要藥。津液與水濕原是一物，故治水濕以顧津液為要。

防己茯苓湯

防己三錢　茯苓六錢　炙甘草二錢　黃耆三錢　桂枝三錢

治皮水。四肢腫，聶聶動者。

水在皮膚，肢腫而動。防己、黃耆發汗去水。動乃風木之鬱，桂枝達木氣。茯苓、甘草扶土養中氣也。

越婢加朮湯

即越婢加白朮

治水病，一身面目黃腫，脈沉，小便自利而渴者。

水病小便當不利。尿利傷津，內熱作渴。越婢湯散水清熱，加白朮以止小便也。小便自利，乃小便太多，非小便不短也。前證脈浮，此證脈沉。浮沉皆兼實意，故皆用麻黃、石膏。津液傷故脈沉，水阻腠理故脈浮。麻黃石膏皆能傷中，故皆用甘草薑棗以補中氣。

蒲灰散（方見前）

治皮水而厥者。

內熱故外厥，滑石清內熱，蒲灰利小便也。

麻黃附子湯

麻黃三錢　附子六錢　炙甘草二錢

治水病脈沉者。此脈沉，乃沉而無力。

沉而無力，腎陽不足。附子溫腎陽，麻黃散水，甘草保中也。

杏子湯

杏仁三錢　麻黃三錢　生石膏六錢　炙甘草三錢

治水病脈浮者。

此脈浮必浮而有力，肺熱充實。石膏清肺熱，杏仁降肺氣，麻黃、甘草泄水保中也。

桂甘薑棗麻附細辛湯

桂枝三錢　生薑三錢　大棗六錢　炙草二錢　麻黃二錢　附子六錢　細辛二錢

治水病，心下堅大如盤，邊如旋杯者。下焦陰寒之氣，逆塞上焦陽位，凝聚不動，則成此證。

附子、細辛降陰寒，桂枝、麻黃發散榮衛，甘草、薑、棗調補中氣也。

枳朮湯

枳實三錢　白朮二錢

治水病，心下堅大如盤，邊如旋杯者。

此證與桂甘薑棗麻附細辛湯證有別。前證用附子、細辛，脈當沉微，現寒之象。此證脈當濡實，現濕痞之象。白朮除濕，枳實消痞也。

黃耆芍藥桂酒湯

黃耆五錢　芍藥三錢　桂枝三錢　苦酒六錢（苦酒即

醋）

治黃汗。身重，發熱汗出而渴，汗沾衣色黃如蘗汁者。

瘀熱在裡，水與熱合，則出黃汗。此水病，名黃汗。黃耆、桂枝發散榮衛以去水，芍藥、苦酒泄瘀熱也。

桂枝加黃耆湯

即桂枝湯加黃耆

治黃汗，腰以上汗出，腰以下無汗，腰髖痛，如有物在皮膚中，身體疼痛煩躁者。

熱鬱於水，榮衛阻滯，則腰上汗出，腰下無汗，而腰痛身重煩躁。桂枝加黃耆以通調榮衛也。此方服後，如不得微汗，再服必得微汗，榮衛乃通，黃汗乃癒。

凡病腰以上有汗，腰以下無汗，皆有膽熱。此方之芍藥，為清熱要藥。

茵陳蒿湯

茵陳蒿六錢　梔子四錢　大黃二錢

治谷疸，寒熱不食，食則頭眩，心胸不安發黃者。

濕熱鬱於脾胃，故食則頭眩，而心胸不安。榮衛根於脾胃，脾胃熱鬱，升降不和，則榮衛鬱阻而發寒熱。食則熱增故頭眩。茵陳、梔子除濕清熱，大黃下瘀。雖發寒熱，不治榮衛也。

梔子大黃湯

梔子四錢　香豉八錢　枳實二錢　大黃二錢

治酒疸。心中懊憹，或熱痛者。

飲酒發生濕熱，則懊憹熱痛。梔子、香豉，盪滌懊憹，枳實、大黃，攻下熱痛也。

硝礬散

硝石熬黃　礬石煅等分

治黃汗之得於女勞者。

女勞傷損肝腎，不能化水，則成黃汗。其證足下熱，額上黑，腹滿，日晡發熱而反惡寒。木氣下陷，則足下熱而腹滿，陽氣不能上達，則額上黑，日晡陽氣入於土下，增其瘀熱，則發熱。病屬腎虛，腎陽不達於外則惡寒。雖屬腎虛，此時卻不能治腎，惟當治其瘀熱。硝石、礬石去其瘀熱也。瘀熱去後，乃可治腎。

茵陳五苓散

五苓散加茵陳

統治黃汗病者。

茵陳最能去黃，故於五苓去濕之中，加之以統治黃病也。

豬膏發煎

豬膏（即豬油）**八錢　亂髮如雞子大三枚燒灰**

治諸黃病者。

濕熱瘀阻，尿道不通，豬油、髮灰利尿道以祛濕熱也。

桂枝加黃耆湯

即桂枝湯加黃耆

治黃病脈浮者。

治黃病，當利小便以去濕熱。脈浮則當汗解，桂枝湯加黃耆以發汗也。

大黃硝石湯

大黃四錢　硝石四錢　梔子四錢　黃柏四錢

治黃疸，腹滿，小便短赤，自汗出者。

自汗出為裡氣熱，腹滿尿赤為裡氣實。大黃、硝石、梔子、黃柏，下裡實之濕熱也。

小半夏湯（方見前）

治黃疸誤服下藥而噦者。

黃疸之病，若小便色不變赤，腹滿而喘，欲自下利者，乃脾腎寒濕，不可用大黃、梔子寒下之藥以除熱。

若熱除去，則陽敗作噦。噦者，用半夏、生薑以溫降胃陽也。

小柴胡湯（方見前）

治黃疸腹滿而嘔者。

嘔為少陽膽經不和之病，黃為膽經上逆之色。膽經不和，是以腹滿。小柴胡和膽經也。

小建中湯（方見前）

治諸黃疸，小便自利者。

小便利則無濕，既無濕而病黃，此膽經上逆之病，與濕熱無關，宜小建中湯降膽經也。黃疸之病，亦有屬於濕寒者。《傷寒論》曰：「當於濕寒中求之」是也。乾薑最要，乾薑、白朮與茵陳並用為宜。

內傷趺蹶手指臂腫轉筋狐疝蛔蟲

刺腨方

腨，足肚也。刺入一寸。古時一寸合今五分，只刺五分可也。

治趺蹶病，但能前不能卻者。

但能前走，不能後移。太陽膀胱經，傷於寒濕之故。膀胱經自頭走足，行身之後，刺腨以泄膀胱經之寒濕也。

藜蘆甘草湯

藜蘆三錢　炙甘草三錢

治手指臂腫，其人身體者。

痰阻經絡，故手指臂腫。風木之氣不能流通，故動而。藜蘆吐痰，甘草保中也。

雞屎白散

雞屎白

治轉筋為病。臂腫腳硬直，脈上下行，微弦者。

此病肝經風盛，木氣結聚之病。雞屬木氣，屎能通結。木氣之結病，用木氣之通藥以通之也。雞屬木氣，白屬金色，金能制木故效，亦通。

蜘蛛散

蜘蛛十四枚熬　桂枝二錢

治陰狐疝氣，偏有大小，時時上下者。

疝結陰囊，上下不定，有如狐妖。此肝木結陷，陽氣不能上達之病。蜘蛛散木氣之結，桂枝達木氣之陽而升木氣之陷也。

甘草粉蜜湯

炙甘草二錢　白粉一錢　蜂蜜四錢（白粉即是鉛粉）

治蛔蟲為病，吐涎心痛，發作有時者。

蛔乃木氣所生，蛔動而上行，故心痛而吐涎沫。蛔動不定，故發作有時。白粉殺蟲，甘草、蜂蜜保中氣也。

烏梅丸

烏梅三十個　細辛六錢　桂枝六錢　川椒六錢　當歸六錢　乾薑一兩　附子六錢　黃連一兩六錢　黃柏六錢　黨參六錢

治吐蛔心煩者。

吐蛔心煩，此蟲病之虛證，故用烏梅丸。心病吐涎，不煩，不吐蛔，此蟲病之實證，故用甘草粉蜜湯。虛證而用殺蟲之法，非將人殺死不可。烏梅丸寒熱並用，乃調木氣之法，亦即治蟲之法。治蟲者，治木氣也。離開木氣而曰治蟲，所以只知殺蟲了。

外科瘡癰腸癰淫瘡

大黃牡丹湯

大黃四錢　芒硝三錢　冬瓜仁　桃仁各三錢　牡丹皮

治腸癰。其脈遲緊，膿未成，可下者。

薏苡附子敗醬散

薏苡五錢　附子三錢　敗醬一兩（敗醬即苦菜，即做冬菜之青菜。）

治腸癰，其脈數，膿已成不可下者。

大黃牡丹湯證之脈遲，言不數也。不數而緊為實，數為虛。膿未成而脈緊，熱聚脈緊，故下之。膿已成故脈虛，故薏苡、附子以補之。敗醬能滌膿也。

排膿湯

炙甘草二錢　桔梗三錢　生薑一錢　大棗五錢

治瘡癰膿已成者。

此方薑、棗補中氣，甘草、桔梗排膿。

排膿散

枳實、芍藥、桔梗為散，雞子黃一枚調服。藥與黃相等。

治瘡癰膿已成者。

此方枳芍桔梗，皆無補性，故以雞子黃以補之。

王不留行散

王不留行十分　炙甘草十八分　厚朴二分　黃芩二分　芍藥二分　桑白皮十分　乾薑二分　川椒三分

小瘡則粉之，大瘡但服之。

治金瘡者。

金瘡失血，內寒木燥，脈絡滯澀，椒薑溫寒，芍芩潤燥，桑白皮、厚朴、王不留行活脈絡，甘草扶中氣也。

黃連粉

黃連一味作粉

治浸淫瘡者。

濕熱之氣，淫於四肢為浸淫瘡。黃連收濕清熱也。

外感曆節中風

桂枝芍藥知母湯

桂枝四錢　白芍三錢　麻黃二錢　防風四錢　生薑五錢　炙甘草二錢　白朮四錢　知母四錢　附子二錢

治諸肢節疼痛，身體尫羸，腳痛如脫，頭眩短氣，溫溫欲吐者。

榮衛閉澀，則肢痛身羸。下焦陽少，則腳痛如脫。肺胃熱逆，則頭眩短氣，溫溫欲吐。桂枝、白芍、麻黃、防風、生薑、甘草以調理榮衛，知母清降上逆之熱，附子以補下焦之陽，白朮補中土以資旋轉而培榮衛升降之力也。

烏頭湯

烏頭一兩　炙草三錢　白芍三錢　麻黃三錢　黃耆三錢　白蜜一兩

治曆節疼痛，不可屈伸者。

濕寒傷筋著骨，榮衛不通則疼痛不可屈伸。烏頭溫寒逐濕，白芍、麻黃調理榮衛，黃耆大補衛陽以利關節，白蜜潤養津液，炙草補中以資榮衛之運行也。曆節之證，肢節腫大，體肉瘦削。

外感痙濕暍瘧

瓜蔞桂枝湯

瓜蔞根四錢　桂枝　白芍　炙草　生薑各三錢　大棗六錢

治榮衛外感，身體強，幾幾然汗出惡風，脈反沉遲，病柔痙者。

（衛外感，發熱惡寒，身強而背幾幾反折，一一刪去）惡風汗出，此中風之桂枝湯證，而背卻幾幾欲向後折，此津液虧傷，是為痙病。

惡風汗出，痙病之柔者。脈反沉遲，津虧之象。桂枝調和榮衛，瓜蔞清熱生津降足陽明也。

葛根湯

葛根四錢　麻黃　桂枝　白芍　生薑　炙甘草各三錢　紅棗六錢

治榮衛痙病，狀如瓜蔞桂枝湯證。不惡寒而惡風，不汗出，小便少，氣上衝胸，口噤不得語，欲作剛痙者。

榮衛病而惡寒無汗，仍傷寒麻黃湯證。小便少，津液傷而膀胱氣不降也。氣上衝胸，口噤不得語，津液傷而胃經、膽經不降也。是欲作剛痙。此病衛氣閉而不降，陽明胃經不降，少陽膽經不降。麻、桂、甘草、薑、棗以開衛氣之閉，而降膀胱之經，芍藥以降膽經，葛根以降胃經。葛根之降胃經，乃升大腸經之作用。手陽明經上升，足陽明經自然下降。幾幾反折，乃手陽明後陷之象。手陽明後陷，故足陽明前逆也。幾幾反折，津液虧傷之證，芍藥、葛根最生津液。

大承氣湯（方見前）

治痙病胸滿，口噤，臥不著席，腳攣急，齒者。

痙病在榮衛，不速汗解，表鬱裡急，津液胃熱，故現以上諸證。大承氣下胃熱也。此即剛痙。

麻黃加朮湯

麻黃四錢　杏仁　桂枝　炙甘草各三錢　白朮四錢

治濕家身煩痛者。

濕鬱經絡，則生煩痛。麻黃湯發汗以去濕，加白朮補土氣以去濕氣也。

麻黃杏仁薏苡甘草湯

麻黃四錢　杏仁　薏苡　炙甘草各三錢

治濕家一身盡痛，發熱，日晡所劇者。

此病由於汗出當風，閉其皮毛，榮衛阻滯，故身痛發熱。日晡乃申酉之時，陽明金氣當旺，將風濕收斂。榮衛難於流通，故日晡加劇。麻黃、杏仁發散金氣之收斂，薏苡、甘草泄濕補土，則榮衛和而風濕去也。

防己黃耆湯

防己三錢　黃耆　白朮各四錢　炙草三錢

治風濕，脈浮，身重，汗出惡風者。

衛氣不足，不能收斂，故脈浮汗出，惡風。濕凝經絡，故身重。黃耆大補衛氣，收斂作用與疏泄作用調和，榮衛運行能圓，濕氣乃能流通。此與麻黃散衛閉，為相對之治法。白朮、防己補土除濕，炙草補中也。防己除濕有散性，故與黃耆之補衛氣同用。

桂枝附子湯

桂枝　生薑各三錢　紅棗六錢　炙草　附子各三錢

治風濕相搏，身體疼痛不能自轉側，不嘔不渴，脈浮虛而澀者。

風濕相搏，榮衛不通，故身痛不能轉側。不嘔不渴，言無熱也。脈浮虛而澀，言無陽也。桂、草、薑、棗，補中氣達肝陽，以調榮衛。附子補陽氣也。若小便利，大便堅者，去桂枝加白朮湯主之。因濕家木氣不能疏泄，當小便不利，大便不堅。今尿利便堅，木氣疏泄傷津，宜於附子桂枝湯內，加白朮以補中土之津液，去桂枝之疏泄木氣，以減少尿量，而潤大便也。白朮能去濕，又能生津，乃白朮之特長。凡濕病，大便溏者濕易去，大便堅者濕難去，最宜注意。

甘草附子湯

炙草　白朮　桂枝　附子各三錢

治風濕相搏，骨節疼痛而煩，近之則痛劇。汗出短氣，小便不利，惡風不欲去衣，或身微腫者。

身微腫，汗出，短氣，惡風，不欲去衣，腎陽虛也。小便不利，骨節煩痛，土濕也。白朮除土濕，附子補腎陽，桂枝固表陽以止汗，並利小便以除濕，炙草補中氣也。濕病，朮、附為要藥。骨內陽虛，故近之痛劇。汗出而又惡風之證，腎陽虛者居多，必不渴，其脈必重按虛微。

白虎加人參湯

生石膏八錢　知母四錢　炙甘草三錢　粳米四錢　人參五錢

治暍病。感冒風寒，身熱而渴，汗出惡寒者。

暍病即暑病。內熱蒸發則汗出。內燥熱則外惡寒。暑傷肺氣，津液枯燥，則身熱而渴。白虎養中氣清肺燥，加人參益氣生津也。

暑病之脈甚虛，身熱又復惡寒，內氣必有燥結。石膏善清暑熱，最開燥結。凡用石膏之病，必有燥熱在肺之證。惡寒而渴是也。暑脈雖虛，而用石膏之脈，必重按滑而有力。最宜細辨。

一物瓜蒂湯

瓜蒂

治暍病，身熱重痛，而脈微弱者。

此夏月浴於冷水，水入汗孔，閉住內熱。熱傷肺氣，故脈微弱，此「微」字，作「虛」字看。瓜蒂能泄皮中之水，使汗孔仍開，暑熱仍散。病身重，即肺熱之故。

白虎加桂枝湯

即白虎湯加桂枝。

治瘧病，脈如平人，身無寒但熱，骨節時痛，煩而嘔者。

無寒但熱而煩嘔，乃肺胃腎皆熱之象，石膏清熱。瘧病必結，石膏又能散結，故治之。骨節時痛，此必由於外感榮衛不調而來，故加桂枝以和榮衛也。

謹按：此方經文謂治溫瘧。此「溫」字作「熱」字解，非「溫病」之「溫」字也。

蜀漆散

蜀漆（即常山根）　雲母龍骨各等分為散

治瘧多寒者。

寒主收斂，收斂則結聚。蜀漆、雲母、龍骨，掃除結聚，使陰陽之氣易於通調也。

鱉甲煎丸

鱉甲十二分　桃仁二分　蟲五分　鼠婦三分　螳螂六分　蜂巢四分　葶藶一分　大黃五分　厚朴五分　石韋五分　赤硝十二分　烏扇三分（即射干）　紫葳五分（即凌霄）　半夏五分　柴胡六分　黃芩三分　桂枝五分　白芍五分　瞿麥二分　阿膠五分　人參三分　丹皮五分　乾薑五分

治瘧病，日久必發，名瘧母者。

此瘧邪內結，成為癥瘕，名為瘧母。治以消結為治，而以溫補中氣為主。丹皮、桃仁、烏扇、紫葳、螳螂、鼠婦、蜂巢、蟲破瘀以消結，葶藶、石韋、瞿麥、赤硝利濕以消結，大黃、厚朴泄胃熱滯氣以消結，桂枝、白芍、阿膠、鱉甲調木氣以消結，半夏、柴胡、黃芩清相火調膽胃以消結，人參、乾薑溫補中氣以運行結聚也。

用人參不用炙草，炙草壅滿助結之故。用丸緩緩治之，病去人不傷也。

外感百合狐惑陰陽毒

百合知母湯

百合一兩　知母三錢

治百合病。欲食不能食，欲臥不能臥，欲行不能行，飲食有美時或不欲聞欲食臭時，常默默如寒無寒，如熱無熱，口舌小便赤，諸藥不能治者。

肺朝百脈，肺熱百脈皆熱，故現諸證。百合、知母清除肺熱，故諸病癒也。

滑石代赭湯

百合一兩　赭石三錢　滑石三錢

治百合病。得之於下之後者。

下傷中氣，濕動胃逆，熱鬱於肺，故成此病。代赭石降胃逆，滑石除濕氣，百合清肺熱，故癒。

百合雞子黃湯

百合一兩　雞子黃一枚

治百合病。得之於吐之後者。

吐傷津液又傷陽氣。雞子黃補津液，補陽氣，百合清肺熱也。

百合地黃湯

百合一兩　地黃汁三錢

治百合病。不經吐下發汗，病形如初者。

吐下發汗，可以解除內熱。今不經吐下發汗，病形如初，內熱瘀塞。地黃滌盪瘀熱，百合清百脈之熱也。

百合洗方

百合水浸一宿，取水洗身。洗畢，將百合煮研淡食。

治百合病，一月不解，變成瘡者。

脈熱溢於皮膚，潰變成瘡。百合洗瘡以去熱也。煮研淡食，內外並清。鹽性熱，故忌之。

瓜蔞牡蠣散

瓜蔞五錢　牡蠣五錢

治百合病渴者。

相火刑金故渴。瓜蔞清肺金潤燥，牡蠣斂肺止渴也。

百合滑石散

百合五錢　滑石五錢

治百合病變發熱者。

濕熱瘀住肺氣，故病變熱，滑石清利濕熱，百合清肺也。

甘草瀉心湯

炙草五錢　人參三錢　大棗六錢　乾薑三錢　黃連二錢　黃芩二錢　半夏三錢

治狐惑，狀如傷寒。默默欲眠，目不得開，起臥不安，不欲飲食，惡聞食臭，面目乍赤乍白乍黑，上部被蝕聲啞者。

此病中氣虛寒，土濕木鬱，木鬱生熱，則蟲生焉。濕熱入肺，則有默默欲眠等症。蟲時動時靜，則面目乍赤乍白乍黑，起臥不安。蟲蝕上部則聲啞。

炙草、人參、大棗補中氣之虛，乾薑溫中氣之寒，黃連、黃芩、半夏除濕熱也。此病實際是蟲，病狀則如狐之惑人也。有謂惑字乃蜮字之誤者。

苦參湯

苦參二兩

治狐惑蝕於下部，咽乾者。

腎脈上循喉咽。蟲蝕前陰則咽乾。苦參洗前陰以去蟲。仍服甘草瀉心湯，以治病本也。

雄黃散

雄黃二兩

治狐惑蝕於肛門者。

雄黃燒薰肛門以去蟲也，仍服甘草瀉心湯。

赤小豆當歸散（方見前）

治狐惑汗出目赤如鳩眼，四眥皆黑者。

狐惑汗出，木氣疏泄。濕熱蒸薰，故目赤眥黑。赤小豆除濕調木，當歸養木氣也。此赤小豆乃紅飯豆。

升麻鱉甲湯

升麻二錢　鱉甲一片　甘草二錢　當歸一錢　蜀椒一錢　雄黃四錢

治陽毒為病，面赤如錦紋，咽喉痛，唾膿血者。

此病膽經上逆，相火刑金，故面赤咽喉痛而吐膿血。升麻、甘草清利咽喉，鱉甲、當歸排除膿腐，蜀椒降膽經相火，雄黃泄濕氣也。此方升麻上升之性，對於咽痛吐膿，恐有疑義。吐膿咽痛，皆上逆之病。升麻升之，豈不更逆？後學慎用，毒之由來，不得其解。

升麻鱉甲去雄黃蜀椒湯

即前方去雄黃　蜀椒

治陰毒為病，面目青，咽喉痛，身痛如被杖者。

此病肝經下陷，肝陽不能上達，故面目皆青。肝經下陷，則膽經上逆，故咽喉痛。肝陽不能運於全身，故身痛有如被杖。升麻、當歸升肝陽之下陷，甘草清利咽喉，鱉甲調木通滯也。謹按：咽痛用升麻，危險。曾見咽喉痛用升麻，半日即死者。

婦人妊娠產後病及雜病

桂枝茯苓丸

桂枝　茯苓　芍藥各三錢　桃仁二錢　丹皮二錢

治婦人妊娠三月，血漏不止者。

婦人宿有癥瘕之病，胎氣漸大，與癥瘕相礙，則血不止。桃仁、丹皮去癥瘕，桂、芍調木，茯苓培土。癥瘕去則血流通而不漏也。

附子湯

附子　白朮　人參　茯苓各三錢

治懷胎六七月腹痛惡寒，腹脹如扇，脈弦發熱者。

腹痛惡寒而加腹脹，脾腎陽虛之象。弦乃木寒之脈。內寒而熱發於外，陽氣外泄。附子溫腎陽，參朮、茯苓補脾土也。胎熱誤服附子，則陽動而胎墮。胎寒則宜用附子以溫寒也。此湯即傷寒少陰附子湯去芍藥。

膠艾湯

阿膠四錢　艾葉一錢　炙甘草二錢　當歸一錢　川芎一錢　地黃一錢　芍藥一錢

治妊娠下血，或妊娠腹中痛者。

血虛風動，則下血腹痛。歸芍芎地以養血，阿膠以熄風，艾葉溫養木氣，使經脈流通以復其常。溫而不熱，最和木氣，甘草補中氣也。

當歸芍藥散

當歸　芍藥　川芎各一錢　茯苓二錢　白朮二錢　澤瀉一錢

治懷孕腹中疞痛者。

懷孕之病，多在肝脾。肝脾之氣不足，則生疞痛。歸芍川芎以補肝經，苓朮澤瀉以補脾經。土木二氣充足，則升降調而疞痛止也。土木兼醫，婦科要訣。

薑參半夏丸

乾薑二錢　人參四錢　半夏二錢

治妊娠嘔吐者。

妊娠而嘔吐，乃胎氣阻礙胃氣之故。薑參溫補胃氣，半夏降逆也。

謹按：妊娠嘔吐，諸藥不效時，用烏梅六枚，冰糖二兩，頻服即癒。

因嘔吐既久，膽經受傷，膽逆不降，木氣根虛。烏梅大補木氣，大降膽經，冰糖補胃氣也。

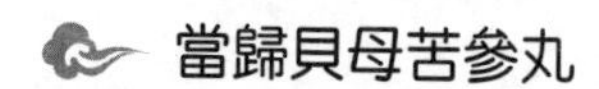

當歸貝母苦參丸

當歸二錢　貝母二錢　苦參一錢

治懷孕小便難，飲食如故者。

肝氣虛陷，肺氣熱逆，則小便難。當歸補木氣以升陷，貝母清肺熱以降逆，金降則木升，木升則尿利也。苦參泄濕利水。飲食如故，中氣不虛也。

葵子茯苓散

葵子五錢　茯苓五錢

治懷孕身重，小便不利，惡寒頭眩者。

小便不利而身重，此有水氣。頭眩惡寒者，水阻經絡，陽氣不達，茯苓泄水，葵子滑竅以利小便也。

當歸散

當歸二錢　白朮三錢　黃芩一錢　芍藥一錢　川芎一錢

妊娠常服此散最宜。

胎藥以土木為主，白朮補土，當歸、川芎補木，芍藥、黃芩清熱以養血固胎也。胎熱則動而不固，故於當歸、川芎溫性之中，加芍芩以調之。

白朮散

白朮三錢　川芎二錢　蜀椒一錢　牡蠣二錢

養胎之方。

土濕水寒，木氣鬱結，則胎氣失養。白朮補土除濕，川芎溫達木氣，蜀椒溫水寒，牡蠣散木結也。

小柴胡湯（方見前）

治產後大便堅，嘔不能食者。

產後血去津虧，則大便艱難。膽火上逆，則嘔不能食。黃芩清降膽經上逆之相火，火降則津液得下。參草薑棗補中生血，半夏降胃，柴胡升三焦相火之陷也。足少陽相火上逆，手少陽相火即陷。小柴胡湯之柴芩，所以能解少陽之結者，升降並用之法也。

大承氣湯（方見前）

治產後便難，嘔不能食，病已解，七八日更發熱，胃實者。

胃中熱實，故病解後又復發熱。故宜大承氣湯下胃實也。胃實者，有宿食也。產後三病，一曰病痙、二曰鬱冒、三曰便難，皆血去津虧使然。血去津虧，木氣疏泄，易於出汗傷風，則病痙。津虧不能養陽，陽氣上浮，則鬱而昏冒。津虧則大便艱難也。

當歸生薑羊肉湯（方見前）

治產後腹中寒痛者。

產後肝陽不足，故易寒痛。當歸、羊肉，溫潤滋補，以益肝陽，生薑散寒也。

枳實芍藥散

枳實　芍藥各二錢

治產後腹中熱痛，煩滿不得臥者。

膽胃熱逆，氣實不降，故腹痛煩滿不得眠臥，芍枳清降膽胃之熱也。

下瘀血湯

大黃二錢　桃仁三錢　䗪蟲一錢

治產後瘀血腹痛者。

服枳實芍藥散，腹痛不癒，此為瘀血著於臍下。大黃、桃仁、䗪蟲下瘀血也。

謹按：此病，吞服五靈脂五分最效。

大承氣湯（方見前）

治產後七八日少腹墜痛不大便，煩躁，發熱，日晡為甚，食則譫語，夜半即癒，熱結膀胱者。

熱結在裡，故食即譫語，夜半之後，陽氣上升，熱結得鬆，故癒。大承氣下裡熱也。凡陰液不足，而病陽熱之病，皆夜半前重，夜半後輕。夜半前陽氣實，夜半後陽氣升，升則虛矣。此亦冬至後下陽虛之理。

陽旦湯

即桂枝湯

治產後外感，續續數十日不解，微惡寒發熱，頭痛汗出，短氣，乾嘔，心悶者。

外感而惡寒、發熱、汗出、頭痛，此為桂枝湯證，膽經上逆，故亦短氣心悶乾嘔。桂枝湯補中氣而解榮衛之鬱，芍藥降膽經也。

竹葉湯

竹葉三錢　葛根二錢　桔梗一錢　桂枝二錢　防風一錢　附子三錢　人參三錢　炙甘草二錢　生薑三錢　大棗六錢

治產後外感，發熱面正赤，喘而頭痛者。

面赤乃陽戴於上之證。陽戴於上，則虛於下，附子補下虛之陽。喘而發熱頭痛，肺胃不降，竹葉、桔梗、葛根以降肺胃。桂枝防風以解榮衛，人參、甘草、薑、棗以補中氣也。

竹皮大丸

生竹茹三錢　生石膏三錢　桂枝二錢　白薇一錢　炙甘草二錢

治婦人乳中，虛，煩亂，嘔逆者。

乳子之中，而病嘔煩，此中虛而肺胃之熱上逆。甘草安中，竹茹、石膏、白薇清降肺胃，桂枝達肝陽以降逆衝也。

白頭翁加阿膠甘草湯

即白頭翁湯加阿膠、炙甘草。方見前。

治產後下利虛極者。

產後血去木熱，疏泄下利，中氣與津液極虛。黃連、黃柏、秦皮、白頭翁清木熱，阿膠補津液以止疏泄，甘草補中氣也。

小柴胡湯（方見前）

治婦人外感，續來寒熱，發作有時，經水適斷者。

此為熱入血室。小柴胡升降少陽之氣，以解血室之熱也。

又治婦人外感，經水適來，晝日明了，夜則譫語，如見鬼狀者。此亦熱入血室，故小柴胡湯治之。經水適來適斷，三焦相火發動之時，故外感即熱入血室。戌亥時，三焦相火主事，故夜則譫語。

此病之脈，右尺必特別緊動也。

旋覆花湯

旋覆花三錢　新絳三錢　蔥白三個

治婦人半產、漏下者。

此病瘀血使然。旋覆花、新絳善行瘀血，蔥白疏達血中陽氣，使經脈調和，仍復升降運動之常，則半產漏下均癒也。

膠薑湯

阿膠三錢　乾薑一錢

治婦人經陷，漏下色黑者。

此中寒不運，木氣下陷，木鬱生風之病。乾薑溫運中氣以升木氣，阿膠平疏泄以止漏也。木氣通達，中氣運化，清陽四布，血色不黑。色黑為陰寒，故用乾薑。用乾薑之脈，必有寒象，因色黑亦有熱者。

抵當湯

水蛭二錢　䗪蟲　桃仁各三錢　大黃二錢

治婦人經水不利者。

經水不利，有氣血虛者，有瘀血壅阻者，抵當湯下瘀血也。虛實之分，以脈為主。

溫經湯

當歸二錢　川芎一錢　桂枝　芍藥　阿膠　半夏　麥冬各二錢　人參　炙草各三錢　丹皮二錢　生薑　吳茱萸各一錢

治婦人經水諸病。

歸芎桂芍，以調木氣，阿膠、冬、夏，以降金氣，參、草、生薑，以調中氣，丹皮、吳萸，以調血分之滯氣。整個得運動圓，然後經調也。

麥冬能開腹中一切結氣。

土瓜根散

土瓜根一兩　䗪蟲　桂枝　白芍各二錢

治婦人經水不利少腹滿痛，經一月再見者。

血瘀於下，則少腹痛滿。經脈熱滯，則一月再見。䗪蟲去瘀血，桂枝、芍藥調肝膽以和木氣。木氣調和，血行無阻，則經來照常也。土瓜根，性涼，善清血熱。

礬石丸

礬石一錢　杏仁三錢

治婦人經水不利，下白物者。

濕凝氣滯則下白物。礬石除濕，杏仁理滯氣也。

小青龍湯（方見前）

治婦人吐涎沫者。

中下寒，則寒水上逆而吐涎沫。小青龍湯，泄寒水也。

半夏瀉心湯

半夏四錢　乾薑　炙甘草　人參各三錢　大棗六錢　黃連　黃芩各二錢

治婦人吐涎沫。誤下傷中，心下即痞者。

誤下傷中，中寒上熱，心下即痞。乾薑、甘草、人參溫補中氣以助旋轉，連芩降熱，半夏降逆也。吐涎沫而不痞者，宜小青龍湯輕劑，發汗逐水以除涎沫之來源也。

甘麥大棗湯

炙草三錢　小麥四錢　大棗六錢

治婦人悲傷欲哭，喜欠伸者。

中虛肺熱，則成此病。草棗補中，小麥清肺熱也。

半夏厚朴湯

半夏四錢　厚朴　生薑　茯苓　蘇葉各二錢

治婦人咽中如有炙臠者。

濕凝胃逆，則咽中有物不下，有如臠肉。朴、夏、薑、蘇皆降胃逆，茯苓除濕氣也。

當歸芍藥散

當歸一錢　芍藥二錢　川芎一錢　茯苓二錢　澤瀉一錢　白朮三錢

治婦人腹中痛諸疾痛者。

婦人之病，多在土木二氣。歸、芍、川芎以治木氣，苓、朮、澤瀉以治土氣也。脾胃肝膽，升降調和，則諸病不生。

小建中湯（方見前）

治婦人腹中痛者。

膽經下降，肝經上升，中氣不虛，則痛自止。

紅藍花酒

紅花一錢

治婦人腹中氣血刺痛者。

血瘀則氣滯，紅花去瘀活血，則氣行無阻也。

大黃甘遂湯

大黃二錢　阿膠四錢　甘遂一錢

治婦人產後，少腹滿如敦狀，小便微難而不渴者。

此治水與血俱結，熱在血室。大黃、甘遂逐水開結，阿膠養血也。

腎氣丸（方見前）

治婦人煩躁不得臥，倚物作息，不得小便，飲食如故，名曰轉胞者。

肝陽下陷，故小便不得。肝陽下陷，則膽陽上逆，故煩躁不得臥。膽木不降，阻礙肺氣下行之路，故倚物始能呼吸。此名轉胞，乃肝腎陽陷，尿胞不舉之病。腎氣丸，補肝腎之陽也。

膏發煎（方見前）

治婦人陰吹者。

此病前竅喧鳴，後竅不通。此緣大腸乾澀，胃家濁氣不得後泄，肝木之氣因而阻滯，故迫而向前竅疏泄，則作喧鳴。豬膏滑大腸而通後竅，髮灰泄木氣之阻滯也。

蛇床子散

蛇床子

治婦人陰寒者。

蛇床子溫暖腎肝，納入陰中，其寒自去也。

狼牙湯

狼牙四錢

治婦人陰中生瘡，癢爛者。

此病少陰尺脈，滑而兼數，乃木氣陷於腎水之中，鬱生下熱之病。狼牙湯洗之，以去熱達木也。

謹按《金匱》原文肺中風、肺中寒、肝中風、肝中寒、心中風、心中寒，云云。下列病證，所謂中風中寒，實是病熱病寒。大氣之中有兩種對待作用，寒熱是也。熱則疏泄，寒則收斂。風亦疏泄，故熱性與風性相通，獨病熱不可稱為中風，否則無法用藥。

原文以病熱的事實，冠以中風之名。中風者，乃中外來之風。五臟中外來之風，豈有不經過全身整個榮衛，而直入五臟之理。又豈有臟中風，腑不中風之理。此原文之疑點也。讀「肺中風肺中寒」，應認為「肺病熱，肺病寒」。「五臟風寒積聚」，應認為「五臟寒熱積聚」。

《金匱》原文要略所載：「夫人稟五常，因風氣而生長」云云一條，與上條惟治肝也以下各句，筆法俚俗不類西漢文字。又其議論淺陋，恐係王叔和所加。讀者注意。其文曰：「甘入脾，脾能傷腎，腎氣微弱則水不行，水不行則心火氣盛，則傷肺。肺被傷則金氣不行，則肝氣盛，則肝自癒。」豈有金不生水水不生木，病能自癒者。後之人不聞有以正之，且認為仲聖之法，怪哉。

王叔和於《傷寒論》篇首妄加序列，將「寒」字搗個大亂，使後人治溫病、治痲疹認錯原理。又欲於《金匱》篇首搗風字的亂，遺禍後世，不可不辨。王叔和收集仲聖傷寒雜病全文，其功大矣。愚妄多事，以誤後人，其罪亦不小。

金匱方解篇終。

十二、傷寒論方解篇

導　言

讀《傷寒論》者，只喜讀方，最怕讀文。文無理路可尋，方有病證可按也。雖有病證可按，仍無理路可尋。前代儒醫徐靈胎謂《傷寒論》只可一章一章讀，不能整個讀。夫所謂論者，乃整個論，非一章一章論，如按章去讀，不讀整個，何論之有？徐氏尚不能尋出文的理路，其他更不必道矣。

本書《傷寒》讀法，已將整個理路尋出，讀者稱便。茲於方中尋出整個理路，讀者由方以求文，其興趣必有更多於先讀「讀法」者。如此則中醫人人皆能讀《傷寒論》，然後中醫學可告成立。

著者識

上　篇

榮氣本病方

桂枝湯

芍藥　桂枝　炙甘草　生薑　大棗

榮氣疏泄則汗出，膽經不降，相火上逆則發熱，鼻鳴乾嘔，榮衛分離則頭痛項強。發熱汗出，津液必傷，表陽必虛。榮衛分離，中氣必虛。芍藥降膽經、降相火、斂榮氣之疏泄，炙草補中，薑、棗補中生津，桂枝調榮衛、實表陽也。

風傷衛氣，衛氣減少，榮氣加多，故榮氣與衛氣分離而榮現疏泄之病。緩脈乃疏泄向外之象。

原方分量載在世行本《傷寒論》。原方一兩，可同今之一錢。棗有大小不同，原方十二枚，可用今之六錢。

衛氣本病方

麻黃湯

麻黃　杏仁　桂枝　炙草

衛氣收斂，則無汗惡寒，體痛，腰痛，骨節疼痛。肺氣不降，則嘔逆而喘。榮衛分離，中氣必虛，衛氣不開，表陽必虛。麻黃泄衛氣之收斂，杏仁降肺氣之逆，炙草補中氣，桂枝調榮衛、達表陽也。收斂之病，氣機滯塞，故不用棗，既不用棗，亦不用薑矣。

寒傷榮氣，榮氣減少，衛氣加多，故衛氣與榮氣分離而衛現收斂之病，緊脈乃收斂向內之象。

榮衛雙病方

桂枝麻黃各半湯

芍藥　桂枝　炙草　生薑　大棗　麻黃　杏仁

脈虛，不緩不緊，卻微惡寒微發熱而身癢。身癢為榮衛俱虛，欲自解而未能。麻黃湯與桂枝湯減輕分量，雙解榮衛也。

榮衛雙病氣虛方

桂枝二麻黃一湯

桂枝　芍藥　炙草　生薑　大棗　麻黃　杏仁

寒熱如瘧，日僅再發，此衛氣之虛。雙解榮衛，減輕麻黃，輕泄衛閉也。

榮衛雙病津虛方

桂枝二越婢一湯

桂枝　芍藥　炙草　大棗　生薑　麻黃　石膏

形作傷寒，作渴，而寸脈弱，此津液虛而生燥也。雙解榮衛，減輕泄衛之麻黃，加石膏以清燥也。

麻黃、石膏能發越痺著。「越婢」二字，想係「越痺」二字之誤。

榮衛雙病兼裡氣濕寒方

小青龍湯

麻黃　桂枝　芍藥　炙草　半夏　五味子　細辛　乾薑

榮衛不解而心下有水氣，以致膽經不降而乾嘔發熱，相火不降而作渴欲飲水，水入仍吐，胃氣不降而作噫，水入腸胃而作利，小便不利少腹滿，肺氣不降而作喘，水氣上衝而作咳。

皆平日中下陽虛，寒水上淩陽位之病。此寒水乃中下皆寒而來之水，麻桂雙解榮衛之鬱，炙草補中氣，細辛、乾薑、五味、半夏溫降寒濕水氣。乾薑溫脾陽，以杜其入臟。小青龍之咳，喉間作癢，清水中加稀痰。小青龍湯加減法，詳世行本《傷寒論》。

榮衛雙病兼裡氣燥熱方

大青龍湯

麻黃　桂枝　炙草　生薑　大棗　杏仁　石膏

如非中風而是脈緊惡寒無汗之傷寒，平日胃氣燥熱之人，衛氣閉於外，煩躁生於內，甚至燥極傷津，身重乍有輕時。麻黃、杏仁以泄衛，桂枝以和榮，石膏以清燥，炙草薑棗以補中。因脈緊故不用芍藥之斂也。石膏清胃燥以杜其入腑。杜其入腑云者，杜其腑熱之成也。誤服石膏亡陽，須以真武湯救之。

榮衛病罷裡濕方

五苓散

茯苓　豬苓　澤瀉　白朮　桂枝

無惡寒、發熱、項強之榮衛證，而發熱心煩，渴欲飲水，水入仍吐與心悸，皆水濕隔阻，相火不降之故。朮、苓、澤瀉、豬苓以泄水濕，桂枝助肝經之疏泄以行水。濕去火降，故吐止熱止悸止也。

榮衛病罷裡濕表虛方

茯苓甘草湯

茯苓　炙草　桂枝　生薑

汗出不渴，表陽虛也。汗出而渴，表虛兼裡濕盛也。汗出不渴，雖屬表虛，亦有裡濕，茯苓泄濕，生薑、炙草溫中，桂枝實表以止汗出也。燥渴為陽實，濕渴為陽虛，濕阻相火不能下降，相火灼金，故渴。

榮衛病罷裡燥方

白虎湯

石膏　知母　炙草　粳米

傷寒而外有大熱，相火外出，裡氣必寒。裡熱實則熱聚於內，不浮於外，故外無大熱，肢厥有陽證、陰證之分：陰證裡陽虛，陽虛於內，不能達外，故肢厥，其厥有如冰冷；陽證裡陽實，陽聚於內，不能達外，故肢厥，其厥不如冰冷，不溫而已。

陰證脈微細而沉，陽證脈滑而實，或沉而實。陽明燥熱，故滑而實也。石膏、知母清陽明經之燥，粳米、炙草生津液而補中氣也。

白虎加人參湯

白虎湯內加人參

白虎證，渴能飲水，雖能飲水而口仍燥。此燥熱傷津之所致。非補氣不能生津，於白虎湯內，加參以補氣，由氣生津也。榮衛表病未曾出汗而成五苓白虎證者，服五苓白虎，必汗出而解。裡氣和則表氣和也。濕渴飲水仍吐出，燥渴飲水不吐出。

太陰脾臟本病方

四逆湯

炙草　乾薑　附子

此太陰脾臟之本氣病也。太陰脾臟土氣濕寒之人，表氣的榮衛分離，裡氣的脾臟即鬱而現本氣之病。

乾薑、炙草溫補中氣，溫寒除濕以復土氣之升降，附子溫水回陽，以培土氣之根。

凡用四逆湯皆陰寒陽亡之病也。

少陰腎臟本病方

附子湯

附子　白朮　茯苓　人參　芍藥

此少陰腎臟之本氣病也。少陰腎臟病則水寒滅火，火滅土敗，陽氣微少。尺脈微細，但欲寐而不能寐，背微惡寒，骨痛脈沉，皆陽氣微少，陰寒之象。水寒土敗，則木枯剋土。

平日腎臟虛寒，陽氣不足之人，表氣的榮衛分離，裡氣的腎臟即鬱，而現本氣之病。

附子回陽補火，白朮、茯苓補土，人參補中氣，芍藥安風木、解骨痛。附子最動木氣。

厥陰肝臟本病方

烏梅丸

烏梅　乾薑　附子　人參　細辛　蜀椒　黃連　黃柏　當歸　桂枝

此厥陰肝臟之本氣病也。肝臟病則下寒上熱，中虛風動。上熱者，因下寒木失溫養，化風上衝，風衝化熱，熱傷津液，故消渴心中熱痛而飢。下寒蛔不能居，尋胃間熱處而上，故病吐蛔。

蛔動即是陽動，故煩。

人身火在水下，上清下溫則治，火出水外，上熱下寒則病。上熱下寒，中土必敗。木氣化風，木氣必傷。烏梅補木氣，生津液，斂風氣，附子、蜀椒溫下寒，黃連、黃柏清上熱，乾薑、人參溫補中氣，桂枝、當歸溫養木氣而達肝陽，細辛溫降衝氣也。

通脈四逆湯

於四逆湯內加重乾薑。

下利汗出，四肢厥冷，陽將亡也。其脈必微而欲絕，中寒之至。用四逆湯以回陽，重加乾薑大溫中氣。

此方名通脈者，脈生於中氣也。曰外熱者，汗出而陽亡於外也。

此方即四逆湯加重乾薑分量。凡陰寒脈微欲絕，皆宜用之。

陽明胃腑本病方

調胃承氣湯

大黃　炙草　芒硝

惡寒發熱之榮衛表病，已經三日，已經發汗，卻汗發不透徹，而發熱更加，蒸蒸然手足出汗，脈現實大之象。此平日胃熱陽實之人。榮衛的表病不解，臟腑的裡氣偏鬱，腑熱自現本氣之病。若由蒸蒸發熱，腸胃津液灼乾，腸胃有了燥屎，便成潮熱譫語、腹滿痛拒按之大承氣湯下證。如成下證則病重矣。

必須於胃熱未曾全實，但蒸蒸汗出發熱之時，用調胃承氣湯，大黃、芒硝平胃熱，炙草養中氣也。曰調胃者，調和胃氣，不取攻下，使熱退不成下證也。

大承氣湯

大黃　厚朴　枳實　芒硝

如當調胃承氣湯證時，不予調胃清熱，則胃熱愈實，便成燥屎、腹痛拒按、潮熱、譫語等等之大承氣湯證。當用大承氣湯之攻下燥屎法，大黃、芒硝攻下熱實，枳實、厚朴開通滯氣也。大黃性寒，芒硝性熱，枳實性寒，厚朴性熱，寒熱混合，則成圓的運動。

以圓運動的原則為下法，此大承氣湯之微旨。

小承氣湯

大黃　枳實　厚朴

如應用大承氣湯攻燥屎，但不知屎已燥否，可用小承氣湯試探，已有燥屎，服湯後必放屁，如不放屁，是無燥屎，無有可攻之物，則不可用大承氣湯。小承氣湯即大承氣湯去芒硝之滑瀉，減輕厚朴之辛通也。

太陽膀胱腑本病方

桃核承氣湯

桃仁　桂枝　炙草　大黃　芒硝

十二臟腑之經，公共組織行於軀體，稱曰榮衛。榮衛臟腑，雖有表裡之分，仍一整個。榮衛為臟腑之表，臟腑為榮衛之裡也。

故榮衛之氣不和，臟腑之氣即鬱，三陰臟病之乾薑附子證，與陽明腑病之大黃枳實證，皆表氣不和，裡氣偏鬱之病。膀胱腑病亦然。表病不解，膀胱陽腑氣鬱而病熱，其人如狂。

如自已下血，熱隨血去，病即自癒。如不下血，少腹有血，急結作痛，當用大黃、芒硝攻其熱，桃仁攻其血，桂枝以和表，炙草以補中氣。先解表乃可用此方。

抵當湯

大黃　水蛭　虻蟲　桃仁

如榮衛病而身黃，脈沉，少腹硬，小便利，人如狂，亦膀胱腑熱。亦當用抵當湯，大黃攻其熱，水蛭、虻蟲、桃仁攻其血也。

抵當丸

以抵當湯為丸

少腹滿而尿利，為有瘀血，宜丸藥緩下。

少陽膽經本病方

小柴胡湯

柴胡　黃芩　半夏　生薑　大棗　人參　炙草

如榮衛表病不得汗解，臟腑裡氣又不偏鬱，則少陽膽經被迫於表裡之間，而成少陽經病。少陽經病，三焦經下陷，膽經上逆而現口苦、耳聾諸證。用柴胡升三焦經以解少陽結氣，黃芩降膽經以清相火逆氣，半夏、生薑降胃逆，大棗補中氣，人參、炙草補土氣而扶陰臟之陽也。小柴胡湯加減法，詳世行本《傷寒論》。

大柴胡湯

柴胡　黃芩　半夏　生薑　大棗　芍藥　枳實　大黃

於小柴胡湯去人參、炙草之補陽補土，加芍藥以降膽經之逆，枳實、大黃以下胃腑之熱，仍用柴胡、黃芩、半夏、生薑、大棗以解少陽之經也。

少陽經病，亦少陽經本氣病。小柴胡湯為和解少陽之經，預防陰臟陽退之法。大柴胡湯為和解少陽之經，預防陽腑熱進之法。口苦心下痞硬，少陽膽經之結也。嘔吐酸臭而下熱利，陽明胃腑之熱也。

中　篇

榮衛本病方

桂枝湯（方見前）

衛氣不共榮氣和諧，只有疏泄而無收斂，故自汗。榮氣和者，榮氣自和，不與衛氣和也。

發熱汗出，為榮弱衛強。榮氣疏泄，自傷本氣，故曰弱也。衛氣不與榮氣交和，故曰強也。

邪風即榮氣偏於疏泄之氣，非外來之風。故以芍藥斂榮氣之疏泄以息邪風，桂枝實表陽，炙草、薑、棗補中氣也。

發汗一字，誤卻後人不少。收斂之性如何能發？發汗宜作調汗讀，榮衛調和則汗出也。

煩為陽氣勝，先刺風府以泄陽，俾桂枝湯奏全功也。

麻黃湯（方見前）

衛氣閉束，則肺金不降而病衄。麻黃湯發汗以泄衛閉，則肺金降，不病衄。緊者，衛閉之象也。

既是傷寒，衛閉惡寒，用麻黃湯發汗宜解。半日許復煩，脈浮而數，應再用桂枝湯降膽經以去煩而和榮衛，不可再用麻黃也。

榮衛兼陽明胃腑之經氣病方

桂枝加葛根湯

桂枝　芍藥　甘草　生薑　大棗　葛根

榮衛表氣與陽明胃腑之經氣同病。發熱、惡寒、頭痛、項強、汗出、惡風，榮衛病也。項背幾硬直，向後反折，陽明經氣病也。桂枝湯解榮衛，葛根解陽明經氣也。葛根清涼升散，專升手陽明經，手陽明升，足陽明自降。故葛根為陽明經病主藥。

葛根湯

葛根　麻黃　桂枝　芍藥　炙草　生薑　大棗

若榮衛病惡寒無汗，又見陽明經病之，桂枝湯加葛根以升散陽明經氣，加麻黃以解衛氣之惡寒無汗也。若此證又見下利，此亦陽明經氣下陷之熱利，仍用此方以升散陽明下陷之經氣，而調榮衛之氣。表病兼下利，非裡病，乃經病，乃表病也。

葛根加半夏湯

於葛根湯內加半夏

若葛根湯證不下利而嘔，此手陽明經氣下陷於後，因而足陽明經氣上逆於前。故用葛根以解榮衛表氣與陽明經氣，加半夏降足陽明經以止嘔也。

麻黃湯（方見前）

榮衛與陽明胃腑之經氣合病，喘而胸滿，宜麻黃湯泄衛氣之喘滿，不可下也。單是陽明經氣病，脈浮無汗而喘，亦宜麻黃湯發汗。衛氣乃肺金所司，喘者，肺氣因衛氣之閉束而上逆，故宜麻黃也。

桂枝湯（方見前）

陽明病脈遲。遲者緩實之象，既緩實似近於可下之證，然汗出多又微惡寒，是有表證，宜桂枝湯發汗以解表也。總而言之，表證未解，總宜解表，解表用桂枝湯也。若誤下之，此為大逆。如便硬而脈浮大，亦不得因便硬而言下。浮為表證，亦宜桂枝湯發汗解表。

至於傷寒六七日，不大便而頭痛有熱。此胃熱實象，宜調胃承氣湯以和胃。若小便清而不赤，仍是表病，並非裡病，仍用桂枝湯以解表。若頭痛無熱，則膽經上逆，必衄，亦宜桂枝湯以降膽經也。

大承氣湯（方見前）

煩熱，汗出則解，又如瘧狀，日晡發熱。日晡發熱，乃陽明之燥，其脈當實。宜以大承氣湯下之。如不實，仍是榮衛表病，仍宜桂枝湯。

調胃承氣湯（方見前）

表氣鬱極，則戰而後汗解。將戰之先，其脈陰陽俱停。如不戰汗，但寸脈微者，先出汗而病解。但尺脈微者，熱傷津液，必用調胃承氣湯以和胃熱，使陰陽和平，其病乃解。陽脈微，胃腑之熱不實也。

太陰脾臟本病方

四逆湯（方見前）

太陰脾臟與榮衛同時為病，當先用四逆湯以溫脾臟，俟脾臟之下利腹脹癒後，乃用桂枝湯以解榮衛之表，此大法也。其實四逆湯服後，脾臟之病癒，榮衛之病亦隨之而癒。因裡氣為表氣之本，裡氣之陰陽和，表氣的陰陽亦隨之和矣。

脾臟與榮衛同時為病，先溫裡後解表，與胃腑與榮衛同時為病，先解表後攻裡，是對待理法。脾臟病陰寒，脾臟之陽未復而先發汗，裡陽愈虛，榮衛內陷，則成壞病。此法關係極大。胃腑與榮衛同時為病，詳下文。

桂枝湯（方見前）

太陰病脈浮者可發汗，此處之桂枝湯是陪辭。太陰臟病忌發汗，臟病脈浮，更忌發汗。

少陰腎臟本病方

桃花湯

乾薑　赤石脂　粳米

少陰病下利，便膿血，腹痛，小便不利，此因火敗而病濕寒。乾薑溫寒去濕，赤石脂以固脫陷，粳米以補津液也。

真武湯

茯苓　白朮　附子　生薑　芍藥

少陰病，腹痛、下利、尿短、四肢沉重疼痛，此為內有水氣。

水氣由水寒土濕木鬱而生。附子補火回陽以溫水寒，朮苓泄水補土，芍藥調木，生薑溫中。附子湯有人參，此方無人參，參能生津助水也。

白通湯

蔥白　乾薑　附子

少陰下利，水土寒而陽氣不升也。乾薑、附子以溫水土，蔥白以升達陽氣而止利也。

白通加豬膽汁湯

於白通湯內加豬膽汁、人尿。

少陰下利，脈微，與白通湯。若利不止，厥逆無脈，而又乾嘔煩躁，是下寒上熱，陰不藏陽，陽氣上越。蔥白、附子、乾薑以溫回陽氣，加豬膽汁、人尿涼降之物，引薑附之熱性與上越之陽氣下行，且益陰以藏陽也。

通脈四逆湯（方見前）

下利清穀，肢厥脈微，不惡寒，面色赤，腹痛乾嘔咽痛，利止脈不出，皆中氣虛寒之至。

宜於四逆湯重加乾薑以溫補中氣，中氣復則脈出也。不惡寒，陽越於外，外不惡寒也。

少陰腎臟與榮衛同病方

麻黃附子細辛湯

麻黃　附子　細辛

榮衛表病初得，少陰腎臟裡病即動。表證則發熱，裡證則脈沉。曰少陰病者，必有但欲寐、背惡寒等少陰證在也。麻黃以解表，附子以溫裡，腎臟病則寒水滅火，細辛以溫降腎家上凌之寒水也。細辛是降藥，非散藥。此病不可發汗，麻黃和衛而已。

麻黃附子炙草湯

麻黃　附子　炙草

榮衛表病、少陰裡病同時施治，須用炙草以補中氣也。少陰病不可強發汗，發汗，口鼻眼目出血，為難治矣。

四逆湯（方見前）

少陰病脈沉者，急以四逆湯溫之。曰急者，言不可發汗也。

厥陰肝臟本病方

當歸四逆湯

當歸　桂枝　芍藥　細辛　通草　炙草　大棗

不下利，不汗出，僅四肢厥冷脈細，無內寒陽亡的關係，只是血脈不充，木氣不潤，中虛而經氣不達耳。當歸、桂枝、芍藥溫血調木，炙草、大棗補中，細辛、通草通經也。

當歸四逆加吳萊萸生薑湯

若手足厥冷，脈細欲絕，而平日舊有久寒者，於當歸四逆湯，加吳茱萸、生薑以溫內寒也。

吳茱萸湯

吳茱萸　人參　生薑　大棗

厥陰肝木寒極無陽，以致膽胃皆寒，故乾嘔、吐涎沫、頭痛、吐利、肢厥、煩躁欲死。膽肝皆寒，木氣拔根，中氣大虛，故煩躁欲死。吳茱萸溫降木氣，生薑降胃，參棗補中。

茯苓炙草湯（方見前）

厥而心悸，悸乃心下有水，宜先用茯苓、炙草以去水，然後可用溫藥以治厥。不先治水而用溫藥以治厥，溫藥將水蒸入胃中，必作利也。

四逆湯（方見前）

嘔而脈弱，小便復利。復利者，言尿多也。脈弱而嘔，陽亡於上；尿多，陽亡於下；身微熱，陽亡於外。若加肢厥，是陽亡不復，是為難治。

宜四逆湯以回陽也。

陽明胃腑本病方

調胃承氣湯（方見前）

發汗後惡寒，為腎陽虛，不惡寒而惡熱，為胃陽實，宜調胃承氣湯以和胃也。

陽明腑病，未曾吐下傷津而心煩，是胃有熱。宜調胃承氣湯，大黃、芒硝輕泄胃熱。胃熱未實，炙草補中氣也。

小承氣湯（方見前）

太陽病時，吐下發汗，傷其胃中津液，津傷生煩，又加尿多，津液更傷，以致大便成硬。心煩而大便硬，是已成陽明胃熱之證，宜小承氣湯輕下胃熱也。

陽明病脈遲而實，汗出不惡寒，身重短氣，腹滿而喘，潮熱。此表證已解，裡熱已實，可以攻裡。

再看其手足濈然汗出，手足秉氣於中土，中土熱實，則手足汗出，是大便已硬，可用大承氣湯以攻裡。若汗多發熱而仍惡寒，是表證仍在，其熱不潮，不可用大承氣湯。但雖不可用大承氣而腹大滿不通，是胃熱已實，可與小承氣湯微和胃氣。

陽明胃腑津虛方

蜜煎導方

蜜煉成挺納入肛門，為蜜煎導法。

陽明腑病，大便燥結，胃中並無實證，此乃發汗傷津，尿多傷津，津液內竭，不可攻下大便。應用蜜煎導法，蜜入肛門，直腸吸收蜜之潤氣，自然大便得下。

豬膽土瓜根汁方

大豬膽汁，或土瓜根汁。

此方較蜜煎導方寒，津液內竭，脈較有力者，適用之。否則灌入肛門之後，直腸吸收而上，亦能寒胃也。

麻仁丸

麻仁　杏仁　芍藥　大黃　厚朴　枳實

蜜煎導豬膽汁土瓜根汁，此燥在肛門之方。若肛門與腸中皆燥，而又無燥之實證者，須麻仁丸。麻仁、杏仁以溫潤之，芍藥以寒潤之，又兼小承氣湯以輕蕩之。每服只梧子大之十小丸，輕緩極矣。

小承氣湯（方見前）

陽明病，譫語發潮熱，是胃熱實也。脈滑亦實。可與小承氣湯下其胃熱。但脈雖滑而急數，急數之脈，屬於裡虛，不可用小承氣湯下胃熱。如其以小承氣湯為主，若裡不虛，服後必放屁。若不放屁，是裡虛也，不可服也。

所以明日不大便，脈由急數而轉澀，虛澀為陽氣虛，故難治也。

大承氣湯（方見前）

腹滿痛，陽明燥土傷太陰之陰。發熱而汗特別之多，陽明燥土傷少陰之陰。目中不了了，睛不和，陽明燥土傷厥陰之陰。故皆宜急用大承氣湯，下燥土之腑陽，以救三陰之臟陰也。

陽明胃腑病有瘀血方

抵當湯（方見前）

陽明病而善忘，此因有久瘀之血，停於下部，阻礙腎氣之故。腎主藏智，腎氣不能升達，故善忘。何以知其有瘀血？大便黑硬，便時反易也。下有瘀血，腎氣抑鬱，故現黑色。故以抵當下其瘀血也。

少陽膽經本病方

小柴胡湯（方見前）

嘔而發熱，少陽膽經上逆也。欲足少陽下降，必須手少陽上升，故小柴胡主之。

小建中湯

桂枝　芍藥　炙草　生薑　大棗　飴糖

陽脈澀，上焦津液不下也。陰脈弦，下焦木氣不升也。上焦津液不下，膽經上逆，相火燒灼也。膽經上逆，肝經下陷，則木鬱而腹痛也。芍藥重降膽經相火，桂枝升肝經木氣，炙草薑棗溫補中氣，飴糖補土氣、潤津液，木氣和則腹痛止也。如不瘥，是腹痛，非肝木不升，乃三焦經不升，仍宜小柴胡湯以升三焦之經。

榮衛病過十日，脈細嗜臥。脈細屬少陽經病，胸滿腹痛亦少陽經病，故主小柴胡湯。嗜臥者，少陽相火升降紊亂也。榮衛病過十日，榮衛病罷。

少陽膽經與榮衛同病方

柴胡桂枝湯

柴胡　黃芩　半夏　人參　生薑　大棗　桂枝　芍藥　炙草

既有發熱、惡寒、肢節煩痛之榮衛表證，又有微嘔、心下支結之少陽經證，桂枝湯、小柴胡湯合併雙解也。

黃芩湯

黃芩　芍藥　炙草　大棗

少陽經氣與榮衛表氣同時為病，少陽相火熱盛於經，則經熱與榮熱混合而病熱利，黃芩清少陽相火，芍藥解榮熱，草、棗補中氣也。

黃芩加半夏生薑湯

於黃芩湯內加半夏、生薑

黃芩湯證而加嘔，於黃芩湯加半夏、生薑以止嘔也。

小柴胡湯（方見前）

血結則陰陽之氣運行阻滯，故病發如瘧。中風經水適來，榮分之熱，即乘經水適來血室空虛而入血室。血室為少陽相火所主，故以小柴胡湯調少陽也。

傷寒經水適來暮即譫語，如見鬼狀，亦為熱入血室，故以小柴胡湯調少陽也。

下篇

榮衛壞入太陰脾臟方

四逆湯桂枝湯（方見前）

榮衛表病只宜汗解，若不汗解，而誤下之，下傷太陰脾臟，而瀉利不止，卻又有榮衛之身體疼痛表證。

雖有表證，不可治表，當急救裡，宜四逆湯以溫太陰，然後用桂枝湯以解表也。

新加湯

桂枝　芍藥　炙草　生薑　大棗　人參

發汗之後，身痛而脈沉遲。發汗傷損中氣，故脈沉遲。發汗傷津，津虧不能養木，木枯風動，故身痛。桂枝、白芍養木息風，草、棗補中，加芍藥潤木枯，加生薑行經脈，加人參補中氣而生津液。

五苓散（方見前）

發汗之後，脈數、煩渴。發汗傷及太陰，太陰濕起，阻格相火不能下降，故煩而渴。脈數者，虛也。故以五苓泄太陰之濕也。

若發汗後脈浮，小便不利而微熱消渴，此渴亦太陰之濕也。微熱脈浮，亦濕格相火也。故以五苓泄太陰之濕也。

若病在表，不發汗而以冷水噀之灌之，肉上粟起，欲飲而反不渴。亦太陰濕溢於皮膚，亦宜五苓泄太陰之濕也。

文蛤散

文蛤

文蛤善入太陰而去皮毛之水濕也。

白散

桔梗　貝母　巴豆

痰實結在胸間，巴豆、桔梗、貝母破痰實也。此方乃結胸之方，應移在下文「結胸」條後，此處係榮衛壞入太陰之經病也。

三物小陷胸湯

黃連　半夏　瓜蔞實

痰實有寒熱之分。白散所治為寒痰。此方所治為熱痰。黃連、半夏、瓜蔞清掃熱痰也。

此方應移下文「痞證」後。

桂枝去桂加白朮茯苓湯

芍藥　炙草　生薑　大棗　茯苓　白朮

頭項強痛，有因榮衛不和者，有因濕氣鬱阻者。小便不利，濕也；濕阻膽經下降之路，故心下滿痛，而發微熱。

宜桂枝湯去桂枝之調榮衛，加白朮、茯苓以祛濕，仍用芍藥降膽經，炙草、薑、棗補中氣也。

厚朴薑夏參甘湯

厚朴　生薑　半夏　炙草　人參

發汗傷中，脾家陰濕已起，故腹脹滿。參、草補中，厚朴、生薑、半夏溫散陰濕也。

桂枝加厚朴杏子湯

桂枝湯內加厚朴、杏仁

表病攻裡，故表病不解，而加喘滿。桂枝湯解表，加杏仁、厚朴溫降肺胃以消太陰之喘滿也。

榮衛壞傷中氣方與中復木燥方

乾薑炙草湯

乾薑　炙草

自汗尿多心煩，津液已傷。反用桂枝湯加附子增桂枝以發汗，津液更傷。無津液則陽無所歸而中陽亡，遂肢厥、咽乾、吐逆、躁煩。乾薑、炙草溫補中陽，中陽回復，厥、躁等證乃止。

芍藥炙草湯

芍藥　炙草

中回之後，津液未復，木氣枯燥故腳不伸。芍藥、炙草以潤木液，其腳乃伸；用承氣湯使大便微溏，陽明結消，譫語乃止。若重發汗，復加燒針，因而陽亡譫語者，宜四逆湯以回陽也。

榮衛壞入少陰腎臟方

桂枝加附子湯

於桂枝湯內加附子

發汗後汗漏不止。陽亡風動，故惡風、尿難、肢急。附子回腎陽，桂枝實表陽，芍藥息風斂陽，炙草、薑、棗補中氣也。

芍藥甘草附子湯

芍藥　炙草　附子

發汗而表病不解，反惡寒，此惡寒乃腎陽虛也。附子以補腎陽，芍藥、甘草以解表也。

桂枝去芍藥湯　桂枝去芍藥加附子湯

桂枝湯內去芍藥

榮衛表病，誤下之後，脈促胸滿。脈促為表未解，胸滿為膽經寒。桂草薑棗以解表，去芍藥之寒膽經也。

若脈促胸滿而又微惡寒者，此惡寒乃腎陽虛，去芍藥並加附子以補腎陽也。

真武湯（方見前）

榮衛表病，發汗，汗出不解，仍發熱心悸者，腎陽傷，水濕起也。水寒則木氣拔根而剋土，故頭眩身動也。

身動者風木動也。土敗腎寒，中氣失根，故振振欲擘地而居也。

苓、朮補土氣，附子溫水寒，芍藥息風木，生薑溫中降逆以止眩也。芍藥、生薑並用，可去芍藥寒中之弊。

水寒土不敗，風木不至動到如此地步，故息風須兼扶土，此為大法。

茯苓四逆湯

茯苓　人參　炙草　乾薑　附子

發汗之後，若又下之，表病不解，又加煩躁，陽亡而土濕也。四逆湯加人參以回陽，加茯苓以袪土濕也。

雖有表病，卻不治表，以煩躁乃陽亡之事，故以回陽為主。

乾薑附子湯

乾薑　附子

汗下亡陽，陽虛則晝日煩躁，夜乃安靜。大氣之中，晝則陽出，夜則陽入，晝陽氣少，夜陽氣多。人身亦然，故晝煩躁，而夜安。乾薑、附子以補陽也，

禹餘糧丸

原方闕載

重發汗以亡腎陽，腎陽不能交心，則恍惚心亂。陽陷不升，則小便後陰痛。

當是溫腎補中之法，禹餘糧收攝陽氣也。

桂枝甘草湯

桂枝　炙草

發汗過多，心悸欲得按。汗泄腎陽，木氣拔根，風動而衝於上也。風木之氣即肝木之陽，肝陽下陷，則肝風上衝，肝陽上升，則肝風自平。桂枝升肝陽，炙草補中氣，肝風衝到上部，中虛極矣。心悸得按，奔豚之漸也。

茯苓桂枝甘草大棗湯

茯苓　桂枝　炙草　大棗

汗傷腎陽，腎陽乃木氣之根，腎陽傷，木氣失根，則肝陽下陷而肝風上衝。其人臍下悸動，乃肝風上衝欲作奔豚之兆。桂枝升肝陽，以止悸降衝，茯苓、炙草、大棗補土氣以禦風木，大棗富有津液，最潤木氣而平風也。

桂枝加桂湯

於桂枝湯再加桂二兩

燒針令出汗，針處起赤核。燒針之熱，將腎陽引出，故針處起赤核。此腎陽大虛之徵，木氣必由少腹衝心而成奔豚之狀。桂枝湯加桂以大升肝陽，肝陽升，衝氣乃平。若不上衝，不可與桂枝加桂。

灸其核上各一壯者，灸以溫回浮出之腎陽也。不上衝者，肝陽未陷，故不可加桂以升肝陽。

苓桂朮甘湯

茯苓　白朮　桂枝　炙草

吐下傷損腎陽，則風木上衝，心悸頭眩。若因其脈沉緊而又汗之，風木更衝，木衝剋土，振振身搖。桂枝以達木氣之陽，陽達則風衝平息而病癒，茯苓、草、朮所以補中土，和升降以禦風木也。凡木病，中土必虛，故治風木之衝，以達木兼補土為要。

桂枝去芍藥加蜀漆龍骨牡蠣救逆湯

於桂枝湯內去芍藥加蜀漆、龍骨、牡蠣

燒針之火，能引陽外出，陽亡驚狂，起臥不安。於桂枝湯去芍藥之寒，加蜀漆以去濁痰，加龍骨、牡蠣以鎮攝陽氣，因脈浮故用桂枝、薑、棗、草以解表。驚狂起臥不安，必有濁痰阻塞心竅也。

桂枝甘草龍骨牡蠣湯

桂枝　炙草　龍骨　牡蠣

燒針亡陽而生煩躁，此煩躁較驚狂之陽亡病虛，故不用蜀漆之去痰，而用桂枝和表，炙草補中，龍牡鎮陽也。

榮衛壞入厥陰肝臟方

當歸四逆湯（方見前）

下利而脈浮革，腸鳴。浮革為木氣虛寒，腸鳴，肝膽寒熱不和，腸間停有水氣。

當歸、桂枝溫木氣之寒，桂枝、白芍調肝膽之寒熱，通草通調肝經而平膽熱，細辛補益木氣，而理腸間之水，草、棗補中也。

乾薑黃連黃芩人參湯

乾薑　黃連　黃芩　人參

吐為中寒，入口即吐為上熱。乾薑溫中寒，連、芩清上熱，人參補中氣。厥陰之氣，下寒上熱，故其病如此。

桂枝湯（方見前）

榮衛病時，發汗又下，而脈仍浮。榮衛病仍在，仍再用桂枝湯以和榮衛也。

榮衛壞入陽明胃腑方

葛根黃連黃芩甘草湯

葛根　黃連　黃芩　炙草

利不止而脈促喘汗。脈促為表未解，喘而汗出為陽明經氣之熱。脈促、喘、汗之利，此陽明經之熱利也。葛根升散手陽明經氣以解表，連、芩清熱止利，炙草補中也。

麻杏甘石湯

麻黃　杏仁　炙草　石膏

發汗下後，汗出而喘。汗乃胃熱，喘乃肺實。石膏清胃熱，麻黃、杏仁泄肺實，炙草補中氣也。若身外有大熱，其內必寒，不可用石膏。

白虎加人參湯（方見前）

服桂枝湯而大汗出，煩渴不解，脈洪而大，此本有陽明胃熱，服桂枝、生薑增了胃熱，胃熱蒸發，故大汗出、大煩渴。脈洪而大，虛也。故用白虎以清胃熱，加人參生津液以補虛也。若吐下後，七八日，熱結在裡，表裡俱熱，渴而舌上乾燥而煩，能飲水數升，亦津傷燥起，亦宜白虎清燥，加人參以生津液也。

梔子厚朴湯

梔子　厚朴　枳實

下後胃中氣滯，胃熱上逆，故心煩腹痛，臥起不安。梔子清滌胃逆之熱，厚朴、枳實舒降胃氣之滯也。

梔子乾薑湯

梔子　乾薑

大下傷中，中寒則相火不降而身熱不去，胃熱上逆而心微煩。乾薑溫中以降相火而退身熱，梔子清胃熱而止微煩也。

梔子香豉湯

梔子　香豉

胃熱上逆，又加津凝氣滯，則心煩而胸中窒塞。梔子清胃熱以除煩，淡豆豉以和中宣滯，以去胸窒也。

梔子甘草豉湯

於梔子豉湯內加炙草

梔子豉湯證而煩，不得眠，心中懊憹，與梔子豉湯。若少氣者，是中氣不足，加炙草以補中氣也。

梔子生薑豉湯

於梔子豉湯內加生薑

若梔子豉湯證加嘔者，加生薑以降胃止嘔也。

榮衛壞病中寒肺燥肝熱方

麻黃升麻湯

麻黃　升麻　當歸　芍藥　黃芩　知母　葳蕤　天冬　石膏　炙草　乾薑　白朮　茯苓　桂枝

大下之後，泄利不止，咽喉不利而吐膿血，手足厥逆，下部脈不至，脈沉而遲。咽喉不利，吐膿血，金氣上逆生燥也；泄利不止，中氣虛寒，木氣下陷生熱也。手足厥逆，下部脈不至，津液傷也；脈沉而遲，衛氣閉束也。升麻升陷，當歸、芍藥、黃芩養木清熱，知母、石膏、天冬、葳蕤清金潤燥，薑、草、苓、朮溫補中氣，麻黃、桂枝調榮衛也。膿血泄利，皆傷津液。津傷則厥，木熱金燥，亦能發厥。上逆下陷，中氣虛寒也。

此病之泄利不止，乃熱利，與太陰下利清穀不止之寒利不同。此熱利乃中氣虛寒，木氣下陷生熱也。肺逆生燥，木陷生熱，中氣虛寒，衛氣閉束之病也。

榮衛壞病結胸方

大陷胸湯

大黃　芒硝　甘遂

表未解而誤下，榮衛經氣下陷不升，則成協熱下利。陷而復升，將水與熱結於胸間，心下硬痛，脈沉熱實，短氣煩躁，心中懊憹，則成結胸。硝黃攻結熱，甘遂攻結水也。

大陷胸丸

大黃　芒硝　葶藶　杏仁

如大陷胸證而兼項強，病連榮衛，不可急攻，宜用丸藥緩攻。硝黃清結熱，杏仁降滯氣，葶藶去結水也。

小陷胸湯（即前之三物小陷胸湯）

黃連　瓜蔞　半夏

結胸脈不沉而浮滑，心下不按不痛，按之則痛。此熱痰結在心下，宜黃連、瓜蔞、半夏清降熱痰，不可攻也。

榮衛壞病痞證方

桂枝人參湯

桂枝　乾薑　人參　白朮　炙草

表未解而數次下之，當經氣下陷，而病協熱下利。今不病熱利，而病下利不止之寒利，以至心下痞硬，宜人參湯以溫寒止利，桂枝以解表。人參湯即理中湯。

大黃黃連瀉心湯

大黃　黃連

下後又發汗，中氣大傷，濕熱上逆而成胸痞。瀉心湯大黃、黃連瀉心下濕熱而消痞。若痞而仍惡寒者，是表病尚在，當先用桂枝湯以解表，然後用大黃黃連以瀉心。漬而不煎，又只漬少頃，輕之至也。若不用輕劑，瀉著胃中，則大壞也。

附子瀉心湯

附子　大黃　黃連　黃芩

心下痞，關上脈浮，此為上熱。大黃、黃連瀉熱消痞。若心下痞而復惡寒出汗者，汗出為上熱，惡寒為下寒。附子溫下寒，三黃清上熱也。用附子故加黃芩，附子動木熱，黃芩清木熱。

十棗湯

大棗　芫花　甘遂　大戟

若頭痛，心下痞而硬痛，引脅下痛，乾嘔短氣，汗出不惡寒。不惡寒表已解也。此有水氣聚在胸脅，並無腎寒，宜芫花、甘遂、大戟攻水，大棗保中氣顧津液也。表解乃可攻水。

生薑瀉心湯

生薑　半夏　黃連　黃芩　炙草　人參　乾薑　大棗

心下痞硬，乾噫食臭，腹中雷鳴下利。脅下有水，故腹中雷鳴。中氣虛寒，上熱不降，故乾噫食臭而心痞。中氣虛寒，寒熱混合，故下利。宜炙草、人參補中虛，連、芩清上熱，乾薑溫中寒，半夏、生薑降逆利水也。

甘草瀉心湯

炙草　大棗　黃連　黃芩　半夏　乾薑

心下痞硬而滿，乾嘔心煩，日利數十行，又遭攻下，痞硬更甚。

此中氣下傷，宜炙甘草、大棗以補中，乾薑以溫中，連、芩清熱，半夏降逆也。

赤石脂禹餘糧湯

赤石脂　禹餘糧

若痞而下利不止，服理中其利益甚者，病在下焦，不能收澀，不可溫補中氣。宜用赤石脂、禹餘糧以收澀下焦也。

五苓散（方見前）

若服瀉心湯，痞不解反渴而口燥生煩，小便不利。此下傷中氣，水濕不行，阻格上焦相火所致，宜五苓以瀉水濕也。復利不止者，當用五苓散利小便也。

旋覆花代赭石湯

旋覆花　生薑　半夏　代赭石　炙草　人參　大棗

若下利等病已癒，只是心下痞硬，噫氣不除，此僅中虛胃逆。參、棗、炙草補中虛，旋覆花、半夏、赭石、生薑降胃逆也。

瓜蒂散

瓜蒂　赤小豆

若病如榮衛之惡寒發熱，但不頭痛項強，而胸痞氣衝，不得呼吸，此為胸中有痰。當用瓜蒂、赤小豆湧吐胸中之痰也。此赤小豆乃半紅半黑者，紅如朱，黑如漆，有毒，非《金匱》赤小豆當歸散之赤小豆。

赤小豆當歸散之赤小豆，乃食品之紅飯豆。

太陰脾臟熱證方

黃連湯

黃連　乾薑　人參　炙草　大棗　半夏　桂枝

腹中痛，欲嘔吐。欲嘔吐為胸中有熱，腹中痛為胃中有寒。上熱中寒，中氣之虛。黃連清熱，乾薑溫寒，參、棗、炙草補中氣，半夏降胃陰以收熱，桂枝達肝陽以散寒，寒熱不調，故名邪氣。

梔子柏皮湯

梔子　炙草　柏皮

脾濕夾熱則發黃。梔子、柏皮清熱以行濕，炙草補中以培土也。

麻黃連翹赤小豆湯

麻黃　連翹　杏仁　炙草　生薑　大棗　赤小豆　生梓　白皮

黃病乃鬱熱在裡。熱鬱之由，由於汗孔不開，尿道不利，中氣不足。麻黃、杏仁開汗孔，連翹、赤小豆利尿道，炙草、薑、棗補中氣，生梓白皮清鬱熱也。此赤小豆是紅飯豆，乃食品，無毒，不是半紅半黑之赤小豆。

茵陳蒿湯

茵陳蒿　梔子　大黃

黃病而至腹滿，小便不利，乃濕熱結聚之實證。大黃下結聚，梔子、茵陳清濕熱也。太陰陰濕，小便不利，不可下之。唯濕熱結聚之小便不利，非下濕熱之結聚，小便不能利也。

桂枝加芍藥湯

於桂枝湯加芍藥

太陰臟病，無滿痛者。其滿而痛，乃濕熱阻遏木氣，木氣結聚之故。

於桂枝湯加重芍藥，以瀉木氣之結聚也。

桂枝加大黃湯

於桂枝加芍藥湯內加大黃

如腹滿而痛至於大痛實痛，此木邪結聚已深，須於桂枝加芍藥湯中加大黃以重瀉木氣。太陰土氣病則陰寒，大黃瀉木氣之結，非瀉太陰也。

桂枝湯乃調和木氣之第一方，其中炙草、薑、棗調中氣生津液，尤為調和木氣要藥，故攻瀉木氣，宜用此湯加芍藥、大黃。

少陰腎臟熱證方

甘草湯

甘草

少陰之氣，水火同宮，病則寒水剋火。故傷寒少陰病，屬於腎臟陰盛，故以附子溫腎陽為主。少陰陽亡病寒，少陰陽復則又病熱。因中氣已傷，升降之力弱少，故陽復之後，陽升不降，於是病熱，咽痛即陽復生熱不能下降之病。甘草補中降熱也。

桔梗湯

桔梗　炙草

服甘草湯，病不瘥，此必熱氣傷肺，咽中已現白點。白點者，肺家津液被熱灼傷而成膿也。炙草補中降熱，桔梗降肺排膿。有膿之處，熱結難散，必須排膿，熱乃能散。桔梗降肺、排膿，是其特長。

半夏散

半夏　桂枝　炙草

少陰咽痛，有木氣化風上衝者。木氣化風，肝陽下陷也。桂枝升肝陽以熄風，半夏降逆，炙草補中。凡下陷上逆，中氣必虛。

苦酒湯

半夏　雞子白　苦酒

少陰咽痛，聲音難出，其痛如鎖。此濕傷肺家，肺氣結聚。雞子白潤肺經，半夏破結降逆，苦酒散結聚生津液，收斂火氣下降也。苦酒即酒醋。二味用雞蛋殼裝，攪勻，柴火於殼下煮三沸。

豬膚湯

豬膚　白蜜　白粉

咽痛而下利，胸滿心煩。此津液大傷，豬膚、白蜜溫和潤澤，極滋津液，白粉收澀止利也。白粉即鉛粉。

豬苓湯

豬苓　茯苓　澤瀉　滑石　阿膠

少陰下利，咳而嘔，渴，心煩不得眠。下利為濕為風，煩渴、咳嘔、失眠為燥。豬苓、茯苓、澤瀉以祛濕，滑石、阿膠以潤燥息風，而安眠也。

黃連阿膠湯

黃連　黃芩　芍藥　阿膠　雞子黃

少陰陽復，心煩不得臥。此陽復生熱，灼傷心液。連、芩、芍藥清熱，阿膠養心液，雞子黃溫腎補液，以上交於心也。

雞子黃性大熱，此方與黃連、黃芩並用，使心腎相交，故煩止得眠。其義深矣。

桃花湯（方見前）

少陰病，陽復生熱，而便膿血，可刺以泄熱。若下利便膿血，此為寒證，仍宜桃花湯以溫寒也。

少陰陽復吐證方

四逆湯（方見前）

胸中有實痰阻格，則心中溫溫欲吐，復不能吐。陽氣不通，則手足寒而脈弦遲。弦者聚也，遲者痰也。當用吐法吐去其痰。若膈上有寒飲乾嘔，急用四逆湯以溫之，不可吐也。

少陰陽復土勝水負方

大承氣湯（方見前）

少陰水負，趺陽土勝為順。但土氣太過，傷及腎陰而口燥咽乾，傷及肝陰而利清水、心下痛、口乾燥，傷及脾陰而腹脹不大便，皆宜大承氣湯下燥土以救臟陰。然乃燥土之事，非少陰陽復之事耳。

厥陰肝臟熱證方

白頭翁湯

白頭翁　黃連　黃柏　秦皮

厥陰陽復，木氣生熱，木鬱於下則下利，熱傷津液則口渴，木陷不升則下重。白頭翁、黃連、黃柏、秦皮，清木氣之熱，熱清則木氣上升也。

小承氣湯（方見前）

下利譫語，此為厥陰陽復生熱，灼傷胃中津液而成燥屎之故。宜小承氣湯下燥屎以復津液也。

瓜蒂散（方見前）

痰實結在胸中，陽氣不達，故肢冷脈乍緊。胸中窒塞，故煩而不能食，宜瓜蒂散以吐痰也。

四逆散

柴胡　芍藥　枳實　炙草

陽復生熱，熱傷木液，木氣滯塞，升降不和，則病咳、悸，小便不利，腹痛，泄利下重。柴胡、芍藥升降木氣，枳實調滯氣，炙草養中也。

此證脈必沉滯。

陽明胃腑寒證方

四逆湯（方見前）

脈遲為寒，脈浮為虛，外熱內寒，故下利清穀。宜四逆湯以補虛溫寒也。

吳茱萸湯（方見前）

食穀欲嘔，屬於陽明胃寒，吳茱萸湯以溫胃寒。得吳茱萸湯，嘔反增劇，此屬於上焦有熱，不止胃寒而已也。

茵陳蒿湯（方見前）

但頭汗而身無汗，此熱也。小便不利，渴而能飲，此濕也。濕熱凝冱，瘀熱在裡，身必發黃，故宜茵陳蒿湯，以清下瘀熱也。陽明陽旺，則病燥而小便多；陽明陽虛，則病濕而小便不利。濕者，太陰之氣也。

梔子豉湯（方見前）

心中懊憹，飢不欲食，瘀熱在胸也。頭有汗，他處無汗，熱越於上，宜梔子清熱，香豉去瘀。

此病見於陽明病下之後，可見陽明之陽虛。陽虛濕起，陽又化熱也。

小柴胡湯（方見前）

胸脅滿，少陽經不舒也。宜小柴胡湯以解少陽經。脅下硬滿，不大便而嘔，舌上白胎。津液不下，故不大便，少陽經鬱，故脅滿而嘔。舌上白胎，膽胃俱逆。故均宜小柴胡以解少陽之經也。上焦得通，津液得下，胃氣因和，小柴胡之妙也。

少陽膽經壞病方

柴胡桂枝乾薑湯

柴胡　黃芩　炙草　桂枝　牡蠣　瓜蔞根　乾薑

少陽經病，汗下並施。膽經傷則寒熱往來，胸脅滿結；脾土傷，則濕生，尿短；中氣傷則相火不降，煩渴頭汗。柴、芩解少陽，除寒熱，舒胸脅，牡蠣消滿結，瓜蔞合黃芩以降相火。

四維皆病，中氣虛寒，乾薑、炙草以溫補中氣，桂枝泄小便以祛土濕也。

柴胡加龍骨牡蠣湯

柴胡　半夏　人參　大棗　桂枝　茯苓　鉛丹　龍骨　大黃　牡蠣　生薑

少陽被下，膽經逆則胸滿、煩驚、譫語，脾土傷則濕生，尿短，身盡重。柴胡、半夏、人參、薑、棗疏降膽經，茯苓、桂枝疏利土濕，鉛丹、龍牡鎮斂膽經，大黃泄胸下停積之相火化生之熱，與土氣中瘀住之熱也。

小柴胡湯（方見前）

脅下硬滿，為少陽經氣不降，身黃項強尿短，為太陰土氣濕寒。黃芩寒中，故服小柴胡則下重。渴為相火逆，飲水而嘔為中氣寒，故均不可用黃芩。若用之，中氣更寒，食穀即噦而欲吐也。

小建中湯（方見前）

傷寒二三日，為少陽經病之期，心悸而煩，乃膽經不降而中氣虛。宜小建中湯補中氣降膽經也。

炙甘草湯

炙草　人參　大棗　生地　麥冬　阿膠　麻仁　桂枝　生薑

少陽經病，誤汗傷其津液，脈行阻滯，繼續不勻而現結代，心動作悸。

結代動悸，津液既傷，中氣尤虛。草、棗、人參大補中氣，地、膠、麥、麻潤肺養肝以滋津液，桂枝、生薑助肝肺之陽，以行地膠等潤藥之力也。

大柴胡湯（方見前）

柴胡證仍在，服小柴胡湯後，嘔不止，心下急，鬱鬱微煩。

嘔不止而心下急且微煩，此胃間有當下之熱，宜大柴胡湯，解少陽之經，兼下胃熱也。

柴胡加芒硝湯

於小柴胡湯內加芒硝

少陽經病多日，胸脅滿而嘔，潮熱微利。潮熱為胃家實熱，當先用小柴胡以解少陽經病，復以柴胡湯加芒硝，以滑瀉胃家實熱也。

少陽膽經壞病結胸痞證方

大陷胸湯（方見前）

傷寒十餘日之久，復往來寒熱。此少陽經病，熱結在胃。宜大柴胡湯解少陽之經，兼下胃熱。若外無大熱，但結胸者，此乃水結在胸，頭上微汗出，即水氣上蒸之故。宜大陷胸湯下水也。

半夏瀉心湯

半夏　人參　炙草　大棗　乾薑　黃連　黃芩

少陽病中，如胸滿而痛，此為大陷胸湯之結胸證。若胸滿而不痛，此為痞證。不可用小柴胡湯，宜用半夏瀉心湯以治痞。痞者中氣虛寒，熱逆不降。乾薑、炙草、人參溫補中氣之虛寒，連、芩清熱，半夏降逆。中氣旋轉，逆熱下降，則痞消也。

疑難篇三陽合病方

調胃承氣湯（方見前）

胸痛滿煩，此有胃熱。胃熱則自吐自下，用調胃承氣湯以和胃熱。若非自吐下，則胃熱不甚，便不可用調胃承氣。嘔與吐下皆胃熱，見其嘔便知其自吐自下也。

若但嘔，而不自吐自下，胸痛微溏，此亦太陰寒證，而不能用大柴胡湯也。

大柴胡湯（方見前）

頭汗，惡寒，手足冷，心煩，不欲食，大便硬，脈細，此少陽經氣微結，可與小柴胡湯以解少陽。若仍不了了，可用大柴胡湯，一面解少陽，一面下胃熱也。

梔子　豉湯　白虎加人參湯　豬苓湯　白虎湯（方見前）

心中懊儂，舌有膩胎，此胃有熱滯，宜梔子豉湯清胃熱消胃滯。若渴能飲水，既飲水又口中乾燥，此胃燥傷津，至於極點，宜白虎加人參湯以生津清燥。若脈浮發熱，渴能飲而尿又不利，是肺金燥而脾土濕，宜豬苓湯潤金燥而泄土濕。如汗多而渴，是胃燥之甚，不可用豬苓湯，復利其小便以增胃燥。若三陽合病，腹痛，身重，口不仁而面垢，譫語，遺尿，是陽明燥證，再加自汗，燥極傷津，宜白虎湯清燥保津也。

類傷寒篇

痙病方、濕病方詳金匱方解篇，溫病無方。

濕病方

桂枝附子湯

桂枝　炙草　生薑　大棗　附子

風濕相搏，身體煩痛，不能自轉側，脈浮虛而澀。此風濕亦本身之風濕也。風濕入於榮衛，故身痛而脈浮虛，宜用桂枝湯去芍藥之收斂以和榮衛。脈澀為無陽，宜用附子補陽以散風濕。不嘔為無膽胃之熱逆，不渴為內寒之證據。故主此湯。

桂枝附子去桂加白朮湯

炙草　生薑　大棗　附子　白朮

桂枝附子湯證，小便利而大便硬。此津液大傷，濕氣不去，宜於桂枝附子湯去桂枝之疏泄小便，加白朮以培土氣之津液。因津液即是濕氣，濕氣即是津液，祛濕必須養陰，而後濕去。濕氣之去，全要氣行，津傷則氣不行，濕氣故不能去也。

甘草附子湯

炙草　附子　白朮　桂枝

風濕相搏，骨節煩痛，汗出短氣，小便不利，惡風不欲去衣。惡風汗出，表陽虛也。短氣，中氣虛也。小便不利，木氣虛也。骨節痛，身微腫，濕也。附子、白朮補陽除濕，桂枝固表疏木，炙草補中氣也。以上三方，乃治濕病之大法也。

霍亂方

理中丸五苓散（方見前）

人參　炙草　乾薑　白朮

寒霍亂乃濕寒阻滯，升降停頓之病，能飲水而仍吐者，五苓散以祛濕補中。

不飲水者，是中虛且寒，宜乾薑、炙草、白朮、人參，溫補之藥以理中氣，而復升降也。

四逆湯（方見前）

寒霍亂至於吐利汗出，四肢拘急厥冷。此陽亡之證，宜四逆湯以回陽也。若吐利而小便多，大汗出，內寒外熱，脈微欲絕，亦陽亡之證，亦宜四逆湯回陽也。

通脈四逆加豬膽汁湯

炙草　乾薑　附子　豬膽汁

霍亂吐利已止，汗出肢厥，脈微欲絕。汗出肢厥而脈微，此陽氣將亡於汗也。

通脈四逆，重用乾薑溫中回陽以復脈，加豬膽汁涼降於上，復陰止汗以潛藏已復之陽也。膽汁寒潤，調劑薑附之燥熱，妙用大矣。既加乾薑，若無膽汁，陽回不能下降，必飛越以去也。

四逆加人參湯

炙草　乾薑　人參　附子

利止惡寒脈微。雖微無有病象，此為下利傷血。四逆湯以治惡寒，加人參補氣生血，以治脈微也。

桂枝湯（方見前）

吐利已止，別無他病，而身痛不休。此榮衛不和，宜桂枝湯和榮衛也。

大病瘥後喜唾方

理中丸（方見前）

大病瘥後喜唾，久不了了者，此屬胃寒。宜理中丸以溫胃寒也。

傷寒癒後氣逆方

竹葉石膏湯

人參　粳米　炙草　石膏　麥冬　半夏　竹葉

傷寒癒後，虛羸少氣，氣逆欲吐，此傷寒陽明病後津傷燥起。參、草、粳米補氣生津，石膏、麥冬清燥，竹葉、半夏降逆也。

大病癒後肺熱積水方

牡蠣澤瀉散

牡蠣　澤瀉　葶藶　商陸　海藻　蜀漆　瓜蔞根

大病已癒之後，從腰以下有水氣者，此肺熱不能收水。澤瀉、葶藶、商陸、海藻、蜀漆以逐水，牡蠣、瓜蔞以清肺熱也。

大病癒後氣熱方

枳實梔子豉湯

枳實　梔子　香豉

大病癒後因勞病復，此中氣熱滯。梔子清熱，枳實、香豉理滯也。有宿食加大黃。

陰陽易方

燒裩散

裩襠即褲襠

陰陽易之為病，忽然體重，少腹痛，少氣，熱上衝胸，頭重不欲舉，眼中生花，膝脛拘急，陰中筋攣。燒裩散已通陰陽之氣也。男病用女裩襠，女病用男裩襠。男女傷寒交合之傳染病，肝腎虛而又熱之病也。

十三、生命宇宙篇

導　言

欲用科學方法來整理中醫，須由中醫方法去選擇科學，欲由中醫方法去選擇科學，須先認識古中醫學的本身真相。

如不認識古中醫學本身真相，而盲目地去用科學方法來整理中醫，得了科學的虛名，失了中醫的實效，可惜殊甚。

世界的人，皆謂中醫的陰陽五行為古董，此不認識陰陽五行之人之言也。今欲與人談中醫的陰陽五行，必先使人認識陰陽五行。本篇將中醫的陰陽五行，於實在的事實上，顯明指出，證以現代十二種科學。科學青年讀之，無不得到理得心安之樂。

萬物皆是關於生物生命的宇宙圓運動的大氣生的。中國文化的起源，即起源於宇宙大氣的圓運動，醫學乃其一端耳。

著者識

古中醫學入門的領導

關於生物生命的宇宙間大氣的圓運動

宇宙間的大氣中，有氧、氫、氮、碳四種元素。大氣中的元素甚多，除占最多數的此四種外，並不發生人身生命整個的關係。氧氣是往上升的，氫氣是往上浮的，氮氣是往下降的，碳氣是往下沉的，氧、氫、氮、碳混合起來，是升浮降沉分析不開，成為圓運動而中和的。升之最速為浮，降之最速為沉。

大氣圓運動

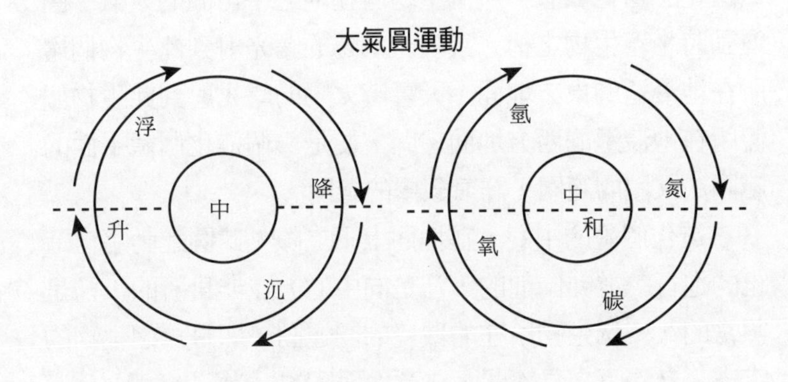

虛線為地面之際。線上為地面之上。線下為地面之下。

西醫用氧、氫、氮、碳治人身的病，因人身中的氧、氫、氮、碳，發生或多或少的關係也。人身為何而有氧、氫、氮、碳。因氧、氫、氮、碳是宇宙間大氣中的物質，宇宙間的生物個體，都是大氣生的。

人是生物之一，大氣中有氧、氫、氮、碳，故生物個體有氧、氫、氮、碳，人的個體有氧、氫、氮、碳。能明乎此，便已入古中醫學之門。古中醫學，乃人身個體與關於生物生命的宇宙個體，整個大氣圓運動之學。大氣內有物質，物質發生能力，能力發生運動。運動圓為生理，運動不圓為病理，運動不圓用藥以回復其圓為醫理。圓運動者，各種物質能力運動混合平均也。病者，一部分或數部分的物質能力運動不平均也。

關於生物生命的宇宙範圍與中心

宇，空間也；宙，時間也。關於生物生命的宇宙，名曰造化。造化云者，一個生物所在地之宇宙間的大氣，圓運動時生育生物之稱。天曉時太陽的曙光射到此生物個體所在地最遠的東方地面，天暮時太陽的曙光射到此生物個體所在地最遠的西方地面之間，便是一個造化個體平面的範圍。立體的範圍，詳氣象學的證明。

造化個體的中心，在地面上下之際。此圓運動宇宙造化的進行，並非向前的，乃是向中的。並非日新的，乃是照常的。一個生物所在的環境的圓運動，即是一個生物的宇宙。參看下文易經圖，注意地面下的一半。

造化宇宙的構成

關於生物生命的宇宙，簡言之即是有造化的宇宙。此造化宇宙的構成，就是太陽射到地面的熱，與地面相合起來成的。吾人設想其未合之前，地面上無有大氣的熱，地面上是冷靜閉壓、黑暗的、純陰的。太陽的熱射到地面之後，地面上原有的陰冷，遂將太陽的熱壓入地面下去。熱是向上的不能向下的，熱的向下，除地面的陰有吸收作用外，全是壓力壓下去的。此熱乃太陽射到地面的熱，與地心熱力無關。其降下的程度，只與地面有不遠的距離也。詳下文氣象學的證明。

此壓入地面的熱，又復澎出地面上來。澎壓交互，陽熱與陰冷發生愛力而圓運動起來，遂成有造化的宇宙。宇是造化的個體，宙是造化的運動。

純陽無氣，純陰無氣，陰陽交合，乃能成氣。大氣者，陰陽已經交合之氣。陰陽交合之中點稱曰中氣。中氣者，生物生命之所從出，而密佈於地面之際的也。

造化之生物也，先有陰陽的運動，而後成生物的中氣，是為先天。物之有生也，先秉造化旋轉的中氣，而後成個體的運動，是為後天。大氣是圓運動的，人身是大氣生的，為宇宙的遺傳體，人身亦是圓運動的。人身個體，中氣如軸，四維之氣如輪。

長養生物生命的常規

長養生物生命的常規，即造化大氣的圓運動。圓運動者，大氣的升浮降沉也。

吾人向陽而立，左東右西，上南下北。大氣的圓運動，東升南浮，西降北沉。春升夏浮，秋降冬沉。卯升午浮，酉降子沉。氣溫則升，氣熱則浮，氣涼則降，氣寒則沉。造化生物生命的宇宙，是上南下北，大氣上浮之方為南，大氣下沉之方為北。

夏至以後，太陽南行，直射成為斜射，地面上的陽熱漸減。地面被直射陽熱散開的陰壓之氣，又復漸漸地仍壓下來，地面上壓力漸增。此漸增的壓力，將地面上的陽熱壓入地面，愈壓愈深，故地面之上，秋涼冬寒。

冬至以後，太陽北行，地面上陽熱漸增。此漸增的陽熱，有兩種力量。一則將陰壓之氣仍又散開，一則將壓入地面的陽熱引申出來。陽熱之性，本來升浮，陰氣壓之故降沉入地。及至地面又射到陽熱為之相引，陰壓之力既已散開，故一引即仍升出。愈引愈出，故地面之上，春溫夏熱。因秋涼冬寒春溫夏熱的力量，遂起了秋收冬藏春生夏長的作用。

秋收者，夏時地面之上所受太陽直射到極大的熱，經秋氣之涼降，而收入於地面之下也。冬藏者，秋時所收太陽的熱，經冬氣之寒沉，而藏於地下之水中也。春生者，冬時藏於地下水中的熱，經春氣之溫升，而生發於地面之上也。夏長者，春時生發於地面之熱，經夏氣之熱浮，而盛長於地面之上，同時地面之上，又盛滿太陽直射到極大的熱也。

太陽地球公轉自轉之間，附著地面極小的一段的大氣圓運動，為一個生物所在地的造化宇宙。此地所見太陽，冬至是由南而北，夏至由北而南的，卯時是東升的，酉時是西降的。故曰南行北行，東升西降。研究有造化的宇宙，從太陽的熱，射到地面後起。此宇宙乃北溫帶的造化宇宙。夏長的長讀「漲」。

違反常規的影響

人身乃造化的大氣所生，人身也是一小造化。身之左部應東方，屬春氣；身之胸部應南方，屬夏氣；身之右部應西方，屬秋氣；身之臍部應北方，屬冬氣；胸臍之間應中央，屬中氣。中氣旋轉於中央，四氣升降於四維。造化之氣，運動常圓，人身即得健康。運動不圓而反常，人身即多疾病。大氣運動失圓而反常，大氣之病也。大氣病，人氣亦病也。

類如冬令以寒藏為常。倘或冬令之後，氣候忽暖，水中陽熱，當藏不藏。水中陽熱，在造化為中氣之根，在人身為生命之本。今當藏不藏，泄出地面，外則化為邪熱，內則根本空虛。人與造化同氣，於是冬溫等病發生，人多死亡也。鼠疫即冬溫之最重者。

春令以溫生為常，倘或初春之時，氣候過溫，水中應當上升的陽熱升得太過，則陽根拔泄。人與造化同氣，於是春溫等病發生，人多死亡也。腥紅熱，即春溫之最虛者。

夏令以熱長為常。此時太陽盛滿地面的熱，以下降土中為貴。夏日雨多，則陽熱下降。酷熱無雨，則陽熱不降。人與造化同氣，如陽熱不降，於是霍亂等病發生，人多死亡也。

秋令以涼收為常。倘或深秋之時，大氣燥結不降，熱氣散而不收。人與造化同氣，於是發生時行感冒，熱傷風也。大氣有病之時，惟中氣健旺之人，自己本身運動能圓，然後不隨大氣之不圓以俱病也。

又如人身下部之氣損傷，交春必病極虛弱的溫病。左部之氣損傷，交夏必病胸中乾塞的病。右部之氣損傷，交冬必病乾嗽的病。本身之氣損傷，不能隨大氣的運動以俱圓，故病。

人身一小造化的證據，病重之時，方能顯現得出。因無病之時，是整個圓運動。病重之時，整個運動分開，然後顯出證據。整個圓運動者，氣也。人身之氣，即宇宙之大氣。

人身生命死亡的因果

人身個體的生命，乃秉受造化陰陽二氣和平升降所成圓運動的中氣而來。是人身之有生命，因人身有造化的中氣也。中氣之亡，約分數項：

一由天年已盡，中氣終了而中氣亡；一由疾病將人身的圓運動消滅而中氣亡，或由疾病經醫誤治，將人身的圓運動損壞而中氣亡；一由造化之大氣先病，使人身的圓運動失圓而中氣亡；一由不善攝身，由漸而甚，將本身的圓運動損壞而中氣亡。人有生命，因人身有造化的中氣。中氣既亡，所以死也。吾人身體輕健，眠食甘美，精神活潑，便是中氣充足之象徵。病人將死之前，必欲大便與噁心欲吐，便是上下脫離，中氣將亡之象徵。無病之人，精神短少，眠食不甘，便是中氣不足之象徵。

孔子的學說

周 易

《易經》繫辭下傳曰：「天地之大德曰生。」又曰：「天地絪縕，萬物化醇。男女構精，萬物化生；『三人行則損一人，一人行則得其友』言致一也。」

天地以生育萬物為德。因天地間無處無圓運動的大氣的中氣，即無處無有生物。絪縕者，大氣中的陰陽交互，圓運動極密之意。男女構精，亦猶是也。但陰陽運動，不可偏多，偏多則不能圓。不能一致，故不能圓。三人損一，一人得友，言陰陽偏多則不圓也。

繫辭上傳又曰：「易有太極，是生兩儀，兩儀生四象。」

易乃陰陽交易。太極者，陰陽交易，相抱而成之一點，中氣是也。由陰陽交易而成生物的中氣，是為先天。既有中氣即成生物，是為後天。「上傳」所言，即是天地生物，經過陰陽交合成了中氣之後，便成生物個體。

太極是由陰陽交合圓運動而成個體的一個起點。一點之中，原已含有陰陽圓運動的整個。由一個太極的旋轉運動起，一個分為兩個，兩個分為四個，以至分為無數個而成一生物整個個體。

此太極的意義也。詳見「細胞學的證明」。

繫辭下傳又曰：「天地設位，而易行乎其中矣。」

地面之際之上為天，地面之際之下為地，地面之際為中。太極的形狀，乃陰陽交易於地面之際，相抱如環的一點圓運動。行者，運動也。《易經》卦象，天卦在上、地卦在下，名曰否卦。地卦在上、天卦在下，名曰泰卦。天本在上，而氣下交於地，地本在下，而氣上交於天，上下相交，遂成產生太極的圓運動。泰者，通泰，運行通泰也。若天氣在上，上者竟上而不下交。地氣在下，下者竟下而不上交。成了直的不運動，無有中氣，無有太極，否塞不通，萬物不生，造化息矣。

《易經》說卦傳曰：帝出乎震，齊乎巽，相見乎離，致役乎坤，悅言乎兌，戰乎乾，勞乎坎，成言乎艮。勞讀「鬧」。

圓之虛線，地面之際。圖的小圈，即一個生物所在

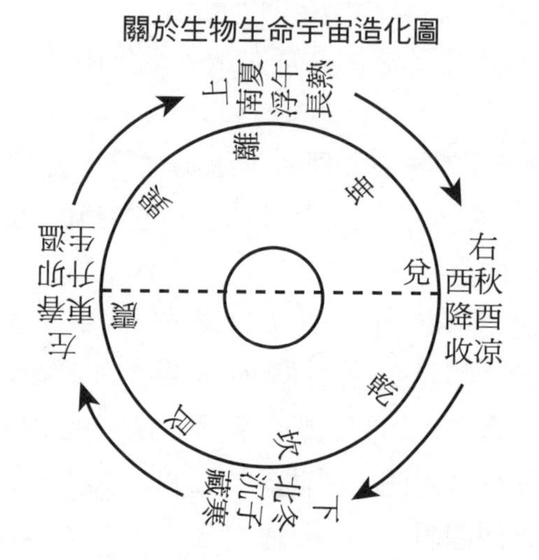

左上右下，升浮降沉，東南西北，春夏秋冬。

卯午酉子，溫熱涼寒，生長收藏，河圖同此。

地。大圈，即是所在地的環境。

震巽者，東方之稱，春氣之位。離者，南方之稱，夏氣之位。兌乾者，西方之稱，秋氣之位。坎者，北方之稱，冬氣之位。坤者，南西兩方之間之稱，中氣之位。艮者，北東兩方之間之稱，中氣之位。震巽離坤兌乾坎艮，乃《易經》八卦名辭。卦者，大氣圓運動的現象之稱。此圖為八卦圖。此東南西北，即一個生物所在地的東南西北。八卦圖即宇宙圖。圖的虛線，在造化為地面之際，在人身為臍上胸下之間。

帝出乎震者，言上年夏時太陽射到地面的陽熱，經秋氣之降，收於地面之下，經冬氣之沉，藏於地下之水中。到了今年春初之時，此陽熱由水中上升，出於東方也。陽熱為造成生物生命元素之原始，故稱曰帝。

齊乎巽者，震居東方地面之下，巽居東方地面之上。震為春初，巽為春末。春末之時，地下水中所藏的陽熱，齊升於地面，地面上的生物生發都齊也。

相見乎離者，離居南方正夏之時，此時地面下所藏舊年的陽熱，升浮地面上來，與今年直射地面尚未降入地面以下的陽熱，相會見也。

致役乎坤者，役者，事也，圓運動之事也。言今年升浮的舊年收藏於地下之熱，與今年直射地面之熱，不可浮而不降。坤為圓運動升極而降之方。離位正浮的陽熱，到夏秋之間的坤方而初降也。

悅言乎兌者，陽熱升而不降，則亢而悔。升而能降，則和而悅。此時地面的陽熱，得地面上天空金氣之收，而降入地下，以為來春萬物生發之本。陽熱秋降，萬物得根而皆悅也。金氣詳下文氣象學證明。

戰乎乾者，兌居西方地面之上，乾居西方地面之下。地面之下，乃為陰位。秋冬之交，陽熱降入陰中，非常充足，陰陽乍合，必戰動而後自然也。

勞乎坎者，陽熱由地面之上降入地面下之水中，宜封藏不可外泄，當慰勞之，使安靜不可泄動也。

成言乎艮者，坤為升極宜降之位，陽熱至坤如不能降，不能行圓運動之事而直上矣。陽熱至艮如不能升，不能成圓運動之功而直下矣。艮坤為升降之樞機，乃圓運動之中氣。如無中氣，直下不升，直上不降，造化息矣。成言乎艮，言一年的圓運動，成功於艮方也。

帝出乎震之時，大寒立春節前後也。此時大氣降極而升，由靜而動，地下水中所藏上年秋季所收降的陽熱，升動出土。造化個體，根氣搖泄，人身下部的陽熱，亦升動搖泄。身體不強中氣不足之人，尤其是年老之人，與常病之人，此時必感覺精神不振，食減不安。小兒如於此時發生痲疹，必多嘔吐凶證。下部陽泄，中氣失根故也。如痲疹發生於小寒前後，多死，陽根拔散故也。冬至後有小蟲飛動，或起熱風，或聞雷聲，即是陽根拔散之事實也。

齊乎巽之時，穀雨立夏節前後也。此時地面下所藏的陽熱，升出地面者多，人身下部的陽熱，亦升出中氣以上者多也。

相見乎離之時，夏至節前後也。此時造化個體的陽熱，盛於地面之上，虛於地面之下。人身個體的陽熱，亦盛於中氣之上，而虛於中氣之下也。夏至前後，所以下寒之病特多也。

致役乎坤之時，夏秋之間之時也。此時造化由升而浮的陽熱，又須由浮而降。由浮而降，中氣之能。人身如中氣不足，上部陽熱降不下去，便成病也。

悅言乎兌之時，立秋處暑節前後也。此時造化個體，由地下水中升浮於地面之上的陽熱，與今年夏季直射地面的陽熱，都向地面下降。造化圓運動的個體，中下如植物個體的根本，中上如植物個體的花葉。在個體之上的陽氣下降，乃生根本。在個體之下的陽氣上升，乃生花葉。在上的陽氣，即是在下的陽氣，在下的陽氣，即是在上的陽氣。今秋悅言乎兌的陽，即是來春「帝出乎震」的「帝」。此時地面之上，陽熱已多，不能下降以交陰，則澎湖而作吼，能下降以交陰，則收斂而生悅。

人身此時陽氣下降，精神強足，迴異尋常，而死人最多的時令病，處暑後即消滅也。處者，歸也，入也。言地面上的暑熱，歸入於地面之下也。所以人身立秋之後，內必生熱。如此時陽熱不足，下降不多，冬至之時水中陽少，便成大病。

戰乎乾之時，寒露霜降節前後也。陽氣出外則下虛，陽氣入內則下實。兌居地面之上，上即外也。乾居地面之下，下即內也。此時陽氣入內者多，造化個體，中下陽實，人身個體亦中下陽實。造化個體與人身個體，中下為本，故人當秋冬之交，則特別壯健也。兌乾之時，宇宙與人身中氣之上的陽氣，收降於中氣之下。中下的陽氣既實，秋氣又收斂之。收降不遂，則燥結於中土之際。於是江南的黑熱病、西南的瘧疾即盛行也。

勞乎坎之時，冬至節之時也。此時陽氣入地，封藏不泄，為來年大氣圓運動之本。唯水有封藏之能。故陽氣入地，必須入於地下的水中，然後能封藏不泄。人身此時如縱慾瀉陽，來年交春，陽熱出震，必根氣虛乏。倘感時疾，必易致死。小兒冬春之交，發熱出疹，服升散藥、寒涼藥、破氣藥必死，即是陽根不藏又遭藥力升散之故。此時如特別寒冷，陽氣封藏，人身必健美也。

成言乎艮之時，冬春之間之時也。離居南方升極之位，坎居北方降極之位。圓運動個體，升極必降，故陽降於坤位，降極必升，故陽升於艮方。艮坤為升降的中氣。人身此時中氣不足，陽氣升不上來，必成危險大病也。

以上節氣，須將八卦圖的上下左右，按著自己的身體揣想，方有著落。

吾人欲求明瞭生物生命的宇宙造化，可將圖的中心小圈作為我的個體所在地。由我的個體所在地的地面，仰觀俯察此地的環境。設想此地未曾有太陽的熱射到地面以前，是怎樣的，是陰冷的。再設想太陽的熱射到地面以後，由兌而乾而坎、艮、震、巽、離、坤而兌，用下文植物學來實地證明，便能將這生物生命的宇宙造化整個的所以然明瞭。俯察者，俯察地面之下也。近世科學家，研究關於生命的宇宙，乃向太陽系的行星上，多少萬里、多少萬光年去找尋。結果是徒勞無獲。

既將圖之中心作為我的個體所在地，再由我的個體所在地的環境，仰觀俯察以求明了大氣的升浮降沉，又須在我們的個體內，尋找大氣升浮降沉的關係。如此則我身個體的圓運動，與造化個體的圓運動，是二而實一的研究，便能感覺有實在的事實發現矣。地面之下，最要緊。

《易經》繫辭下傳又曰：仰則觀象於天，俯則觀法於地。近取諸身，遠取諸物。

造化宇宙之構成，全是太陽射到地面的陽熱，壓入地面之下的水中，再由水中澎出地面，又由地面壓入水中，循環不已成立的。而將陽熱壓入地下，乃金氣之力。將壓下的陽熱封藏不泄，乃水氣之力。觀象於天，注意天空的金氣也。觀法於地，注意地下的水氣也。俯仰之間，有升降交會的中氣也。近取諸身，吾身一小宇宙也。遠取諸物，物身亦一小宇宙也。

《易經》繫辭上傳又曰：天垂象見吉凶，聖人效之。河出圖，洛出書，聖人則之。

河圖，伏羲時代，黃河中所發現之圖。則者，取為法

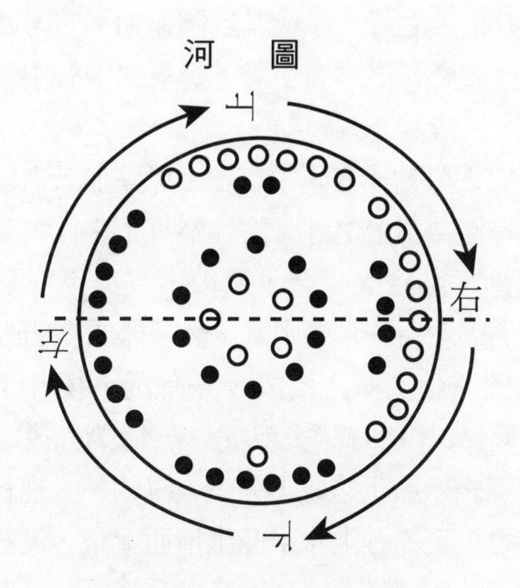

此亦關於生物生命之宇宙圖。

即是一個生物個體圖。

即是一個細胞圖。

則也。今在山西滎河縣境。

點的白色，是代表大氣的陽性。點的黑色，是代表大氣的陰性。下方一點，代表大氣之下沉。上方兩點，代表大氣之上浮。左方三點，代表大氣之上升。右方四點，代表大氣之下降。中央五點，代表沉浮升降的中氣。

中央五點，加五點為十點，代表中氣為陰陽化合的圓運動個體的樞軸。下方一點加五點為六點，代表沉氣之中有中氣。沉氣之中有中氣，則下沉仍然上浮，以成其為圓運動。上方二點加五點為七點，代表浮氣之中有中氣。浮氣之中有中氣，則上浮仍然下沉，以成其為圓運動。左方三點加五點為八點，代表升氣之中有中氣。升氣之中有中氣，則左升仍然右降，以成其為圓運動。右方四點加五點為九點，代表降氣之中有中氣。降氣之中有中氣，則右降仍然左升，以成其為圓運動。

白點加入黑點代表陽中有陰，黑點加入白點代表陰中有陽。言陽性為直上之性，陰性為直下之性，直上直下不能成圓運動，必陰陽化合，然後不直上不直下而成圓運動。然必上下左右皆含有中氣，然後能成整個圓運動也。

造化圓運動個體之構成，先有沉，後有浮。沉貴能升，浮貴能降。沉浮有先後之分，升降無先後之別。

八卦圖表示造化之成，只是太陽的熱，經秋降入地面之下的水中，又經春由水中升出地面上來，又經秋由地面降入水中，升極而降，降極而升，升降不已，所以成為圓運動。

河圖表示宇宙造化，中氣居沉浮升降之中。中氣之成，在沉浮升降之後。而中氣之用，又皆寓於沉浮升降之間。升者，所以使沉的不可再沉。降者，所以使浮的不可再浮。中氣者，升降之樞軸也。

浮沉為陰陽之本體，升降為造化之妙用。沉者再沉則直下，浮者再浮則直上，直上直下，則陰陽之本體發現，圓運動消滅而造化息矣。造化息，中氣亡也。

一二三四五，代表大氣內所有五種物質，組織圓運動個體之次序。六七八九十，代表大氣內五種物質能力，整個圓運動之成功也。

太陽射到地面的熱，經秋降入地下，經冬藏於地下之水中，與水化合之後，經春再由水中升出地面。升出地面，草木發生，故春氣屬木。將陽熱降入地下的降力，是地面上天空的金氣。金氣自秋始顯，故秋氣屬金。冬氣下沉，最沉者水。陽熱歸水，故冬氣屬水。太陽射到地面的熱，夏時為多，故夏氣屬火。土壤在地面之際，居升浮降沉之中，故中氣屬土。故稱大氣內的金水木火土五種物質為五行。

五行者，一個圓運動中五種物質的氣，發生五部分能力之運行也。河圖個體，下一代水數，上二代火數，左三代木數，右四代金數，中五代土數。分言之則曰五行，合言之則曰一個大氣的圓運動而已。八卦圖的五行，坎水、離火、震巽木、兌乾金、坤艮土也。

五行物質，各有能力。火氣有宣通能力，夏月造化，熱漲奮興。夏月人身，汗出色華。水氣有封藏能力，冬月造化，水冰地結。冬月人身，氣固骨堅。木氣有疏泄能力，春月造化，凍解草生。春月人身，筋脈舒達。金氣有收斂能力，秋月造化，天涼熱降。秋月人身，毛孔閉合。人與造化同一氣也。

大氣的五行運動不圓，則時令傳染病發生。人身的五行運動不圓，則個體之病發生。如疏泄作用太過，則發熱汗出，收斂作用太過，則惡寒無汗之類是也。

人身疾病，無不由大氣的物質能力所發生。中醫的學理，無不有大自然的科學的原則。唯自來醫家，不能盡人皆知，偶有知者，亦無徹底的辦法耳。能力亦稱作用。

河圖與八卦圖，代表造化個體物質能力的圓運動，亦即代表人身個體物質能力的圓運動，亦即代表一個細胞小體物質能力的圓運動。圓的虛線，在造化為地面之際，在人身為胸下臍上之間。

生物個體，最初的一個細胞，無不具有河圖圓運動的大氣的物質能力。又經大氣圓運動的積累而後成其個體。故生物全體細胞，仍是最初的一個細胞。一個宇宙個體，一個人的個體，皆可作一個細胞觀，皆可作一個河圖觀。

能力物質，分不開的。人的喜怒悲恐，思想行為，早已具備於最初的一個細胞之中，而來自造化宇宙圓運動的大氣也。詳原理下篇。

八卦圖的圓運動，一年一整個，一日一整個。河圖的圓運動，一年一整個，一日一整個，一時一刻一分一秒以至無可分析，無不是一整個。吾人的個體，則具有八卦圖與河圖的圓運動，而成為本身個體的圓運動。八卦圖的宇宙，河圖宇宙的先天也。

八卦圖為陽運陰中，陰包陽外的圓運動。河圖為陰陽平均的圓運動，然河圖白點的陽數二十五，黑點的陰數三十。是河圖仍陰多於陽。故人身的陽氣，為圓運動之始。人身的陰氣，又為包藏陽氣使陽氣運動能圓之資也。如人身陽氣損傷，則陰寒凝冱，不能運動而人死。人身陰氣損傷，則陽氣無所包藏，陽熱飛越，運動解體而人死。

研究八卦圖的宇宙，由兌金起。兌金於空間為西方，於時間屬立秋處暑節。此時秋金收斂，將地面所有太陽射到的暑熱降入地面之下而成陽盛之乾卦。此陽入於冬至坎水之中，經過小寒由艮卦上升，交春而成震巽之木，再升而成夏至離卦之火。此火經坤土之降，又同本年太陽射地的暑熱，由兌而收入於地下。是為一年。秋降為春升之本，人身陽氣的運行亦復如是。所以人身右部不降之病，較左部不升之病多。而左部不升之病，由於右部不降者亦不少也。

研究河圖的宇宙，由中氣起。中氣左旋則木火左升，中氣右轉則金水右降。轉者由上而下，旋者由下而上。中氣如軸，四維如輪。木火左升，必右降以交金水，金水右降，必左升以交木火，以成其圓運動。圓運動者，整個不能分析，以成其為整個中氣運動是也。

《易經》繫辭下傳又曰：易簡而天下之理得矣，天下之理得，而成位乎其中矣。

易簡，圓運動極容易極簡便也。理，即是圓運動之理。言不僅生物個體生成於圓運動之中，凡天下一切人事，只要合於大氣的圓運動，合於天地生物的中氣，無不得到成功之位的。極好的政治、極好的家庭、極好的社會，皆有極簡易的圓運動之理。政府一舉一動，無不得自人民，人民一事一物，無不信任政府。父慈其子，子孝其父。夫婦相和，朋友相信。人人都在圓運動之中，中氣瀰漫，而與天地合德，斯成盛隆之世。反之，則政府欺壓人民，人民疑罹政府。父不慈其子，子不孝其父。夫婦相背，朋友相偽。遂成了無中氣的直不運動。否塞不通，世道壞矣。天下之理，相對的兩個，成為圓的一個則治；圓的一個，成為絕對的兩個則亂。

河圖的五行，火氣宣通於上，水氣封藏於下，木氣疏泄於左，金氣收斂於右，各走極端，成了直不運動，造化遂息。而有中央的中氣，運化於中，中氣如軸，四維如輪，軸運輪行，輪運軸靈，使四方各走極端的相反作用，成為一個共同相成的作用。河圖的表示，中央與四維共同維繫一整個圓運動的表示也。河圖中央五數之中，皆有四維的一二三四。四維一二三四之中，皆有中央的五數。

此中國文化，所以起源於關於生物生命之宇宙的大氣圓運動，而以河圖為則，醫學尤其切要者，人的個體，是圓運動的大氣生的故也。

佛家謂人生個體是地水火風合成的，此乃言其大概。醫學原則，乃是河圖。因宇宙大氣，一年的運動，金氣的關係太大，無金氣之收斂降壓，陽熱不能降於水中。不唯木氣無從產出，一年的溫熱涼寒的圓運動，亦不可能成功。唯一二三四五的三字，尚有疑義。三字代單數的陽性則可，因先有金氣，然後能產生木氣也。詳原理上篇裡六氣中。

河圖為宇宙造化個體的代表，乃周易之起源。河圖之數，五十居中，以運四維。孔子晚年學易，嘗曰：假我數年，五十以學易，可以無大過矣。言守中以學易，可以無太偏之過也。蓋河圖四維的一二三四，合而成中宮之五。而中宮五數之中，即是四維之一二三四，故守中以運四維，不致偏於一方而成太過也。

周秦諸子的學說

莊子　抱朴子　劉子　老子　荀子

莊子曰：人之生，氣之聚也。聚則為生，散則為死。抱朴子曰：人在氣中，氣在人中。劉子曰：人受天地之中以生。老子曰：天地之間，其猶橐籥乎。又曰：道生一，一生二，二生三，三生萬物。荀子曰：六淫之氣，皆出於地，與天無關。又曰：霜降娶女，冰泮節房云云。

氣之聚，大氣聚在人身也。氣在人中，大氣在人身之中。人在氣中，人在六氣之中有也。人受天地之中，受天地之中氣也。橐籥，風箱也。風箱之用，大氣出入不已。天地之間，春夏則陽氣出於地上，秋冬則陽氣入於地下。入而復出，出而復入，出入不已，因成造化也。老子之道，周流不息，無始無終，一個圓圈。一個圓圈升降起來，則生中氣。一指圓圈言，二指升降言，三指中氣言。天空一無所有，太陽的熱，射到地面，乃生中氣也。霜降宇宙陽氣入內，人身下部氣實，故可交合。冰泮宇宙陽氣出外，人身下部氣虛，故節少交合。

所以孔子有云：未知生焉知死。又云：致中合，萬物育焉。無非本大氣之大自然。故曰人身一小宇宙也。

《內經》的學說

四氣調神論

所以中醫《內經》有曰：春三月此為發陳，逆之則奉長者少，夏為寒變。夏三月此為蕃秀，逆之則奉收者少。秋三月則為容平，逆之則奉藏者少，冬至病重。冬三月此為閉藏，逆之則奉生者少。又曰：「天氣清淨光明者也，藏德不上，故不下也。雲霧不精，故上應白露不下。交通不表，萬物命故不施。不施則名木多死」云云。

發陳者，去年秋收冬藏陳舊的陽氣，今年春時由地下的水中而發生於地面，萬物發生也。逆了春氣，便少了夏氣之根，故夏病寒也。蕃秀者，發生於地面的陽熱，夏時盛長於地面之上，萬物蕃盛而秀實也。逆了夏氣，便少了秋氣之根也。容平者，夏時地面上陽熱多，地面下陽熱少。秋時大氣，壓力增加，將地面上極多的陽熱，收容於地面之下，地面上下陽熱平均也。逆了秋氣，則冬氣無根，冬氣陽少，故病重也。閉藏者，此收容於地下之陽熱，愈收愈深。入冬以後，此陽熱即藏於地下之水中，閉固不泄，以為來年春夏生長之根也。逆了冬氣，則春氣無根也。

但是水之能藏陽熱，全賴冬令寒冷。若冬時不寒，封藏無力，水中所藏的陽熱，散漫消亡。則地面之下，無藏德上升於天。天空之間，即無雨露下降於地。天氣本來清淨光明，無雨露無雲霧。雨露雲霧皆地下水中所藏的陽熱上升成的。上升下降的交通停息，成了無中氣的表現。

中氣乃萬物的生命，今造化無中氣以施於萬物，極有名之大木，必多枯死，而況人乎。讀《內經》需擇其事實上有理由者讀之，「四氣調神論」之類是也。《內經》非一人手筆，所以有合理處，有不合理處。

《內經》又曰：夫虛者氣出也，夫實者氣入也。聖人春夏養陽，秋冬養陰。

春夏之時，地下水中所藏的陽氣，升出地面之上，地面之下陽氣減少。造化個體與人身個體皆以中下為本。今中下陽氣外出，故曰虛也。秋冬之時，地面之上所盛滿的陽熱，降入於地面之下的水中。陽氣入於水中，中下陽足，故曰實也。

聖人知春夏陽虛於下，故一切起居飲食，皆注意保養中下的陽氣。此時不知保養中下陽氣，必不免外熱內寒，上熱下寒諸危險病也。聖人知秋冬陽實於下，陽氣是往上浮的，雖實於下，仍易浮動上來。必須陰氣充足，方能將陽降而藏於水氣之中。故一切起居飲食，皆注意保養中上的陰氣。此時不注意保養中上的陰氣，陰氣不足，封藏不住在下的陽氣，來年春夏，根本虧傷，必病極危險的溫病也。故春夏以寒藥治病，傷損下部的陽氣，秋冬以熱藥治病，擾動下部的陽氣，多壞。

宇宙大氣圓運動的造化個體的力量，地面上得一半，地面下得一半。而根本則在地面下之一半。人知雪兆豐年，不知冬令雪大，次年豐收，乃因雪能封藏地面下的陽氣。冬令雪大，地下陽足，豈止次年禾稼結實特多，人身亦加康健也。人知冬令鳴雷，次年不利。不知冬令鳴雷，乃地下封藏的陽氣，往外消失。次年由地下生出地上的大氣，成了無根的病氣。豈知五穀缺收，民病猶不易治。因去年是今年的先天，今年是明年的先天也。

南方的井水，冬至後一日，比冬至前一日，溫度減少。冬至陽生，陽生則升，故井水冬至後一日溫度，較冬至前一日減少。北方的井水，冬至前一日比較冬至後一日，以致大寒之前，溫度並無差別。雪大冰厚，地下水中，封藏氣足，陽熱不外泄也。所以人在北方居住，則身體健康。移住南方，則覺疲乏。大氣中的陽，足與不足之分也。前人謂五月間井內須防有毒，五月不可淘井。因五月間，地面下陽氣少，井內陰盛之故。

交秋之後，居住北方，住到春季，始往南方。一到南方，便覺呼吸清快，身體舒適。交秋之後，居住南方，住到春季，始往北方。一到北方，便覺身體疲乏，精神搖動。南方大氣秋冬收藏之力量小，北方大氣秋冬收藏之力量大。收藏大疏泄亦大，收藏小疏泄亦小。收藏者，入也，疏泄者，出也。入多出少故健美，入少出多故疲乏也。唯中氣充足，身強年壯之人，本身的圓運動健全，不隨大氣以俱偏者，乃無如是之感覺。若中氣不足，與年老之人，無不有如此感覺者。

大氣有南北之差，所以醫藥有南北之別也。所以上文研究造化宇宙的個體，重在此生物個體所在地整個的春夏秋冬。不可將南方的春夏，與北方的秋冬作一整個看，亦不可將北方的春夏，與南方的秋冬作一整個看。

現代科學的證明

法醫學的證明

法醫學檢驗嬰兒屍體，以通大氣者，為已有生命，未通大氣者，為無生命。未通大氣者，肺臟肉質，未成海綿體，是緊小的云云。

嬰兒身體，當未通大氣，肺臟肉質未成海綿體之前，呼吸器官不起呼吸作用，循環器官不起循環作用，消化器官不起消化作用，排泄器官不起排泄作用。通入大氣之後，呼吸器官先起作用。其他器官，乃隨之而起作用。嬰兒生命，於是完成。

嬰兒產生之後，必經呱呱一聲。此一聲，即大氣由鼻孔壓入肺臟，肺臟肉質擴張成海綿體之時。大氣壓入肺臟，通達全身，與本身中氣感召，中氣遂旋轉起來。中氣右轉，大氣吸入，中氣左旋，大氣呼出，中氣旋轉不已，大氣即呼吸不已。直至天年盡時，中氣旋轉終了，呼出不吸，然後人死。此大氣即生命之證據也。人的生命，始於一吸，終於一呼。呼而不吸，所謂斷氣。

人的生命即是大氣，所以一息離了大氣則死。凡久病之人與帶病年老之人，每當節氣交替，或忽晴忽雨，大氣變動較烈之時，身體必有不適的感覺，或病加重，或且就死啦。人死之時，俗謂斷氣者，便是斷了大氣也。大氣變動較烈者，圓運動鬱而後通也。人的個體，是圓運動的大氣生成的、長養的。大氣運動失常，呼吸之，影響其生活之常，所以人體不安也。美國婦女於大氣變動，便覺不適，謂為天氣病。

疾病有四時之別。古中醫的治法，有四時之異。因人的氣，與造化的大氣，原是一氣。四時的大氣，有升浮降沉之不同，故人身的病，有四時之不同也。

學佛法靜坐呼吸，可以卻病強身。因人的呼吸，出多入少。靜坐呼吸，出少入多。大氣出少入多，大氣存積身內者多，身內的圓運動，加密加速，故能卻病強身，且增加智慧。

中醫於手腕動脈，診治全身。此動脈為肺脈穴道，名曰太淵。謂太淵為脈之大會。於肺脈穴道診知全身各內臟的脈，即是呼吸器官先起作用，各器官乃隨肺的呼吸而起作用之故。故中醫又曰：肺朝百脈也。

此人身是大氣的科學證明，與中醫診腕上動脈能知全身疾病的科學證明也。

植物學的證明

植物學謂一株樹的個體，有導管，有篩管，有樹瘤。導管由根須輸送水分，上至枝葉。篩管由枝葉輸送養分，下至根須。樹瘤在根幹之交，環扭如瘤。導管、篩管的升降，由樹瘤出發，水分、養分的升降，由樹瘤分佈。當此株的種子，種在土內，已經發芽尚未出土之時，發根的芽，並非一直向下生的，發幹的芽，並非一直向上生的。乃相抱旋轉，有如環形云云。

地面之際，為造化的中心。大氣的升降，在此交匯。樹株種子，秉升降交會的大氣以發芽。大氣旋轉升降，將此種子，搓挪而成此旋轉相抱之環形。即圓運動的造化的中氣現象，即造化工作之結果也。根幹之間的樹瘤，即此環形已老之狀態。導管輸送水分上升，篩管輸送養分下降。水分，水也，養分，火也。水能上升，火能下降，非造化圓運動的中氣的力量，其誰能之？

人身乃一溫潤之體。水氣升入火氣之中則潤，火氣降入水氣之中則溫。然非中氣旋轉於中，水火不能升降於上下也。所謂中氣如軸，四維如輪。觀於植物個體的運動，可悟人身個體的運動，可悟造化個體的運動。

造化一年的大氣，本升浮降沉的自然，成生長收藏的宏功。最完備者莫如人身，最顯見者莫如植物。植物經秋而葉落者，陽氣之收斂而下降也。經冬而根向下穿插者，陽氣之封藏而下沉也。經春而發芽者，陽氣之疏泄而上升也。經夏而茂盛者，陽氣宣通而上浮也。

一個圓運動的造化個體，地面上得一半，地面下得一半，觀植物個體升降的現象可無疑矣。一個生物所在地，即一個造化的單位也。

植物學又謂太陽的光熱，是植物的綠葉素云云。

此綠葉素有先天的、後天的之別。秋後大氣收降，將太陽射到地面的熱，收而降於地下，經冬氣之封藏，又將降下的熱藏於水中。交春陽氣上升，草木發芽而呈綠色。此綠色即上年夏秋之間太陽的熱也。此《易經》八卦，悅言乎兌勞乎坎帝出乎震的事實，此先天的關係也。太陽照到植物的熱，後天的關係也。

以人事言，春季為一年之始。以造化言，秋季為一年之始。秋季如不將地面所受太陽的熱，收而降於地面之下，春季草木，便無發生綠色之資也。

造化圓運動的個體，地面上有一半，地面下有一半。地面上為陽，地面下為陰。陽者萬物資始，將成造化之先，地面上的一半，為地面下的一半之本。陰者萬物資生，既成造化之後，地面下一半，又為地面上一半之本。而且從此上下互為其本。成造化者，由升降而成中氣也。

吾人於交秋之後，身體結實，精神充足。於交春之後，身體疲軟，精神睏乏。秋後地面上的陽氣，降入地面之下。人身上部的陽氣，降入中氣以下。春後地面下的陽氣，升出地面之上。人身下部的陽氣，升出中氣以上。造化個體，秋後中下陽實，春後中下陽虛。陽氣入土則實，陽氣出土則虛。中下為造化之本，人身個體亦復如是。

春月小兒出疹子，醫家用寒性之藥為治者，多死。寒藥傷害陽氣，中下陽虛，又加傷害，故死。此宇宙造化個體，地面上一半地面下一半，是整個圓運動的科學證明也。

化學的證明

化學化驗大氣，大氣中有氫氣、有碳氣、有氧氣、有氮氣。氫氣之性，往上浮的。碳氣之性，往下沉的。氧氣之性，往上升的。氮氣之性，往下降的。氫氣自己燃燒。氧氣在水中燃燒，唯草木中最多。氮氣富有礦素。碳氣乃大氣壓力壓沉地下所成云云。

氫氣性往上浮，能自己燃燒，火氣也。氧氣性往上升，在水中燃燒，唯草木中最多，木氣也。木氣者，水中之火也。氮氣性往下降，富有礦素，金氣也。碳氣性往下沉，最沉者水，最沉者碳也。河圖代表造化生物生命的宇宙大氣整個的圓運動。大氣之中藏有五行，化學化驗大氣藏有氧氫氮碳，可以思矣。

生物乃大氣所生，乃大氣整個圓運動時所生也。化學化驗大氣，乃化驗不整個不運動的大氣也。河圖者，示人以整個圓運動的大氣，又示人以分析不運動的大氣。示人以分析不運動的大氣，正示人以愈能明瞭整個圓運動的大氣。此宇宙大氣中有五行的科學證明也。

生物學的證明

生物學化驗動物屍體，以尋找生物的生命。見死體之內，盡是氧氫氮碳等毒質。生物個體原質甚多，唯此四種占最多數。獸臟粉內尤為顯著。生命乃在毒質之中，實為奇事云云。

毒質之中絕無生命，淺而易知，顯而易見之事。化驗一切生物死體，盡是氧氫氮碳等毒質，生物個體，何以會有氧氫氮碳？氧氫氮碳，何以會成毒質？本是極難知道之事。知道大氣的圓運動，則知道也。

大氣之中，本來原有氧氫氮碳。若是毒質，人人呼吸大氣，豈不人人都不能生活乎。不知大氣中的氧氫氮碳，本是升浮降沉圓運動而中和的。

中和者，氧氫氮碳分析不開，彼此融合，彼此互化，如河圖的中氣是也。五行的中氣，是生物的生命。氧氫氮碳的中和，即是生物的生命。

大氣為生物的父母，生物個體的質素，為大氣賦予的。賦予時是圓運動的，化驗時是不圓運動的。圓運動時是中和的，不圓運動時是無中和的。無中和，則四氣分析，分析則成毒質。

生物個體，本來是毒質所成的。不見為毒質，只見為生命者，圓運動而已。氧氫氮碳等毒質，獸臟粉內猶為顯著。獸的內臟內，有氧氫氮碳。人的內臟內當然亦有氧氫氮碳。人身內臟內既有氧氫氮碳，人身內臟內當然有五行，可以思矣。

大氣中有升浮降沉中五種物質。西醫取氧氫氮碳中和，中醫取木火金水中氣。中醫所取的五行，以物質發生的作用為主。

一切生理病理醫理，無處不是五行作用的關係。顧名思義，則氧氫氮碳的作用，不如木火金水的作用周備。故用氧氫氮碳中和來談中醫，談得合處未免太少了。用氧氫氮碳中和來證明中醫的五行，則可矣。

此人身有五行的科學證明也。人身的五行詳「原理上篇」「古方」等篇。

生理剖解學的證明

生理剖解學，謂人身各內臟的神經節，皆通胃中云云。

造化的中氣在地面上下之際，細胞的中氣在核，人身的中氣在胸臍之間，胸臍之間，胃也。

圓運動學，是中氣萬能的。大氣呼吸樞機在胃。肺為呼吸的官能，中氣為呼吸的主使。飲食的消化在胃。飲食化血，呼吸化氣，分佈各臟，以達全身的動力亦在胃。胃者，中氣之位也。吾人胃臟健強，各臟皆強。胃臟如壞，各臟皆敗。治各臟之病的藥，皆由胃臟輸運以達各臟。非各臟的神經節皆通胃中，如何能由胃以達各臟乎？此中氣所以為萬能也。

生理剖解學謂各內臟的神經節皆通胃中，是胃臟之中原有各內臟的元素矣。河圖一二三四之中，皆有五數，實由於五數之中原有一二三四也。

科學家謂成人的血液，一小時行六百八十七英里。運行之速，莫如圓運動。圓運動必有中力。中醫學中氣如軸，四維如輪。非各內臟的神經節皆通胃中，運動哪能迅速如此，此中醫學中氣如軸，四維如輪的科學證明也。

細胞學的證明

細胞學謂一個細胞，有膜，有螺旋網狀，有核。一個分裂為二，二分為四，以至分為無數細胞。無數細胞，集合而成人的個體。無數個細胞的物質能力，與運動的規則，與最初一個細胞無異。將一個細胞，切成兩半，一半有核，一半無核。無核的一半，立刻死滅，有核的一半，經核的運動，仍能回復成一整個細胞。又云細胞是氧氫氮碳所成云云。

陰陽二氣，交合運動則成細胞。圓運動的古中醫學，視人身個體只是一個細胞耳。細胞膜者，個體外維也。螺旋網狀者，各臟腑經絡的升降也。細胞核者，中氣也。

將一個細胞切為兩半，無核的一半，立刻死滅者，無中氣也。有核的一半，仍能回復成一整個的細胞者，中氣運動，能生四維也。一個細胞分裂為二者，中氣運動，細胞增生也。無數細胞，集合而成人的個體者，中氣分佈也。無數細胞的物質能力與運動的規則，仍與最初的一個細胞無異者，人身是一個河圖，無數個細胞，仍是一個河圖也。一個造化的單位，只是一個河圖，只是一個細胞耳。

氧氫氮碳是升浮降沉圓運動大氣內的物質。細胞是氧氫氮碳成的，可知細胞是升浮降沉圓運動的大氣成的。科學家能得見細胞中氧氫氮碳，不能得見細胞中氧氫氮碳的中和。氧氫氮碳的中和，細胞的生命也。科學無法得見細胞的生命，只因科學有法得見細胞的氧氫氮碳故耳。此中氣運動則生四維的科學證明也。

營養學的證明

營養學謂，用分析過的食物各成分，由人工混合以行動物實驗。其結果和天然食物大不相同。用分析過純碎的牛乳蛋白質、豚脂、糖類、無機鹽類，照牛乳的成分配合以為飼料。將肢體重量和發育狀態相等的數頭白鼠，分為甲乙兩組。於上列飼料之外，並加二毫升的鮮牛乳於甲組，乙組不加，比較各組發育狀態。結果乙組體重日減，逐漸衰弱，甲組發育健全，體重日增。十八日之後，加同量的鮮牛乳於乙組，甲組不加。其結果適相反，甲組漸衰，乙組迅速地回復其體重。這天然食物內，必有一種營養上不可缺的活力素云云。

生物秉宇宙圓運動的大氣而生，大氣是天然的圓運動，生物亦是天然的圓運動。天然的圓運動，所謂活力素是也。天然的圓，一經分析，便成不圓。既成不圓，與生活力量的元素相反，故有上述結果。生物生命是整個的圓，故化學分析，獨不可用於生物生命上。所以古中醫的學理方法，總是一整個的圓運動。此整個圓運動乃有生命的科學證明也。

氣象學的證明

氣象學謂包圍地面的天空，皆是極厚的星氣。此星氣壓入地面之下，則成礦質，礦氣上升，又成星氣云云。

礦為金屬。星氣能成礦質，是星氣即金氣也。滿地面皆此星氣的金氣所降壓，是極冷極陰極縮的，為何能成有生物生命的宇宙。被金氣降壓的地面，有了太陽的光熱。此光熱射到地面，是往上膨脹的。盡他的膨脹力量，將星球下降的壓力散開。散開的範圍內，就是一個生物生命的宇宙。散開的力量，最小是冬至前後，最大是夏至前後。

此力量的大小，循環增減。大氣中的膨力與壓力，亦循環增減。膨壓循環，因成歲氣。膨是由地面之下膨出地面上來，膨力增則大氣升浮。壓是由地面上壓入地面下去，壓力增則大氣下沉。升浮則熱，降沉則寒。地面上見為寒，地面下已熱矣。地面上見為熱，地面下已寒矣。礦坑底的礦工，夏日著冬衣，冬日著夏衣。地面之下，夏寒冬熱之故。

化學家於秋後化驗二十噸海水，內含三便士金質。於秋前化驗二十噸海水，不及三便士金質云云。此大氣中的金氣旺於秋之據。秋後大氣壓力較大，金氣降入海水者較多也。

游泳家謂水中溫度，秋後比秋前高。此秋金下壓的事實也。

氣象學又謂由地面往上若干尺為大氣的對流層，對流層以上，為大氣的同溫層。又謂地面以下若干尺內，為不定溫層。若干尺外，為有定溫層云云。對流層，大氣圓運動個體的上方也。不定溫層，大氣圓運動個體的下方也。地面之際，為大氣圓運動的中心。所以植物種子所發的芽，是旋轉相抱的環形也。

說者謂樹株個體，在地面上者較長，在地面下者較短。認為地面之際非圓運動的中心。不知地面上是虛空的，地面下是實體的。氣往地面上行易，氣往地面下行難。地面上下的大氣運動，容量是上多下少，力量則上下平均。如不平均，種子發芽，如何能有旋轉的環形乎。

大氣距地面遠則稀薄，距地面近則濃厚。造化生物生命的宇宙，當在大氣濃厚之處，中氣多則濃厚。對流層以下無定溫層以上近地面之處，則中氣多。造化個體皆中氣的圓運動所分佈，中氣的中心，則在地面上下之際也。

航空探險家謂同溫層，一月與七月比較，七月距地面最遠，一月距地面最近。大氣的壓力加多則近，減少則遠也。整個遠近中間，可以悟《易經》宇宙大氣造化圓運動個體的範圍焉，此宇宙大氣中金氣的科學證明，與宇宙大氣圓運動個體的上下範圍的科學證明也。

土壤學的證明

土壤學謂試取地面上一克重的土壤分析化驗。此些許土壤中，竟含有三十六種生物的元素。這些許土壤，不唯此處與彼處不同，即同一地的土壤，所取之時不同，所取得的土壤亦不同云云。一克約重二分六釐。

其不同者，大氣圓運動的時間不同，與圓運動的力量不同，所成的中氣亦不同也。些許土壤而有如許之多的生物元素者，土壤為大氣升降交會的中氣之所在。中氣之所在，乃生命之所出也。

常見種旱地麥的兩家人。一家三日鋤土一次，一家總共只鋤土一次。到了收穫的時候，三日一鋤的比只鋤一次的多收麥七八倍。因三日一鋤的，土質輕鬆，地面上的熱力容易降下去，地面下的水分容易升上來。地面之際，乃大氣升降製造中氣之處。升降密則中氣旺，中氣得的多，故生命力多，所以收穫多。只鋤一次的，土質繆固，大氣的升降不能迅速，所造成的中氣減少，所以收穫減少也。如將三日一鋤的土壤，用化學化驗，或不止有三十六種生物的元素，亦未可知。造化生命的中氣，時時不同，所以人的清濁壽夭，人的靈愚賢蠢，亦各不同也。

吾人居住樓房，不如居住平地健康，居住水門汀建築的市場，不如居住野地健康。一離大氣圓運動中氣的中心近，一離大氣圓運動中氣的中心遠也。一則中氣少，一則中氣多也。人身觸電，速用黃土調水敷身，可望救活。任何毒物，埋於土中，其毒自消。造化之中和，在土壤之際也。此宇宙大氣的中氣在地面之際的土中的科學證明也。

無線電學的證明

無線電學謂無線電收音機之發音，乃大氣中的電波，由天線地線通入機中，發生感應作用。由感應振動，發生音波。但必須天線地線通入機內之線，作多數線圈之後，方能發生感應作用。如無線圈，僅係直線，便不能發生感應作用。海洋面與低原地面，誘電率極大，平原次之，大建築物多的城市又次之，山岩誘電率極少云云。

電氣是充滿於造化生物生命的宇宙個體之間的。此宇宙個體，地面上得一半，地面下得一半。兩半之間，中氣所在，中氣乃陰電陽電交合的媒能。宇宙的圓運動，為製造中氣的工作。天線地線通入收音機之線，作多數圓圈，天線地線便是一個製造中氣的大圓運動。一個線的圓圈，又是一個製造中氣的圓運動。圓運動的個體多，增加的中氣多，即是增加的媒能多，所以感應而發音也。

電氣升降，通過水質較通過土質迅速。水面之際，為電氣升降交會之處，中氣較地面之際特多，故誘電率極大。低原地水質較平原地多，中氣亦較平原地多，故誘電率亦較大。平原地水氣較少，故誘電率亦較少。如在蒙古沙漠極乏水質之地，誘電率必較更少。人行沙漠，呼吸短促，大氣的中氣缺乏故也。凡大建築物多之地，地面用水門汀堅築之，大氣不易升降，中氣已少，磚壁相接，又將大氣中原有的圓運動，阻礙而消滅之，中氣更少，所以誘電率更少。山岩的岩石，既無土質，又無水質，中氣少所以誘電率亦少。所以在建築物多的市場居住的人，身體不壯，壽命不長。偶遊郊野，便覺大快也。醫院不可用水門汀築地，更不可住樓。

印度學者，利用宇宙電磁的能力治病。其法用汽車的發電機，以鉛線數尺，一端繫於電機，一端插入水瓶。俟電發後，水瓶的水起了電華，將此水治劇痛，並治神經衰弱，名曰感電水。

劇痛者，人身陰陽二氣的圓運動不通也。神經衰弱者，人身陰陽二氣所成的中氣不足也。感電水，感受宇宙電磁陰陽二電圓運動之能力，故效。此水用雨水，不用井水、河水。

近代衛生學，謂海洋的大氣最能健身。何以最能健身，因其封藏的陽氣多、升降速、中氣密，圓運動的力量較陸地的大氣大也。

人謂陸地有五行，海洋五行不全。不知木氣乃太陽的熱，被金氣收入水底，再由水底升出水外之稱。土氣即升降浮沉的中氣。土氣亦稱中氣，中氣亦稱土氣。海洋無土氣，有中氣。將海水分作上下兩層看，下層屬水氣，上層屬中氣。此海洋之河圖也。

以前天津租界，英國花園、法國花園。英國花園遊人極少，法國花園遊人極多。英國的多是水門汀築地面。法國的地面是鬆土上敷細石子，時時灑水，地面上的大氣升降密，中氣多。遊人呼吸其間，身體頓覺爽健也。此宇宙大氣陰陽升降則生中氣的科學證明也。

力學的證明

力學云：宇宙之間，只有五力，升力、降力、離心力、向心力、平衡力云云。

向心力，秉宇宙的陰氣。離心力，秉宇宙的陽氣。升力，秉陰氣中的陽氣。降力，秉陽氣中的陰氣。平衡力，秉宇宙的中氣。向心力，河圖之水氣也。離心力，河圖之火氣也。升力，河圖之木氣也。降力，河圖之金氣也。

由氣生力，由力生作用。升力生疏泄的作用，降力生收斂的作用，向心力生封藏的作用，離心力生宣通的作用，平衡力生運化的作用。運化者，中氣運動則四維化合而得其平也。總由太陽的陽熱，射到陰冷的地面，運動而成。整個的五力，唯河圖能表現之也。

河圖的力學，向心力係由地面之上，向入地面之下。離心力係由地面之下，離出地面之上。升力係由地面之下，升出地面之上。降力係由地面之上，降入地面之下。平衡力係圓運動於地面上下之中。而升力即是降力，降力即是升力。離心力即是向心力，向心力即是離心力。皆由平衡力的中氣所變化。此河圖圓運動的萬能也。

力學又云，升降不已，則生中力。造化的大氣，本陰陽升降的交合，而成生物個體的中氣。生物的個體，本個體的中氣，而交合各個體的陰陽升降。中氣者，交合陰電陽電之媒能，所謂以太是也。古中醫學謂由升降而成中氣，是為先天。由中氣而成升降，是為後天。升降不已，則生中力。既生中力，升降更不能已。此古中醫學先天併天併包之圓運動法也。此河圖代表宇宙造化整個圓運動，與代表生物個體整個圓運動的科學證明也。

物理學的證明

牛頓發明宇宙引力，是直線的。愛因斯坦絕不相信引力是直線。謂宇宙引力，一定是曲線云云。河圖的圓運動，即是曲線也。

愛因斯坦相對論，謂引力場和電磁場，其實是一個東西，只須用一種公律，便支配了他們兩個云云。河圖的圓運動，乃完全的公律也。

科學家謂原質變化，為宇宙的原則云云。河圖的圓運動，乃原則也。

物理學前三十年，曾於陰電子陽電子之間，發現中子。謂一個陽電子，與一個陰電子，緊密接合，遂運動而成中子。宇宙間一切物質，根本歸於陽電子、陰電子與中子。近三十年又於中子之間發現「卍」子云云。中子者，河圖中氣也。「卍」子者，整個的河圖運動也。物理學既發明中子，乃謂中子為零元素，陽電子與陰電子是相對的，中子無相對的，故稱曰零也。

河圖的中子，則與各方面均相對的，而且各方面的運動，皆有中子化合在內。「卍」子為整個河圖運動。中子為河圖中心。故中醫學的生理、病理、醫理，無不歸納於一個河圖。此大氣中有河圖的科學證明也。

醫學大概的意義

人之生也，得大氣五行圓運動之全，故人為萬物之靈。物之生也，得大氣五行圓運動之偏，故物為人身之藥。全者，五行調勻、不偏多、不偏少、圓而又圓之意。偏者，五行圓運動中，有一方偏多偏少之意。

類如中醫之麻黃，偏於疏泄作用；芍藥，偏於收斂作用；半夏，偏於下降作用；升麻，偏於上升作用；甘草，偏於補中作用。古中醫治病方法，汗閉惡寒之病，是人身疏泄作用偏少，收斂作用偏多。用疏泄作用偏多之麻黃，以增加疏泄減少收斂為藥。汗多發熱之病，是人身收斂作用偏少，疏泄作用偏多。用收斂作用偏多之芍藥，以增加收斂減少疏泄為藥。嘔吐之病，是人身下降作用偏少。用下降作用偏多之半夏為藥。肛門重墜之病，是人身上升作用偏少。用上升作用偏多之升麻為藥。收斂與疏泄欲調於平，上升與下降欲調於平，必賴中氣之旋轉。故用以上諸藥，必兼用甘草以補中氣。

反之汗閉惡寒而用芍藥，汗多發熱而用麻黃，嘔吐而用升麻，下墜而用半夏，與用上升下降收斂疏泄之藥而不用中氣之藥，皆能將人身不圓的運動，偏上加偏，使圓運動的個體，成了直不運動的個體而死。

人身五行的作用，運動圓則為人之生，運動偏即是人之病。人身五行的作用，是人身的病，即是人身的藥。藥的作用，所以幫助人身自己的作用，以治自己的病。倘人身的作用已無，藥亦不發生作用的效力也。

古中醫學，用物性圓運動之偏，以調和人身圓運動之偏之學也。此其大概也。

漢代張仲景先師，著《傷寒雜病論》，為中醫內科方藥祖本。無一方不是整個五行圓運動的治法。雖局部之病，治法仍是整個。自來醫書，雖為無有系統，無有原則，無有證實說明，學者雖不知道五行圓運動的所以然，然總在五行圓運動裡摸索，所以隨時隨地皆有良醫繼起，使中醫學至今不衰。歷代皆有整理中醫之舉，規模之宏，用款之多，以前清乾隆年間詔修《醫宗金鑑》為極盛。書成，除針灸正骨外科之外，徒亂人意，無有用處。因當事者不知陰陽五行之所以然，敷衍成書故也。今何如者。

最早的生物學，分生氣說、機械說。生氣說，無物質上的證據。機械說，有物質上的證據。故生氣說不能存在，而機械說獨能盛行。生氣者大氣也。生氣是整個圓運動不能分析的，科學是以分析為能事的，所以證明不出也。

中醫學自來認為人身是大氣所生，故仲景先師《傷寒雜病論》的病證方法，根於大氣。又申其說曰：人秉五行以有五臟。宇宙造化、生物生命、古中醫學，並非分析得開的三個，乃是分析不開的一個。不知生物之生命，不見宇宙造化之成功。不知宇宙的造化，不知生物生命的來源。古中醫學，乃宇宙生命的解剖與修理學也。

近代生理學，發明人身內分泌物，乃人身的刺激素，為人身無形的聯絡。刺激者，人身的氣的整個圓運動的表現也。無形的氣的聯絡，死體剖解學中求之無有也。商務印書出版之蔡翹生理學有云：細胞之生活作用如何，吾人不可得而知。

若用化學方法去分析他，他的作用，就會馬上停止，今天所講的，就是從生活作用停止後得來的云云。細胞生活作用停止後的生理學中，無有中醫學也。

以後國民，皆科學青年。古中醫學，將來之或興或廢，全視科學青年之能徹底認識大氣的物質能力運動與否。

科學方法改良中醫。科學云者，有原理有系統有證實之謂。非死體剖解之謂。死體剖解學，是分析的，是片段的，是直不運動的，是死的。

大氣的古中醫學，是不能分析的，是整個的，是圓運動著的，是活的。彼此立場，適成相反。由死體剖解來學中醫的醫家，未曾見其能治大病者。

凡改良一事，必須確知此事本身的究竟，而後可言何者為良，何者為不良。向相反之立場上去求改良，結果必更加不良而已。分析的死體剖解學，只可作外科手術的研究。

人是生物之一，生物是大氣生的，故人也是大氣生的。世界的人如都認識人是大氣生的，豈止中醫得著改進的根本辦法而已哉。中醫不良，非中醫學本身不良，乃為中醫學本身說法的書不良耳。不注意此點，乃曰取消五行，是無異坐井觀天者，嫌天小也。老子曰：執古之道，以御今之有。能知古始，是謂道紀。老子之言善夫。

漢儒董仲舒，謂大雪節，天氣上升，地氣下降，閉塞成冬。關於生物生命的宇宙大氣圓運動，總是天氣下降地氣上升，從無一息是天氣上升地氣下降者。至於大雪之時，地下封藏的陽氣特別之多，圓運動的力量特別之大，更不閉塞。

董仲舒下幃讀書，目不窺園者三年。研究宇宙，全要在事實上尋出實在憑據來。三年目不窺園，在布幃子裡面，憑空瞎造謠言。後人尊之，未免太不實事求是了。荀子曰：六淫之氣，皆出於地。荀子乃從實地考研得來，有科學家的眼光。中國的哲學史，有實地整理之必要矣。

王養林書後

去年夏，中央國醫館館長焦易堂先生設特別研究班。陳立夫先生薦彭師子益充該班系統學教授。學員八十人，皆醫專畢業，與行醫多年之士。有充大學教授者，有業西醫者。畢業之日，一致歡喜曰：今乃得見我中國古醫學的本身真相，早已合乎現代醫學矣。養林聞之，歎為先得我心。敢掬誠敬告於我輩科學青年，如學中醫，讀《圓運動的古中醫學》，可省在醫校學醫十分之九的腦力，即能得到中醫學整個的根本解決。讀生命宇宙篇，即能得到中醫學整個的根本信念。

中醫書籍，無有將古中醫學原則的本身真相樹立起來，使學者讀之，瞭解中醫學的所以然者。有之，自吾師《圓運動的古中醫學》一書始。

江蘇省政府主席陳果夫先生設醫政學院。考選各縣有科學思想之中醫六十人，到院訓練，特約吾師演講，聽眾相率請益，豈偶然歟。

中醫是生命與宇宙合一之學。明瞭生命宇宙，乃能明瞭陰陽五行。卻非在現今科學潮流澎湃時代，無法證明陰陽五行。中國文化本位，自力更生，讀此篇得見焉。

中醫的《內經》有云：善言天者必驗於人，善言古者必合於今，善言氣者必彰於物。此篇有之。今之言物者不知有氣，言人者不知有天，言今者不知有古，讀此篇必知所返矣。

鐵道部技正孫子明先生於吾師抵南京之日，邀集現任要職曾留學歐美之張德流諸先生六十餘人。先後在南京第一公園五洲公園聽吾師講演生命宇宙。孫先生繼言於眾曰：現今世界科學方法所不能解決之事物，惟生命宇宙耳。彭叟由大氣運動中得著解決，將我中國古代的形上文化，與現代世界的科學文化，合而為一。源源本本，信而有徵。愛因斯坦發明相對論，已令舉世震驚，今彭叟發明生命宇宙，偉大過之。為天地立心，為生民立命，為往聖繼絕學，非彭叟不足以當之云。

中華民國二十六年元旦太原川至醫專學校畢業門人

山西屯留王養林謹跋於南京清涼山掃葉樓

汪英時書後

彭子益先生所著《圓運動的古中醫學》，新舊中醫學者皆喜讀之。謂其能建設中醫學原則系統，能增加中醫治療功效，使學中醫者容易成功。因叩先生此書所以能至於此之由。先生曰：中醫學乃人身一小宇宙之學。而關於生物生命宇宙中心，究在何處，中西學說，無道及者。《傷寒論》為中醫方法祖本，首一方桂枝湯治中風發熱，桂枝湯中的芍藥係收斂作用。既因中風而發熱，反用芍藥以收斂之。是何理由？歷來註釋，無能解者。宇宙之中心不知，宇宙的上下四維，便無法認識。《傷寒論》首一方不解原理，學醫入門，便被阻攔。宇宙中心，中醫學原則中心也。《傷寒論》，中醫學原則之分則也。原則不知，何有分則。中醫書籍，囫圇支離。後人從何學起。廢書長嘆而已。

民國六年知山西霍縣事，農桑局種核桃，久不出土。

掘而視之，見發根之芽與發乾之芽，並不直上直下，乃相抱如環，作圓運動之態。蓋天氣下降，地氣上升，升降搓挪而成此圓運動也。於是得知宇宙中心之所在。

一日到聖佛村辦公，見兒童摘食未熟小杏，欲止之。一老人曰：時行病發大熱，用此小杏十數枚，搗爛加鹽少許，煎湯熱服，即汗出熱退也。於是得知《傷寒論》桂枝湯用芍藥之原理。且並得知自來用銀翹散治溫病，用升麻葛根湯治痲疹錯誤的原因。乃於公餘之暇，將整個囫圇支離之中醫學，揭出原則，定出系統，重新編訂。此本書之由來也云云。夫核桃發芽，煮食小杏，亦尋常耳。一與有心人接觸之下，數千年之中醫學理，遂得大明於世，殆有天意存乎其間歟。爰述先生之言，以告讀先生書者，知此書之起源焉。

中華民國三十年端午鄉後學吳門汪英時
謹跋於國立桂林師範學院附中宿舍

王詳瑞贊

古中醫學，河圖起源。圓的運動，萬物皆然。五種物質，各有能力。運動失圓，因成病矣。原則系統，本來如此。書說不明，中醫之恥。

吾師彭叟，得天獨厚。圓運動學，淺明深透。初學入門，舉步升堂。科學多種，對證周詳。古中醫學，乃大自然。中醫真相，至今始傳。

中華民國三十六年清明廣西博白王詳瑞謹贊

圓運動的古中醫學

（重校合訂本）

下篇

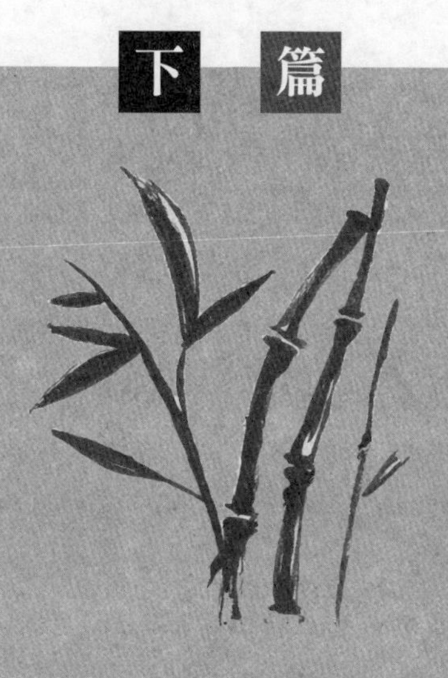

一、原理下篇

系統的認識

中醫學，乃人身與宇宙共同整個氣質運化學，氣乃大氣，質乃大氣中的物質，運乃運動，化乃化合，其原理出於河圖。河圖的圓運動，大之表示一個宇宙造化的個體，小之表示一個細胞的個體，一個人的個體，即是一個河圖。河圖者，中醫學之系統也，河圖詳生命宇宙篇。

人乃宇宙造化所生，欲知人身，須先知造化。故本篇未言人身，先言造化，一言造化，即是言人身。

中醫的陰陽五行，乃宇宙造化的大氣圓運動的物質。生物皆是秉受大氣的圓運動而生的，大氣中有陰陽五行，故人身亦有陰陽五行。大氣中陰陽五行，是圓運動著的，故人身中陰陽五行，亦是圓運動著的。生物各得大氣陰陽五行圓運動之偏，人身獨得大氣陰陽五行圓運動之圓。人身之病，人身運動之偏也。中醫者，以物性之偏，補救人身之偏之事也。

運動圓為生理，運動不圓為病理，運動不圓用藥以回復其圓為醫理，是實在的，是自然的，是簡易的，一個河圖盡之矣。

陰陽的認識

一個生物所在之地，太陽射到此地面的光熱就是陽。

此地面的光熱已過，與光熱未來之間就是陰。純陰則靜而不動，靜則直下。純陽則動而不靜，動則直上。純陽純陰，直上直下，不能生物也。靜則沉，動則浮。由靜而動則升，由動而靜則降，動靜交合，則生中氣。動靜交合，陰中有陽，陽中有陰。陰陽者，生物之父母也。此大氣的圓運動之所由來，亦即造化個體之所由成就。

人秉造化陰陽圓運動之氣以有生，人的個體，即造化個體的遺傳。先認識造化的陰陽，自能認識人身的陰陽。五行六氣者，陰陽二氣圓運動的內容也。

五行的認識

一年的大氣，夏氣屬火。太陽射到地面的光熱，夏時為多。太陽的光熱，火也。熱則上浮，故夏時大氣熱浮而屬火氣。夏時太陽旺於南方，故南方屬火氣。一日之午時，亦屬火氣。午時太陽的光熱，射到地面的多也。

秋氣屬金。秋時太陽往西，地面的壓力漸大，天空之間，金氣瀰漫，空氣的壓力，即金氣之下降也。天空的金氣，至秋始顯，故秋時大氣涼降而屬金氣。造化之氣，東升西降，降氣旺於西方，故西方屬金氣。一日之酉時，亦屬金氣。酉時金氣涼降之力獨大也。天空之間，即是地面之上。

冬氣屬水。生物的生命，全是太陽射到地面的火氣所產生。今夏太陽射到地面的火氣，即為來年生物生命之根。然此火氣，必須經過秋時，降入地下，經過冬時，藏於地下的水中，然後能生生物的生命。冬時火氣，沉而能藏。沉而能藏者，水也。大氣熱則上浮，寒則下沉，故冬時大氣，寒沉而屬水氣。南方在地面之上，北方在地面之下，故北方屬水氣。一日之子時，亦屬水氣。子時大氣沉極之時也。

春氣屬木。一年的大氣圓運動，冬時為終，春時為始，終即始之根也，上年夏時太陽射到地面的火氣，經秋時金氣，收而降於地中，又經冬時水氣，藏而沉於地下。火藏水中，水氣溫暖。此溫暖之氣，交春升泄出土，草木發生，故春時大氣溫升而屬木氣。升氣旺於東方，故東方屬木氣。一日之卯時亦屬木氣。木者，水中火氣，由封藏而升泄之氣也。

中氣屬土。一年的大氣，春升夏浮，秋降冬沉，故春氣屬木，夏氣屬火，秋氣屬金，冬氣屬水。升浮降沉，運動一週，而成一歲。夏秋之間，為運動的中氣，地面的土氣，居升降之中，為大氣升降之交會，故中氣屬土氣。

五行相生相剋的認識

春氣由冬氣而來，故曰水生木。夏氣由春氣而來，故曰木生火。長夏之氣，由夏氣而來，故曰火生土。夏秋之交為長夏。秋氣由長夏之氣而來，故曰土生金。冬氣由秋氣而來，故曰金生水。

春氣疏泄，秋氣收斂，冬氣封藏，夏氣宣通，中氣運化。收斂之氣，制疏泄之氣，故曰金剋木。宣通之氣，制收斂之氣，故曰火剋金。封藏之氣，制宣通之氣，故曰水剋火。運化之氣，制封藏之氣，故曰土剋水。疏泄之氣，制運化之氣，故曰木剋土。

相生者，大氣圓運動次序的先後。相剋者，大氣圓運動對待的平衡。相生者，補其不及。相剋者，制其太過。相生相剋，皆圓運動自身維持自身運動之圓而已。天人之氣，和平則無病。運動圓則和平，亦和平則運動圓。相生則和，相剋則平。相生相剋者，中醫學的生理、病理、醫理之事也。土氣燥則剋水，土氣濕則不剋水。

人秉五行氣質而生臟腑的認識

木氣有疏泄作用，火氣有宣通作用，金氣有收斂作用，水氣有封藏作用，土氣有運化作用。五行之作用，五行之氣之性也。人秉大氣的木氣而生肝臟與膽腑。造化的木氣，乃太陽射到地面的熱，由西方降入北方，再由北方水中升出東方而成。

人身的木氣亦然。肝膽的體質在右，肝經的作用在左。必膽經降入下部水氣之中，由下左升，然後發生肝經作用。肝經有病，診在左脈，左腹有病，治在肝經。肝膽主筋，人身處處是筋，處處有疏泄作用。

秉大氣的火氣而生心臟與小腸腑。心與小腸主血，人身處處是血，處處有宣通作用。

秉大氣的金氣而生肺臟與大腸腑。肺、大腸主皮毛，人身處處是皮毛，處處有收斂作用。

秉大氣的水氣而生腎臟與膀胱腑。腎、膀胱主骨，人身處處是骨，處處有封藏作用。

秉大氣的土氣而生脾臟與胃腑。脾、胃主肉，人身處處是肉，處處有運化作用。

秉大氣的相火之氣而生心包臟與命門腑。命門亦稱三焦，心包、命門主油膜，人身處處是油膜，處處有燔灼作用。相火詳下文。

人身肝木之氣，疏泄不及，則現無汗、尿少、糞艱、腹痛、脅痛、婦人月事來遲等病。疏泄太過，則現自汗、尿多、遺精、發熱、頭暈、耳鳴、婦人白帶、月事來早等病。疏泄不及者，水中的火氣不足。疏泄太過者，金氣不足也。

人身肺金之氣，收斂不及，則現汗多、頭暈、咳逆上氣、遺泄、尿多、痿軟等病。收斂太過，則現惡寒、糞艱、胸悶、無汗等病。收斂不及者，木氣過於疏泄。收斂太過者，火氣不能宣通也。

人身心火之氣，宣通不及，則現血痺、神倦、口淡、血寒等病。宣通太過，則現舌痛、喉痛、心跳、心煩等病。宣通不及者，木氣虛。宣通太過者，中氣虛，金氣不降也。

人身腎水之氣，封藏不及，則現陽越、頭暈、發熱、足腫等病。封藏不及者，金氣收斂不及，木氣疏泄太過也。腎水無封藏太過之病，腎水愈能封藏，陽根愈固也。

人身脾土之氣，運化不及，則現腹滿、停食、上吐下瀉、四肢不舉、全身倦怠等病。運化不及者，水火之虛也。脾土無運化太過之病，有土氣填實之病。土氣填實，則不能運化也。

人身相火之氣，燔灼不及，則現下寒、腎寒、二便不固等病。燔灼不及者，相火的本氣少也。相火無燔灼太過之病，有相火不降之病。相火不降，則燔灼於外而發燒熱也。

五行之病，皆運動不圓，作用分離，不能融和所致也。以上各病，略舉數端，以概其餘。

五行分離，中氣之事。造化個體的中氣，在地面之際，而分佈於整個造化之中。人身個體的中氣，在臍上胸下之際，而分佈於整個人身之中。中氣如軸，四維如輪，軸運輪行，輪滯軸停，軸則旋轉於內，輪則升降於外。中醫的生理、醫理，只是運動軸的旋轉去運動輪的升降，與運動輪的升降來運動軸的旋轉而已。由輪而軸，是為先天。由軸而輪，是為後天。河圖所以表示先天、後天的生理的運動，病理、醫理都在其間矣。

由輪而軸者，由升降而成中氣也。由軸而輪者，由中氣而成升降也。

大氣是實在的物質，大氣的運動，有一定的方法，有明顯的程序，有個別的作用。由個別而共同，由共同而個別，此圓運動的河圖，所以立造化之機也。

六氣的認識

一年大氣的圓運動，春木主生，夏火主長，秋金主收，冬水主藏，中土主化。生長收藏化，五行運動性能也。六氣者，風熱暑濕燥寒，五行運動不圓，偏見之氣也。五行各一，惟火有二，故曰六氣。二火者，君火運行，重在上升；相火運行，重在下降。相火由秋降入水中，再由春升上，乃為君火，而君火又隨相火下降。名曰五行，其實六行。

六氣圓運動圖

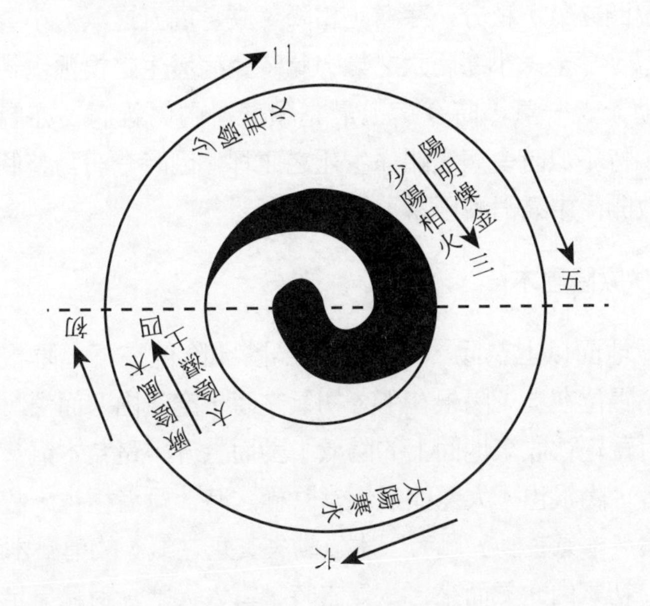

初之氣曰，厥陰風木。二之氣曰，少陰君火。三之氣曰，少陽相火。四之氣曰，太陰濕土。五之氣曰，陽明燥金。六之氣曰，太陽寒水。

木氣偏見，則病風。君火之氣偏見，則病熱。相火之氣偏見，則病暑。金氣偏見，則病燥。水氣偏見，則病寒。土氣偏見，則病濕。金氣、水氣與水中相火之氣不足，則病風。金氣、木氣不足，則病熱、病暑。火氣、木氣、水氣不足，則病燥。金氣、木氣、相火之氣不足，則病寒。金氣、木氣不足，則病濕。而皆緣於中氣之虛，中氣不虛，運動能圓，乃不病耳。

六行六氣的圓運動，四節一氣。大寒、立春、雨水、驚蟄屬初之氣，春分、清明、穀雨、立夏屬二之氣，小滿、芒種、夏至、小暑屬三之氣，大暑、立秋、處暑、白露屬四之氣，秋分、寒露、霜降、立冬屬五之氣，小雪、大雪、冬至、小寒屬六之氣，此時令病發生之根源也。圓運動天人一氣，時令病上最為顯著。內傷雜病，亦屬六氣，特不似時令病之關係生死之速耳。因時令病乃整個六氣散開，中氣消滅極易，故死速也。

厥陰風木

地面以上為陽，地面以下為陰。陰位在下，陰根在上。陽位在上，陽根在下。初氣之時，空氣由寒而溫，水中封藏經秋收來地面上的陽氣，動而上升，是為木氣。木氣者，陽根也。大寒節氣，當陰極之時，厥者極也，故稱厥陰。木氣主動，風者，木氣動失其正之氣，故稱風木。

初氣由六氣而來。六氣之時，雪大天寒，封藏氣足，木氣上升，只化生氣，不化風氣。凡大寒之後，民病溫病，發熱、頭痛、身疼、倦怠、小兒痲疹皆木氣生意不暢，疏泄化風之病。

初氣之時，小兒病痲疹，必神倦發熱。小兒本身木氣幼稚，不勝造化的木氣疏泄也。人身內傷外感，風木之病極多，仲景《傷寒論・厥陰篇》死證之多可見也。如金氣能收，木氣不過疏泄，水氣能藏，相火不動，水中溫暖，木氣根深，不病風也。

少陰君火

二之氣亦從地下陰位升出地面，即木氣上升之正氣也。此時空氣漸熱，不似初氣之陰極，故稱少陰。木氣上升之氣，即水中所藏上年秋時下降的陽氣。此陽氣由地下升至地上，照臨大宇，神明四達，上升之象，有如君位，故稱君火。此時空氣由溫而熱，又稱熱火。

初氣之時，木不生風，由升而浮，則生君火。君火上浮，萬物茂長，人民不病熱病。凡春分之後，民病喉痛溫熱，皆君火長氣抑鬱，因而病熱之病。此時陽氣漸充，人雖病熱，不似初氣之時，由靜而動，有風木拔根之危險。然少陰之上升，全賴水中之陽足。仲聖《傷寒論》，少陰死證，皆屬陽亡，可見也。

如金氣充足，火隨金降，則君火不病熱。如木氣充足，甲木下降有力，乙木化生清陽，則君火不病熱也。甲乙詳下文。

少陽相火

火，陽氣也。地面上為陽位。三氣之時，地面陽氣盛滿，經暮夜空氣之涼降，降入地面之下。然當暑熱上騰之時，旋降旋升，地面之上，陽氣盛滿，地面之下，所得陽氣不多。天人之氣，中下為本，中下所得下降的陽氣不多，故稱少陽。

此盛滿地面的陽氣，能往下降，以生中氣，則上下交濟，有如相臣之職，故稱相火。此火不降，暑熱燻蒸，又稱暑火。

此相火，即本年太陽直射地面的光熱也。凡小滿以後，人病霍亂，皆少陽相火不降之病。霍亂有寒熱之分。三氣之時，地面之上雖熱，地面之下卻寒，人身亦上熱下寒。偶因食缺飲冷，中氣不運，遂成寒證。

寒證人死最速者，中下無陽也。偶因暑熱入胃，增加本身的熱，遂成熱證。熱證人死亦速者，人身津液被暑熱灼傷，氣機阻滯，運行不通也。如金氣充足，火隨金降，則相火不病暑。如木氣充足，甲木下降，則相火亦不病暑也。

太陰濕土

四時之氣，地面上陽氣盛滿，地面下舊存的陽氣，亦升出地面上來。地上偏熱，地下偏寒。此時由地下上升的空氣中，陽微陰盛，故稱太陰。相火降而復升，升而復降，升降大作，大雨時行，濕氣濡滋。土氣在升降之中交，故稱濕土。一年四季，惟三伏雨大，透土而下，濕氣旺之故。

大暑以後，民病腫脹腹瀉，皆土濕不能運化。此時中上現熱，中下伏寒，故四氣之時，上熱下寒之病甚多。必須相火下降，土氣方能運化而不病寒。伏天雨大之年，太陰病寒者少，相火下降之故也。如伏天乾熱無雨，相火即不下降，遂病下寒也。

太陰濕土，陰濕之盛者，因土氣中舊存的陽氣已升出也。然大暑之後，節交立秋，一交立秋，秋金降斂，舊存的陽氣雖出，新收的陽氣正入。太陰居少陽之後，陽明之前，此時土氣，內有相火之熱，外有燥金之燥。陰土轉病燥熱，亦復不少。是太陰濕土陰濕之病，當重在少陽相火之時，與立秋之前也。如金氣充足，能將水氣收斂，則土氣不病濕。如木氣充足，能行疏泄之令，將水氣疏泄出來，則土氣不病濕。

陽明燥金

地面上為陽位。五氣之時，地面上所盛滿的陽氣，經秋氣之收斂，正當下降，中氣之下，陽氣充足，濕氣已收，大宇光明，陽盛而明，故稱陽明。秋氣當旺，濕收則燥。此時上空金氣，降力極大，故稱燥金。

秋分之後，金氣當權，收令大行，相火下降，不再逆升，萬物歸根。人身亦相火下降，根氣加增，精神強健，中氣充足，無動關生死的時令病。燥金的普通時令病，不過咽乾、糞結、熱傷風與秋燥感冒而已。惟冬令冷凍不大之地，水中陽氣封藏不住，隨時升泄，燥病之起，甚為難治，詳時病本氣篇。

金氣涼，則收斂而下降。金氣燥，則橫結而不降。燥者，天空金氣涼降而下，已經降入地面下之火，又復熱升而上，而相裹束，故燥結於中。金燥必結聚。如木火充足，結聚解散，則不病燥。如水氣充足，能藏火氣，火不逆升，則不病燥也。

太陽寒水

六氣之時，地面上的陽氣，經秋氣的收斂，全行降入地下。天人之氣，中下為主，地下陽多，故稱太陽。此陽氣降入地下，即藏於地下的水中，惟水能封藏陽氣也。陽氣降入地下的水中，地面的空氣遂寒，空氣愈寒，壓力愈大，水中陽氣愈藏。冬令大氣的作用在水，故稱寒水。

小雪之後，大氣嚴寒，陽藏水中，根氣深固，無普通時症。傷寒病乃個人感冒寒氣之病。倘或冬時大氣不寒，水中封藏的陽氣泄露出來，則病冬溫。

冬溫乃陽氣失根，外泄化熱之病。即不發現於冬時，必發現於春初。溫病死人最多，火泄於上，水寒於下也。必金氣能收，火隨金降，甲木下降，相火歸根，則水不病寒也。水之病寒，水氣之內寒也。水氣之內寒，水氣之外不寒也。若水氣內外都寒，則水氣之內，所藏的相火必微少矣。

六氣病症，略舉數端，天人一氣，可以概見。

研究五行六氣的圓運動。須認定此地本年空氣的升降浮沉，追想此地上年的升降浮沉，再預想此地來年的升降浮沉。（此字的意義，包括一年的春夏秋冬而言。）

將一年的圓運動，歸納一日的圓運動，再歸納一息的圓運動。時時刻刻，靜默體會，自然發見天人一氣的一切事實。人身的五行六氣，是不發見的，只有圓運動而已。如一發見，便是病了。

相火與圓運動整個的關係

圓運動者，春生夏長，秋收冬藏也。夏秋之交，太陽直射地面的光熱，名曰相火。

此相火經秋氣的收斂，降入地下，經冬氣的封藏，沉於水中，來年交春，乃由地下水中，向地面升發，來年交夏，再由地面浮長。

春生夏長，如植物的花葉。秋收冬藏，如植物的根本。在人事上說，今年的春生，為今歲氣之始。

在醫學上說，去年的秋收，實為今年歲氣之根。今年秋收，又為來年歲氣之根。是一年四時，無非此相火所流行。故人身上部謂之上焦，中部謂之中焦，下部謂之下焦。焦者火也，不離相火之意也。凡內傷外感，最易發熱的原因，與溫病發熱的原因，全在於此。

相火與中氣的關係

土主運化，居圓運動之中。中氣即在土氣之內。相火下降，中氣即能運化。相火不能下降，中氣即不能運化。卻又要中氣運化，相火乃能下降。中氣不能運化，相火即無力下降。相火與中氣交相為用，其機至速。凡服涼藥，熱反更加，與服養中藥，熱即退者，即是此理。關係生死極大極速也。

相火與水氣的關係

相火下降，水氣封藏。中氣為人身的生命，火在水中，又為中氣的生命。君火有宣通作用，相火有燔灼作用。君火不生土，相火乃生土，君火之力小，相火之力大。惟其燔灼力大，水氣能將他封藏不泄，水火俱足，便生元氣。此火外泄上逆，則燔灼如烙矣。此火外泄一分，元氣即滅一分，元氣去，中氣亡，人就死了。

吾人飲食則生津液，肺金下降，津液歸腎，則成水。吾人睡眠，陽氣下降，則成相火。吾人睡醒之後，精神加增，小便色赤，水中加火故也。

凡虛勞發熱的根源，多在於此，因水少不能封藏相火，水反被相火煎枯故也。封藏火氣者，水也。溫暖水氣者，火也。生中氣者，水火所生之元氣也。縱慾之人，無不短命，此之故也。

相火與木氣的關係

木為造化的生氣，人身的生機，木氣上升，由水中的溫氣升來也。水中溫氣，即是相火。相火藏在水中的足，水氣溫暖，木氣乃足。凡溫病熱燒極盛，肺胃之間並無實火，而現瘈瘲抽搐現象至於死者，相火全泄於外，木氣無根，而風動故也。平人甲木下降，則火生於下，乙木上升，則火生於上。木氣足，則相火足，其實相火足，木氣乃足耳。相火足，木氣乃足者，必相火與水氣俱足也。

相火與君火的關係

夏時太陽射到地面的光熱為相火。此相火降入地下，藏於水中，來年春夏再由地下升浮出來，是為君火。

君火者，木生之火也。水中相火，木氣之根，是相火能足於下，君火乃足於上。如有上熱之病，乃在上的相火不能下降，相火燔灼為殃，非君火之過。君火只有不足，不見有餘。凡腎水耗傷之家，君火闇弱，思想遲鈍，神明減少，此皆水少，封藏的相火不多故也。

相火與金氣的關係

相火下降，全賴金氣收斂之力。金氣涼降，方能收斂。金收則火降，火降則金涼。金氣不足，收斂力弱，火氣飛騰，反傷金氣。金氣受傷，火氣四散，上熱下寒，中氣失根，便成大禍。

一年之氣，春生夏長，秋收冬藏。生者，生相火也；長者，長相火也；收者，收相火也；藏者，藏相火也。大地之間，除太陽射到地面的相火外，全是金氣。金氣如不能收，則冬無所藏，春無所生，夏無所長，造化滅矣。

造化之氣，相火與金氣的責任極大。金收則水藏，水藏則火秘，火秘則水溫，水溫則木和，木和則土運。故癆病之人，咳嗽不癒則死，因金氣不收，相火散泄，水寒木枯，而土敗故也。冬令凍寒不大之地，水中所藏的相火，容易泄出地面，將下降的金氣衝開，使之不能收斂。而金氣本以收斂為性，下降為能，金火裹結，遂燥聚於中氣之間，而病作也。

以上六氣，略舉病症，以見大概。

五行的病氣即人身的原素

木本生火，木病則生風而不生火。風氣盡，木氣亡，凡風病用散風藥，病加人死者，皆是此理。

火本生土，火病則生熱而不生土。熱氣盡，火氣亡，凡熱病用去熱藥，病加人死者，皆是此理。

土本生金，土病則生濕而不生金。濕氣盡，土氣亡，凡濕病用去濕藥，病加人死者，皆是此理。

金本生水，金病則生燥而不生水。燥氣盡，金氣亡，凡燥病用散藥去燥，病加人死者，皆是此理。

水本生木，水病則生寒而不生木。寒氣盡，水氣亡，凡寒病用熱藥去寒，病加人死者，皆是此理。

六氣者，人身的原素。六氣和合，則為生命。一氣偏見，則為毒質。一氣獨勝，諸氣皆併入一氣之中，則毒極而人死。六氣偏見者，五行的運動不圓也。因一氣之偏，而欲去之，毒質去原素亦去矣。故治六氣之病，以運動五行之圓為主，只知去六氣的偏氣，可乎哉？

十二經名詞的認識

手厥陰心包經相火
手少陽三焦經相火
相表裡
心包降
三焦升
合成圓運動

足太陽膀胱經壬水
足少陰腎經癸水
相表裡
壬降
癸升
合成圓運動

手少陰心經丁火
手太陽小腸經丙火
相表裡
丁降
丙升
合成圓運動

足少陽膽經甲木
足厥陰肝經乙木
相表裡
甲降
乙升
合成圓運動

手太陰肺經辛金
手陽明大腸經庚金
相表裡
辛降
庚升
合成圓運動

足陽明胃經戊土
足太陰脾經己土
相表裡
戊降
己升
合成圓運動

此十二經名詞，參看下圖，按著自己身體作圓運動的默誦，務須默誦極熟，便將中醫學整個綱領提起。整個中醫學如散珠，此名詞為下圓，如實珠之索也。如不記熟，便要多費多少工夫，還得不著綱領，苦甚矣。

下圖兩經一氣，一降一升。金主收斂，辛金收斂，自上而下，庚金收斂，自下而上，合成一圓運動。木主疏泄，乙木疏泄，自下而上，甲木疏泄，自上而下，合成一圓運動。他經仿此，反此者病。

河圖五行，生人五臟。左木右金，上火下水，中土，言臟不言腑者，陰陽配合，運動乃圓。言臟而腑自在其中也。

甲陽乙陰，丙陽丁陰，戊陽己陰，庚陽辛陰，壬陽癸陰。甲乙云云，陰陽分別之符號也。

陰經主降，陽經主升。陰經之升者，陰中有陽也。陽經之降者，陽中有陰也。陰經之降者，陰性原降也。陽經之升者，陽性原升也。

十二經氣圓運動圖

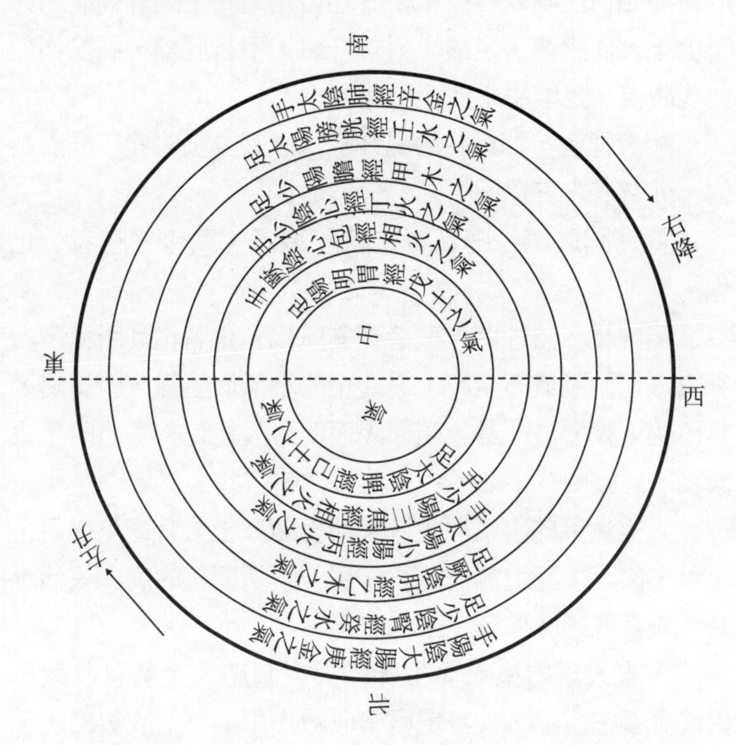

陰經三經，陽經三經，成圓運動。陰中陽三經，陽中陰三經，成圓運動。

如脾胃二經，稱太陰陽明者，關乎六氣而言。稱戊土己土者，關乎五行的陽性、陰性而言。稱脾胃者，關乎臟腑的肉質而言。稱脾經胃經者，關乎臟腑的經氣而言。經氣如傳電之線，臟腑如蓄電之瓶。稱手足者，關乎臟腑的經氣的升降起止而言，他經仿此。

如肝經有病，而汗出、尿多，此木氣疏泄之事。只言肝臟，不言木氣，肝臟病如何能汗出、尿多乎？如肝經病，陰寒腹痛，此厥陰之氣之事。只言肝臟，不言厥陰，肝臟病如何能陰寒腹痛乎？肝經自足走胸，如肝經病，升不上來，而腹瀉、足酸。只言肝臟，不言肝經，肝臟病如何能腹瀉、足酸乎？他經仿此。

相表裡者，即相為陰陽升降以成圓運動之義，非內為裡、外為表之表裡。

胃為脾之腑，脾為胃之臟。臟者，藏也。腑者，化也。

陽性化，陰性藏。藏者藏其所化，化者化其所藏。人身秉造化的陽氣而生腑，秉造化的陰氣而生臟。腑屬陽，其色明，臟屬陰，其色暗。陽而明，故能化。陰而暗，故能藏。此臟腑二字之意也。他臟他腑仿此。

人秉大氣的土氣而生脾臟與胃腑。土氣有運化作用，土氣主肉，人身處處有運化作用。一切運化的病，只治土氣，兼有他經關係者，兼治他經。

人秉大氣的金氣而生肺臟與大腸腑。金氣有收斂作用，金氣主皮毛，人身處處有收斂作用。一切收斂的病，只治金氣，兼有他經關係者，兼治他經。人秉大氣的木氣而生肝臟與膽腑。木氣有疏泄作用，木氣主筋，人身處處有疏泄作用。一切疏泄的病，只治木氣，兼有他經關係者，兼治他經。人秉大氣的火氣而生心臟與小腸腑。火氣有宣通作用，火氣主血，人身處處有宣通作用。一切宣通之病，只治火氣，兼有他經關係者，兼治他經。人秉大氣的水氣而生腎臟與膀胱腑。水氣有封藏作用，水氣主骨，人身處處有封藏作用。一切封藏的病，只治水氣，兼有他經關係者，兼治他經。人秉大氣的相火之氣而生心包臟與命門腑。相火有燔灼作用，相火之氣主油膜，人身處處有燔灼作用。一切燔灼的病，只治相火，兼有他經關係者，兼治他經。

人身整個氣體的圓運動，是六氣的作用混合成的，運動圓密，分析不開，是為無病之人。一有分析，便成大氣。分析特盛，則六氣之中，必有一二氣消滅，人遂死也。圓運動者，中氣之萬能。中氣者，所以使分析的仍歸混合，以復其整個的圓也。

六氣從化

脾與胃屬土。脾經稱太陰，胃經稱陽明者，太陰濕土，陽明燥金，脾經病濕，胃經病濕又病燥故也。故戊土從化於庚金也。

肝與膽屬木。肝經稱厥陰，膽經稱少陽者，厥陰風木，少陽相火，肝經病風，膽經病風又病暑故也。此甲木從化於相火也。

肺與大腸屬金。大腸經稱陽明，肺經稱太陰者，陽明燥金，太陰濕土，大腸經病燥，肺經病燥又病濕故也。此辛金從化於己土也。

腎與膀胱屬水。膀胱稱太陽，腎經稱少陰者，太陽寒水，少陰君火，膀胱經病寒，腎經病寒又病熱故也。此癸水從化於丁火也。

心與小腸屬火。心經稱少陰，小腸經稱太陽者，少陰熱火，太陽寒水，心經病熱，小腸經病熱又病寒故也。此丙火從化於壬水也。

心包與三焦屬相火。三焦經稱少陽，心包經稱厥陰者，少陽暑火，厥陰風木，三焦經病暑，心包經病暑又病風故也。此心包從化於乙木也。

六氣雖從化，仍以本氣的陰陽為主。本氣陰旺，則病陰病。本氣陽旺，則病陽病。

人身左升右降的規則

左升右降，無病之人，無所發見。如病不升之病，或少腹脹滿、腿酸足重，或遺，或瀉，服溫升肝經、腎經、脾經之藥後，病人少腹左部必有響聲，由下而上。如病不降之病，或胸痞頭脹，耳聾目眩，服清降膽經、肺經、胃經之藥後，病人胸脅右部必有響聲，由上而下。如病中氣不足或中氣不調之病，服補中或調中藥後，病人胸下臍上必有響聲旋轉。新病輕病，不甚覺得，久病重病之人，最為明顯。病人睡著將醒之際，本人常有確切之感覺，子丑之交與天明之前響聲尤大。子丑為造化陽氣發動之始，天明為造化陽氣齊動之時也。

人身左升右降，應乎一日，後升前降，應乎一年。後升前降者，冬至後造化陽氣北行，人身陽氣由下升上，夏至後造化陽氣南行，人身陽氣由上降下也。造化升降，一月一周，一年一周。人身升降，一息一周。一呼一吸為一息，呼主升，吸主降。而呼時氣必由前歸下，吸時氣必由後歸上。降不離升，升不離降。此圓運動之妙也。

陰陽升降的活潑看法

人身個體，右為陰道，左為陽道，右降左升。其實人身個體，全是陰的，陰體之中，包藏陽氣。升降運動，以陽為主。左部陰多，則陽不能升。右部陰少，則陽不能降。人身氣化運動，只是津液與熱力混合而成。而得其平，運動自圓。五行六氣，十二經的升降，皆可以此義括之。然仍不離陰陽混合，與陰陽平勻之理，便可得整個貫通之妙。

中氣運動，分析言之，為陰氣右降，陽氣左升。其實中氣亦陰包陽外，陽藏陰中，故保中氣為中醫學根本主義。而保津液，保熱力，保津液以藏熱力，又為保中氣之根本主義。

臟腑陰陽之體用

臟腑之陰陽為體，陰陽之升降為用。手之三陽主升，為陽體陽用。手之三陰主降，為陰體陰用。足之三陽主降，為陽體陰用。足之三陰主升，為陰體陽用。用傷病輕，體傷病重。體傷病重者，如腑氣病寒，臟氣病熱是也。如臟氣病熱，傷及肉質，則更重矣。

十二經主之病輕重

十二經以脾、胃、肝、膽、肺、腎六經為重，凡疾病發生，惟此六經最大最多。其餘六經的病，極小極少。此六經治，其餘六經自治。

故《傷寒雜病論》曰：皆脾、胃、肝、膽、肺、腎的事也。相火的事雖多，皆由膽經負責。因相火以降為宜，膽經屬陽木之氣而化相火，膽經降，相火乃降也。

人身宗氣、元氣與中氣的關係

人身中部之氣名曰「中氣」，脾胃主之。上部之氣名曰「宗氣」，肺主之。下部之氣名曰「元氣」，腎主之。元氣為中氣之根，宗氣為元氣之根。元氣為中氣之根者，腎中水火俱足，乃生元氣，元氣運動，乃生中氣也。

宗氣為元氣之根者，水位於下，而來於上，肺金收降，則生腎水；火藏於下，而來於上，肺金收降，則水中有火，水火俱足，乃生元氣也。

中氣足肺氣乃足，中氣又為宗氣之根矣。肺主呼吸，中氣足呼吸乃足也。

十二經應十二時

子膽，丑肝，寅肺，卯大腸，辰胃，巳脾，午心，未小腸，申膀胱，酉腎，戌心包，亥三焦。

如每日申酉時，微覺惡寒，或精神倦怠，此腎陽不足也。每日子時，心煩出汗，或睡著必醒者，此膽經相火不降也。如每日巳午時，欠伸頻頻，身體不適，此脾胃虛也。他經仿此。

十二經脈起止簡述

手太陰脈，起於胸中，屬肺，絡大腸，循腋下，出手大指次指之端。

手陽明脈，起於手次指之端，入缺盆，屬大腸，絡肺。支者，出缺盆，挾鼻孔。

足陽明脈，起於鼻準，至額顱。支者，下膈，屬胃，絡脾。直者，下膝，出足次指大指之端。

足太陰脈，起於足大指之端，入腹，屬脾，絡胃，挾咽。支者，上膈，注心中。

手少陰脈，起於心中，下膈，絡小腸。支者，挾咽，繫目系。直者，出腋下，入掌中，出手小指之端。

手太陽脈，起於手小指之端，入缺盆，絡心，屬小腸。支者，上額至目銳眥，內眥。

足太陽脈，起於目內眥，上額，交巔，下項，挾脊，絡腎，屬膀胱。支者，貫臀，入膕中，至足上指外側。

足少陰脈，起於足小指，下趨足心，貫脊，絡膀胱，屬腎。直者，貫肝，入肺，挾舌本，注胸中。

手厥陰脈，起於胸中，屬心包，下膈，絡三焦。支者，出脅，下臂，入掌中，出手中指名指之端。

手少陽脈，起於名指之端，貫肘，入缺盆，散絡心包，屬三焦。支者，出缺盆，挾耳，至目銳眥。

足少陽脈，起於目銳眥，上頭角，下耳後，入缺盆，下胸中，絡肝，屬膽，循脅，下膝，入足名指間。支者，出足大指，貫爪甲。

足厥陰脈，起於足大指，上膕，過陰器，挾胃，絡膽，屬肝，上連目系。支者，貫膈，上注肺中。

手之三陽循臂外，手之三陰循臂內，足之三陽循腿外，足之三陰循腿內。

手之三陽，自手走頭，主升。足之三陽，自頭走足，主降。手之三陰，自胸走手，主降。足之三陰，自足走胸，主升。升經降經，左右皆同。升經的主幹力在左，降經的主幹力在右。

五臟所主的認識

五臟——肝心肺腎脾

五主——筋血皮骨肉

五榮——爪脈毛髮唇

五竅——目舌鼻耳口

五色——青赤白黑黃

五味——酸苦辛鹹甘

五聲——呼笑哭呻歌

五志——怒喜悲恐思

五液——淚汗涕唾涎

五臭——臊焦腥腐香

讀法：五主，五榮，五竅，如肝主筋，肝榮爪，肝竅目。心主血，心榮脈，心竅舌。肺主皮，肺榮毛，肺竅鼻。他經仿此。

五主五榮

・肝主筋

事實：筋病診在肝脈。如肝脈枯細，筋病硬縮；肝脈微小，筋病惕動之類。原理：造化之氣，冬氣在內，冬氣主骨，春氣在冬氣之外，筋附骨而生。肝秉春風，故肝主筋。爪者筋之餘，故榮在爪。

・心主血

事實：血病診在心脈。心脈浮洪滑大則血旺，心脈沉弱澀細則血少之類。原理：造化之氣，夏氣屬火，火色為赤，地下水分，經陽氣之溫暖，交夏令後，升發於地面之上。夏時人血渟溢，心秉火氣，故心主血。脈者血之餘，故榮在脈。

・肺主皮

事實：皮病診在肺脈。皮堅而裡細者，肺脈不虛；皮鬆而裡粗者，肺脈虛散之類。原理：秋金之氣，居造化最外一層，包圍整個造化。肺秉金氣，有收束全身之力，故肺主皮。毛者皮之餘，故榮在毛。

・腎主骨

事實：骨病診在腎脈。腎脈微者骨軟，腎脈足者骨堅之類。原理：造化之氣，冬氣主內，氣沉而堅。腎秉冬氣，故腎主骨。髮者，骨之餘，故榮在髮。腎屬水，腎主骨，骨富有碳素。碳者，大氣下沉，壓極所成，有堅凝作為。水有封藏作用。水與碳，其氣皆沉。腎氣以沉堅沉藏為能，故腎屬水，腎主骨。

此節參看宇宙篇大氣中的碳氣。

・脾主肉

事實：肉病診在脾脈。脾脈衰者肉脫，脾脈旺者肉豐之類。

原理：造化之氣，土氣居中，水火木金之中，皆有土氣在內。脾秉土氣，人身整個浮沉升降的圓運動，處處皆中氣所分佈。人身內外，處處是肉質所構成，故脾主肉。唇者肉之餘，故榮在唇。

五　色

・肝色青

事實：肝病則面現青色，青色多，肝氣絕。青色多者，肝脈必弦細而急，如循刀刃之類。

原理：造化之氣，水性下沉，下沉則黑，火氣上浮，上浮則赤。木氣者，夏秋火氣降沉水中所成，黑中有赤，其色為青，故木色為青，肝秉木氣，故青為肝色。

・心色赤

事實：心病則面現赤色，赤色多，心氣絕。赤色多者，心脈必浮而不降，有如掛鉤，上有下無之類。

原理：造化之氣，火氣上浮，其色為赤，心秉火氣，故赤為心色。

・肺色白

事實：肺病則面現白色，白色多，肺氣絕。白色多者，肺脈必薄而澀，有如循鳥之羽毛之類。

原理：造化之氣，金性在上，其色本白，肺秉金氣，故肺色為白。

・腎色黑

事實：腎病則面現黑色，黑色多，腎氣絕。黑色多者，腎脈必沉而不浮，有如石之下沉之類。

原理：造化之氣，下沉則黑，最能下沉者，莫如水，腎秉水氣，故腎色為黑。

・脾色黃

事實：脾病則面現黃色，黃色多，脾氣絕。黃色多者，脾脈如屋漏一落，緩而不能連續之類。

原理：以青赤白黑四色，融而和之，則成黃土的黃色，土氣居升浮降沉之中也。所謂四象之中，原有中氣者，其實中氣之中，原有四象也。四象與中氣，中氣與四象，原是分析不開的。中氣不衰，黃色不現，一現黃色，乃土氣之敗。脾秉土氣，故脾色為黃。運動圓則五色不見，不運動，則一色獨見，而人死。

五　味

・肝味酸

事實：木病則現酸味。病人自覺有酸味者，調和肝脈則癒之類。

原理：木主疏泄，木本生火，木實則不能疏泄而熱鬱。肝木熱鬱，是以作酸。肝秉木氣，故肝味為酸。

・心味苦

事實：火病則現苦味。苦者，火逆不降之味。病人自覺有苦味者，清降心脈則癒之類。

原理：凡物之被火燒焦者，其味即苦，火氣浮上則燃燒，燃燒則苦，故火為苦味。心秉火氣，心火不降，則自覺味苦。

・肺味辛

事實：金病則現辛味。辛者，金氣逆散，不能收斂之味。病人自覺有辛味者，降斂肺脈則癒之類。

原理：辛味主散，人食辛味則汗出，以其散也。金氣喜收惡散，金氣降則收，不降則散。肺秉金氣，肺金不降，則現辛味，故肺味為辛。

・腎味鹹

事實：腎寒則無味，腎熱則味鹹。病人自覺有鹹味者，清潤腎脈則癒之類。

原理：海水之鹹，太陽射入海水的熱力深藏富有也。鹹極則苦，即是鹹由於熱的根據。腎秉水氣，水中陽氣過旺，則現鹹味，故腎味為鹹。

・脾味甘

事實：脾病則現甘味。脾氣鬱熱，甘味乃現。病人自覺有甘味者，清解脾熱則癒之類。

原理：以酸苦辛鹹四味，融而和之，則成甘味。穀食味甘，秉中土也。脾秉土氣，脾病熱則現甘味，故脾味為甘。五味偏見，皆熱之病。五味偏見，病人自覺。

五聲五志

・肝聲呼，肝志怒

事實：肝脈沉而澀者，則病怒病呼。

原理：陽氣降入水裡，封藏一冬，降極而升，化為木氣。木氣上升，其力甚大，升而不遂，則鬱動莫遏。冬春之交，必起大風者，木氣之鬱動也。肝秉木氣，肝經升氣被抑，則鬱動而聲呼志怒也。

・心聲笑，心誌喜

事實：心脈浮而弱者，則病笑病喜。

原理：火氣主浮，一浮即降，浮而不降而病生焉。笑與喜，皆氣之偏浮不降使然。心秉火氣，人身的火氣偏浮，則病笑病喜，故心聲為笑，心志為喜。

・肺聲哭，肺志悲

事實：肺脈沉而虛，則病哭病悲。

原理：笑與喜為陽象，哭與悲為陰象。陽浮故病笑病喜，陰沉故病哭病悲。金氣主降，降而不沉，則陰象不盛，不哭不悲。降而太過，則陰沉而病哭病悲，故肺聲為哭，肺志為悲。

・腎聲呻，腎志恐

事實：腎脈沉而虛者，則病呻病恐。

原理：氣浮則笑，氣沉則呻，氣浮則喜，氣沉則恐，陽浮陰沉，自然之理。腎秉水氣，水氣為沉，沉而不浮，陽氣退敗，則陰沉而病呻病恐，故腎聲為呻，腎志為恐。

・脾聲歌，脾志思

事實：脾脈鬱者，則病歌病思。

原理：氣升為病則自呼，氣浮為病則自笑，氣降為病則自哭，氣沉為病則自呻，氣升為病則自怒，氣浮為病則自喜，氣降為病則自悲，氣沉為病則自恐，氣鬱於中則病自歌與病自思。欲呼不呼，欲笑不笑，欲哭不哭，欲呻不呻，是以歌也。欲怒不怒，欲喜不喜，欲悲不悲，欲恐不恐，是以思也。脾秉土氣而居升浮降沉之中，中氣抑鬱不舒，則病歌病思，故脾聲為歌，脾志為思。五聲五志發現，病人自覺。

五　竅

・肝開竅於目

清陽上升，目繫於肝也。

・腎開竅於耳

濁陰下降，化精歸腎，耳繫於腎也。

・肺開竅於鼻

肺主呼吸，鼻為呼吸之門，鼻繫於肺也。

・心開竅於舌

舌繫於心也。

・脾開竅於口

脾口俱主飲食也。

五　液

・肝液為淚

肝家津液，為風熱所動泄也。

・心液為汗

汗即血所化也。

・肺液為涕

肺氣不降，則津液凝聚，而出於鼻也。

・腎液為唾

腎氣不能藏，而津液上泛也。

・脾液為涎

脾陰不足，不能汲收本臟津液也。

五　臭

・肝臭為臊，木氣病也

人身腋下狐臭，即肝木病氣。

・心臭為焦，火氣病也

每年夏季，必有極熱之數日，空氣中時有焦臭即是。

・肺臭為腥，金氣病也

秋晴日久，空氣中時有腥臭即是。

・腎臭為腐，水氣病也

陰霾不見陽光之時，時有腐臭即是。

・脾臭為香，土氣病也

不臊不焦不腥不腐，則成香也。

氣血的認識

空氣入腹則生氣，飲食入腹則生血。空氣入腹則生血，飲食入腹則生氣。二者不可分也。

人身無處非血，即無處非氣。圓運動之左升，血中有氣也。圓運動之右降，氣中有血也。氣統於肺，血主於肝，氣納於腎，血連於心。凡氣之成血，血之成氣，皆中氣變化之力也，故血病責在肝心，氣病責在肺腎，中氣不足責在脾胃。血者，有形之氣，氣者，無形之血。統由於空氣與飲食經人身的圓運動所成而已。

榮衛的認識

榮衛者，臟腑以外，軀體整個的圓運動之氣分而言之之稱。榮者，人身由內而外之氣。衛者，人身由外而內之氣。內字兼下字、左字而言，外字兼上字、右字而言。由內而外者，疏泄之氣，春夏木火之氣也，有發榮之意，故曰榮。由外而內者，收斂之氣，秋冬金水之氣也，有衛護之意，故曰衛。

榮性本熱，衛性本寒。榮性疏泄，有衛氣之收斂以交之，木火之中有金水，則榮不病熱；衛氣收斂，有榮氣之疏泄以交之，金水之中有木火，則衛不病寒。此榮衛之合也。榮離衛則鬱而病熱，衛離榮則鬱而病寒，此榮衛之分也。合而忽分則病作，分而仍合則病癒。

中氣傷則榮衛分，中氣復則榮衛合。中氣者，榮衛之根本；榮衛者，中氣之外維。

榮衛者，十二臟腑公共組織以行於軀體之內、臟腑之外，通於經絡，溢於皮膚之氣也。臟腑主一身之裡，榮衛主一身之表。故外感之病，不論傷寒、溫病，無不由榮衛病起。

一見惡寒發熱，便是榮衛由合而分，中氣未有不虛者，調解其分以求歸於合，未有不顧中氣而能收斂者。

但榮衛之由合而分，雖由中氣不足，亦必有所感傷。感空氣中之寒氣則傷榮，感空氣中之熱氣則傷衛。寒傷榮，則衛鬱而不交榮；熱傷衛，則榮鬱而不交衛。榮衛交合，如環無端。寒傷榮，則疏泄之氣減少，收斂之氣加多；熱傷衛，則收斂之氣減少，疏泄之氣加多。一少一多，加多之氣與減少之氣不能通過，故榮鬱而現其本性則發熱，衛鬱而現其本性則惡寒也。

空氣之熱氣，性本疏泄，為人身榮氣同氣，故熱不傷榮而傷衛。空氣中之寒氣，性本收斂，為人身衛氣同氣，故寒不傷衛而傷榮。天人之氣化原如此也。

臟腑主裡，榮衛主表，當其一傷一鬱，惡寒發熱。病在表時，輔助中氣以調和榮衛，榮衛復合，汗出病解。汗者，榮衛分離時所停之氣水，與榮衛復和時所生之津液也。病在表時，不由汗解，則裡氣內動，而榮衛內陷，便成大病。

腑陽內動，則榮熱內陷入腑，而裡氣亦病熱；臟陰內動，則衛寒內陷入臟，而裡亦病寒。裡氣病熱，臟陰復則病癒，臟陰盡則人死；裡氣病寒，腑陽復則病癒，腑陽盡則人死。

表熱入裡者，半死半生；表寒入裡者，九死一生。名曰表病入裡，其實乃中氣敗而裡氣自病。自病者，臟陰病寒，腑陽病熱。陽熱陰寒，自然之理也。

至於榮熱外鬱而臟寒反動，衛寒外鬱而腑熱反動者，亦復不少。蓋愈鬱愈盛，愈盛愈泄，榮分水火之氣泄傷，自然陽亡而寒生；愈鬱愈盛，愈盛愈閉，衛氣閉而不開，裡陽莫達，自然陽遏而燥起。傷寒、溫病皆起於榮衛，而終於臟腑也。

至於內傷諸病，只重在十二經之本經。因榮衛為十二經之精華，降氣足則衛氣足，升氣足則榮氣足。降氣司令在肺而根於胃，升氣司令在肝而根於脾，調脾胃以升降肝肺，榮衛自旺也。

若夫衛者，降氣也，而根於陽，陽氣升而後化衛，陽微則衛氣下陷。榮者，升氣也，而根於陰，陰氣降而後化榮，陰弱則榮氣上衝。故榮與衛又當陰陽並重。衛陽主氣而下降，榮陰主血而上升。衛交榮則氣降而復升，榮交衛則血升而復降。此又表裡之外的榮衛的關係也。

若年老之人，肢體常覺微微惡寒發熱，口中微覺味苦，其與外感相似，其實並無外感，此乃脾胃將敗，榮衛解散之徵兆。脾胃敗而中氣不運，膽經不能下行，故口有苦味。脾胃為兩腎之後天，兩腎為脾胃之先天，先天不傷，後天不敗。水火為中氣之根，寒熱為水火之象，水火將亡，寒熱現象，故微覺惡寒發熱耳。

凡老年病重，每交半夜子時，或發煩熱，或出微汗，皆是此理。子時為造化圓運動開始之時，人身不能與造化相合，人身的圓運動將滅矣。

凡小兒春令之時，遍身發紅發癢，此中氣虛，榮衛外泄。老人病時，身體發癢，此中氣亡，榮衛外散也。

凡老人榮氣外散，舌尖先有紅色，有如塗朱，其色浮於肉外。紅為火色，榮為火氣，心屬火，其色紅。紅色浮於外，乃火氣外散之象。火氣外散者，中氣將亡，不能將火氣降入水中也。

藥性大概的認識

欲用某藥去治某病，須先知某病何以需要某藥。欲知某病何以需要某藥，須先知某藥何以能治某病。欲知某藥何以能治某病，須先知造化何以產生某藥。認識河圖的圓運動，即知藥之產生的由來也。

緣造化之生物也，空氣的陽性，與空氣的陰性，升降運動的圓而已。圓的運動中有五行，五行不偏的生物，人而已。人外之物皆五行之偏者，所以人為萬物之靈也。

五行不偏為人之靈，五行一偏便是人的病。病生於五行之偏，偏於五行之物是為藥耳。四肢寒冷，肚腹疼痛，為偏於木氣陽分衰弱之病，用偏於木氣陽分特多之物以補之，用當歸、川芎之類。

暮夜乾燒，形體枯瘦，偏於木氣陰分朽乏之病，用偏於木氣陰分特多之物以補之，用芍藥、生地之類。

土氣偏少之病，用土氣偏多之物，如脾胃虛乏，用甘草、黨參、白朮之類。心火偏熱，舌疼心跳，用偏於寒性之黃連、黃芩以寒之。腎水偏寒，腹瀉肢冷，用偏於熱性之附片以熱之。肺金偏燥，胃熱便堅，用偏於寒潤之石膏、麥冬以清之。肝木偏風，耗津動熱，用偏於靜潤之阿膠、生地以息之。脾土偏濕，運化頓停，用偏於滲利之茯苓、澤瀉以泄之之類。

人以外之物，皆秉五行之氣之偏，皆能治人身五行之氣之偏之病。偏東方之病，用西方之藥，偏南方之病，用北方之藥。中醫學的藥學，必言性者，五行之性也。

又如足軟之病，肺脈燥熱，用百合以清肺熱，並不治足，而足軟自癒。頭暈之病，腎脈虛乏，用熟地以補腎，並不治頭，而頭暈自癒。右脅痞脹，用升左腹之藥。左腹鬱痛，用降右脅之藥。上下左右俱病，用健運中氣之藥。病情簡單，用藥亦簡單，病情複雜，用藥亦複雜。

究研經方的配合，便見得中醫用藥的方法的原則，不過一個河圖的圓運動而已也。病有千般，藥只五行。本草一千三百餘品，常用者不過百品。所謂中醫的理法，極簡極易，於此可見也。

至於人身的水氣，即是人身火病之藥，人身的火氣，即是人身金病之藥，人身的金氣，即是人身木病之藥等等，五行相剋藥也。五行相生亦藥也。藥物之藥，無非幫助本身自己的藥耳。

所謂圓運動為生理，運動不圓為病理，運動不圓用藥以恢復其圓為醫理，如此而已。

中醫學的結果在用藥，認識河圖，自能認識藥性。不先認識河圖，而欲認識藥性，正如千枝萬葉的樹，不見根干，只求枝葉，不能知其來由也。

脈法大概的認識

腕上動脈，能診全身，此古來所傳簡易的診法。脈之動者，血中之氣也。脈分寸、關、尺三部，正對腕後高骨為關脈，關上為寸脈，關下為尺脈。寸脈以診胸上，尺脈以診臍下，關脈以診胸臍之間，左以診左，右以診右。尺主沉，寸主浮，關主中。

關者，升降浮沉的關門，運動的中樞之意。關前至魚際得一寸，關後至尺澤得一尺，古人一尺，約今之六寸也。魚際者，掌下大橫紋也。寸關尺為全身血液波動總代表之處。兩臂下垂，兩腕上舉，以寸、關、尺三部，配合本身上、中、下三部，左右相對，成為一個圓的運動。右降左升，運動勻和，是為平人。

造化秋金之氣居上，而降於右。人身右寸屬肺脈，肺與大腸相表裡，右寸亦候大腸之氣。造化春木之氣居下，而升於左。人身左關屬肝脈，肝與膽相表裡，左關亦候膽經之氣。造化夏火之氣居上，而來自春木。人身左寸屬心脈，心與小腸相表裡，左寸亦候小腸經之氣。造化冬水之氣來自秋金。人身左尺屬腎脈，腎與膀胱相表裡，左尺亦候膀胱經之氣。造化相火之氣降於秋金，藏於冬水。人身右尺屬相火脈，三焦相火與心包相火相表裡，右尺亦候心包之氣。造化中土之氣居中，而在相火之上。人身右關屬脾脈，脾與胃相表裡，右關亦候胃經之氣。此診整個圓運動分析之法也。

造化之氣，三陽右降，三陰左升。右關寸偏大，氣鬱於上，病屬不降，則現頭脹、胸悶、耳聾、目眩諸病。左關尺偏大，氣鬱於下，病屬不升，則現少腹滿痛、瀉利、足軟諸病。左關寸偏小，升力不足。升力不足者，下部陰水升不上來，則現心虛、驚駭、膽怯諸病。陰水升不上來，水中火少也。

右關尺偏小，降力不足。降力不足者，上部陽火降不下去，則現下寒、陽虛、完穀不化諸病。陽火降不下去，火中水少也。此診整個圓運動升降之法也。

至於脈數屬虛，中氣不能調和四維也。脈數屬熱，熱為火動之氣，水少則火多也。脈遲屬寒，火衰則動遲也。脈沉為病在裡，病在裡故脈向裡也。脈浮為病在表，病在表故脈向表也。

濕氣多則脈濡，津液少則脈細；津液多則脈滑，津液少則脈澀；收斂勝則脈緊，疏泄勝則脈緩。木氣病則脈弦，金氣病則脈短，火氣病則脈洪，水氣病則脈沉，土氣病則脈代。氣虛則脈虛，氣實則脈實；脈大則病進，脈小則病退；脈有力則病盛，脈有神則不死。皆人身整個自然之現象也。

至於心死脈為鉤，如上掛之鉤，有上無下之象，只有浮而不能沉也。腎死脈為石，如石直往下之象，只有沉而不能浮也。肺死脈為毛，如鳥羽之毛，薄澀之象，將散而不能收也。肝死脈為弦，如新張之弓弦，勁急如循刀刃，毫無生氣之象，疏泄盡淨無餘氣也。此皆中氣無存，不能運動調和，故四象各現本氣之象。

脾死脈為緩，緩者有如屋漏，時而一落，不能連續，中氣不能自存也。故皆稱為真臟。

真者，五行之真，五行之運動圓則不見五行之真，不運動則真見，見則亡矣。即無五行，何能成人，故死也。無病之脈，清潤匀和，名曰胃氣。胃氣者，穀氣也，穀氣足，則胃氣旺，胃氣旺，則運動圓，故病脈不見也。胃氣即中氣。

診脈之要，如調琴絃，欲調陽必證之以陰，欲調陰必證之以陽。整個的陰陽調和，然後成聲。診脈之法，診右必證之以左，診左必證之以右，診尺必證之以寸，診寸必證之以尺，診尺寸必證之以關，診浮部必證之以沉，診沉部必證之以浮，診浮沉必證之以中。整個的運動勘明，然後能見病脈，又必氣平如水，心明如鏡，指下診察，如見臟腑，神而明之，在乎各人也。

腕上動脈，乃肺經穴道，名曰太淵。於太淵穴診察全體，只有《內經》曰：「肺朝百脈。」《難經》曰：「寸口者，脈之大會，手太陰之動脈。」是其根據。

結　論

現在整理中醫，唯一辦法，是統一醫理學說。誰能一之？河圖一之。一個原則支配一切分則，更統一也。因中醫學的本身，原來是一個河圖故也。

中醫處處是陰陽五行。中醫書的陰陽五行，是看不見的，是凌亂的，是無組織的，是不活動的，是無法認識的，是無法應用的。

河圖的陰陽五行，是看得見的，是整個的，是有組織的，是活動的，是容易認識的，是妙於應用的。用河圖統一醫理學說，易如反掌，實地證明之，雖愚必明也。乃曰取消陰陽五行，則不止自己愚而不明，且欲以愚天下後世，甚可嘆矣。

二、傷寒論六經原文讀法篇

序

初不料我中醫方藥祖本的《傷寒論》的本身真相，自古到今，未曾明白示人以整個的認識也。

自來注《傷寒論》者，無不曰風中肌腠，寒傷皮毛。如不發汗將風寒發散出來，這風寒就會由太陽傳入陽明而成陽明病，傳入少陽而成少陽病。或風不中肌腠，寒不傷皮毛，風寒直中三陰之臟，而成三陰臟病。南北同風，古今一致。

在事實上徹底研究起來，乃風寒傷人之後，人身本氣自病，並非風寒入了人身為病。病成於人身的本氣，而起因於風寒所傷耳。《傷寒論》本身真相原來如此，與注家所注根本上完全不合，可怪也！

有識之士則歸咎於王叔和編訂《傷寒論》次序錯亂，所以後人無法認識《傷寒論》的真相。《傷寒論》被王叔和編次後，原文次序究竟如何，不可得而知。所可得知者，六篇之名詞，名詞曰：太陽篇、陽明篇、少陽篇、太陰篇、少陰篇、厥陰篇。

六篇之名詞，六氣之名詞也。人身個體，表有榮衛，裡有臟腑，而皆六氣之所生。欲認識本氣自病的《傷寒論》真相，必先求六氣之表裡，根據六氣之表裡，以尋求理路，再由理路以認識真相，其庶幾乎？

此篇讀法，非敢更改自來讀本之次序也，由次序以認識傷寒本氣自病的真相耳。

中華民國二十八年己卯冬月

子益重編於成都四川國醫專科學校

讀法總綱

《傷寒論》一百一十三方，三百九十七法。欲知原文逐章之意義，須先知本論六經整個之組織。整個《傷寒論》六經之組織，事實上如內容六瓣之一橘，榮衛如表皮，三陽腑、三陰臟如裡瓣。初病在表皮，汗出則病解，在表不解，裡瓣乃病。

榮衛表病，用汗法解之。臟腑裡病，臟病用溫法解之，腑病用下法解之。榮衛臟腑之間，又有少陽經病。少陽經病，不可汗，不可溫，不可下，用和法解之。病證雖多，無非表裡與經；方法雖多，無非汗、溫、下、和。瞭解原則，自能瞭解分則。

人身乃陰陽交合圓運動的氣化構成之體。陰寒陽熱，乃其本性，表則榮陽衛陰，裡則腑陽臟陰。中氣充足之人，陰陽交合，調融不分，無所謂寒，無所謂熱。

中氣不足，表的榮衛之氣分離，榮則現出陽的本性而病熱，衛則現出陰的本性而病寒；裡的臟腑之氣分離，腑則現出陽的本性而病熱，臟則現出陰的本性而病寒。少陽之經，在榮衛、臟腑、表裡之間，賦有陰陽二氣之性質，病則寒往熱來，熱往寒來。此原則也。陰陽分離，寒熱偏現，因又變化發生各項症狀。此分則也。故《傷寒論》的病證與治法，在原則上無非寒熱的本體而已，在分則上無非寒熱的變化而已。

六經的「經」字，應作「家」字解。家有內宅，有外牆。裡的臟腑如內宅，表的榮衛如外牆。內宅是各個的，外牆是公共的。

公共者，各個的公共也。無病之人，三陽三陰是圓運動的，陰中有陽，陽中有陰，是調和不分的。雖是各個，實則整個。得病之人，表氣公共的外牆被風寒打開，裡氣的內宅遂分離成了各個。

分離的輕，病輕；分離的重，病重；全分離，則有陽無陰，或有陰無陽；中氣消滅，而人死。少陽經之「經」字，則指經絡的經氣而言也。

本篇分上篇、中篇、下篇。上篇以明榮衛病、臟腑病與少陽經病之本體，中篇以盡其蘊，下篇以通其變。

所謂本體者，榮衛主表，用汗法之病；臟腑主裡，臟用溫法、腑用下法之病；少陽經主半表半裡，用和解法之病是也。

凡原文之屬於榮衛臟腑與少陽經本體各病各章，列為上篇。凡原文之屬於本體而事實較復各章，列為中篇。凡原文之由本體發生種種變化各章，列為下篇。如學彩色繪畫之法，先認識五種未經摻和之本色，然後可求知摻和之各樣雜色。

認識上篇，然後能認識中篇，認識上篇、中篇，然後能認識下篇。歷來注《傷寒論》之家，都如繭縛之艱晦，此篇讀法，有如鳥瞰之明白。只需用以前讀《傷寒論》十分之一的腦力，便能整個徹底瞭解。如欲讀此篇，須先讀原理篇、處方篇方能瞭解。

|上　篇|

榮衛病

太陽之為病，脈浮，頭項強痛而惡寒。

（凡發熱，先惡寒。此一章，論榮衛病提綱。凡原文稱太陽病，皆榮衛病。）

太陽病，發熱，汗出，惡風，脈緩者，名為中風。

（緩有虛象。「中」字作「傷」字解，言衛氣為風所傷也。風性疏泄傷衛，衛傷則榮病。）

太陽病，頭痛，發熱，汗出，惡風者，桂枝湯主之。

（此發熱亦先惡寒。）

太陽中風，陽浮而陰弱。陽浮者，熱自發；陰弱者，汗自出。嗇嗇惡寒，淅淅惡風，翕翕發熱，鼻鳴乾嘔者，桂枝湯主之。

（寸脈為陽，尺脈為陰。浮弱，熱汗，鼻鳴乾嘔，皆榮氣鬱而疏泄之事。疏泄傷陰。）

桂枝本為解肌，若其人脈浮緊，發熱汗不出者，不可與也。常須識此，勿令誤也。

（熱在肌，故曰解肌。桂枝湯，收斂之劑，脈緊無汗，收斂之病，故不可與。以上四章，論榮病。）

太陽病，或已發熱，或未發熱，必惡寒，體痛，嘔逆，脈陰陽俱緊者，名曰傷寒。

（緊乃閉斂之象，緩乃疏泄之象，是相對的。寒性收斂傷榮，榮傷則衛病。）

太陽病，頭痛發熱，身疼腰痛，骨節疼痛，惡風無汗而喘者，麻黃湯主之。

（榮降於膽，膽逆則嘔。衛降於肺，肺逆則喘。衛病閉斂，故頭項強痛之外，又加腰痛、骨痛。以上二章，論衛病。）

太陽病，外證未解，脈浮弱者，當以汗解，宜桂枝湯。

（言有表證，總宜汗解。弱脈津液傷，故宜桂枝湯。）

脈浮者，病在表，可發汗，宜麻黃湯。脈浮而數者，可發汗，宜麻黃湯。

（脈數有緊象，故宜麻黃湯。）

欲自解者，心當先煩，有汗而解。何以知之，脈浮，故知汗出解也。

（自解者，不服藥而解。陽鬱後通，先煩而解。以上三章，總結上文。）

太陽病，得之八九日，如瘧狀，發熱惡寒，熱多寒少，其人不嘔，清便欲自可，一日二三度發，脈微緩者，為欲癒也。脈微而惡寒者，此陰陽俱虛，不可更發汗、更下、更吐也。面色反有熱色者，未欲解也，以其人不得小汗出，身必癢，宜桂枝麻黃各半湯。

（清便，大便，小便。「欲」字作「能」字解。惡寒乃衛閉，衛閉向內，面色不當發熱，今發熱，故曰反。榮氣疏泄向外，故面有熱色。）

服桂枝湯，大汗出，脈洪大者，與桂枝湯如前法。若形如瘧日再發者，汗出必解，宜桂枝二麻黃一湯。

（洪大之脈，外盛內虛，故仍用桂枝湯之法。如瘧再發，衛閉氣虛，故用桂二麻一之法。桂枝湯之法，收外盛之氣以回於內之法也。）

太陽病，發熱惡寒，熱多寒少，脈微弱者，此無陽也，不可發汗，宜桂枝二越婢一湯。

（榮衛雙病，燥傷肺液。「陽」字指寸脈言。無陽，謂寸脈弱也。）

形作傷寒，其脈不弦緊而弱，弱者必渴，被火者必譫語，弱者發熱，脈浮，解之當汗出癒。

（此章「弱者必渴」句，申明上章越婢湯兼清燥之義。以上四章，論榮衛雙病。）

傷寒，表不解，心下有水氣，乾嘔，發熱而咳，或渴，或噎，或利，或小便不利、少腹滿，或喘者，小青龍湯主之。

（表病未解，而臟氣之濕寒已動，解表兼治濕寒。）

傷寒，心下有水氣，咳而微喘，發熱不渴，小青龍湯主之。服湯已渴者，此寒去欲解也。

（此章「不渴」二字，申明上章小青龍湯用溫法之義。以上二章，論榮衛病中兼見臟寒之病。）

太陽中風，脈浮緊，發熱惡寒，身疼痛，不汗出而煩躁者，大青龍湯主之。若脈微弱，汗出惡風者，不可服也。服之則厥逆，筋惕肉，此為逆也，以真武湯救之。

（首句是設問辭，非中風也。表病未解，而腑氣之燥熱已動，解表兼治燥熱。）

傷寒，脈浮緩，身不疼，但重，乍有輕時，無少陰證者，大青龍湯主之。

（此緩字有實象。桂枝湯證之緩，乃虛象也。燥傷津液故身重，津液復通，故身重乍有輕時。以上二章，論榮衛病中兼見腑燥之病。）

中風，發熱，六七日不解而煩，有表裡證。渴欲飲水，水入則吐者，名曰水逆，五苓散主之。

（熱為表證，渴為裡證，此熱乃陽為水格，非表病也。）

太陽病，小便利者，以飲水多，必心下悸，小便少者，必苦裡急也。

（水格則心氣不降，故悸。）

傷寒，汗出而渴者，五苓散主之。不渴者，茯苓甘草湯主之。

（渴而汗出為裡濕盛，不渴而汗出為表陽虛。以上三章，論榮衛病解臟氣之濕動。）

傷寒，脈滑而厥者，裡有熱也，白虎湯主之。

（燥熱灼津，津液沸騰，則脈滑。內熱格阻陰氣於外，則外厥。此滑脈重按有力。厥者，肢冷畏寒也。）

傷寒，脈浮滑，此表有熱裡有寒也，白虎湯主之。

（表熱裡寒，無用白虎之理，當是表寒裡熱，乃傳抄之誤也。）

傷寒，無大熱，口燥渴，心煩，背微惡寒者，白虎加人參湯主之。

（無大熱，無表證之發熱也。燥渴心煩，裡熱之徵。背惡寒與厥，皆裡熱格阻外陰之象。）

傷寒，脈浮，發熱無汗，其表不解者，不可與白虎湯。渴欲飲水，無表證者，白虎加人參湯主之。

（有表熱則裡陽虛，故不可用白虎以敗裡陽，重申上章之義也。）

病人身大熱，反欲得近衣者，熱在皮膚，寒在骨髓也。病人身大寒，反不欲近衣者，寒在皮膚，熱在骨髓也。

（此診斷內熱之一法，不可拘執。以上五章，論榮衛病解腑氣之躁動。）

太陰脾臟病

太陰之為病，腹滿而吐，食不下，自利益甚，時腹自痛。若下之，必胸下結硬。

（凡稱太陰病，皆太陰脾臟病，乃裡病，非經病。少陰厥陰準此。此一章，論太陰病之提綱。陰臟病寒，本體原來陰寒故也。少陰厥陰準此。）

自利不渴者，屬太陰，以其臟有寒故也，當溫之，宜服四逆輩。

（不渴二字，為陰寒用熱藥之據。）

少陰腎臟病

少陰之為病，脈微細，但欲寐也。

（少陰腎臟，水火二氣，陰臟病寒，則寒水滅火。寒而無火，故但欲寐而不能寐。無火故脈來微細也。少陰病之提綱。）

少陰病，得之一二日，口中和，其背惡寒者，當灸之，附子湯主之。

（腑陽病熱口中苦，臟陰病寒口中和。「和」字乃不苦之意。腎主骨，腎寒故背寒。）

少陰病，身體疼，手足寒，骨節痛，脈沉者，附子湯主之。

（少陰臟病，則陰盛陽衰，水寒滅火，故主附子。以上二章，論少陰病之外證。）

厥陰肝臟病

厥陰之為病，消渴，氣上衝心，心中疼熱，飢而不欲食，食則吐蛔，下之利不止。

（厥陰肝臟，本體陰寒，陰寒盛於下，故虛熱現於上耳。此一章，論厥陰病之提綱。）

傷寒，脈微而厥，至七八日膚冷，其人躁無暫安時者，此為臟厥，非為蛔厥也。蛔厥者，其人當吐蛔；今病者靜而復時煩，此為臟寒，蛔上入其膈，故煩，須臾復止，得食而嘔，又煩者，蛔聞食臭出，其人常自吐蛔。蛔厥者，烏梅丸主之。

（蛔乃木氣中之陽氣所成，厥陰本體，陽微而動。與太陰少陰不同處。此一章，引臟厥以證蛔厥也。）

傷寒四五日，腹中痛，若轉氣下趨少腹者，此欲作利也。

（轉氣下趨少腹，肝木下陷，木氣疏泄，故利。此一章，論下利屬於木氣之下陷。）

下利清穀，裡寒外熱，汗出而厥者，通脈四逆湯主之。

（外熱汗出，陽氣外散，下利見之，故用大溫。厥有陰證之厥、陽證之厥，以其他外證陰陽分之。）

大汗出，熱不去，內拘急，四肢痛，又下利厥逆而惡寒者，四逆湯主之。

（凡用四逆湯，皆陰寒陽微之險證也。）

大汗，若大下利而厥冷者，四逆湯主之。

（此陽氣將脫之象也。以上三章，論厥陰本體病之危險各證。）

手足厥寒，脈細欲絕者，當歸四逆湯主之。若其人內有久寒者，當歸四逆加吳茱萸生薑湯主之。

（血虛而寒故肢厥脈細，較前數證為順也。此一章，論厥陰之輕證。）

陽明胃腑病

陽明之為病，胃家實也。

（一部傷寒論，惟陽明胃腑有可下實證。此一章，論陽明胃腑病之提綱。）

傷寒三日，陽明脈大。

（大者，實大也。大脈有虛實之分。三日詳傳經篇。）

太陽病，三日，發汗不解，蒸蒸發熱者，屬胃也，調胃承氣湯主之。

（證僅蒸蒸發熱，乃胃家實之漸也。以上二章，論陽明胃腑病成之漸。）

二陽並病，太陽證罷，但發潮熱，反不能食者，胃中必有燥屎五六枚也，宜大承氣湯下之。若能食者，但硬耳。

（燥屎乃胃家實之物，故下燥屎，病乃能癒。榮衛與陽明胃腑都病稱二陽並病。但硬言不燥也。）

病人不大便五六日，繞臍痛，煩躁，發作有時者，此有燥屎，故使不大便也。

（胃中食物，被燥氣煉乾，故稱燥屎。）

大下後，六七日不大便，煩不解，腹滿痛者，此有燥屎也。所以然者，本有宿食故也，宜大承氣湯。

（宿食為燥氣煉乾成燥屎。）

病人小便不利，大便乍難乍易，時有微熱，喘冒不得臥者，有燥屎也，宜大承氣湯。

（小便不利，喘冒不臥，皆是燥熱傷津。陽明下證，需小便利，燥熱傷津，故不利也。以上四章，論陽明胃腑下證之實據。）

陽明病，潮熱，大便微硬者，可與大承氣湯，不硬者，不可與之。若不大便六七日，恐有燥屎，欲知之法，少與小承氣湯，湯入腹中，轉矢氣者，此有燥屎，乃可攻之。若不轉矢氣，此但初頭硬，後必溏，不可攻之，攻之必脹滿不能食也。欲飲水者，與水則噦。其後發熱者，必大便復硬而少也，以小承氣湯和之。不轉矢氣者，慎不可攻也。

（必兼潮熱之便硬，乃可用大承氣湯下之。矢，古庇字，轉矢氣者，放屁也。此一章，示人慎重用下之法。）

太陽膀胱腑病

太陽病不解，熱結膀胱，其人如狂，血自下，下者癒。其外不解者，尚未可攻，當先解外。外解已，但少腹急結者，乃可攻之，宜桃核承氣湯。

（膀胱陽腑，陽腑病熱，血下熱去，所以自癒。太陽病，榮衛病也。熱結膀胱，太陽陽腑自病也。）

太陽病，身黃，脈沉結，少腹硬，小便不利者，為無血也。小便自利，其人如狂，血證諦也，抵當湯主之。

（榮衛病時而脈沉、發狂、少腹硬，膀胱熱也。）

傷寒有熱，少腹滿，應小便不利，今反利者，為有血也，當下之，不可餘藥，宜抵當丸。

（熱不實，小便不利，必熱實，小便乃利。）

太陽病六七日，表證猶存，脈微而沉，反不結胸，其人發狂。以熱在下焦，少腹當硬滿，小便自利者，下血乃癒。所以然者，以太陽隨經，瘀熱在裡故也，抵當湯主之。

（榮衛之中，有太陽之經，腑熱則經熱入裡。以上四章，論太陽膀胱腑病，則名實相符之太陽病也。太陽腑病，只有四章。）

少陽膽經病

少陽之為病，口苦，咽乾，目眩也。

（此一章，論少陽經病之提綱。）

傷寒中風五六日，寒熱往來，胸脅苦滿，嘿嘿不欲飲食，心煩喜嘔，或胸中煩而不嘔，或渴，或腹中痛，或脅下痞，或心下悸，小便不利，或不渴，身有微熱，或咳者，小柴胡湯主之。

（非表可汗，非裡可溫可下，只可和解，故曰經病。所有諸證，皆少陽經氣升降不和之現象。）

血弱氣盡，腠理開，邪氣因入，與正氣相搏，結於脅下。正邪分爭，往來寒熱，休作有時，嘿嘿不欲飲食。臟腑相連，其痛必下，邪高痛下，故使嘔也，小柴胡湯主之。

（邪乃膽木剋胃土，痛乃肝木剋脾土。）

傷寒四五日，身熱惡風，頸項強，脅下滿，手足溫而渴者，小柴胡湯主之。

（少陽經循脅下行，脅下滿，故屬少陽經病。四五日詳傳經篇。以上三章，論少陽皆虛證。）

傷寒，發熱汗出不解，心中痞硬，嘔吐而下利者，大柴胡湯主之。

（下利乃胃熱，痞嘔乃經結，故解經兼下胃。此一章，論少陽實證，然實在胃腑，少陽經證仍虛也。）

上篇讀法

榮衛病上篇，論榮衛表病本體，又於表病未解時與表病已解後，提出臟腑裡病。榮衛病上篇，整個《傷寒論》之雛形也。臟病上篇，論臟病陰寒，乃其本體。凡外感風寒，必榮衛先病，臟腑後病。榮衛不解，裡氣鬱動。臟陰偏盛之人，乃陽退而病臟寒。與榮衛不解，裡氣鬱動，腑陽偏盛之人，乃陰退而病腑熱，是相對的理路，並無三陰直中，三陽傳經之事。不過腑陽偏盛，亦須榮衛已病數日，腑病乃成，世遂誤認為傳經。臟陰偏盛，榮衛一病，裡陽遂退，臟病即成。病成較速，世遂誤認為直中，遂將榮衛主表，臟腑主裡，表病不解，裡氣乃動之天然的正路鬧錯。此處一錯，全部傷寒論之路路俱錯。

此篇臟病列於腑病之前者，因臟病、腑病，只在各人素日陰陽偏盛的關係，並無腑病為傳經，臟病為直中之事。風寒偏傷榮衛之後，榮衛病成，榮衛本體自病也。榮衛不解，臟腑病成，亦臟腑本體自病也。由榮衛入臟腑，入臟入腑，既無一定，則列臟病在前，或列腑病在前，均無不可。榮衛乃臟腑之表，臟腑乃榮衛之裡，榮衛臟腑，本是一個，所以表病不解，裡病必作。

腑病上篇，膀胱腑病列於胃腑病之後者，腑病以胃為主體也。凡下證皆胃家負責，如不先認識胃腑應下之實證，而遽言膀胱腑病之下證，輕重不分，易致亂也。

少陽經病列於臟腑病之後者，先知榮衛之表，再知臟腑之裡，然後能知少陽之經在半表半裡也。經病之「經」字，為少陽病之本體。陽明雖有經病，統在榮衛汗法之列。經病不可汗，故惟少陽有經病。

《傷寒論》難瞭解，糾纏太多也。原文詞意糾纏，叔和編次糾纏，注家不憑事實，只憑理想糾纏。

此篇先立原則，後立分則，糾纏既清，系統明白，所以一讀即能整個瞭解。上篇者，原則也。

中　篇

榮衛病

病常自汗出者，此為榮氣和，榮氣和者外不諧，以衛氣不共榮氣和諧故耳。以榮行脈中，衛行脈外。復發其汗，榮衛和則癒。宜桂枝湯。

（榮內衛外，所以榮衛一病，必先寒後熱。此一章，論榮衛和合則不病，分離則病。）

太陽病，發熱汗出者，此為榮弱衛強，故使汗出。欲救邪風者，桂枝湯主之。

（疏泄失宜，謂之邪風，乃木氣失調之氣。）

病人臟無他病，時時發熱自汗出，而不癒者，此為衛氣不和也。先於其時發汗則癒，宜桂枝湯。

（榮偏疏泄故弱，衛不交榮故強，上章同意。以上二章論榮病。）

太陽病，初服桂枝湯，反煩不解，先刺風池、風府，卻與桂枝湯則癒。

（刺通形質，氣化易於運動。二穴在大椎旁。）

酒客家，不可與桂枝湯，得湯則嘔，以酒客不喜甘故也。

（酒客胃熱，甘性壅緩助熱，熱性往上，故嘔。）

凡服桂枝湯吐者，其後必吐膿血也。

（桂枝湯多熱藥，吐膿血者，血熱也。以上三章，論桂枝湯用法。）

傷寒，脈浮緊，不發汗，因致衄者，麻黃湯主之。

（麻黃湯衄前之法，既衄則不可用。）

太陽病，脈浮緊，發熱，身無汗，自衄者癒。

（衄亦是汗義，故癒。）

太陽病，脈浮緊，無汗，發熱，身疼痛，八九日不解，表證仍在者，此當發其汗，麻黃湯主之。服藥已，微除，其人發煩、目瞑，劇者必衄。衄乃解。所以然者，陽氣重故也。

（睡則陽氣下降而生相火，故曰陽氣重。以上三章論衛病。）

脈浮緊者，法當身疼痛，宜以汗解。假令尺中遲者，不可發汗。何以知之？然以榮氣不足，血少故也。

（不可發汗，言不宜用麻黃湯原劑發汗耳，用極輕劑麻黄便合。）

傷寒，發汗已解，半日許復煩，若脈浮數者，可更發汗，宜桂枝湯。

（既服麻黄湯發汗，不可再用麻黄湯。以上二章，論麻黄湯用法。）

太陰脾臟病

病發熱頭痛，脈反沉，若不瘥，身體疼痛，當溫其裡，宜四逆湯。

（發熱，頭痛，身體疼痛，表證；脈沉，臟寒，裡證。有表證，脈當浮，今脈沉，故曰反。沉為裡證之脈，臟陰寒，故脈沉。）

下利清穀，不可攻表，汗出必脹滿。

（臟寒攻表，裡氣更虛，故汗出脹滿。）

下利，腹脹滿，身體疼痛者，先溫其裡，乃攻其表。溫裡宜四逆湯，攻表宜桂枝湯。

（裡氣乃表氣之本，故當先溫裡氣。裡氣的陽氣充足，表氣自能外解。倘先解表，則裡陽更虛矣。「攻」字作「治」字解，非攻伐之攻。詩經云：他山之石可以攻玉，攻玉者治玉也。古人文法，常有如此者。）

太陰病，脈浮者可發汗，宜桂枝湯。

（已見吐利、腹滿，乃稱太陰病。臟病忌汗，臟病脈浮，更當溫裡。此章申明上章脈沉先溫之義耳。若無吐利、腹滿，則不能稱太陰。如曰：四日太陰之太陰，乃榮衛之事，詳傳經篇。以上四章論太陰臟病與榮衛表病同時發現，宜先溫裡然後解表。）

少陰腎臟病

少陰病，二三日至四五日，腹痛，小便不利，下利不止，便膿血者，桃花湯主之。

（下利而尿短、腹痛，濕寒木鬱。此膿血，濕寒證也。陽虛木陷，故下膿血。）

少陰病，二三日不已，至四五日，腹痛，小便不利，四肢沉重疼痛，自下利者，此為有水氣。其人或咳，或小便利，或下利，或嘔者，真武湯主之。

（尿利為下焦虛寒，尿不利為水寒、土濕、木鬱。腹痛，肢重，咳嘔，皆水寒使然。）

少陰病，吐利，手足厥冷，煩躁欲死者，吳茱萸湯主之。

（煩躁欲死，胃陽將亡矣，故以溫降胃陽為治。）

少陰病，下利，脈微澀，嘔而汗出，必數更衣，反少者，當溫其上，灸之。

（利減，汗出而嘔，陽亡於上，故當溫上。更衣，入廁大便也。）

少陰病，下利，白通湯主之。

（少陰下利，陰寒凝滯，故治以溫通。以上五章，論少陰臟病。）

少陰病，下利，脈微者，與白通湯。利不止，厥逆無脈，乾嘔煩者，白通加豬膽汁湯主之。服湯，脈暴出者死，微續者生。

（陽欲離根，上熱下寒，溫藥中兼養陰之法。陰不藏陽則脈暴出，陰能藏陽則脈微續。）

少陰病，下利清穀，裡寒外熱，手足厥逆，脈微欲絕，身反不惡寒，其人面色赤，或腹痛，或乾嘔，或咽痛，或利止脈不出者，通脈四逆湯主之。其脈即出者癒。

（身熱，面赤，腹痛，乾嘔，皆中下陽亡之證。以上二章論少陰病生死的關係。）

少陰病，脈微細沉，但欲臥，汗出不煩，自欲吐，至五六日自利，復煩躁不得臥寐者，死。

（吐利忽作，又加煩躁，中亡陽滅，故死。）

少陰病，吐利，煩躁，四逆者，死。

（吐利，汗出，肢冷，皆為逆。）

少陰病，四逆，惡寒而身蜷，脈不至，不煩而躁者，死。

（不煩而躁，中亡陽散。）

少陰病，惡寒，身蜷而利，手足逆冷者，不治。

（惡寒而利，又加肢冷，陽亡不復，故不治。）

少陰病，下利止而頭眩，時時自冒者，死。

（陽氣離根，向上飛越，故下利止而眩冒。）

少陰病，六七日，息高者，死。

（中氣離位而上浮，故息高。以上六章，論少陰陽亡死證。此等死證，非醫藥所誤而成，乃陽亡也。）

少陰病，吐利，手足不逆冷，反發熱者，不死。脈不至者，灸少陰七壯。

（手足不厥，又見發熱者，陽復也。）

少陰病，惡寒而蜷，時自煩，欲去衣被者，可治。

（煩欲去衣被者，陽復也，故可治。）

少陰病，下利，若利自止，惡寒而蜷臥，手足溫者，可治。

（利止肢溫，此陽復也。）

少陰病，脈緊，至七八日，自下利，脈暴微，手足反溫，脈緊反去者，為欲解也。雖煩，下利必自癒。

（緊去，肢溫，脈微，此陽復也。此之下利，必止一次，乃臟氣復和之利。以上四章，論少陰陽復不死證。）

少陰病，始得之，反發熱，脈沉者，麻黃附子細辛湯主之。

（熱為表證，沉為裡證，解表溫裡，雙解之法。）

少陰病，得之二三日，麻黃附子甘草湯微發汗。以二三日無裡證，故微發汗也。

（無裡證不用附子，此乃偏重微發汗之言。以上二章論少陰裡證與榮衛表證同時發現，表裡雙解之法。）

少陰病，脈細沉數，病為在裡，不可發汗。

（臟陰病，裡陽微，故忌發汗以散陽氣。臟病只宜溫寒，不宜發汗。上章麻黃，兼表證也。）

少陰病，脈沉者，急溫之，宜四逆湯。

（申上章陰臟不可發汗之意。）

少陰病，咳而下利，譫語者，被火氣劫故也，小便必難，以強責少陰汗也。

（火氣發汗傷津，熱藥亦火氣之類也。）

少陰病，但厥無汗，而強發之，必動其血，未知從何道出。或從口鼻，或從目出，是名下厥上竭，為難治。

（下則陽厥，上則陰竭，故為難治。）

少陰病，脈微，不可發汗，亡陽故也。陽已虛而尺脈弱澀者，復不可下之。

（發汗能亡陽，下亦能亡陽。以上五章，論少陰裡病不可汗。）

厥陰肝臟病

傷寒，脈促，手足厥逆者，可灸之。

（肝臟陽微，不能四達，故脈促肢冷。）

乾嘔，吐涎沫，頭痛者，吳茱萸湯主之。

（肝膽俱寒，胃陽亦敗，陽微陰逆，現證如此。）

病人手足厥冷，言我不結胸，少腹滿，按之痛者，此冷結在膀胱關元也。

（此木氣寒由於水氣寒之證也。以上三章論厥陰肝臟病之溫法。）

傷寒，厥而心下悸者，宜先治水，當與茯苓甘草湯，卻治其厥。不爾，水漬入胃，必作利也。

（水氣阻格心氣下降之路，心氣不降故悸。此一章，論治水之法。如不先治水，而用溫藥治厥，水被溫藥蒸迫入胃，故必作利。）

嘔而脈弱，小便複利，身有微熱，見厥者難治，四逆湯主之。

（嘔則上逆，尿利則下脫，脈弱又厥，故難治。）

發熱而厥，七日下利者，為難治。

（陽越於外，又滅於內，七日下利，陽難復矣。以上二章，論厥陰臟病生死的關係。）

傷寒，發熱下利至甚，厥不止者，死。

（陽越於外，又絕於內，故主死也。）

傷寒六七日，不利，便發熱而利，其人汗出不止者，死。有陰無陽故也。

（七日來復之期，忽然發熱，下利，汗多，陽亡矣。）

傷寒，發熱下利厥逆，躁不得臥者死。

（躁不得臥，陽氣脫根，陽脫外散，故發熱也。）

傷寒六七日，脈微，手足厥冷，煩躁，灸厥陰，厥不還者，死。

（七日當陽氣來復之期，厥不還，陽不復也。）

下利，手足厥冷，無脈者，灸之不溫，若脈不還，反微喘者，死。

（中氣消滅，故見微喘。）

下利後脈絕，手足厥冷，晬時脈還，手足溫者，生，脈不還者，死。

（晬時，一週時也。）

傷寒，下利日十餘行，脈反實者，死。

（下利脈，當微弱，陽亡不能運化則脈實。以上九章，論厥陰陽亡死證。）

傷寒五六日，不結胸，腹濡，脈虛，復厥者，不可下。此為亡血，下之死。

（腹濡為中虛血寒，故下之即死。）

傷寒脈遲，六七日而反與黃芩湯徹其熱。脈遲為寒，今與黃芩湯復除其熱，腹中應冷，當不能食。今反能食，此名除中，必死。

（中氣將亡，反能食者，胃氣動也，動則散矣。以上二章，論厥陰死證係誤於醫藥者。）

下利，脈沉弦者，下重也，脈大者為未止，脈微弱數者為欲自止，雖發熱，不死。

（發熱不兼下利厥躁者，此發熱為陽復。此一章，論厥陰陽復不死證。）

下利，脈沉而遲，其人面少赤，身有微熱，下利清穀者，必鬱冒汗出而解，病人必微厥。所以然者，其面戴陽，下虛故也。

（面赤微熱，陽氣上盛，下利清穀，陽氣下虛，汗出則上下和平，故微厥病解。）

下利，脈數，有微熱，汗出令自癒。設復緊，為未解。

（脈數得汗，陽氣通調，脈復緊，陽仍未通也。以上二章，論厥陰臟病陽復病解證。）

陽明胃腑病

問曰：陽明病外證云何？答曰：身熱，汗自出，不惡寒反惡熱也。

（汗自出，反惡熱，胃家陽實之現象。）

問曰：病有得之一日，不惡熱而惡寒者，何也？答曰：雖得之一日，惡寒將自罷，即自汗出而惡熱也。

（胃家陽實，故惡寒之表證易罷。）

問曰：惡寒何故自罷？答曰：陽明居中主土也，萬物所歸，無所復傳，始雖惡寒，二日自止，此為陽明病也。

（陽明病胃陽實，乃胃家自病。經文「傳」字，含意甚多，詳傳經篇。）

傷寒，脈浮而緩，手足自溫者，是為系在太陰。太陰者，身當發黃，若小便自利者，不能發黃。至七八日，大便硬者，為陽明病也。傷寒轉系陽明者，其人濈濈然微汗出也。

（此借太陰以證陽明。脈緩肢溫，太陰陽明所同。陽明則緩而實，便硬汗出，太陰則否。以上四章，論陽明腑病之外證。）

問曰：何緣得陽明病？答曰：太陽病若發汗，若下，若利小便，此亡津液，胃中乾燥，因轉屬陽明。不更衣，內實，大便難者，是名陽明也。

（胃陽原來偏旺，津傷燥結，則內實便難。）

本太陽病，初得時發其汗，汗先出不徹，因轉屬陽明也。

（胃陽原來偏旺，故表氣鬱，胃陽則實。若表病汗解，裡陽即不偏實。）

問曰：病有太陽陽明，有正陽陽明，有少陽陽明，何謂也？答曰：太陽陽明者，脾約是也。正陽陽明者，胃家實是也。少陽陽明者，發汗利小便已，胃中燥，煩實，大便難是也。

（太陽發汗多，津液傷，則腸胃約結，為脾約。胃家實，乃陽明實證。來自榮衛與少陽，皆虛證也。以上三章，論陽明胃腑病之來路。）

陽明病，不吐不下，心煩者，可與調胃承氣湯。

（不吐不下，津液未傷。心煩，乃胃家實之漸。）

太陽病，若吐，若下，若發汗，微煩，小便數，大便因硬者，與小承氣湯和之癒。

（「和」字之意，乃調和，非泄下，服後便軟為和。表證已罷，乃可用小承氣湯。）

陽明病，脈遲，雖汗出不惡寒者，其身必重，短氣，腹滿而喘，有潮熱者，此外欲解，可攻裡也，手足濈然而汗出者，此大便已硬也，大承氣湯主之；若汗多，微發熱惡寒者，外未解也，其熱不潮，未可與承氣湯；若腹大滿不通者，可與小承氣湯，微和胃氣，勿令至大泄下。

（此「遲」字乃緩象，陽明之緩有實象，非虛緩。但有惡寒，即是表證尚在，未成實之據。以上三章，論陽明腑病初成之微下法。）

陽明病，自汗出，若發汗，小便自利者，此為津液內竭，雖硬不可攻之，當須自欲大便，宜蜜煎導而通之。若土瓜根及與大豬膽汁，皆可為導。

（凡下證，總要胃家實，此乃肛門燥結而已。）

趺陽脈浮而澀，浮則胃氣強，澀則小便數，浮澀相搏，大便則硬，其脾為約，麻仁丸主之。

（胃家陰液被傷，不能下降，則陽強而上浮。）

陽明病，本自汗出，醫更重發汗，病已差，尚微煩不了了者，此大便必硬故也。以亡津液，胃中乾燥，故令大便硬。當問其小便日幾行。若本小便日三四行，今日再行，故知大便不久出；今為小便數少，以津液當還入胃中，故知不久必大便也。

（便硬則陽熱偏盛，故煩，雖煩，胃家並不實。問小便關係大，如不問而用承氣則壞矣。此「數」字乃數目之「數」。）

脈浮而芤，浮為陽，芤為陰，浮芤相搏，胃氣生熱，其陽則絕。

（浮為陽盛，芤為陰虛。絕乃絕對，非絕滅也。）

脈陽微而汗出少者，為自和也。汗出多者，為太過。陽脈實，因發其汗出多者，亦為太過。太過者，為陽絕於裡，亡津液，大便因硬也。

（陽實又多汗，故陽絕對，然非胃家實之實。）

傷寒四五日，脈沉而喘滿，沉為在裡，而反發其汗，津液越出，大便為難，表虛裡實，久則譫語。

（沉滿為裡實，發汗則表虛，久則屎燥，故譫語。）

汗出譫語者，以有燥屎在胃中，此為風也。須下之，過經乃可下之，下之若早，語言必亂，以表虛裡實故也。下之則癒，宜大承氣湯。

（風，乃本身木氣疏泄之氣，言汗出傷胃津液也。過經，過六日。下之則癒二句，接「為風也」三字讀，便明顯。以上七章論陽明便硬，因津液被傷之虛證。）

陽明病下之，心中懊憹而煩，胃中有燥屎，可攻。腹微滿，初頭硬後必溏，不可攻之。若有燥屎者，宜大承氣湯。

（不可攻為主，必潮熱，滿痛，拒按，乃可攻也。腹微滿上加「若僅」二字讀，便明顯。）

得病二三日，脈弱，無太陽柴胡證，煩躁，心下硬，至四五日，雖能食，與小承氣湯，少少與，微和之，令小安；至六日，與承氣湯一升。若不大便六七日，小便少者，雖不能食，但初頭硬，後必溏，未定成硬，攻之必溏。須小便利，屎定硬，乃可攻之，宜大承氣湯。

（「太陽」二字，疑係「少陽」二字，無少陽而心下硬，故宜和。能食為無燥屎，然煩躁，心下硬，亦須和之。不能食為有燥屎，然尿少，但初硬後必溏也。心下硬為少陽證，詳少陽中。以上二章，論陽明便硬，先硬後溏之虛證。）

陽明病，譫語，發潮熱，脈滑而疾者，小承氣湯主之。因與承氣湯一升，腹中轉矢氣者，更服一升；若不轉矢氣者勿更與之。明日又不大便，脈反微澀者，裡虛也，為難治，不可更與承氣湯也。

（滑脈按有力，然疾則不實矣。可下脈必緩實，非宿食之滑疾，非實脈，故用承氣反澀。譫語，潮熱，脈反微澀，故為難治。）

傷寒，若吐若下後不解，不大便五六日，上至十餘日，日晡所發潮熱，不惡寒，獨語如見鬼狀。若劇者，發則不識人，循衣摸床，惕而不安，微喘直視，脈弦者生，脈澀者死，微者但發熱譫語者，大承氣湯主之。若一服利，止後服。

（弦為木氣生氣，澀為無生氣。微者句，指無獨語諸證。以上二章論陽明之敗證。）

發汗不解，腹滿痛者，急下之，宜大承氣湯。

（燥土傷及太陰之陰。）

陽明病，發熱汗多者，急下之，宜大承氣湯。

（燥土傷及少陰之陰。）

傷寒六七日，目中不了了，睛不和，無表裡證，大便難，身微熱者，此為實也，急下之，宜大承氣湯。

（燥土傷及厥陰之陰。以上三章，論陽明非常實證。）

陽明病，其人善忘，必有蓄血。所以然者，必有久瘀血，故令善忘。屎雖硬，大便反易，其色必黑，宜抵當湯下之。

（腎主藏智，腎氣傷則善忘，黑為腎色。）

病人無表裡證，發熱七八日，雖脈浮數者，可下之。假令已下，脈數不解，合熱則消穀善飢，至六七日不大便者，有瘀血也，宜抵當湯。若脈數不解，而下不止，必協熱而便膿血也。

（浮數可下，乃設問詞。消穀善飢，血瘀生風。浮數，熱在經不在腑，熱在經故便膿血。以上二章，論陽明蓄血之證。）

陽明病，下血譫語者，此為熱入血室。但頭汗出者，刺期門，隨其實而泄之，濈然汗出，則癒。

（但頭出汗，肝膽經熱，刺期門以泄肝膽熱。此一章，論陽明病之婦人熱入血室證。）

太陽病，項背強幾幾，反汗出惡風者，桂枝加葛根湯主之。

（幾幾，直硬意，陽明經不前降，則後陷而直硬。足陽明經主前降，手陽明經主後升。手陽明能後升，足陽明則前降。）

太陽病，項背強幾幾，無汗惡風者，葛根湯主之。

（幾幾之項強，榮衛鬱而陽明經氣亦動也，故雙解之。）

太陽與陽明合病者，必自下利，葛根湯主之。

（榮衛之氣，與腸胃陽明燥熱之氣混亂。熱則氣動，熱氣動則自下利。）

太陽與陽明合病，不下利但嘔者，葛根加半夏湯主之。

（混亂之氣盛於下則利，盛於上則嘔。）

太陽與陽明合病，喘而胸滿者，不可下，麻黃湯主之。

（有榮衛之惡寒，有陽明之脈大，曰合病。）

陽明病，脈浮，無汗而喘者，發汗則癒；宜麻黃湯。

（此章與上章均重在喘字，故主麻黄，喘為肺實。陽明之喘，肺氣燥實。內傷之喘，多肺氣虛。）

陽明病，脈遲，汗出多，微惡寒者，表未解也，可發汗，宜桂枝湯。

（遲，有緩象，言不數也。以上七章，論榮衛與陽明胃腑經氣同病治法。）

太陽病，外證未解者，不可下也，下之為逆。欲解外者，桂枝湯主之。

（外證未解而下之，榮衛內陷矣，故稱為逆。）

夫病脈浮大，問病者，言但便硬耳，設利之，為大逆。硬為實，汗出而解，何以故？脈浮當以汗解。

（脈浮為表證，脈大為腑證，腑證兼表證，當先解表，與表證兼臟證，當先溫臟，為對待理法。）

傷寒，不大便六七日，頭痛有熱者，與承氣湯。其小便清者，知不在裡仍在表也，當須發汗，若頭痛者必衄，宜桂枝湯。

（頭疼有熱，陽明不降，故衄。此頭痛乃額角痛，膽經上逆故痛。）

二陽並病，太陽初得病時，發其汗，汗先出不徹，因轉屬陽明。續自微汗出，不惡寒，若太陽病證不罷者，不可下，下之為逆。如此，可小發其汗。設面色緣緣正赤者，陽氣拂鬱在表，當解之、薰之。若發汗不徹，不足言，陽氣拂鬱不得越，當汗不汗，其人煩躁，不知痛處，乍在腹中，乍在四肢，按之不可得，其人短氣、但坐，以汗出不徹故也，更發汗則癒。何以知汗出不徹？以脈澀，故知也。

（陰臟病連榮衛，先溫後表，否則榮衛內陷。陽腑病連榮衛，先表後下，否則榮衛內陷。汗徹，則脈象和榮衛調，澀則不和不調也。）

病人煩熱，汗出則解，又如瘧狀，日晡時發熱者，屬陽明也。脈實者，宜下之。脈浮虛者，宜發汗。下之，宜大承氣湯，發汗，宜桂枝湯。

（發熱脈實，故屬腑證。發熱脈虛，故屬表證。）

太陽病未解，脈陰陽俱停，必先振栗，汗出而解。但陽脈微者，先汗出而解，但陰脈微者，下之而解。若欲下之，宜調胃承氣湯。

（鬱極則脈停，鬱極後通，則振栗。陽脈微，腑氣不實也。陰脈微，燥熱傷津也。以上六章，論陽明兼榮衛，須先汗以解表，然後可下之法。）

少陽膽經病

傷寒中風，有柴胡證，但見一證便是，不必悉具。

（口苦，耳聾，目眩，咽乾，胸硬，脅痛，寒熱往來。）

嘔而發熱者，小柴胡湯主之。

（少陽膽經上逆，則嘔而發熱。）

傷寒，陽脈澀，陰脈弦，法當腹中急痛者，先用小建中湯，不差者，與小柴胡湯主之。

（陽澀陰弦，木氣鬱結，建中舒鬱，柴胡散結。主之，似多此二字。）

嘔家不可與建中湯，以甜故也。

（甘味壅緩，嘔家胃逆不降，忌甘味之壅緩。以上四章論小柴胡湯用法。）

太陽病，十日已去，脈浮細而嗜臥者，外已解也。設胸滿脅痛者，與小柴胡湯主之。

（榮衛病過十日，嗜臥，胸滿，脈細，屬少陽也。）

傷寒六七日，發熱，微惡寒，肢節煩疼，微嘔，心下支結，外證未去者，柴胡桂枝湯主之。

（微嘔支結，少陽證也。）

太陽與少陽合病，自下利者，與黃芩湯。若嘔者，黃芩加半夏生薑湯主之。

（相火熱而動，故少陽經與表合病，即利。以上三章，論榮衛表病與少陽經合病之治法。）

陽明少陽合病，必下利。其脈不負者，順也，負者失也。互相剋賊，名為負也。脈滑而數者，有宿食也，當下之，宜大承氣湯。

（合病下利，乃經氣紊亂之利。木剋土為負，脈左盛右衰為負。脈負為主，宿食為陪。）

服柴胡湯已，渴者屬陽明也，以法治之。

（小柴胡多熱藥，陽明偏燥，故服之作渴。以上二章，論少陽與陽明合病之治法。）

婦人中風，發熱惡寒，經水適來，得之七八日，熱除而脈遲身涼，胸脅下滿如結胸狀，譫語者，此為熱入血室也。當刺期門，隨其實而瀉之。

（血內熱故身涼譫語。刺期門以瀉血熱。）

婦人中風，七八日續得寒熱，發作有時，經水適斷者，此為熱入血室，其血必結，故使如瘧，發作有時，小柴胡湯主之。

（三焦相火，尺脈主之。血室亦尺脈主之，此病尺脈必動數。）

婦人傷寒發熱，經水適來之時，晝日明了，暮則譫語，如見鬼狀者，此為熱入血室。無犯胃氣及上二焦，則自癒。

（熱入血室，暮則熱增，故譫語也。不犯胃氣及上二焦，小柴胡湯之法是也。以上三章論婦人經期，榮衛感傷風寒，須治少陽之經之法。）

中篇讀法

中篇榮衛、臟腑與少陽經各章，亦皆榮衛、臟腑、少陽經之本體病也。榮衛者，十二臟腑公共組織以行於身之氣。三陽三陰各居一半，太陽只占十二分之二，所以由榮衛可內傳十二臟腑，由太陽只能由太陽本經內傳太陽本腑。原文以「太陽」二字代替「榮衛」二字，於是由表傳裡顯而易見之陰陽大路兩條並成了太陽的一條，太陽的一條如何能傳三陰。原文榮衛三章，足證「太陽」二字代替「榮衛」二字。不然何以既稱太陽，又稱榮衛乎？

讀原文榮衛三章可信，內容六瓣之一橘足喻整個《傷寒論》的組織，橘皮如榮衛，六瓣如三陽腑、三陰臟也。陽明病者，可下之實證也，而不可下之虛證，乃有如此之多。上篇所載為實證，中篇所載為虛證。知陽明病實，又知陽明能病虛，然後能治傷寒陽明病。少陽居榮衛表氣、陽明裡氣之間，故有與榮衛、陽明相連之病。婦人經水，原於腎家，少陽之腑，居於腎中，故主柴胡也。

下 篇

榮衛壞病

太陽病三日，已發汗，若吐，若下，若溫針，仍不解者，此為壞病，桂枝不中與之也。觀其脈證，知犯何逆，隨證治之。

（汗、吐、下、針，治病之法，治之不癒，遂成壞證。）

本發汗而復下之，此為逆也，若先發汗，治不為逆。本先下之，而反汗之為逆，若先下之，治不為逆。

（「本」字作「應當」二字解。以上二章論榮衛壞病之提綱。）

傷寒醫下之，續得下利清穀不止，身疼痛者，急當救裡。後身疼痛，清便自調者，急當救表。救裡宜四逆湯，救表宜桂枝湯。

（裡氣為表氣之本，故先救裡。救表是陪。）

發汗後，水藥不得入口為逆，若更發汗，必吐下不止。

（脾臟陽虛之人，發汗則陽更虛也。）

發汗後身疼痛，脈沉遲者，桂枝加芍藥生薑各一兩，人參三兩，新加湯主之。

（身痛，脈沉遲，中虛木枯也。）

太陽病，發汗後，大汗出，胃中乾，煩躁不得眠，欲得飲水者，少少與之，令胃氣和則癒。若脈浮，小便不利，微熱消渴者，五苓散主之。

（水濕阻格，相火不歸，故脈浮，發熱，消渴，小便不利四條為主。）

病在陽，應以汗解之。反以冷水潠之、灌之，其熱被劫不得去，彌更益煩，肉上粟起，意欲飲水，反不渴者，服文蛤散。若不差者，與五苓散。寒實結胸，無熱證，與三物小陷胸湯，白散亦可服。

（病在陽，此「陽」字作「表」字解。「寒」字作「痰」字解。無熱證，無發熱表證。小陷胸湯是痰結法，白散是水結法。以五苓散為主。「寒實結胸」三句，乃下文結胸之事，應移「小結胸病在心下按之則痛」章後讀。）

發汗後，飲水多者，必喘，以水灌之亦喘。

（發汗之後，中虛不能化水，水停氣逆，故喘。）

發汗已，脈浮數，煩渴者，五苓散主之。

（此證小便必不利，小便若利，忌用五苓。）

服桂枝湯，或下之，仍頭項強痛，翕翕發熱，無汗，心下滿，微痛，小便不利者，桂枝湯去桂加茯苓白朮湯主之。

（頭項強痛，乃濕阻也。）

發汗後，腹脹滿者，厚朴生薑甘草半夏人參湯主之。

（脹滿為中虛陰逆。）

太陽病下之，微喘者，表未解故也。桂枝加厚朴杏子湯主之。

（表病攻裡，故表不解。陰凝肺逆，故作喘。以上十章，論榮衛壞入太陰脾臟。）

傷寒下後，心煩腹滿，臥起不安者，梔子厚朴湯主之。

（腹滿為濕凝，心煩為熱瘀。土濕不運，阻塞上焦火氣下降之路，故熱瘀而作煩。）

傷寒，醫以丸藥大下之，身熱不去，微煩者，梔子乾薑湯主之。

（中寒故外熱，熱瘀於上，故心煩。）

發汗若下之，而煩熱，胸中窒者，梔子豉湯主之。

（胸窒乃中虛不運，煩熱乃熱為濕瘀。）

發汗吐下後，虛煩不得眠，若劇者，必反覆顛倒，心下懊，梔子豉湯主之。若少氣者，梔子甘草豉湯主之。若嘔者，梔子生薑豉湯主之。

（中虛熱瘀，故心中懊憹。）

凡用梔子湯，病人舊微溏者，不可與服之。

（舊時大便不實之人，寒藥須慎用也。以上五章，論榮衛壞入太陰脾臟濕熱瘀阻之證。）

太陽病發汗，遂漏不止，其人惡風，小便難，四肢微急，難以屈伸者，桂枝加附子湯主之。

（腎陽泄，故汗如漏。水寒木鬱，故肢急尿難。）

發汗病不解，反惡寒者，虛故也，芍藥甘草附子湯主之。

（病不解為榮氣未和，反惡寒為腎陽虛。）

太陽病，下之後，脈促胸滿者，桂枝去芍藥湯主之。

若微寒者，去芍藥，方中加附子湯主之。

（脈促為表未解，胸滿為膽經寒，惡寒為腎陽虛。）

下之後復發汗，必振寒，脈微細。所以然者，以內外俱虛故也。

（發汗為外虛，脈微細為內虛。）

太陽病發汗，汗出不解，其人仍發熱，心下悸，頭眩，身瞤動，振振欲擗地者，真武湯主之。

（悸眩瞤動，水寒木枯。欲擗地者，中土無根，欲居土下。）

發汗若下之，病仍不解，煩躁者，茯苓四逆湯主之。

（陽逆於上則煩，陽拔於下則躁。虛寒兼濕。）

下之後，復發汗，晝日煩躁不得眠，夜而安靜。不嘔不渴，無表證，脈沉微，身無大熱者，乾薑附子湯主之。

（晝日陽氣在外，陽氣離根，故煩而躁。夜則陽氣歸內，故安靜。）

未持脈時，病人叉手自冒心，師因教試令咳而不咳者，必兩耳聾無所聞也。所以然者，以重發汗，虛故如此。

（汗泄腎臟陽氣，腎虛故兩耳無所聞，木氣衝塞也。）

汗家重發汗，必恍惚心亂，小便已陰痛，與禹餘糧丸。

（中虛，腎陽外泄，故心亂。水寒木陷，故陰痛。）

脈浮數者，法當汗出而癒。若下之，身重心悸者，不可發汗，當自汗出乃解。所以然者，尺中脈微，此裡虛，須表裡實，津液自和，便自汗出癒。

（濕溢則身重，水停則心悸，自汗則水濕俱去。裡氣漸復，則裡氣不虛，乃能自己出汗，裡氣漸復者，腎陽復也。）

發汗過多，其人叉手自冒心，心下悸欲得按者，桂枝甘草湯主之。

（水寒木陷，風衝悸動，肝陽上升，風氣自平。）

發汗後，其人臍下悸者，欲作奔豚，茯苓桂枝甘草大棗湯主之。

（風氣衝撞，如豚之奔，扶土達木，風氣乃平。）

燒針令其汗，針處被寒，核起而赤者，必發奔豚。氣從少腹上衝心者，灸其核上各一壯，與桂枝加桂湯，更加桂二兩。

（核起而赤者，陽拔火泄也。水寒則肝陽下陷，肝陽下陷則風氣上衝，故發奔豚。）

太陽病，下之後，其氣上衝者，可與桂枝湯，用前法。若不上衝者，不可與之。

（風氣不衝，木氣未陷，木未下陷，故不可升木氣。風氣即肝木陽氣，故肝陽下陷，則風氣上衝，肝陽上升，則風氣平也。）

傷寒若嘔若下後，心下逆滿，氣上衝胸，起則頭眩，脈沉緊，發汗則動經，身為振振搖者，茯苓桂枝白朮甘草湯主之。

（振搖，土敗風衝也，水寒為因，風衝為果。）

傷寒脈浮，醫以火迫劫之，亡陽必驚狂，起臥不安者，桂枝湯去芍藥加蜀漆龍骨牡蠣救逆湯主之。

（燒針之火，引陽外出，陽氣拔根，故驚狂也。）

火逆下之，因燒針煩躁者，桂枝甘草龍骨牡蠣湯主之。

（煩躁，比驚狂、起臥不安為虛。）

太陽傷寒者，加溫針必驚也。

（傷寒宜補中調榮衛，溫針拔起腎陽，故驚。以上十八章，論榮衛壞入少陰腎臟。）

病人有寒，復發汗，胃中冷，必吐蛔。

（胃冷吐蛔，厥陰之病，汗亡胃陽之過。）

下利脈，大者虛也，以其強下之故也。設脈浮革，因而腸鳴者，屬當歸四逆湯。

（革為寒，浮大而革為虛，木氣虛寒，故腸鳴。）

傷寒本自寒下，醫復吐下之，寒格更逆。吐下，若食入口即吐者，乾薑黃連黃芩人參湯主之。

（吐為中寒，入口即吐為上熱，中寒與上熱俱盛也。以上三章，論榮衛壞入厥陰肝臟。）

太陽病。先發汗不解，而復下之，脈浮者不癒。浮為在外，而反下之，故令不癒。今脈浮故知在外，當須解外則癒，桂枝湯主之。

（汗下不癒，故為壞病。下後如故，則屬陽明。）

大下之後，復遂發汗，小便不利，亡津液故也，勿治之，得小便利自癒。

（小便不利，別無他病，津液復生，小便自利。）

太陽病，桂枝證，醫反下之，利遂不止。脈促者，表未解也，喘而汗出者，葛根黃連黃芩湯主之。

（利不止為陰證，脈促喘汗之利，則陽證也。脈促者句上，加一「若」字讀，便明顯。利遂不止為陪，脈促喘汗為主。）

下後不可更行桂枝湯，若汗出而喘無大熱者，可與麻黃杏仁甘草石膏湯。

（汗出為胃家燥熱，喘為肺氣實逆。無大熱者，無表證之發熱。身外大熱，身內即不熱，即忌此方。）

發汗後，不可更行桂枝湯。汗出而喘，無大熱者，可與麻黃杏仁甘草石膏湯。

（不可桂枝湯，言宜麻杏湯也，非一概不可也。）

服桂枝湯，大汗出後，大煩渴不解，脈洪大者，白虎加人參湯主之。

（大汗傷津，洪大虛脈，大汗又煩渴，故宜急救津液。脈洪大又渴，此洪大重按必兼滑象也。）

傷寒若吐若下後，七八日不解，熱結在裡，表裡俱熱，時時惡風，大渴，舌上乾燥而煩，欲飲水數升者，白虎加人參湯主之。

（「欲」字作「能」字解。裡燥熱，熱主泄，故惡風。裡熱極，表亦熱，此表熱，非表證之熱。表熱重按無根，裡熱之熱有根。）

太陽病，先下之而不癒，因復發汗，此以表裡俱虛，其人因致冒，冒家汗出則自癒。所以然者，汗出表和故也。得裡未和，然後復下之。

（虛乃津液傷，津傷熱越故冒，津傷則屎硬。）

發汗後惡寒者，虛故也。不惡寒但熱者，實也，當和胃氣，與調胃承氣湯。

（僅是惡熱之實，只宜和胃，不宜下胃。以上九章，論榮衛壞入陽明胃腑。）

太陽病，以火薰之，不得汗，其人必燥，到經不解，必清血，名為火邪。

（清與圊通，言入廁也。經，詳傳經篇。）

脈浮，宜以汗解，用火灸之，邪無從出，因火而盛，病從腰以下必重而痺，名曰火逆。

（腰下屬陰，火邪傷陰，故腰下重痺。）

脈浮熱盛，反灸之，此為實。實以虛治，因火而動，必咽燥吐血。

（病熱得火，故咽燥吐血也。）

微數之脈，慎不可灸。因火為邪，則為煩逆，追虛逐實，血散脈中，火氣雖微，內攻有力，焦骨傷筋，血難復也。

（誤用熱藥，亦能致此。）

太陽病，二日反燥，凡熨其背而大汗出，大熱入胃，胃中水竭，煩躁必發譫語。十餘日，振栗自下利者，此為欲解也。故其汗從腰以下不得汗，欲小便不得，反嘔，欲失溲，足下惡風。大便硬，小便當數，而反不數及不多，大便已，頭卓然而痛，其人足心必熱，穀氣下流故也。

（振栗自利，熱泄陰復。「故」字上有若不自利意。失溲、惡風等，皆津傷木鬱。降而復升則頭痛。）

太陽病中風，以火劫，發汗，邪風被火熱，血氣流溢，失其常度，兩陽相薰灼，其身發黃。陽盛則欲衄，陰虛則小便難。陰陽俱虛竭，身體則枯燥，但頭汗出，劑頸而還，腹滿，微喘，口乾，咽爛，或不大便，久則譫語，甚者至噦，手足躁擾，捻衣摸床。小便利者，其人可治。

（兩陽薰灼，故曰陽盛。陽盛則陰傷而無小便，陰氣復，故小便利。）

太陽病，吐之。但太陽病當惡寒，今反不惡寒，不欲近衣，此為吐之內煩也。

（吐傷胃氣，胃逆生熱，胃虛逆熱，故生內煩。）

太陽病，當惡寒發熱，今自汗出，反不惡寒發熱，關上脈細數者，以醫吐之過也。一二日吐之者，腹中飢，口不能食；三四日吐之者，不喜糜粥，欲食冷食，朝食暮吐。以醫吐之所致也。此為小逆。

（胃陽浮微，忌用涼藥；胃虛熱逆，故欲冷食；胃虛不運，故仍吐出。以上八章，論榮衛壞入陽明胃腑津液虛之證。）

結胸痞證

病發於陽而反下之，熱入，因作結胸。病發於陰而反下之，因作痞。所以成結胸者，以下之太早故也。

（腑陽當下，下早結胸。臟陰忌下，誤下成痞。此一章，論結胸痞證之提綱。）

太陽病，脈浮而動數。浮則為風，數則為熱，動則為痛，數則為虛。頭痛，發熱，微盜汗出而反惡寒者，表未解也。醫反下之，動數變遲，膈內拒痛，胃中空虛，客氣動膈，短氣躁煩，心中懊憹，陽氣內陷，心下因硬，則為結胸，大陷胸湯主之。若不結胸，但頭汗出，餘處無汗，劑頸而還，小便不利者，身必發黃也。

（胃中空虛，故客氣動膈。客氣，應往下降返逆不降之氣。尿利，周身有汗，濕熱有出路，則不發黃也。）

傷寒六七日，結胸，熱實脈沉而緊，心下痛，按之石硬者，大陷胸湯主之。

（沉為實象，緊為結聚之象，有實故石硬。）

太陽病，重發汗而復下之，不大便五六日，舌上燥而渴，日晡時小有潮熱，從心下至少腹，硬滿而痛，不可近者，大陷胸湯主之。

（硬滿而痛，水邪結實，經氣不能運行也。）

結胸者項亦強，如柔痓狀，下之和，宜大陷胸丸。

（前胸陰虧，則項反折。病連頸項，不可急攻。）

結胸證，其脈浮大者，不可下，下之則死。

（關脈沉實，下其實也。浮大不沉，中下虛也，此證經文未列方，附子理中丸甚合。）

結胸證悉具，煩躁者亦死。

（結胸煩躁，中下陽脫也。）

小結胸，病在心下，按之則痛，脈浮滑者，小陷胸湯主之。

（滑脈，重按不空，按之痛，為有邪實。）

太陽病，二三日，不得臥，但欲起，心下必結，脈微弱者，此本有寒分也。反下之，若利止，必作結胸，未止者四日復下之，此作協熱利也。

（不臥，心結脈微，中下虛寒也。二三日，陽明、少陽經期。）

太陽病下之，其脈促，不結胸者，此為欲解也。脈浮者必結胸也。脈緊者必咽痛。脈弦者必兩脅拘急。脈細數者頭痛未止。脈沉緊者必欲嘔。脈沉滑者協熱利。脈浮滑者必下血。

（脈浮結胸，理中湯證。緊乃閉束，弦乃木邪，細數津枯，沉細寒束，沉滑、浮滑，則經熱也。以上九章，論結胸。）

問曰：病有結胸，有臟結，其狀何如？答曰：按之痛，寸脈浮，關脈沉，名曰結胸。何謂臟結？答曰：如結胸狀，飲食如故，時時下利，寸脈浮，關脈小細沉緊，名曰臟結。舌上白胎滑者，難治。

（下利，胎白滑，脈上盛下虛，火土將亡也。）

病脅下素有痞，連在臍旁，痛引少腹，入陰筋者，此名臟結，死。

（少腹屬腎，陰筋屬肝，水木皆寒，生機將滅。）

臟結無陽證，不往來寒熱，其人反靜，舌上胎滑者，不可攻也。

（臟結無陽證，純陰也。如能作熱，尚有生機。以上三章論臟結，以證結胸。）

太陽病，外證未解，而數下之，遂協熱而利。利下不止，心下痞硬，表裡不解者，桂枝人參湯主之。

（利下不止上，加一「若」字讀，便明顯。痞硬寒利，協熱而利為陪，利下不止，心下痞硬為主。此章與上文葛根黃連黃芩湯為對待之法。）

傷寒，大下後，復發汗，心下痞。惡寒者，表未解也，不可攻痞，當先解表，表解乃可攻痞。解表宜桂枝湯，攻痞宜大黃黃連瀉心湯主之。

（先用涼藥攻痞，則榮衛內陷。裡為表之本，故解表乃可攻痞。）

脈浮而緊，而復下之，緊反入裡，則作痞。按之自濡，但氣痞耳。心下痞，按之濡，其脈關上浮者，大黃黃連瀉心湯主之。心下痞而復惡寒汗出者，附子瀉心湯主之。

（濡為濕熱，惡寒乃陽虛，汗出乃上熱也。）

太陽中風，下利，嘔逆，表解者乃可攻之。其人汗出，發作有時，頭痛，心下痞硬，硬滿引脅下痛，乾嘔短氣，汗出不惡寒者，此表解裡未和也，十棗湯主之。

（水氣阻礙上焦降氣，故現諸證。）

傷寒汗出解之後，胃中不和，心下痞硬，乾噫食臭，脅下有水氣，腹中雷鳴下利者，生薑瀉心湯主之。

（水氣因外熱而亂溢，膽胃因中寒而不運，故現諸證。）

傷寒中風，醫反下之，其人下利日數十行，穀不化，腹中雷鳴，心下痞硬而滿，乾嘔心煩不得安。醫見其心下痞，謂病不盡，復下之，其痞益甚。此非結熱，但以胃中虛，客氣上逆，故使硬也，甘草瀉心湯主之。

（原理與上章相同，中氣較上章虛寒。）

傷寒服湯藥，下利不止，心下痞硬，服瀉心湯已，復以他藥下之，利不止。醫以理中與之，利益甚。理中者，理中焦，此利在下焦，赤石脂禹餘糧湯主之。復利不止者，當利其小便。

（中不虛寒，誤服溫補，中愈滯故利愈甚。）

本以下之故，心下痞，與瀉心湯，痞不解。其人渴而口燥煩，小便不利者，五苓散主之。

（水濕阻在心下，亦能心痞。五苓證，尿不利。）

傷寒，發汗，若吐，若下，解後，心下痞硬，噫氣不除者，旋覆花代赭石湯主之。

（中傷胃逆，故痞硬氣噫。）

病如桂枝證，頭不痛，項不強，寸脈微浮，胸中痞硬，氣上衝咽喉不得息者，此為胸有寒也，當吐之，宜瓜蒂散，諸亡血家不可與之。

（「寒」字作「痰」字解，痰在上焦，故可用吐法。果胸寒，則忌吐。）

傷寒吐下後，發汗，虛煩，脈甚微，八九日心下痞硬，脅下痛，氣上衝咽喉，眩冒，經脈動惕者，久而成萎。

（有上逆諸證，而經脈動惕，津血枯極，故久則成萎。）

太陽病，醫發汗，遂發熱惡寒，因復下之，心下痞，表裡俱虛，陰陽氣俱竭。無陽則陰獨，復加燒針，因胸煩，面色青黃，膚者，難治。今色微黃，手足溫者，易癒。

（燒針傷陰，木枯剋土。微黃肢溫，木土尚和，獨少也。以上十二章，論痞證。）

太陰脾臟熱病

傷寒，胸中有熱，胃中有邪氣，腹中痛，欲嘔吐者，黃連湯主之。

（中下濕寒，中上濕熱。）

傷寒，脈浮而緩，手足自溫者，系在太陰。太陰身當發黃，若小便自利者，不能發黃。至七八日，雖暴煩下利，日十餘行，必自止。以脾家實，腐穢當去故也。

（脾濕瘀熱，故病發黃。腐穢，即脾家實物。）

傷寒，身黃發熱者，梔子柏皮湯主之。

（身黃發熱，尿必不利，熱瘀濕中故也。）

傷寒，瘀熱在裡，身必發黃，麻黃連翹赤小豆湯主之。

（土敗濕生，鬱阻木氣，木鬱生熱，熱瘀之由。）

傷寒七八日，身黃如橘子色，小便不利，腹微滿者，茵陳蒿湯主之。

（熱因濕瘀，濕因熱聚，熱下尿通，濕乃出去。以上五章，論太陰脾臟濕鬱木氣，木鬱生熱證。）

本太陽證，醫反下之，因而腹滿時痛者，屬太陰也，桂枝加芍藥湯主之。

（脾傷不運，木氣遂結。太陰陰寒，無下證也。）

大實痛者，桂枝加大黃湯主之。

（木邪由結而實，下結實之木邪，非下太陰土氣。）

太陰為病，脈弱，其人續自便利，設當行大黃芍藥者，宜減之，以其胃氣弱，易動故也。

（太陰陽微無下證。芍藥大黃，性寒敗陽。）

傷寒，發汗已，身目為黃。所以然者，以寒濕在裡不解故也。以為不可下也，當於寒濕中求之。

（濕寒黃為土氣本病，濕熱黃為木氣瘀熱。以上四章，論太陰脾臟熱病之下證。下木氣之結，非下太陰也。）

少陰腎臟熱病

少陰病，欲吐不吐，心煩，但欲寐，五六日，自利而渴者，屬少陰也。虛故引水自救。若小便色白者，少陰病形悉具。小便白者，以下焦虛，有寒，不能制水，故令色白也。

（欲吐、心煩為陽復，利傷津故渴，「若小便色白」以下，以虛寒證明陽復也。）

少陰病，二三日，咽痛者，可與甘草湯。不差者，與桔梗湯。

（腎陽復，生心火，火不降，則咽痛，中氣虛也。）

少陰病，咽中痛，半夏散及湯主之。

（陽復上衝，化火咽痛。）

少陰病，咽中傷生瘡，不能言語，聲不出者，苦酒湯主之。

（少陰陽復，是生心火，火逆傷肺之證也。）

少陰病，下利，咽痛，胸滿，心煩者，豬膚湯主之。

（陽復，化熱傷津，滋補津液以養陽氣，故癒。）

病人脈陰陽俱緊，反汗出者，陽亡於外也，此屬少陰，法當咽痛而復吐利。

（陽亡亦咽痛，上熱因下寒也，補上章之義。）

少陰病，下利六七日，咳而嘔渴，心煩不得眠者，豬苓湯主之。

（陽復化燥，土氣又濕。）

少陰病，得之二三日以上，心中煩不得臥，黃連阿膠湯主之。

（陽復化熱，灼傷陰液之證。）

少陰病，八九日，一身手足盡熱者，以熱在膀胱，必便血也。

（膀胱經行身外，故身盡熱，熱不藏，故便血。）

少陰病，四逆，其人或咳，或悸，或小便不利，或腹中痛，或泄利下重者，四逆散主之。

（陽復生熱，熱生木滯，故現諸證。）

少陰病，下利便膿血者，可刺。

（陽復化熱，熱傷陰血，刺法所以泄熱也。）

少陰病，下利便膿血者，桃花湯主之。

（申明上章少陰便膿血之本病，原是寒也。以上十二章，論少陰腎臟陽復生熱。）

少陰病，飲食入口即吐，心中溫溫欲吐，復不能吐，始得之，手足寒，脈弦遲者，此胸中實，不可下也，當吐之。若膈上有寒飲乾嘔者，不可吐也，急溫之，宜四逆湯。

（肢寒弦遲，乃實痰在胸，阻滯陽氣不通之證。此一章論少陰陽復之吐證。）

少陰負趺陽者，順也。

（少陰寒水，趺陽中土，土旺為順，言陽勝陰負乃為順也。）

少陰病，得之二三日，口燥咽乾，急下之，宜大承氣湯。

（水負太過，亦不宜也。）

少陰病，自利清水，色純青，心下必痛，口乾燥者，急下之，宜大承氣湯。

（少陰之急下證，乃水負太過之證。）

少陰病，六七日，腹脹不大便者，急下之，宜大承氣湯。

（少陰病，燥土剋傷水分之病，非少陰本病。一為燥土剋傷少陰心液，二為燥土剋傷肝液，三為燥土剋傷脾液。上列急下三證，特別少有。以上四章，論少陰下證。下燥土也，非下少陰也。此病傷寒少有。）

厥陰肝臟熱病

凡厥者，陰陽氣不相順接，便為厥。厥者，手足逆冷是也。諸四逆厥者，不可下，虛家亦然。

（降極而升，升極而降，陰陽相接，便不見厥。）

傷寒，一二日以至四五日而厥者，必發熱。前熱者後必厥，厥深者，熱亦深，厥微者，熱亦微。厥應下之，而反發汗者，必口傷爛赤。

（陰陽往復，厥熱迭現。「下」字作「清」字解。）

傷寒，厥五日，熱亦五日，設六日當復厥，不厥者自癒。厥終不過五日，以熱五日，故知自癒。

（升降匀和，則六日不厥。）

傷寒，厥四日，熱反三日，復厥五日，其病為進。寒多熱少，陽氣退，故為進也。

（厥多為陽退，則上章厥應下之，乃熱深也。熱深亦厥，陽退亦厥，寒熱之分，全憑脈證。）

傷寒，始發熱六日，厥反九日而利。凡厥利者，當不能食，今反能食，恐為除中，食以索餅，不發熱者，知胃氣尚在，必癒，恐暴熱來出而復去也。後三日，脈之，其熱續在者，期之旦日夜半癒。所以然者，本發熱六日，厥反九日，復發熱三日，並前六日，亦為九日，與厥相應，故期之旦日夜半癒。後三日脈之而脈數，其熱不罷者，此為熱氣有餘，必發癰膿也。

（六日九日設詞。食後發熱，胃陽外散也。以上五章，論厥陰肝臟。陽復生熱，仍以陽退生寒以明之也。）

傷寒，發熱四日，厥反三日，復熱四日，厥少熱多，其病當癒。四日至七日熱不除者，必便膿血。

（厥少熱多，陽氣復旺，陰經之熱，最傷血也。）

傷寒，熱少厥微，指頭寒，默默不欲食，煩躁數日，小便利，色白者，此熱除也，欲得食，其病為癒，若厥而嘔，胸脅煩滿者，其後必便膿血。

（厥與嘔煩並見，熱蓄於陰經之中，故便膿血。）

下利，脈數而渴者，今自癒。設不差，必圊膿血，以有熱故也。

（陰經陽復之熱，最傷陰血故也。）

傷寒，先厥，後發熱而下利者，必自止。見厥復利。

（由陰轉陽，故利自止。由陽轉陰，故復利。）

傷寒，先厥後熱，下利必自止。而反汗出，咽中痛者，其喉為痺。

（汗出傷陰，咽痛熱滯，故喉痺。痺者，血傷也。）

發熱無汗，而利必自止。若不止，必便膿血。便膿血者，其喉不痺。

（熱傷陰部，故便膿血，熱血俱去，故喉通也。）

下利，寸脈浮數，尺脈自澀者，必圊膿血。

（浮數經熱，尺澀陰熱。陰經屬血，熱故膿血。）

下利，有微熱而渴，脈弱者，今自癒。

（微熱而渴為陽復，脈弱乃陽復本象。）

厥陰病欲飲水者，少少與之癒。

（欲飲為陽復之熱。微陽初復，難消化水也。）

下利欲飲水者，以有熱也，白頭翁湯主之。

（木陷陽復，故下利有熱。熱清，木氣自升。）

熱利下重者，白頭翁湯主之。

（木熱下陷，而又疏泄，疏泄不通，故下重。）

下利後更煩，按之心下濡者，為虛煩也。

（厥陰陽復，陰陽未調，故煩。心下濡，有濕也。）

下利譫語者，有燥屎也，宜小承氣湯。

（此燥屎，乃陰液被陽復之熱所傷而成者。凡可下之利，必水中夾硬粒，且利時有屁，舌有黃胎。以上十三章，論厥陰肝臟陽復生熱傷血。）

病人手足厥冷，脈乍緊者，邪結在胸中。心下滿而煩，飢而不能食者，病在胸中，當吐之，宜瓜蒂散。

（肢冷脈緊，痰阻清陽，風木鬱衝，故飢不食。此一章論厥陰肝臟陽復之吐證。）

陽明胃腑寒病

陽明病，若能食，名中風，不能食，名中寒。

（「中」字作「病」字解，「風」字是陪詞，熱之意也。）

陽明病，若中寒不能食，小便不利，手足濈然汗出，此欲作固瘕，必大便初硬後溏。所以然者，胃中冷，水穀不別故也。

（胃中冷，不是外寒入胃冷的。此汗出無燥證。大便下白物為固瘕。）

脈浮而遲，表熱裡寒，下利清穀者，四逆湯主之。若胃中虛冷，不能食者，飲水則噦。

（水之消化，較難於穀。噦者，噁心欲吐之意。）

陽明病，不能食，攻其熱，必噦。所以然者，胃中虛冷故也。

（胃氣大敗，則噦不能食。虛又被攻，故大敗。）

病人脈數，數為熱，當消穀引食。而反吐者，此以發汗令陽氣微，膈氣虛，脈乃數也。數為客熱，不能消穀，以胃中虛冷故也。

（火氣藏於下為主，逆與上為客。火逆於上，中下皆寒，中寒不能運化四維，故脈數也。）

傷寒，大吐大下之，極虛，復極汗出者，以其人外氣怫鬱，復與之水以發其汗，因得噦。所以然者，胃中虛冷故也。

（怫鬱者，皮膚作癢也。外氣不交內氣，則怫鬱而為癢，中寒故也。）

陽明病，法多汗，反無汗，其身如蟲行皮中狀者，此久虛故也。

（申明上章外氣怫鬱之證，陽氣虛越故癢。）

陽明病，心下硬滿者，不可攻之，攻之利遂不止者，死。利止者癒。

（硬滿為中寒，利不止則中氣亡故也。）

結寒，嘔多，雖有陽明證，不可攻之。

（膽經不降則嘔。膽逆則中下皆寒，故忌攻。）

發汗多，若重發汗者，亡其陽，譫語，脈短者，死。脈自和者，不死。

（亡陽譫語，心氣失根，心主脈，脈短，無生意。）

直視，譫語，喘滿者，死。下利者，亦死。

（直視，譫語，喘滿，肝心肺胃絕。下利，脾腎絕。)

夫實則譫語，虛則鄭聲，鄭聲者，重語也。

（申明上兩章亡陽之譫語，乃是虛證也。以上十二章，論陽明胃腑陽退生寒證。此胃家陽不實也。)

食穀欲嘔者，屬陽明也，吳茱萸湯主之。得湯反劇者，屬上焦也。

（胃冷宜溫，中寒不運，上焦反熱。)

陽明病無汗，小便不利，心中懊憹者，身必發黃。

（熱、濕瘀積膈膜之上，水之化源不通，故黃。)

陽明病，面合赤色，不可攻之，必發熱，色黃，小便不利。

（面赤為火越，攻之火散無歸，故發黃也。)

陽明病，發熱汗出者，此為熱越，不能發黃也。但頭汗出，身無汗，劑頸而還，小便不利，渴欲飲水漿者，此為瘀熱在裡，身必發黃，茵陳蒿湯主之。

（但頭汗出，熱也，小便不利，濕也，故病黃。)

陽明病，下之，其外有熱，手足溫，不結胸。心中懊憹，飢不能食，但頭汗出者，梔子豉湯主之。

（肢溫，頭汗，熱在上也。膈上熱瘀，故懊憹也。)

陽明病，被火，額上微汗出，小便不利者，必發黃。

（火薰則生熱，熱瘀濕中，故黃。額上汗，熱也。)

陽明病，脈遲，食難用飽，飽則微煩，頭眩，必小便難，此欲作穀癉，雖下之，腹滿如故。所以然者，脈遲故也。

（此脈遲為胃虛，胃虛遺下，所以不癒。)

傷寒，噦而腹滿，視其前後，知何部不利，利之則癒。

（腹滿而噦，濕熱虛證，二便清通，濕熱出路。以上八章，論陽明胃腑陽虛又兼上熱證。）

陽明病，發潮熱，大便溏，小便自可，胸脅滿不去者，小柴胡湯主之。

（少陽膽經，由耳下胸，循脅。便溏，尿利，非脾濕，乃膽熱。潮熱，膽胃熱也。）

陽明病，脅下硬滿，不大便而嘔，舌上白胎者，可與小柴胡湯。上焦得通，津液得下，胃氣因和，身濈然而汗出解也。

（上焦津液不通，故舌上胎白。胃和則汗出。以上二章，論陽明胃腑虛而又兼少陽經之病。）

少陽膽經壞病

本來太陽病不解，轉入少陽者，脅下硬滿，乾嘔，不能食，往來寒熱，尚未吐下，脈沉緊者，與小柴胡湯。若已吐下，發汗，溫針譫語，柴胡證罷，此為壞病。知犯何逆，以法治之。

（轉入少陽，實少陽自病。少陽經結，故脈沉緊。此一章，論少陽經壞病之提綱。）

傷寒五六日，已發汗而復下之，胸脅滿，微結，小便不利，渴而不嘔，但頭汗出，往來寒熱，心煩者，此為未解也。柴胡桂枝乾薑湯主之。

（滿，結，渴，汗，寒熱，心煩，少陽證。小便不利，太陰證。）

傷寒八九日，下之，胸滿，煩驚，小便不利，譫語，一身盡重，不可轉側者，柴胡加龍骨牡蠣湯主之。

（相火拔根，則煩驚譫語。土濕則身盡重。）

得病六七日，脈遲浮弱，惡風寒，手足溫，醫二三下之，不能食，而脅下滿痛，面目及身黃，項強，小便難者，與柴胡湯必下重。本渴飲水而嘔者，柴胡湯不中與也。食穀者噦。

（身黃，項強，尿難，太陰濕也，服寒藥則下重。以上三章，論少陽膽經壞入太陰脾臟。）

傷寒，脈弦細，頭痛發熱者，屬少陽。少陽不可發汗，發汗則譫語，此屬胃，胃和則癒，不和則煩而悸。

（弦細譫語，津液耗傷，津傷火浮，故煩悸也。）

傷寒二三日，心中悸而煩者，小建中湯主之。

（木土液傷，相火不降，則煩悸。三日少陽期，詳傳經篇。）

傷寒脈結代，心動悸者，炙甘草湯主之。

（土木津液虧極，則動悸結代，醫藥之誤也。）

太陽病，過經十餘日，反二三下之，後四五日，柴胡證仍在者，先與小柴胡湯。嘔不止，心下急，鬱鬱微煩者，為未解也，大柴胡湯下之則癒。

（急、鬱、煩三證，須右脈實大，或沉緊、沉滑，方可下。）

傷寒十三日不解，胸脅滿而嘔，日晡所發潮熱，已而微利。此本柴胡證，下之而不得利，今反利者，知醫以丸藥下之，非其治也。潮熱者，實也，先以小柴胡湯以解外，後以柴胡加芒硝湯主之。

（下藥不兼解少陽，故利而少陽病證仍在。下之而不利的「而」字，易「當」字讀便明顯。）

凡柴胡湯病證而下之，若柴胡證不罷者，復與柴胡湯，必蒸蒸而振，卻復發熱汗出而解。

（下後經氣內陷，再升之則經和，振寒而解。以上六章，論少陽膽經壞入陽明胃腑。）

傷寒十餘日，熱結在裡。復往來寒熱者，與大柴胡湯。但結胸無大熱者，此為水結在胸脅也，但頭微汗出者，大陷胸湯主之。

（無大熱，無表熱也。汗出，內熱也。水結，可攻水。）

傷寒五六日，嘔而發熱者，柴胡湯證具，而以他藥下之，柴胡證仍在者，復與柴胡湯。此雖已下之，不為逆，必蒸蒸而振，卻發熱汗出而解。若心下滿而硬痛者，此為結胸也，大陷胸湯主之；但滿而不痛者，此為痞，柴胡湯不中與也，宜半夏瀉心湯。

（痞證，中寒上熱，中虛濕鬱。以上二章，論少陽膽經壞病結胸痞證。）

太陽少陽並病，而反下之，成結胸，心下硬，下利不止，水漿不入，其人心煩。

（下利不止，水漿不入，心下硬而兼心煩，便非太陰寒利。）

太陽與少陽並病，頭項強痛，或眩冒，時如結胸，心下痞硬者，當刺大椎第一間、肺俞、肝俞，慎不可發汗，發汗則譫語脈弦。五六日，譫語不止，當刺期門。

（肺俞泄衛，肝俞泄榮，期門泄肝，肝泄膽和。）

太陽少陽並病，心下硬，頸項強而眩者，當刺大椎、肺俞、肝俞，慎勿下之。

（上章忌汗，本章忌下，故用刺法，津液不傷，又能癒病。以上三章，論榮衛與少陽經並病結胸。）

下篇讀法

壞病：

榮衛臟腑，各有正病。病在榮衛，經醫治誤，牽連臟腑，表裡混亂，是曰壞病。

結胸：

榮衛之氣，與胃腑經氣，被下混亂，中氣下傷，經氣陷而不升，則為協熱下利。經氣陷而復升，將水飲邪熱結聚於胃口之上，則為結胸。關上脈浮者，水邪格熱於上，關脈沉者，水邪結於胃口也。大陷胸湯，下水下熱，其力甚猛。胃中空虛四字，垂訓深矣。

痞證：

中氣下虛，不能運化，有虛兼濕寒，虛兼濕熱之分。寒則陰臟本氣，熱則濕鬱不行，阻塞木火升降之路。結胸與痞證，乃壞證之更壞證也。

先知榮衛本病，臟腑本病，然後知榮衛臟腑牽連不分之壞病。故壞病、結胸、痞證列於下篇。先知陰臟本病，只病寒不病熱，然後知陰臟病熱，別有原因。先知陽腑本病，只病熱不病寒，然後知陽腑病寒，別有原因。故陰臟熱證、陽腑寒證列於下篇。先知榮衛本病，臟腑本病，少陽經本病，然後知少陽經牽連臟腑榮衛之壞病，故少陽壞病列於下篇。上篇各本體病各章，能先徹底認識，下篇各章，自能認識也。

傳經篇

傳經各章

大凡病，若發汗，若吐，若下，若亡血，若亡津液，陰陽自和者，必自癒。

（陰陽氣鬱，必生阻滯。阻滯既去，陰陽自和，和則病癒。陰陽不和，陽盛陰退則病入腑，陰盛陽退則病入臟。入臟入腑，乃臟腑自病。）

傷寒一日，太陽受之，脈若靜者，為不傳。頗欲吐，若躁煩，脈數急者，為傳也。

（不傳者，不入臟腑。為傳者，或入臟或入腑。）

傷寒三日，三陽為盡，三陰當受邪，其人反能食而不嘔，此為三陰不受邪也。

（榮衛中有六經，一日太陽，二日陽明，三日少陽，四日太陰，五日少陰，六日厥陰。三日之後，應屬三陰之經，不受邪，不傳也。）

傷寒六七日，無大熱，其人躁煩者，此為陽去入陰故也。

（入陰者，入三陰臟，實陰臟自病。）

傷寒二三日，陽明少陽證不見者，為不傳也。

（不傳，不入陽明之腑，不傳少陽之經也。入陽明腑，亦陽明腑自病。傳少陽經，亦少陽經自病也。）

太陽病，頭痛七日以上自癒者，以行其經盡故也。若欲再作經者，針足陽明，使經不傳則癒。

（使經不傳，使榮衛不傳榮衛也。針榮衛中之胃經，以泄榮衛之氣，故癒。「傳經」二字，是榮衛傳榮衛。陽旺之人，乃能再經，針胃經以泄陽旺之氣，陰陽自和，故病癒而不再傳。若陽氣不旺之人，如榮衛不能汗解，則入三陰之臟，不能再作經也。）

傷寒三日，少陽脈小者，欲已也。

（三日為少陽經之期。脈小，少陽經氣不動。）

風家，表解而不了了者，十二日癒。

（一日一經，十二日，則榮衛傳榮衛兩週。以上八章論傳經。）

病有發熱惡寒者，發於陽也。無熱惡寒者，發於陰也。發於陽者七日癒，發於陰者六日癒。以陽數七，陰數六也。

（此章言榮衛表病，不入裡大概，不必拘執。）

傳經讀法

「經」字應當作兩解，一作「表」字解，一作「裡」字解。表則統屬榮衛，裡則各分臟腑。「傳」字應作兩解，一作「入」字解，一作「傳」字解。由榮衛入臟腑曰入，既入此臟此腑，則不再入彼臟彼腑之謂。由榮衛傳榮衛曰傳，一日太陽，二日陽明，三日少陽，四日太陰，五日少陰，六日厥陰。不論何日應傳何經，只要不見何經本臟本腑之病，仍是惡寒發熱身痛，仍是榮衛之事之謂。榮衛者，六經公共之表氣也。臟腑者，六經各個之裡氣也。公共的為傳，各個的為入。名雖曰入，其實乃各個自病也。人身臟腑以外，皆為榮衛，皮毛屬太陽，皮下白肉屬陽明，白肉下之膜屬少陽，膜下紅肉屬太陰，骨屬少陰，筋屬厥陰。故一日太陽，二日陽明，云云也。

疑難篇

疑難各章

傷寒脈浮，自汗出，小便數，心煩，微惡寒，腳攣急，反與桂枝湯，欲攻其表，此誤也。得之便厥，咽中乾，躁煩吐逆者，作甘草乾薑湯與之，以復其陽。若厥癒、足溫者，更作芍藥甘草湯與之，其腳即伸。若胃氣不和，譫語者，少與調胃承氣湯。若重發汗，復加燒針者，四逆湯主之。

（脈浮，自汗，尿數，心煩，惡寒，攣急，乃津液耗傷的陰虧證。厥，乾，躁，煩，吐，乃中宮陽亡的寒證。熱藥耗津拔陽，故服熱藥，中氣轉寒。但雖中寒，而津傷絡熱，故攣急譫語。燒針拔陽更甚。）

問曰：證象陽旦，按法治之而增劇，厥逆，咽中乾，兩脛拘急而譫語。師言夜半兩足當溫，兩脛當伸，後如師言，何以知之？答曰：寸口脈浮而大，浮則為風，大則為虛，風則生微熱，虛則兩脛攣。病形象桂枝，因加附子參其間，增桂令汗出，附子溫經，亡陽故也。厥逆，咽中乾，煩躁，陽明內結，譫語，煩亂，更飲甘草乾薑湯。夜半陽氣還，兩足當溫，脛尚微拘急，重與芍藥甘草湯，兩脛乃伸；以承氣湯微溏，則止其譫語，故知病可癒。

（陽旦證，即桂枝湯證。附子能補陽，亦能拔陽。躁為陽氣拔根，雖陽明譫語，先溫中回陽，後用清潤，病則癒矣。法則嚴焉。以上二章，論榮衛壞入太陰脾臟牽連肝胃。）

太陽病，寸緩，關浮，尺弱，其人發熱，汗出，復惡寒，不嘔，但心下痞者，此以醫下之也。如其不下者，病人不惡寒而渴者，此轉屬陽明也。小便數者，大便必硬，不更衣十日，無所苦也。渴欲飲水，少少與之，但以法救之，渴者宜五苓散。

（「渴欲飲水」四句，接「醫下之也」句讀。「如其不下者」句下，有心下不痞意。無所苦，無胃實證。前為榮衛而太陰，後為榮衛而陽明。此一章論榮衛壞入太陰脾臟，借陽明胃燥以明之。）

傷寒六七日，大下後，寸脈沉而遲，手足厥逆，下部脈不至，咽喉不利，唾膿血，泄利不止者，為難治，麻黃升麻湯主之。

（中氣虛寒，金燥木熱，上逆下陷，經絡閉塞，此病複雜矣。此一章論榮衛牽連肝肺壞病。）

陽明中風，口苦，咽乾，腹滿，微喘，發熱，惡寒，脈浮而緊，若下之，則腹滿，小便難也。

（由榮衛中風而陽明病，為陽明中風。口苦，少陽。滿喘，陽明。寒熱，脈浮，太陽。為三陽合病。）

陽明病，脈浮而緊，咽燥口苦，腹滿而喘，發熱汗出，不惡寒，反惡熱，身重。若發汗則躁，心憒憒，反譫語。若加燒針，必怵惕，煩躁不得眠。若下之，則胃中空虛，客氣動膈。心中懊憹，舌上胎者，梔子豉湯主之。若渴欲飲水，口乾舌燥者，白虎加人參湯主之。若脈浮發熱，渴欲飲水，小便不利者，豬苓湯主之。

（脈浮，太陽。緊與咽燥，口苦，少陽。腹滿至身重，陽明。「心中」九句，先接「身重」句讀。三陽合病之陽明，陽不實，濕反多。）

陽明病，汗出多而渴者，不可與豬苓湯，以汗多胃中燥，豬苓湯復利其小便故也。

（申明上章小便不利，汗出多，小便即少也。）

陽明中風，脈弦浮大而短氣，腹部滿，脅下及心痛，久按之，氣不通，鼻乾，不得汗，嗜臥，一身及面目悉黃，小便難，有潮熱，時時噦，耳前後腫，刺之小差。外不解，病過十日，脈續浮者，與小柴胡湯。脈但浮，無餘證者，與麻黃湯。若不尿，腹滿加噦者，不治。

（弦，少陽。浮，太陽。大，陽明。短氣，腹滿，黃噦，陽明。鼻乾，潮熱，陽明。脅痛，心痛，嗜臥，少陽。少陽經，循耳前後。不尿，腹滿為脾敗，噦為胃敗，故成不治。）

三陽合病，腹滿，身重，難以轉側，口不仁而面垢，譫語，遺尿。發汗則譫語，下之則額上生汗，手足逆冷。若自汗出者，白虎湯主之。

（腹滿、身重至遺尿諸證，如加自汗，是陽明燥極之證。如不自汗而發汗傷津，譫語更甚。如下之，則傷胃陽也。「若自汗」句，接「遺尿」句讀。以上五章，論榮衛與陽明少陽合病。）

陽明病，脈浮而緊者，必潮熱，發作有時。但浮，必盜汗出。

（沉緊，閉束之象，熱不能通，故潮熱有時。浮為陰虛熱越，故盜汗。）

陽明病，初欲食，小便反不利，大便自調，其人骨節痛，翕翕如有熱狀，奄然發狂，濈然汗出而解者，此水不勝穀氣，與汗共並，脈緊則癒。

（尿難，骨痛，水濕之病。穀氣作汗，水濕即出。先狂而後汗出，鬱而後通也。）

陽明病，反無汗，而小便利。二三日，咳而嘔，手足厥者，必苦頭痛。若不咳，不嘔，手足不厥者，頭不痛。

（咳，嘔，厥，脈緊之證，閉束不降，故頭痛。）

陽明病，但頭眩，不惡寒，故能食。而咳，其人必苦咽痛。若不咳者，咽不痛。

（眩與咳，皆閉束不降。咽痛者，氣不降也。以上四章，論陽明脈緊。）

太陽病，過經十餘日，心下溫溫欲吐，而胸中痛，大便反溏，腹微滿，鬱鬱微煩。先此時自極吐下者，與調胃承氣湯。若不爾者，不可與。但欲嘔，胸中痛，微溏者，此非柴胡證，以嘔故知自極吐下也。

（少陽經結，故十餘日病不解，他經無十餘日病仍如故者。自吐自下，大柴胡證。大柴餘波，故與調胃。如非大柴餘波，腹滿便溏，乃太陰寒證。但嘔而無自吐自下，故知非大柴胡證。嘔與自吐下，皆大柴胡證，故以既嘔，則知自吐下也。）

傷寒五六日，頭汗出，微惡寒，手足冷，心下滿，口不欲食，大便硬，脈細者，此為陽微結，必有表，復有裡也。脈沉亦在裡也，汗出為陽微，假令純陰結，不得復有外證，悉入在裡，此為半在表半在裡也。脈雖沉緊，不得為少陰病。所以然者，陰不得有汗，今頭汗出，故知非少陰也，可與小柴胡湯。設不了了者，得屎而解。

（少陽病，即病結，小柴胡湯補中升降以解結。惡寒，冷，滿，硬，細，皆結。頭汗表結，脈沉裡結。得屎而解，用大柴胡湯也。以上二章，論少陽與陽明、少陰之疑似證。）

少陽中風，兩耳無所聞，目赤，胸中滿而煩者，不可吐下，吐下則悸而驚。

（由榮衛中風，而少陽經病，為少陽中風，少陽不直接中風。此一章論少陽病當保津液。）

太陰中風，四肢煩疼，陽微陰澀而長者，為欲癒。

（由榮衛中風而太陰病，為太陰中風。）

少陰中風，陽微陰浮，為欲癒。

（由榮衛中風而少陰病，為少陰中風。）

厥陰中風，脈微浮為欲癒，不浮為未癒。

（由榮衛中風而厥陰病，為厥陰中風。世謂「三陰直中」，其根據即在此。然則上文陽明中風，少陽中風，又將何說？以上三章，論三陰將癒之證。）

太陰病，欲解時，從亥至丑上。（闕疑。）

少陰病，欲解時，從子至寅上。（闕疑。）

厥陰病，欲解時，從丑至卯上。（闕疑。）

太陽病，欲解時，從巳至未上。（闕疑。）

陽明病，欲解時，從申至戌上。（闕疑。）

少陽病，欲解時，從寅至辰上。（闕疑。）

疑難篇讀法

讀《傷寒論》，要一眼將整個看個了然。偶因一章，疑難費解，便將整個耽擱。本篇讀法，為能一眼了然整個之故，將疑難費解各章，列為最後一篇。吾人了然整個之後，再讀疑難各章，疑難者，亦不疑難矣。

類傷寒病篇

類傷寒各章

太陽病，發熱而渴，不惡寒者，為溫病。若發汗已，身灼熱者，名曰風溫。風溫為病，脈陰陽俱浮，自汗出，身重，多眠睡，鼻息必鼾，語言難出。若被下者，小便不利，直視，失溲。若被火者，微發黃色，劇則如驚癇，時瘈瘲。若火薰之，一逆尚引日，再逆促命期。

（溫乃木氣疏泄之病，風乃木氣疏泄之氣，溫病忌發汗，發汗則疏泄又疏泄矣。風溫云者，疏泄又疏泄之病也。「自汗出」以下諸證，皆疏泄之甚，肺陰傷亡之現象。此「風」字，非風寒之「風」也。此一章，論溫病。溫病未立方，原理即方也。）

太陽病，發熱，脈沉而細者，名曰痙。

（津液傷，故脈細。）

太陽病，發汗太多，因致痙。

（發汗太多，故津液傷。）

病，身熱足寒，頸項強急，惡寒，時頭熱面赤，目脈赤，獨頭搖，卒口噤，背反張者，痙病也。

（身熱足寒等等，皆津液傷所致。痙病現證如此。）

太陽病，發熱，汗出，不惡寒者，名曰柔痙。

（痙病方詳金匱。）

太陽病，發熱，無汗，反惡寒者，名曰剛痙。

（以上五章論痙病。）

濕家之為病，一身盡痛，發熱，身色如薰黃也。

（土色為黃，土氣為濕，故濕病則身黃。濕阻榮衛，故身疼、發熱。）

太陽病，關節疼痛而煩，脈沉而細者，此名濕痺。濕痺之候，其人小便不利，大便反快，但當利其小便。

（關節疼煩，脈沉而細，濕傷津，故疼痛、脈細。）

濕家，其人但頭汗出，背強，欲得被覆，向火。若下之早，則噦，胸滿，小便不利。舌上如脂者，以丹田有熱，胸中有寒。渴欲得水而不能飲，則口燥煩也。

（「脂」乃脂膏之「脂」，「寒」字作「痰」字解。下有熱而胸有痰，所以舌上如脂也。）

病者一身盡疼，發熱。日晡所劇者，此名風濕。此病傷於汗出當風，或久傷取冷所致也。

（日晡，乃申酉時，此時空氣收斂，風濕歸內故劇。）

問曰：風濕相搏，一身盡疼痛，法當汗出而解。值天陰雨不止，醫云此可發汗，汗之病不癒者，何也？答曰：發其汗，汗大出者，但風氣去，濕氣在，是故不癒也。若治風濕者，發其汗，但微微似欲汗出者，風濕俱去也。

（微微似欲汗出，惟病人自己知道。）

傷寒八九日，風濕相搏，身體疼煩，不能自轉側，不嘔，不渴，脈浮虛而澀者，桂枝附子湯主之。若其人大便硬，小便自利者，桂枝附子去桂加白朮湯主之。

（小便利，大便硬，津液傷，濕不去。必小便減，大便和，濕乃去也。）

風濕相搏，骨節煩疼，掣痛，不得屈伸，近之則痛劇。汗出，短氣，小便不利，惡風，不欲去衣，或身微腫者，甘草附子湯主之。

（濕流關節，陽虛不能外達。）

濕家病，身上疼痛，發熱，面黃而喘，頭痛，鼻塞而煩，其脈大，自能飲食，腹中和，無病。病在頭中寒濕，故鼻塞，內藥鼻中則癒。

（內藥鼻中，藥方缺。）

濕家下之，額上汗出，微喘，小便利者，死。若下利不止者，亦死。

（汗喘，陽亡於上。便利，陽亡於下。上下脫，中氣亡，故死也。以上九章，論濕病。）

太陽中暍者，發熱惡寒，身重而疼痛，其脈弦細芤遲，小便已，灑灑然毛聳，手足逆冷，小有勞，身即熱，口開，前板齒燥。若發汗，則惡寒甚。加溫針，則發熱甚。數下之，則淋甚。

（暍乃暑火，暑火傷肺，肺主皮毛，與榮衛相合，肺熱故作寒熱。身重，疼痛，毛聳，逆冷，身熱，因於肺熱。肺熱難於呼吸，故口開。肺熱則腎熱，故齒燥。弦細芤遲，皆暑傷津液之象。遲者，熱則脈緩也。）

太陽中熱者，暍是也，其人汗出惡寒，身熱而渴也。

（肺熱則汗出而渴。肺內熱，故外惡寒。暍病方詳金匱。）

太陽中暍，身熱疼重，而脈微弱，此以夏月傷冷水，水行皮中所致也。

（暑天浴於冷水，水氣將熱閉住，故發熱、身疼重也。以上三章，論暍病。）

問曰：病有霍亂者何？答曰：嘔吐而利是名霍亂。

（霍者，大也，又散之速也。升降倒行，中氣將亡之大亂也。）

問曰：病發熱，頭痛，身疼，惡寒，吐利者，此屬何病？答曰：此名霍亂。霍亂自吐下，又利止復更發熱也。

（榮衛根於脾胃，故吐利則作寒熱。吐則傷津，故利止復更發熱。）

霍亂，頭疼發熱，身疼痛，熱多，欲飲水者，五苓散主之。寒多，不用水者，理中丸主之。

（霍亂病，有熱霍亂，寒霍亂，濕霍亂，乾霍亂，寒熱混合霍亂。經文只論濕、寒二種也。）

吐利，汗出，發熱，惡寒，四肢拘急，手足厥冷者，四逆湯主之。

（寒霍亂中，常有此病，陽亡極速，故用四逆湯。）

既吐且利，小便復利而大汗出，下利清穀，內寒外熱，脈微欲絕者，四逆湯主之。

（欲利而尿，又利，又大汗出，脈又欲絕，陽將亡也，故用四逆湯回陽。）

吐下已斷，汗出而厥，四肢拘急不解，脈微欲絕者，通脈四逆加豬膽汁湯主之。

（汗出而厥，陽將亡矣，故用通脈四逆回陽，加豬膽汁養胃膽之陰，以收陽氣也。）

惡寒，脈微而復和，利止，亡血也。四逆加人參湯主之。

（脈和而惡寒為亡血者，陽氣既微，陰血亦弱也。故用四逆補陽，人參補氣以生血。「和」字不可誤「利」字。）

吐利止而身痛不休者，當消息和解其外，宜桂枝湯小和之。

（身痛不休為有表證，故用桂枝湯。）

吐利發汗，脈平，小煩者，以新虛不勝穀氣故也。

（脈平，此病已癒之脈。以上九章論霍亂。）

傷寒，其脈微濇者，本是霍亂，今是傷寒，卻四五日，至陰經上。轉入陰，必利。本嘔，下利者，不可治也。欲似大便，而反矢氣，仍不利者，此屬陽明也，便必硬，十三日癒。所以然者，經盡故也。

（本嘔下利，此是霍亂，不可用傷寒三陰之法為治。便硬矢氣，此是陽明，又不可用霍亂之法為治。）

下利後當便硬，硬則能食者癒。今反不能食，到後經中頗能食，復過一經能食，過之一日當癒，不癒者，不屬陽明也。

（六日為一經，後六日為後經。能食而病癒，胃陽旺也。能食而病不癒，乃霍亂病下利後之虛證也。以上二章，乃傷寒霍亂相似之病，然霍亂不傳經，蓋借霍亂以證傷寒耳。）

大病差後喜唾，久不了了者，胃上有寒，當以丸藥溫之，宜理中丸。

（此病常有。）

傷寒解後，虛羸少氣，氣逆欲吐者，竹葉石膏湯主之。

（中虛胃熱，胃熱則氣不降，故少氣。）

大病差後，從腰以下有水氣者，牡蠣澤瀉散主之。

（腰下有水，乃濕熱瘀阻。）

傷寒差已，復更發熱，小柴胡湯主之。脈浮者，以汗解之。脈沉實者，以下解之。

（惟少陽經病纏綿，因其在表裡之間也。若無少陽經證，浮以汗解，實以下解。）

大病差後勞復者，枳實梔子湯主之。若有宿食者，加大黃如博棋子五六枚。

（勞復多熱，多結。）

病人脈已解，而日暮微煩，以病新差，人強與穀，脾胃氣尚弱，不能消穀，故令微煩，損穀則癒。

（病新差，脾胃弱，損穀以養脾胃。以上六章，論差後勞復。）

傷寒，陰陽易之為病，其人身體重，少氣，少腹裡急。或引陰中拘攣，熱上衝胸，頭重不欲舉，眼中生花，膝脛拘急者，燒裩散主之。

（醫陽以陰，醫陰以陽，天人之妙，皆圓運動。此一章，論陰陽易病。）

類傷寒篇讀法

《傷寒論》，乃人身整個病。人身有臟腑，有榮衛，榮衛主表，臟腑主裡，表裡之間又有少陽之經。人身整個病者，腑病熱，臟病寒；榮病熱，衛病寒；少陽之經，病半熱半寒是也。溫、痙、濕、暍、霍亂諸章，所以借證傷寒整個的病，非論溫、痙、濕、暍、霍亂的病。為一目了然傷寒整個的病計，應將整個以外各章，另列一篇，以清界限。溫、痙、濕、暍諸章，非傷寒整個病，是傷寒類似的病也。

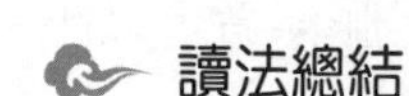

讀法總結

研究《傷寒論》，須根據事實，以探求學理。內容六瓣之一橘，事實也。本篇榮衛病各章，原文稱為太陽病。表病責在榮衛，或由表入腑而病陽熱，或由表入臟而病陰寒，只視各人素來陰陽之偏耳。若將表病責在太陽，起首便將表裡混亂。所以後人又添出傳經為熱，直中為寒之臆度，整個《傷寒論》的理路，更使人無法找尋。

本篇首揭榮衛，名正言順，事實顯然。上篇榮衛本病，為桂麻汗法之病；陽明胃腑本病，為三承氣下法之病；三陰臟本病，為薑附溫法之病；少陽膽經本病，為柴胡和解之病。上篇各章，應作一氣讀，一概念間，便將整個《傷寒論》的本體了然。

中篇各章，皆本體較復的事實。然既能於一概念間了然上篇的整個，自能於一概念間了然中篇的整個也。

下篇榮衛壞病，由本體病變亂而來。上、中篇揭出本病，正以使下篇易於分別何以成壞病也。下篇陽明胃腑病寒，名雖陽明，實則陽明陽退也。下篇三陰臟病熱，太陰則濕盛，鬱住木氣，木鬱則生熱也。少陰則心火與腎水同氣，火敗則水寒，火復則生熱也。厥陰則肝經與心包同氣，相火敗則木氣寒，相火復則生熱也。少陽膽經壞病，少陽經與臟腑相通，亦如榮衛與臟腑相通，故少陽亦有壞病也。如此則於一概念間了然下篇的整個，如此則於一概念間了然三篇仍是整個。

傳經另立一篇，所以使「傳經」二字的意義，徹底明顯也。

疑難各章，另立一篇，事實與文字，多費思索之故，有礙一概念間整個認識的成功也。

類證另立一篇，不因借證旁參之故，窒礙本論整個之表現也。

人身一小宇宙，整個的《傷寒論》乃整個人身，整個宇宙的剖解學與修理學。認識整個《傷寒論》，一切外感內傷各病的原理自能認識。此篇次序，乃為求認識整個《傷寒論》之一法耳。

爰為訣以作全篇之歸納焉。訣曰：

傷寒之病，先分表裡，表曰榮衛，裡曰臟腑。

榮熱衛寒，腑熱臟寒，寒熱偏見，運動不圓。

榮衛之法，桂枝麻黃，總統六經，並非太陽。

太陽桃核，陽明承氣，少陽曰經，大小柴劑。

太陰四逆，少陰附子，厥陰烏梅，諸法由此。

腑不病寒，臟不病熱，腑寒臟熱，別有關涉。

榮衛少陽，乃有壞病，少陰厥陰，獨有死證。

傳經二字，令人滋疑。只問見證，莫拘日期。

傷寒之法，是一整個，表裡與經，條理不錯。

整個之外，溫瘧等則，借證傷寒，另列於後。

三、湯頭改錯篇

補益之劑

四君子湯

世以當歸、川芎、芍藥、地黃（四物湯）為補血之方，四君子湯為補氣之方。以氣、血對待而論，則血屬肝經，氣屬肺經，血屬榮分，氣屬衛分。而四君子湯，卻非補肺經、補衛分之藥，乃補中、補土之藥。

理中丸之補中土，有乾薑之大燥大熱，乃中土虛而又寒之方。四君子湯之補中土，乃中土虛而不寒之方，參草補中，苓朮補土也。此方一切內傷中土虛而不寒者，皆宜用之。並可於此方加四維之藥，以治四維之病，知原理、有經驗之醫家，皆優為之。

中醫原理，出於河圖，河圖的整個圓運動，中氣如軸，四維如輪。故四維之病，皆以中氣為主。仲聖經方，有炙甘草者居多。世以為甘草能和百藥，其實即中氣能運化各經之氣之故。

如陰虛之人，中土虛者，當以山藥、扁豆代苓朮，蘇條參、糯米、豆豉代參草，或去參草之甘，單用白朮之苦。如宜用甘味者，則冰糖、白糖皆較甘草性柔，頗為相宜，紅砂糖則性熱不能用矣。

陰虛脈象枯澀，陽虛脈象柔潤，判別甚易。中土虛而不寒之病，內傷病中十居七八，加陳皮、半夏，加木香、砂仁，未能盡四君子湯之妙。

升陽益胃湯

黃連，降心經；陳皮，降肺經；芍藥，降膽經；半夏，降胃經；防風，羌活，獨活，升肝經；柴胡，升三焦經；黃耆，升氣中之陽；白朮，茯苓，澤瀉，人參，炙草，生薑，大棗，補土，補中，以振升降之樞，而助升降之力。

此方意義與四君子湯加四維之藥以治四維之病意義相合，惟以「升陽益胃」四字名方，原解又曰益胃，又以升陽為先，後人學之，必致成升陽損胃的結果，緣人身脾經主升，不喜下陷，胃經主降，不喜上逆，升降互根，圓而又圓。胃經本降，而使之升，是為大逆。即以下焦陽氣，應當上升而論，只要上焦相火，降入下焦水中，水中有陽，自然上升，此天然之事，不可再用藥以助之。而上焦相火下降水中，全係肺、膽、胃三經下降之力。倘將胃經升之使逆，胃經既逆，肺、膽二經亦逆，相火且不能降入水中，下焦亦將無陽可升矣。

升陽不能益胃，只能損胃，惟降陽乃能益胃。胃為陽腑，胃陽下降，則能納穀，胃陽被升，即不納穀，故曰：升陽損胃也。黃耆、防風、柴胡、羌活、獨活升而兼散，合併用之，升散之猛，實非尋常，僅止芍藥一味，降而兼收。此方升多降少，如下焦陰分、陽分不足之家服之，必將陽根拔走，可畏也。肺氣不足之家服之，肺氣遂散而不能收，可畏也。造化之氣，有降然後有升，春生夏長，由於秋收冬藏。小建中湯之治虛勞，全身有病，而方法只在補中氣，降膽經相火，升降平勻，運動乃圓。本不可偏，而偏於降者，尚可成升之功，偏於升者，必致壞降之事，可以思矣。

黃耆鱉甲散

此方看其補水養陰，固衛助陽，瀉肺熱，理痰咳，退熱，升陽云云，甚覺得宜。吾人多喜用之，卻能見效者少。蓋此病，即小建中湯，膽經不降，相火散逆，因而津枯肺逆，土敗之事。相火散逆，柴胡最忌；生薑極傷肺液，不宜虛咳；黃耆升提，盜汗、咳嗽均有過無功。升陽二字，骨蒸晡熱，皆所畏者也。此病補陰，不可犯寒涼；固陽，不可犯燥熱。肺氣虛逆，不可通瀉，中虛絡滯，尤避橫滿。

此方除柴胡、生薑、黃耆升散最忌外，他藥亦嫌未盡恰合機宜。此病本來難治，不如用鱉甲、龜板以養陰，甜蓯蓉、刺蒺藜以養陽，山藥、扁豆以養脾胃，首烏、艾葉以活血去瘀，作丸多服，嘗有效者。

蓋寒涼燥熱，通瀉橫滿諸弊，皆可避去。肝膽二經既得溫潤，升降自易調和，相火與肺、腎、脾、胃均蒙其益，自然絡通熱退，各病自癒。

仍小建中湯之原理所變通而來之法，小建中湯甘味甚厚，如應當用小建中，服後不甚相宜者，用四君子湯加芍藥，必效。避去甘味，亦建中之理也。虛家用藥治病，不如用藥補助本身之氣的運動以去病為有效也。

秦艽鱉甲散

治風之藥，大忌升散，柴胡切不可用，因風乃木氣疏泄之病也。虛勞之熱，須從熱之來源處治之，不可用地黃、青蒿，寒涼之品，敗火敗脾，脾土一敗，咳必更加，食必更減，病必更重矣。虛勞病，皆本氣不足之病，不治本氣，徒用升散寒涼以去病，本氣更傷，病氣更難解除。經方小建中湯與薯蕷丸，實為治虛勞之大法。

本書經方用法篇，玩味有得，自知升散、寒涼、通瀉等藥之誤。烏梅補木氣最佳，當歸養血，須防濕脾滑腸，腸滑脾濕，食即大減，虛勞大忌腸滑食減。

秦艽扶羸湯

凡咳嗽，骨蒸，自汗，皆膽經相火上逆，刑剋肺金之故。所以仲景小建中湯，重用芍藥，降膽經，斂相火，而以養中之甘藥和之。虛勞必咳嗽，芍藥降膽經，斂相火，肺金安寧下降，咳嗽自癒，並不用治咳清火之藥。

此方柴胡升膽經，拔相火，切不可用。地骨皮極敗陽氣，虛勞之病不宜。生薑燥肺，虛咳大忌。餘藥均佳。秦艽補益肝膽，達木息風，虛勞妙藥。凡咳嗽之病，肺家自病者，只有感冒風寒，肺絡阻滯，不能下降之咳嗽。此外之咳，皆他經不降使之咳也。

不治他經，徒治肺經，治咳之藥，不是降氣，就是降痰，傷氣傷液，肺必受傷，既傷之後，咳必更加，此不可不分別者。有痰為咳，無痰為嗽。嗽為熱氣上衝，世以無痰為咳不合。

周禮疾醫，冬有嗽，上氣急，此病嗽而上氣，用白菜心一個，黃豆一把，煎服神效，養液降熱也。金匱麥門冬湯治咳嗽上氣，麥冬清降無痰上氣之嗽也。

紫菀湯

此病無肝膽相火之事，僅只肺家受熱，傷及肺陰，故諸藥皆極相宜。金、土二氣相生，養陰之中，加以養中之品，平和可法之方。凡虛勞病，一經發熱，便有肝、膽、相火的關係，牽連即多，不如土、金之病，一定不移者，易為處治也。君臣佐使，於理不通，古人於此拘執，未免附會。方藥所以治病，必病中有君臣佐使的事，而後藥方有君臣佐使的法治。

病須於「認定著落」四字上用力。如小建中湯的病，係膽經相火不降，故重用芍藥，飴糖能和芍藥的苦味，養中氣，養津液，能去瘀生新，故多用之，非飴糖為君之謂也。認定膽經相火不降，則重用芍藥，便有著落，以此類推，便可掃除憑空猜想之弊。圓運動的河圖了然於心，「認定著落」四字，自有辦法。

百合固金湯

肺秉造化大氣之金氣而生，其性收斂下降，乃自然之事。除感受風寒，肺絡阻滯，降不下去，因而咳逆外，內傷咳嗽，非肺之過，乃膽經之過。緣人身十二經，惟膽經最易逆升，膽屬陽木，而化相火，火性陽性，皆易上升，膽經逆升，化火上騰，木性上動，陽木之性尤善衝動，木火衝動，肺金被剋，肺氣因之不降，而咳嗽生焉。

圓運動的氣化，無一息之停留，不往下降，必往上衝，此肺經咳嗽之由來也。肺逆，則津液之源枯，木氣疏泄，火氣燒灼，皆傷津液，此方二地、麥冬、元參、百合大補津液，潤肺下降。肺逆則滯，貝母、桔梗以疏肺滯。歸、芎以養木氣，使膽經隨肺經下行。甘草以補中氣。原解不欲苦寒以傷生發之氣，則甘草當以制過為宜。此方不用苦寒，只用甘涼而疏通之品，不用半夏、枳殼，只用貝母、桔梗一派和養之品，可為滋陰養液之善法。惟桔梗善於排膿，降性甚緩。人謂其載藥上浮，不可為訓，肺家藥須下降故也。此方用之，利用其排膿之能，以活動二地、麥冬、玄參、百合之凝性耳。此方所治之病，其人必乾咳痰少，且能吃飯。如咳而痰多，飯食已減，便不可用二地、麥冬、百合以敗脾胃也。百合性涼，食少者忌用。

補肺阿膠湯

此方治肺虛火盛，清熱降氣，與增液補氣之藥配合適宜，真妙方也。李時珍云：馬兜鈴，非取其補氣，乃取其清熱降氣，肺自能安。其中阿膠、糯米乃補肺聖藥云云。所謂「認定著落」，甚為明顯。

吾人對於古今有效藥方，只需根據所用藥性，便能尋出見效之理。李時珍立言之法，可以思矣。馬兜鈴性劣慎用，凡咳嗽可用滋潤藥者，飯食必多，潤藥敗脾胃也。

小建中湯

此方解釋，詳註經方用法篇。汪解不及降膽經相火一層，便失根據，既無認定，自無著落矣。

益氣聰明湯

此方原解治耳聾目障，人身下部之氣宜升，上部之氣宜降。耳聾目障者，上部之氣不降，濁氣逆塞也。乃用蔓荊、升麻、葛根、黃耆一派升藥，使上逆之氣益加不降，不敢信其能見效也。如耳聾目障，由於清陽不升，乃下焦陽氣虛少，升不上來。

圓運動的原則，上下升降，互為其根，下焦清陽虛少，升不上來，所以上焦濁陰填實，降不下去。今既下焦清陽虛少，法當溫潤肝腎，以增下焦陽氣，有陽則升，自然之事。乃不事溫潤肝腎，以增下焦陽氣，反用一派升散之藥，使下焦微陽拔根而去，此李東垣偏升之誤也。

發表之劑

麻黃湯　桂枝湯　麻黃桂枝各半湯　大小青龍湯　葛根湯

了然本書古方用法篇與傷寒方解篇之解釋，自能辨別原解之何處為非，何處為是。

升麻葛根湯

升麻、葛根乃手陽明大腸經下陷之藥。原解謂其發散陽明表邪，《傷寒論》云：陽明之為病，胃家實也。胃陽以下降為主，最忌升麻、葛根。足陽明胃經下降，手陽明大腸經上升，是整個的圓運動。傷寒，陽明表證，項背，於麻桂方中加葛根。項背，項背有反折之意，項背反折，乃手陽明大腸經不升之態。葛根升大腸經，大腸經上升，胃經自然下降而病解，古人用升、葛之意，原是如此。

此方不問有無大腸經不升之證，升、葛並用，發散陽明表邪。又謂升、草升陽解毒，故治時疫，不問疫毒從何經而生，統以升陽為事。又云：既治陽明發熱頭痛，又治無汗惡寒。惡寒無汗，乃斂閉之象，升藥性散，本甚相宜。陽明頭痛發熱，乃上逆之象，切忌升散。含糊立方，於「認定著落」四字上講不下去，不可為法也。

九味羌活湯

外感之理，不外榮氣疏泄而發熱，衛氣閉束而惡寒。外感之法，不外芍藥斂榮氣之疏泄，麻黃開衛氣之閉束。芍藥、麻黃性皆下降，故又用桂枝溫達之性以調和之。榮衛一鬱，中氣必虛，故又用炙草以補中氣。任何變通，當本此旨，不可偏用發散，而偏於上升之藥，因榮衛升降，是整個的圓故也，九味羌活湯，羌活、白芷、川芎升散之性皆烈，合併用之，其力極峻，又加生薑、蔥白之溫散，謂可以代麻黃、桂枝、青龍各半等湯，不免貽誤後學。初病外感，更無用黃芩之寒、生地之膩之理。

此方升散力大，陰陽並傷，十分危險。原解謂陰虛禁用，是明知偏於升發，卻又用之以教後人，此不明榮衛寒熱之原理之弊也。如於麻、桂各半之證，不敢用麻、桂之藥，可用薄荷、桑葉代麻黃，以開衛氣之閉束。仍用芍藥，以斂榮氣之疏泄。如不用芍藥，可用黑豆，以清榮熱，而止疏泄。冰糖、大棗、豆豉以補中氣。如惡寒甚者，仍加入麻黃、桂枝少許。脈象柔潤者，並可仍用炙草，無不汗出病解，毫無流弊。

我見用九味羌活湯，一派升發溫散之藥，多有汗出而生他病者矣。此方為時方中發表最誤人之方。

惟秋燥感冒，惡寒發熱，鼻流清涕，脈緊不浮者，服之甚效。秋燥感冒，惡寒發熱，病在肺家，不在榮衛。因秋金涼降則氣通，秋金熱燥則氣結。肺主皮毛，皮毛主表，表氣結塞，故惡寒發熱，肺熱則流清涕。羌活、川芎、白芷性極疏泄，最開結氣，黃芩、生地善清肺熱，故甚效也。細辛、生薑傷耗津液，不用為妥。原解謂羌活、防風、川芎、細辛、白芷、蒼朮各走一經，可代桂枝、麻黃各半等湯，驅風散寒，為諸路之應兵。不知衛鬱惡寒，尚可用羌活、川芎、白芷之升散，助疏泄，以開衛閉。若榮鬱發熱，而服升散之藥，則疏泄更甚，熱必更加，貽誤後學，其害大也。

外感病在榮衛，如不汗出，則入臟而病三陰附子證，或入腑而病大黃證。外感病在肺家，如不出汗，始終病在肺家。九味羌活湯非桂枝、麻黃之榮衛方，乃肺家之外感方耳，所謂驅風散寒，各走一經，無理無法，切當戒之。

十神湯

葛根、升麻、川芎、白芷升散猛烈，合併用之，為害大矣。又加紫蘇、麻黃之大散，非將人的中氣升散亡脫不可。雖有芍藥一味，能事收斂，無補於事。況且全無中氣之藥，又加生薑、蔥白同煎，治風寒而感頭痛，發熱無汗，惡寒咳嗽，鼻塞，於榮衛、中氣之理相去太遠。須知風寒傷人之後，乃人之榮衛分離，中氣太虛，榮衛本氣自郁為病，非風在人身中為病。

此方大升大散，全是想將風寒散出提出的主旨，不知調理本氣，時方中最壞之方也。即云：治瘟疫，乃是熱病，熱病只有清降，不可升散也。

神朮散

一派燥散，而謂各走一經。燥藥能治陰濕之病，必加陽燥之病，此方亂極矣。此方與十神湯、九味羌活湯，後人於外感病，多喜用之，下咽之後，小病變成大病，中敗津傷，禍事起矣。

麻黃附子細辛湯

此方所解甚是，發表溫經之「經」字，改為「臟」字，便完全合法。

人參敗毒散

「毒」字原解云：即濕熱也。濕熱乃病，豈可謂毒？至云羌活理太陽游風，獨活理少陰伏風，太陽與少陰同時為病，應有如何症狀，並未說明。又云川芎、柴胡和血升清，枳殼、前胡行痰降氣。血不和，清不升，痰不行，氣不降，應有如何症狀，亦未說明，統而曰毒，時行感冒，可謂之毒乎？

喻嘉言曰：暑、濕、熱三氣門中，以此方為第一。乃不明列症狀，指出原理，以立用藥之所以然的根據，按之「認定著落」四字之義，令人無法下手。竊以暑、濕、熱三氣方法之最妥者，王孟英醫案中甚多也。孟英先生於暑、濕、熱三氣之病，多用清降藥，少用溫升藥，與病機適合，裨益後學多矣。人參敗毒散，升散藥多，清降藥少，於秋金燥結之感冒，亦甚相宜。

再造散

此方既認定陽虛不能作汗，則薑、附等藥，自有著落。陽藥之中，加用芍藥，使陽藥不燥動木氣，尤見高妙。惟陽虛不能作汗，必須將陽虛症狀補出，乃臻明顯。至於外感之病，服汗劑不能作汗，不止陽虛一端。如氣虛中陷之人而病外感，服補中益氣湯，微汗而癒。血虛之人而病外感，服四物湯，稍加薄荷、桑葉，微汗而癒。如熱傷風之人，服二冬膏，不加表藥，下咽之後，不必微汗，立刻而癒。因外感傷著榮衛，乃榮衛自病，非風寒在人身內作病。汗乃榮衛復和之液，陰陽和則榮衛和，並非用藥將汗提而出之，然後病癒，乃陰陽和而病癒耳。

故外感之病之法，以調榮衛本氣為主，並非驅風提寒也。此理不明，所以九味羌活等湯，升而又散，只恐風寒驅之不盡，提之不清，後人學之，外感輕病，治成內傷大病者多矣。

榮衛乃人身整個的圓運動，陽虛、陰虛、血虛、氣虛皆能使整個的圓運動至於不圓，補陽、補陰、補氣、補血皆能恢復其圓，故補陽、補陰、補氣、補血皆有作汗之可能。

麻黃人參芍藥湯

原解治虛人外感。又謂東垣治一人，虛熱吐血，感寒，一服而安。東垣治效此病，乃因一人之病，立一人之方，未可定為公共之法。虛人外感，須多顧中氣，少用表藥，乃是大法。脈象虛而潤者，炙草、大棗以補中，薄荷、桑葉以治衛閉之惡寒，芍藥以治榮鬱之發熱。脈象不潤或枯燥者，淡豆豉、冰糖以補中，薄荷、桑葉以治衛閉之惡寒，黑豆以治榮鬱之發熱，無有不效。

外感已後，再用少許素日調養本病之品。因素日有虛病之人。一經外感，傷其榮衛，榮衛一鬱，中氣必虛，中氣一虛，本病必加，故外感已後，須繼以調養本病也。治虛人外感，見其脈象甚虛，形色不足，必須問其平日有何舊病，用藥不犯舊病便妥。

此方麻、桂之性甚猛，黃耆、五味補力甚大，麥冬敗胃，均非虛人外感可用之品。細玩此方，令人疑懼。

吾人學醫，貴知原理，不貴死守成方，知原理可以應變於無窮，守成方豈能以死方治活病？時方不可不講用法者此也。原解謂芍藥安太陽。「太」字可疑，芍藥降膽經之藥，謂為安少陽則可。

神白散

白芷，剛烈上升，與甘草、豆豉、薑、蔥同用，治感寒尚嫌其升散太過，治感風則疏泄更加，其弊有不可想像者。前人好用升散之藥以治外感，總因不知外感之病乃榮衛被風寒所傷，而榮衛自病故也。差之毫釐，失之千里。一如治溫病不知是本身的木火疏泄，誤認為伏邪化毒，遂用寒散之藥以驅毒邪，藥一下咽，病加神昏，以為病重藥輕，將寒散之藥加重用之，火敗胃敗，連瀉而亡。

時方中羌、獨、升、芷、柴、葛等，大升大散之方，西北方且不可用，東南方更不相宜，秋冬且不可用，春夏更不相宜，壯人且不可用，小兒、老人更不相宜。仲聖桂枝湯、麻黃湯，為治風寒感傷之祖方，麻黃、芍藥俱是降性，桂枝之性，能升能降，並不偏散，認清此二方之理法，然後知偏升偏散之不合理不合法。

攻裡之劑

三承氣湯

三方原解均好，惟云傳入胃腑，事實上乃胃腑自病，詳本書《傷寒論》原文讀法篇。

木香檳榔丸

攻堅破積之品，全隊出發，如非實滯之病，誤服則中氣被傷，百禍立至。果有實滯，每次少服最佳。惟用之於瀉痢，須詳審確係實滯之瀉，實滯之痢，乃可用之。

張子和論實滯之病，用攻破之方，效驗明白，可以為法。但須先將中氣之理、河圖之理明白之後，再研究子和之方，乃少錯誤。

原解宿垢不去，清陽終不得升。去垢並非為升陽也，垢去則運動圓而陰陽和，中氣復也。汪氏亦愛升陽偏矣，知陰陽貴和，則知陽氣不可偏升矣。

枳實導滯丸

蕩積清熱泄濕方中，加茯苓、白朮以顧脾胃，而蕩積之品，又不如張子和木香檳榔丸之多。此方適用之病，當比木香檳榔丸之證為多。

孫真人云：膽欲大，而心欲小。竊以為治病之方，以適合病機為主，非所謂膽大、膽不大也。吾人當於「適合」二字上，用切實功夫。本此方用茯苓、白朮之意，以應用張子和之法，較完善耳。

溫脾湯

人謂古人寒熱兼用，乃互相監製之意。其實乃人身既有寒病，又有熱病，故用溫藥以治寒，又用寒藥以治熱。按「認定著落」四字之義，此方應解作乾薑、炙草、人參以理中焦，附子以溫下焦，硝、黃下結積，不用枳、朴以傷氣，而用當歸以保血液。於溫燥藥中加當歸以保血，引陽入陰，以陰養陽，極妙之法，此中下素寒而有熱積之方也。此方分量詳係古法，何如用丸為妥？不必一次重用，蕩積總以緩下為穩。

蜜煎導法

結燥只在肛門，不在腸胃，此法最佳。如虛人病肛門結燥，用獨參湯涼服，津液自生，大便自下，豬膽汁灌入肛門，被腸胃吸收而上，亦能寒傷胃氣，仲聖於陽明液虛用豬膽汁，因陽明病液虛，原有燥熱之氣，宜膽汁之寒耳。

湧吐之劑

瓜蒂散

誤用吐法傷人，甚於誤用汗、下，因脾經主升，胃經主降，脾、胃為諸經升降之關門，整個圓運動之中心。脾經升，則肝、腎、大、小腸諸經皆升，胃經降，則膽、肺、心經、心包、膀胱諸經皆降。吐法極傷胃氣，能使胃經上逆，胃經一逆，傷及胃陰，胃陰不降，便自吐不止，不能固守中氣之陽，中氣遂因之減少，以致於死，不死亦難於復元，非比尋常之誤也。

鵝翎探吐，手指探吐，較之用藥，其害為大。探吐之法，乃直接吐法，足以引起胃經非往上吐不快之勢，用藥之吐，乃間接吐法也。胃經非往上吐不快，胃氣壞不能救矣。如必須探吐，必探一下，萬勿再探。瓜蒂性寒，實痰、熱痰黏據上脘，得之即豁。胃氣主降，久據上脘之痰，凝結不活，胃氣不能降之使下，一得瓜蒂之寒苦，解其熱實之性，痰遂活動起來，既已活動，不能停留，自然吐出。赤小豆、藜蘆有毒，胃氣不能相容，此毒氣不能停留，亦自然吐出，並非瓜蒂、赤小豆、藜蘆善能吐胃也。傷寒論梔子豉湯，善吐虛煩之痰者，濕熱凝聚成痰，瘀停上脘。梔子，清其濕熱之凝聚，痰無依附，自必吐出。豆豉，善補中氣，而有宣達之能，中氣得補，而運動之力增加，瘀痰得中氣運動宣達之力，所以吐出。

人身圓運動之力，無一息停留，瘀痰既已活動，不能下降，所以吐出，此自然之事。燒鹽湯善吐寒霍亂者，鹽補中氣，燒過性溫，中氣得溫補之力，於是運動之力增加，將停胃中之積冷活動起來，既不下降，所以吐出。所以胸中無聊賴而脈象又虛之人，常有服理中湯後，一吐而癒者。亦有胸中溫溫無賴，得食寒涼之物，一吐而癒者。皆瓜蒂散、梔子豉湯、燒鹽湯之理，不必定要服瓜蒂散等藥也。人每謂瓜蒂散等方，能將胃脘之物提而吐之，離醫理遠甚矣。赤小豆有兩種，半紅半黑者，乃吐藥之赤小豆，甚紅如朱，有毒，亦名相思子；全紫紅不黑者，乃除濕健脾之赤小豆，其紅不鮮，糧店有賣者，名曰小紅豆，亦名紅飯豆。

稀涎散

中風痰升眩仆，此中氣先敗，然後痰湧之病。中氣敗而人仆，中氣與榮衛俱壞，大事也。人身氣化，是整個的圓運動，臟、腑、陰陽交互於內，榮衛、陰陽交互於外，互交之機，根於中氣。中氣左旋，則陰氣升而交陽，中氣右轉，則陽氣降而交陰，旋轉升降，圓而又圓，內不生痰，外不眩仆。一旦痰升眩仆，此內外交互的陰陽，忽然分開之所致，而必由中氣先敗也。詳本書處方基礎篇，黃耆五物湯。

此時須看脈象如何，如脈象粗盛，氣實牙緊，可先用稀涎散之法，以通關竅，隨用四君子湯，以復中氣；如脈象虛微，必須先進理中湯，先顧中氣，然後化痰。如不先顧中氣，中氣一脫，尚何化痰之云乎？稀涎散過於惡劣，可用靈寶丹或萬金油、如意油等以代之。

原解謂皂角專治風木，是不知風木為何事之言也。世以風宜散之，皂角通散非常，散風最速，豈知風木之病，愈散愈重乎？倘並不痰湧，亦不眩仆，但忽然昏迷，不知人事，須以脈象為定，多有陰虛陽越化火，上干心肺者，清降心、肺之熱，養中顧氣，自然清爽。如用猛劑通之，或用猛劑補之，皆能使病加重也。

和解之劑

小柴胡湯

原解謂柴胡升陽，未言升何處之陽，黃芩退熱，未言退何經之熱，不免含糊，詳本書處方基礎篇。

四逆散

四逆者，厥也。陰證而厥，為裡陽虛，裡陽虛，不能達於四肢，故手足厥冷。陽證而厥，為裡陽實，裡陽過實，將外陰隔阻，外陰不能與裡陽交合，遂孤格於外，自現陰之本氣，故四肢厥冷。芍藥、枳實瀉裡陽之實，使陰氣內交，陽氣外達，故厥癒。柴胡能將裡陽升達於外，炙草補中氣，以為陰陽交合之媒也，此方清熱解結之功為多。陰證之厥，肢冷如冰，陽證之厥，不過手足較涼耳。

黃連湯

腹痛乃中氣虛寒，嘔乃胸膈濕熱，故用理中之法以溫寒，黃連、半夏以除濕熱。中寒上熱，理中與黃連並用，是為定法。病連榮衛，故用桂枝、大棗以和榮衛。原解謂此藥屬太陽、陽明藥，榮衛即是太陽，本說得去，「陽明」二字無著落矣。

原解所云，丹田有熱，胸上有寒，仲景亦用此湯。查「丹田有熱，胸中有寒」二語，乃《傷寒論》濕病經文，「寒」字作「痰」字解，言下有熱上有痰，濕痰被下熱燻蒸，則舌上如脂膏之白，並無用黃連湯之文。

汪訒庵八十老人，乃曰：丹田有熱，胸中有寒，仲景亦用此湯，果何意也？丹田有熱，無用乾薑之理。《傷寒論》：太陰病，腹中痛，欲嘔吐者，黃連湯主之。腹中痛為中下寒，欲嘔吐為上熱，中下寒故用乾薑，上熱故用黃連，認定著落，有如此也。

黃芩湯

榮分之熱，與少陽相火之熱合併，熱性散動，傷及金氣，不能收斂，故利也。熱利與寒利不同之點甚多，詳本書古方篇。芍藥解榮分之熱，黃芩解少陽之熱，甘草、大棗養中氣也。利乃瀉利，痢乃木氣鬱結，裡急後重，芍、芩疏解鬱結，故癒。

虞天民曰：芍藥不惟治血虛，兼能行氣。芍藥能和木氣，不能治血虛。芍藥治腹痛，亦和木氣之功，非能行氣，不可含糊。芍藥不加甘草，極敗脾胃之陽。芍藥能治血虛，血因木氣疏泄生熱而虛者，芍藥清木熱，故治血虛。

逍遙散

原解極好，木氣不鬱，則中土旋轉，全體皆和，妙方也。惟醫貫云「木喜風搖」四字，不合醫理。風乃木之病氣，風氣盛，木氣衰，當改為木惡風搖才是。

藿香正氣散

此方善治山嵐瘴氣，不可以治外感內傷。緣瘴氣之病，寒、燥、熱、濕之邪氣混聚於胸，令人嘔吐煩滿，故外散內消並用，病即能癒，因有可散可消之物也。而降藥多於升藥，以開利胸膈為主，尤得扼要治法。邪氣既去，正氣自伸，故曰正氣。

其他外感內傷，如亦用之，內傷之病忌外散，外感之病忌內消，皆傷正氣，無有不誤事者。常見有寒霍亂之病，服之而氣脫者，雖有朮草，弗能救之。

此方須認明是嵐瘴之病之方，非外感內傷之方，不可含糊。原解謂正氣通暢，邪氣自已，其實乃邪氣消除，正氣乃暢耳。因有藿香之「藿」字，遂以為是治霍亂之方，可乎哉？

六合湯

此方以四君子湯加生薑、大棗，養中顧土為主，藿香、砂仁、半夏降胃理氣，杏仁降肺，木瓜和木為輔。所謂六合，如此而已，非禦風、寒、暑、濕、燥、火六氣之謂也。夏日之病，由脾胃濕滯；胃逆脾陷，肺氣不降，肝膽不和所致，故此方為夏日治病之要法。夏日傷寒加蘇葉，夏日傷暑加香薷，亦甚平穩。

「傷寒」二字，非麻黃湯證之傷寒，不過微感寒氣云耳。「暑」乃相火之逆氣，世謂暑甚於熱，非是，詳本書原理篇。夏日傷暑加香薷，香薷性散，不如藿香性降，夏暑宜降不宜散。

清脾飲

瘧病寒熱，榮衛之滯，脾胃為榮衛之本，榮衛滯者，脾胃必滯，故消滯健脾為治瘧之大法。原解極好。風、熱、暑、濕、燥、寒皆能使榮衛、脾胃阻滯而成瘧，雖以消滯健脾為主，又須看六氣之中，何氣病多為治。榮衛之滯，由於金氣、木氣之結，詳時病篇。

痛瀉要方

土敗木賊，須扶土和木，此方甚佳。吳鶴皋所云，可以為法。如脈象微小，當用《傷寒論·少陰篇》真武湯，溫補脾腎，兼和木氣為治。

表裡之劑

大柴胡湯

此湯與芍藥柴胡加芒硝湯、桂枝加大黃湯詳本書傷寒方解篇。非將《傷寒論》整個原理明了，不能研究此方也。

防風通聖散

此方專治表裡實熱之瘍毒，方用散而不用湯，表裡兩消，又有顧中之藥，實質之病，自見功效。後人以之治外感內熱，病在氣化不在實質之病，理路不清，次序不分，非經驗宏富，確有理解之高明醫家，不敢用之。如不用散而用湯，難免魯莽之禍矣。

五積散

時方最喜一方，之中各藥皆有，各病皆治。不善學者，往往依樣葫蘆，治誤了病，尋不出誤之所以然。此方與防風通聖散、九味羌活湯是也。原解謂一方統治多病，惟善用者變而通之，苦口婆心有益後學之言。醫學高明之醫家，立方治病，不過數味，見效極神。

蓋能分別何病為主要，何病為附帶，何病為原因，何病為影響，以定施治先後之次序。常有只治一病而諸病皆癒者，有原理以為貫通也。善用者變而通之，須如此變法，如此通法。

三黃石膏湯

三焦表裡鬱熱，至於譫語發斑，非大寒之品，不能平去其熱，非衛氣閉束不開，裡熱不能郁成如此之盛。故此方極效。石膏性寒味辛，能散能通，不僅平熱而已。燥熱傷津，經脈閉塞，石膏神效。惟須脈證確切，乃可用之，寒證誤用殺人，虛證慎用。

葛根黃芩黃連湯

凡《傷寒論》之方，須在《傷寒論》整個病理中作整個的研究。徒研究一方，無法解說，況屬傷寒壞病之方，更無法解說。詳本書傷寒方解篇。成氏之說合否，明瞭傷寒方解自知。

參蘇飲

外感方中用人參，不如炙草、大棗、冰糖為穩。去人參、前胡，加川芎、柴胡，名芎蘇飲。芎蘇飲，葛根、川芎、柴胡升散太過，甚不妥。

外感方不可偏於升散，香蘇飲較妥當。

茵陳丸

同時而汗、吐、下三法並用，非將人治死不可，此方大可為戒。「時氣毒厲」四字，毫無根據。時氣如何有毒厲？時氣不和為病，亦只不和而已，何至毒厲？況時氣不和為病，皆是虛證也，詳本書溫病篇。

大羌活湯

兩感傷寒，一日兩經，陰陽同病，內經原有明文。編者四十餘年，於事實上未曾經驗，未敢妄參末議。

消補之劑

平胃散

夏日土濕中寒，易生滿滯，此方極佳。理中丸，乾薑、白朮溫而守，此方厚朴、蒼朮溫而散，一方無滯，一方有滯，用錯不得。厚朴，甚傷氣分，最助疏泄，陰虛之家忌用。

保和丸

確係飲食內傷，此方服少許，所停飲食即順下而癒。如脈虛者，加白朮數分，煎湯送下甚妥。因是一派消藥，雖平和之品，亦傷中氣也。

此方所治停食之病，其外證必係微發熱，不思食，或僅噯酸也。甚者則大便瀉下次數甚多，小便亦利，腹痛發熱，不欲起立，此方亦效。如大熱大渴，腹瀉清水，腹滿痛拒按之宿食證，此方不能見效，須用大承氣湯下之乃癒，舌上必有乾厚黃胎也。

健脾丸

此方消補兼施，如氣分不熱而偏寒者，枳實慎用。荷葉包陳米飯為丸，引胃氣及少陽甲膽之氣上升，「上升」二字未妥。

膽胃以下降為順，膽胃之氣下降，肝脾之氣上升，升降復舊，運動有力，故食消耳。小兒停食，脈虛不能用理滯藥者，用扁豆養胃、藿香降胃亦效。膽胃之氣，如引之上升，食必更停矣。

參苓白朮散

平補之方也。桔梗降肺，其性緩降，並不上浮，肺經藥都降。

枳實消痞丸

乾薑、黃連並用，升降的運動增加，故痞消耳。非盡枳實之功也。

鱉甲飲子

久瘧不癒，中有積癖；久瘧不癒，肝脾必虛。消補兼施，可以為法。烏梅大補木氣，木氣旺而疏泄通，是以寒熱不作而瘧癒。原解取烏梅酸斂，不合，愈斂則愈不通，瘧益不癒者。

葛花解醒湯

葛花、青皮性涼，砂仁、荳蔻、木香、乾薑、神麴性溫，溫涼並用，升降活潑。用四君子湯補中、補土，而不用甘草，酒家忌甘味，甘草性壅故也。

此方溫藥比涼藥多，此必經驗有得，見酒家胃氣多敗於酒後吃水果故也。酒醉則土濕中虛，繼以水果生冷之寒，故酒後吃水果者，將來胃氣必敗。

理氣之劑

補中益氣湯

此方王孟英稱為補中升氣湯，中氣下陷者宜之，如氣虛不陷者忌用。中氣乃整個圓運動之樞軸，只宜居中，不可升上。東垣升柴云云，於陰陽互根之理，尚未了了。陰陽互根，是個圓的，東垣云云，是個直的。虛勞內傷，都是陰虛，切忌升藥。陽虛外感，則甚相宜，陽氣下陷，不能升發，此方宜之。

此方能治陽虛外感，可見外感之病，乃中氣、榮衛因風寒之傷而自病，故補中而榮衛自和，病即自癒。可以證外感病，非風寒入了人身作病矣。

烏藥順氣湯

中氣，中風，氣是本身之氣，風亦是本身之風。中氣則肢冷口噤而脈伏，伏者非常之沉而有力，閉也，故用開藥、通藥甚效。中氣無痰，中風有痰，有痰則中虛，脈必不伏，便不可用開藥。有痰而脈伏，仍是中氣。

許學士云：中氣之病，不可作中風治者，中風脈不伏，肢不冷，口不噤，須用補中藥兼柔風豁痰藥，中氣只可開通，不可補中故也。

喻嘉言曰：中風證，多挾中氣者，氣如通暢，則運動圓，不病風也。惟須認明風是本身木氣不和之氣便穩當，此「中」字作「病」字看，病起倉卒，故曰中耳。若作中字看，便無辦法，中字只有中外來的邪，哪有中本身之氣之理？

越鞠丸

六鬱同時並治，未見妥當。

蘇子降氣湯

降氣降痰，貴兼補中，此方極妥。肉桂乃溫降膽經之藥，膽經降則相火降，相火降則下焦充實，下焦充實，則中氣運而上焦清虛，故病癒也。「引火歸元」四字，著落在「降膽經」三字上。

四七湯

此方名是舒鬱，實是除痰，痰豁氣通，則鬱舒也。

四磨湯

磨服此丸散見功迅速。不用湯者，湯則一順而下，不及磨服藥質隨胃氣運動，逐漸開通，不傷正氣。既已濃磨，則「煎」之一字，乃燉熱之意，不可多煎。

代赭旋覆湯

代赭、旋覆、半夏合併用之，為降胃逆第一有力之方，非參、甘、薑、棗之溫補中宮，不能勝其重墜之力。然非中氣極虛，胃逆不至如此之甚。則參、甘、薑、棗乃因中虛而用，非以禦代赭、旋覆、半夏重墜之力而用。而胃逆至於痞硬、噫氣，又非代赭、旋覆、半夏合用不為功。認定著落如此。

紺珠正氣天香散

方中用乾薑，必脈有寒象，一派辛通，此方慎用。

橘皮竹茹湯

原解極妥。

丁香柿蒂湯

柿蒂，溫降而有斂性，故效。原解妥當。

定喘湯

原解甚好，惟云麻黃散表寒未妥。因麻黃之治喘，因其能降肺氣也。不可因傷寒用麻黃湯，遂認此病之用麻黃為散表寒。即如《傷寒論》：太陽病發汗後，汗出而喘，用麻杏石甘湯。

麻杏石甘湯之用麻黃，乃以之降肺氣之逆，非以之散表證之寒。汗出乃肺燥，故用石膏以清肺燥，發汗後不可再用麻黃。豈有發汗後汗出反用麻黃之理？可見因喘而用麻黃，非因散表寒而用麻黃也。定喘湯治喘而哮，喘而哮，此肺氣實逆，虛喘則不兼哮。

理血之劑

四物湯

川芎性溫而升，芍藥性寒而降，當歸性溫而動，生地性涼而靜，升降動靜相配，最宜肝膽二經，又皆質潤而厚之品，實為養血妙方。但只能養血不能生血，生血須脾胃氣和，飲食增加，飲食精華乃化成血。四君四物，氣血雙補，其實乃四君健運於中宮，四物乃能灌溉於四維，和平之方也。

十全大補加黃耆之上升，肉桂之大熱，則非普通補益之方，乃大虛之方。十全大補去黃耆、生地、甘草名胃風湯，治肝風客於腸胃，風氣疏泄剋土，是以飧泄而完穀不化，參、茯、朮培土止瀉，歸、芎、芍、桂養肝息風，去耆、草則中氣易於運動，去生地之濕也。瘈瘲者，土敗木枯而風動，胃風湯培土潤木也。牙閉亦然，故並治之。

人參養榮湯

川芎、黃耆，其性皆升，故十全大補，不甚平和。今去川芎而加五味，不偏升散，名曰養榮，名實相符，榮血不喜升散也。

薛立齋之言，亦須以脈證加減為妥。遠志，其性竄動，最傷膈上津液，心經不足者忌之。世以「遠志」二字之字義，遂以為補心，不妥。

歸脾湯

怔忡健忘，皆厥陰心包相火之氣不降之故。腸風崩漏，皆厥陰肝經木氣不升之故。不升不降，血液枯耗，中土受傷，故此方用參、甘、苓、朮以補中健脾，當歸、龍眼以養血澤枯，遠志以燥膈上濕痰，棗仁以補心包下降之氣，木香溫降膽經以助肝經上升，黃耆、薑、棗以和榮衛也，榮衛和則血液運行不往外散，故曰歸脾也。

養心湯

心氣下降則安寧。中氣不虛，血液不枯，痰涎不滯，然後心氣下降。參、甘、苓、耆以補中氣，歸、芎、柏、棗以補血液，半夏、遠志以除痰涎，肉桂溫降膽經相火，五味補腎，以藏納下降之相火與心氣。心氣不寧，皆心包相火與膽經不降，火氣上衝之故，故養心之法，以養中、養血、除痰、降火為主。

當歸四逆湯

此方原解完全精妙，惟「桂枝散表風」一語未妥，以為有外來之風在表也。欲知桂枝是否散外來之風，須明瞭本書古方用法篇桂枝湯解，然後知也。

桃仁承氣湯

傷寒表證，未經汗解，裡熱與下焦蓄血結實則發狂。心主血，血熱則心氣被灼，神明擾亂，故狂。硝黃下結熱，桃仁下蓄血，甘草補中氣，桂枝益肝陽，血下則肝陽傷，故以桂枝益之。凡傷寒表證尚在，必脈浮或惡寒，此證脈沉不惡寒。凡裡熱已實者，表證必罷，此證小便已利，為裡熱已實，又不惡寒，又不脈浮，不得曰表證未除。表證如果不除，豈可用硝黃下之？然非將《傷寒論》整個明瞭，不可與語。

犀角地黃丸

陰虛血熱之方，故皆養陰氣、平血熱之藥，皆平和不猛。惟犀角太貴，不用犀角亦效。有謂無犀角以升麻代之，一則性降，一則性升，不可代也。

咳血方

清輕之品，蜜丸噙化，使肺經所受他經之熱，徐徐降下，不傷胃氣，是為清降肺熱妙品。

秦艽白朮丸

此方原解極好，秦艽蒼朮湯，秦艽除風湯，既加大黃，宜仍用丸為妥。

槐花散

腸何以會有風？大腸庚金不能收斂，則木氣疏泄生風，風入大腸而病便血。庚金不能收斂，柏葉助金氣之收斂；木本生火，故風必有熱，槐花清風木之熱；荊芥活血；枳實理腸間滯氣也。此病必驟然因肝經熱動而成，如久病便血，則忌用矣。久病便血，須健脾涼肝、暖腎潤燥、除濕理氣並用。

小薊飲子

此方乃因熱而病血淋之方，如因虛而病，則歸脾丸甚效。

四生丸

鼻屬肺，肺屬金，金氣主收斂，木氣主疏泄。衄之為病，乃金氣不能收斂，木氣偏於疏泄之病，木氣疏泄則生熱，熱氣逆而不降，故血由鼻出。此方柏葉助金氣之收斂，地黃養木氣之疏泄，血出則木之溫氣消失，用艾葉以養木之溫氣，荷葉活血去瘀，四味生搗微煎，服時連渣吞下，徐徐降之，自見殊效。鼻血如有因中氣虛者，單用黨參三錢煎服自癒。或是血熱，或是中虛，憑脈定之。大概無論何病皆有虛實，皆宜憑脈為準。

常見有滿指醫理，而藥服後不惟不效，反加病者，此不憑脈只憑書之故，切不可也。

復元活血湯

血積必在兩脅，可稱發明，用湯不如用丸為妙。

祛風之劑

小續命湯

「中風」二字，切須辨明外風、內風。蒙古一帶，風氣剛勁，偶有榮衛不固之人中之而病者。若內地，則不分南北，決無中外風成病之事，都病本己身內之風也。人身榮衛主外，中氣主內，木枯生風之人，中氣早虛，一旦肺金收斂之氣，不能制風木疏泄之氣，則榮衛偏盛，偏盛之方與偏衰之方不能調和，則喎斜不遂等病生焉。

此方有麻黃桂枝之法，所以調本身之榮衛，非所以去外來之風寒。榮衛者，交濟左右上下之整個力量，榮衛不能交濟左右上下，於是下寒上熱。所以附子溫下，黃芩清上，亦合機宜。而川芎、芍藥升降肝膽，以和木氣，尤為治風要藥。風者，木氣也。參、草補中，杏仁降肺，防風潤燥疏木，防已除濕，合成此方，常見奏效。人謂治風套劑，不知於外風、內風已辨別否。劉氏之論，似亦認為中外風耳。

此方亦能治外風。外風傷了榮衛，榮衛自己不和，故現喎斜不遂等病。此方調和榮衛，故病自癒。雖治外風，亦非認外風入了人身，用此方將外風驅而出之，亦是治本身之榮衛與中氣也。然非明白《傷寒論》麻桂兩方之理，不能語此。此方名曰六經病，其實乃整個榮衛病耳。六經共和，即是榮衛，榮衛分開，乃見六經，此仲聖整個《傷寒論》之微旨也。

大秦艽湯

此方不列病證，統曰風邪散見，即不認定病證，用藥便無著落。風者，疏泄之氣，耗津液，煽相火，奪中氣，動有餘而靜不足。羌活、獨活、川芎、白芷剛燥升散，風病忌之。

此方四味並用，以治風邪散見，只有加病，絕不癒病。歸、芎、二地、防風皆能養木，乃是風藥。

石膏、黃芩並用，於風字不合，風病中虛，石膏絕無可用之地。即知用甘、朮，為何又用石膏？風傷津液，細辛溫通亦不合用。劉氏之論甚好，汪氏則仍認為外風為病，劉氏高過汪氏。

三生飲

卒中者，平日中氣虛虧，榮衛偏盛，肝陽偏泄，肺陰不足，偶因一切刺激，圓運動成了直不運動，遂卒然倒地也。詳本書處方用法篇，黃耆五物湯。此方甚好，惟云中腑、中臟、中經乃臟、腑、經自病。「卒中」二字，應改為「卒病」二字，方合事實。

人都把「中」認為矢石中人之「中」，遂將自病的意義抹煞。如非自病，附子、人參便無著落。

地黃飲子

劉河間與醫貫所論極好，遠志、菖蒲二味通力甚大，極傷心部津液，謂為補心，不合。痰迷心竅，遠志、菖蒲將痰通開，心靈自復耳。

如謀根本補心之法，須養中降肺，以降膽經相火歸於腎水之中，水中火足，上升而化肝木，肝木陽氣再升，乃生心火也。桂、附、蓯蓉、巴戟以返真元之火一語，須再斟酌，返火惟肉桂、巴戟能之，肉桂、巴戟能溫膽經下降也。附子乃直補下焦之火之藥，即用巴戟，可不再用附子，附子宜於陰盛陽虛、水寒土敗之人，不宜於陰虛火弱之人。

獨活湯

痿癈乃中虛、土濕、木枯、金燥之病。中虛土濕，則運化無力，四維阻滯，金燥則結聚不通，木枯則風氣自動，動而不通，則痿癈也。當用養中、培土、潤木、清金之法，少加活血、順氣、消食、化痰之品，徐徐調養，以復其旋轉升降之原，自能病癒。

此方羌活、獨活、川芎、菖蒲、遠志大升大散，津液受傷，肺必更燥，木必更枯，中必更虛，病必更重，未見得妥。由於火盛者，宜清降火氣；由於火衰者，宜補下焦之火。

方中肉桂，能溫降膽經相火以歸水中，補火妙法。茯神乃茯苓之氣弱者，茯苓為松根之氣射出所結，其氣弱射不遠者，則苓抱根而生，人見其苓中有根，謂之為心，名曰茯神，遂謂為補心，非是。

順水勻氣散

脈實氣盛者，此方可用。然用天麻、白芷升散藥治風，不知風乃木之動氣，既動再散，只加病耳。總因不明風字之理，故相習而成此錯誤。

脈虛氣弱之家，此方切不可用，總宜養中、健脾、潤木、清金、溫水、降火，用整個的本氣治法，整個的運動圓，方能根本解決，有功無過。

凡治風病，朮須慎用，因病風之人，津液必虧，脈絡必澀，朮性極橫，用之必增脹滿也。不如將朮改為山藥、扁豆較妥。

痛風湯

風乃肝木不和之氣，有濕則挾濕，有痰則挾痰，有燥則挾燥，有熱則挾熱，有寒則挾寒，故治風病須兼六氣之藥，以調理整個的圓運動，不必治風，風自能息。如單治一方面，而不治整個，必不能好。詳本書古方用法篇薯蕷丸。風入肉質之內，常住不去，則成痛風，甚為難治，病勢至此，尤非從整個圓運動治起不可。此方枝枝節節，不可為法。桃仁、紅花少用多服較妥。

獨活寄生湯

原解極好。桑寄生活血脈、通經絡，柔而不燥，遠勝他藥。三痺方解尤妙。

消風散

標本兼治，原解甚好。如用之不效，便是風木之病，不喜散藥矣。與其用散藥散風，不如養木、調中兼和榮衛為可靠。

川芎茶調散

豈有「太陽、陽明、少陽、少陰各種同風」之事？「風熱上攻，宜於升散，巔頂之上，惟風藥可到」等語，更是不合氣化生理。局方多有此類方法，不可學以誤人，風藥上攻，宜用降法也。

須知風乃本身木氣，肝經上升，升而不降，則巔頂病風，宜降膽經，肝風乃平。

清空膏

少陽膽經自頭走足，其性下降，不降則病熱逆。芩、連苦寒下降，正合膽經熱逆之病，乃用羌、防、芎、柴升之，無是理也。高巔之上有濕熱，只有降法，最忌升法，此理至淺，容易證明。

用升散治高巔之病，不合醫理。惟腎、肝陽氣不足，不能升到巔頂，濁陰逆塞之頭痛，可溫補腎肝以助陽氣上升，以降濁陰之逆。然亦只宜補藥，不宜升散藥也。

人參荊芥散

原解甚好。

祛寒之劑

理中湯　真武湯

原解甚好。

四逆湯

原解甚好。「太陽初證，脈沉，亦用之」一句，須加聲明。太陽乃表證，表證脈應浮，表證脈沉，沉乃陰寒裡證，既現陰寒裡證之脈，故用此方以溫裡，裡乃表之本，裡氣內溫，然後表氣外發耳。

白通加人尿豬膽汁湯　吳茱萸人參湯　益元湯

原解甚好。

回陽救急湯

「加麝香通竅」一節，可以不必，亦不穩妥。三陰寒而至厥，此火土將敗，古人乾薑、附子、炙草四逆之法，回復火土，回天之功大矣。病到此時，胃中消化力弱，不宜加白朮，以滯胃間轉運之氣。

陳皮、半夏亦耗胃氣，非此時所宜也。肉桂、茯苓亦嫌剛燥，不合時機。倘使肝陽雖復，肝陰被劫，豈不反生病變？虛人忌用麝香，虛證不可通散。

四神丸

原解「五更將交陽分，陽虛不能鍵閉而泄瀉」一語，五更乃寅卯陽時，寅卯陽時而陽虛，此問題解決，溫病不可吃升散、寒涼藥的原理解決；小兒痲疹不可吃升散、寒涼藥的原理亦解決；無論小兒、大人，一切發熱而舌無乾黃胎、無白粉胎，多方醫治，熱不見退，不可吃升散、寒涼藥的原理解決；一切膚紅身癢，或身起紅疙瘩、紅點粒，不可吃升散、寒涼藥的原理解決。天人一氣，中下為本。春生，夏長，秋收，冬藏，收藏為生長之本。夏長者，長春之所生。春生者，生冬之所藏。冬藏者，藏秋之所收，所收為何，陽氣是也。收藏則陽氣入，生長則陽氣出。內經曰：夫虛者氣出也，實者氣入也。寅卯為春生之時，陽氣出也，陽氣出於上，則虛於下。在下之陽氣，為中氣之根，陽氣出則下虛，中亦虛矣。寅卯泄瀉，中下陽虛。溫病痲疹、發熱身癢等，皆收藏之陽氣外出之病。陽氣外出，陽氣已散，故不可吃升散藥。陽氣外出，則中下陽少，故不可吃寒涼藥。如有違反，則陽愈出而熱愈增，熱極則陽氣出盡而人死也。人見外熱不知內虛者多矣。

一年之氣，春氣虛，秋氣實。一日之氣，寅卯虛，申酉實。因申酉金氣將陽氣收入地面之下，故實耳。人身亦寅卯陽虛，申酉陽實，所以傷寒陽明腑病，日晡則熱作，日晡為申酉之交也。

內經曰：聖人春夏養陽，不可傷陽氣也。秋冬養陰，養陰氣以藏陽氣也。若秋冬之時，傷損陰氣，陰氣收藏之力衰，則陽氣飛散。陽氣原是動的，秋冬陽氣收藏，陰氣收藏之耳。此古今大惑，不可不求徹底解決者。四神丸，用溫腎不偏於剛烈之品，煎入富有津液之棗肉之中，臨臥鹽湯送下，補益中下陽氣，故病癒也。如不見效，乃腎氣失藏，肝陽妄動之病，宜腎氣丸治之。如仍不效，則木動生熱，金氣不收，宜用涼木收金之品矣，雞鳴泄瀉亦然。

厚朴溫中湯

此方極妥，原解甚佳。

導氣丸　疝氣丸　橘核丸

三方皆佳，原解甚好。然均是止痛一時之方，非根本治癒之方。欲求根本治癒，可用大橙子一個，切下蒂皮數分作蓋，將內瓤取出不要，殺雞一隻，將全付腸雜，乘熱取出，裝入橙內，腸雜不可洗，只將有糞之腸，剪去糞污，拭乾水氣，一同裝入，用橙皮蓋蓋住，竹籤籤好，上籠蒸取自然汁，不可用水蒸，睡時將汁飲下，連服三個，每日一個，無新舊老少，均能除根，先天所受之疝病，亦能治好。因疝病乃肝陽結聚，不散之病，肝陽結聚，則肝陽虛損，不能自達，雞性大補肝陽，腸雜屬內藏之物，其力較肉為大，橙皮能疏結氣，肝陽得補，疏泄復舊，又加橙皮以散其結，故癒。

治病分本氣為病、病氣為病兩個界限。導氣三方，治病氣為病之病，此方治本氣為病之病。凡脈象不實之病，皆本氣為病之病也。本氣詳本書原理篇。如無橙子，可用真廣青橘皮，三錢，加水一酒杯與雞雜同蒸。

祛暑之劑

三物香薷飲　清暑益氣湯　縮脾飲　生脈散　六一散

張潔古曰：中熱為有餘之症，中暑為不足之症。張氏之言，乃有閱歷而又合於原理之言也。熱之為病，能燒灼腸胃津液，劫損真陰，令人神識不清，舌胎黃而乾，甚則焦而黑。暑之為病，內經曰：氣盛身寒，得之傷寒，氣虛身熱，得之傷暑。「氣虛身熱」四字，為傷暑之主證。因暑乃相火之氣，此火下降，則生中土，不傷肺氣，上清下溫，不病暑病。此火不降，則成暑病。香薷飲用扁豆以補中土，厚朴溫降膽胃，膽胃降則相火降，相火降則暑氣降。香薷性散，宜改用藿香，暑氣只可降不可散，藿香能溫降膽胃，使暑氣下降也。

清暑益氣湯，麥冬、黃柏清肺家之暑氣，五味、青皮助肺家之降氣，參、耆、二朮、當歸、炙草補益中土，補氣補血，神麴和中，澤瀉除濕，麥冬、黃柏清肺者，因逆入肺家的暑氣，即相火灼肺之熱，故宜清之。升、葛則暑氣所忌。縮脾飲，砂仁、草果、甘草、扁豆皆溫中補土之藥，烏梅培膽經，以收相火也。生脈散，補氣生津。

六一散，利水潤肺。皆以清肺為主。暑月濕盛，濕盛則相火不易下降，而暑氣上騰，清肺即以去濕，去濕即以降暑。暑氣亦熱氣，特以相火為中氣之本，故暑病皆是虛證，與熱之病實不同，事實上顯明易判者也。謂暑病為虛證則可，謂暑病為陰證則無是理。惟相火不降，下焦之火無根，有陰寒腹痛泄利者，則寒霍亂之屬非可曰陰暑也。暑雖是熱，但只有虛無實，所以《金匱》治暑，用人參竹葉石膏湯，仍清肺與大補中氣而已。如肺氣不燥渴，必不用石膏也。

著者嘗用烏梅白糖湯熱服，治暑極效。斂相火，補膽木，使暑氣下降有力，故效。此數方原解均好，惟中熱、中暑的「中」字，應改為「病」字，須認明是本身的熱、本身的暑自病，不過經感觸大氣中的熱、大氣中的暑，引動本身之熱與暑，用藥乃有著落。世乃有伏暑之說，亦由叔和誤解《內經》「冬傷於寒，至春變為溫病，為伏氣溫病」臆度而來。按之事實，何嘗之有？

利濕之劑

五苓散

「太陽腑」三字，乃整個《傷寒論》的名詞，言腑者，為別於臟也，言太陽者，為別於陽明等他經也。「太陽腑」三字，應改為「膀胱」二字，便不多生枝節。「肉桂化膀胱氣」一語無著落，膀胱主藏，氣化則出，此氣非膀胱之氣，乃木氣也。木主疏泄，木氣陽足則能疏泄，肉桂溫補木中陽氣也。「利便消暑」句之「消暑」二字，亦無著落。

人身上焦相火之氣，本來下降，只因濕氣阻格，故相火上逆而為煩渴。五苓散將濕氣由小便利去，相火得降，故不煩渴。相火降則暑降，暑氣即是相火。相火即是暑氣，五苓散非消暑之劑也。肉桂乃溫降膽經相火之品，五苓利濕而消暑，可見暑乃虛證。豬苓湯乃治濕而熱之方，五苓散乃治濕而寒之方，寒熱分別，以脈象為斷。吳鶴皋之論全非。豬苓湯乃土濕木枯，肺氣又燥之病，苓、澤去土濕，阿膠潤木枯，滑石清肺燥，各有著落。白朮性干而橫，木枯者忌之，故豬苓湯不用白朮。

小半夏加茯苓湯

水停心下而至成痞，故半夏、茯苓、生薑合併用之，以行水而消痞。此方如當用而過用，與不當用而誤用，皆能劫損津液，而成癆瘵。茯苓甘草湯，加桂，除夏，治悸厥者，悸乃心跳之意，濕氣在胸，隔住木火升降之路，心包相火降不下去則悸，肝陽不能升達則厥，茯苓去濕以降火，桂枝溫達肝陽，故悸厥皆癒。桂枝亦能治悸，足厥陰肝經能升，手厥陰心包自降也。

腎著湯

薑、苓、朮、草陰虛慎用。風水的「風」字，即木氣疏泄之氣。水阻木氣，木鬱風生，故汗出。水濕傷及榮衛，故身重。黃耆通表，防己行水，白朮、薑、棗補中土，和榮衛，故癒。防己性惡，不可常用。

舟車丸

猛藥攻水，未見妥當，參看下方。

疏鑿飲子

上下表裡分消，凡藥能達到上下表裡須本身中氣通達到上下表裡。陽水實證，脈象充足，故能達到上下表裡。若雖陽水，脈氣力量不實，亦不能達到上下表裡。凡水證治於未成之先，較易於水病已成之後。因人身水道，外則汗孔，內則小便。榮衛調而肺氣舒，則汗孔通，肝膽和而膀胱降，則小便利。而要非脾胃健運，中氣四達不為功。水病已成，榮衛、肝膽、肺與膀胱本來的作用已失，內外的水道已閉，欲以舟車丸將水從大便攻出，愈攻水道愈閉，勢所必然。不如疏鑿飲子較為活潑，然總不如先疏汗孔以通水道，使水仍循舊道而去為有望。

張隱庵先生治一水腫，用蘇葉、防風、杏仁開通肺氣，汗出之後，小便隨之而利，腫立見消，繼以扶脾暖腎之品調養而癒。膀胱經行身之表，肺則統主皮毛，膀胱經隨肺氣以俱通，故得汗之後，即得小便也。經方治水腫熱證，麻黃兼石膏，疏清肺氣，汗出尿利；水腫寒證，麻黃兼附子，總以疏肺氣開汗孔為主，皆兼養中之藥。又有水腫病，單用羊肉濃湯去油淡吃，而尿利腫消者，羊肉補木氣助疏泄，木氣疏泄則尿利也。據蘇葉、防風、杏仁、麻黃、羊肉之理求之，則不惟舟車丸無理路可用，即疏鑿飲子亦非有效治法。

又有西瓜一方極效，方用大西瓜一個，切下蒂皮，掏去瓜瓤瓜子，裝入獨頭大蒜連皮四十九枚，砂仁四兩，裝緊之後，將蒂皮蓋上，竹籤插穩，用陳酒罈泥頭土、陳酒泡散、搗細，包瓜約一寸厚，於淨泥土上挖坑，用磚將瓜架空，以木炭燒之，須瓜之周圍俱有炭，約炭二十斤，炭燒完，次日將瓜內之藥研末裝瓶，每服三錢，一日二次服，小便自利而腫消。忌鹽百日。此方功效可靠，須醫家製好備用。如無製備者，用西瓜汁一茶杯煮開，攪入砂仁末一錢，蒜搗如泥一錢，溫服亦效。或用西瓜燒焦三錢，砂仁末五錢，蒜泥五分，吞服亦效，水腫之病，膻中必先壅滿，此處壅滿，則心氣不能下行，脾經不能運化，血脈凝聚，水道因以不通。此方最能活動膻中，故效，女子不月之病，發於心脾之鬱，膻中通疏，心脾和暢，血脈流通，月經自來，與西瓜方意義相同也。比之疏鑿飲子之理，精妙多矣，豈有本身表裡上下不發生作用，而能將身內積水向表裡上下分消得去者？

實脾飲

「土能制水」，此話不盡妥。五行生剋，土氣剋水，須土氣燥則剋水，土氣濕則不能剋水，反為水侮。如陰虛之家，尺脈微弱，忌服補中培土之藥，服之則尺脈愈弱，陰液愈虧，是謂剋水，此燥土剋水也。如傷寒真武湯，補火土以制水，亦燥土剋水也。如漫溢腫脹之水，乃中土濕滋，不能運化，肝木下鬱，不能疏泄，肺金上鬱，不能收斂而成。水之就道，全賴金氣收之，木氣泄之，金收木泄，全賴中宮土氣升降旋轉，今土敗於中，金木皆鬱，是以水不就道，漫溢成腫。

此方實脾之意，乃欲中土旋轉，以升木降金而行水也。豈欲制水，使水不敢不就水道以去乎？「木之有餘」四字，亦不甚妥。

此病土虛不運，乃土氣濕寒使然。故用蒼朮、薑、附以除濕寒而扶土氣，木瓜所以舒木氣之鬱，非以去木氣之有餘，惟木鬱必衝擊橫塞，土氣更不能運化，此又木剋土之意義。「有餘」之義，與「鬱」字之義，各有不同，不可含混，餘解甚效。

此方陰水最效，陽水則西瓜方最效。

五皮飲

以皮行皮，於理不確，此病須於榮衛、中氣與肺經求之。

羌活勝濕湯

風能勝濕。濕者，水氣凝聚所成，風者，大氣動盪所成，風主疏泄，能將凝聚的水氣散開，故曰風能勝濕。羌活、獨活、蔓荊、藁本、川芎，其性疏泄，所以能散濕氣，謂為濕藥則可，謂為風藥則不可。

治病之物為藥。風病疏泄，豈有風病疏泄，又用疏泄之物以減其疏泄之理？只有用疏泄之藥加疏泄之病耳，含糊立論，貽誤後人者，大矣。

「氣升則水自降」一語，亦不合此方之義，此方發汗之方，濕隨汗散，非下降也。

大橘皮湯

五苓與六一併用，治濕熱最妙之法。加檳榔峻下一語，不合機宜。因水之下行，要脾、肝經氣上升，胃、膽、肺經氣下降，活活潑潑的圓運動，然後水歸膀胱而出，切下不得，峻下更不敢當，中氣下傷，升降停頓，大事壞矣。用茯苓泄水濕，須看中氣不虛，津液富足，方可用之。津液乃人身至寶，陽氣之所歸藏，元氣之所化生，負人身生命多半責任。

茯苓極傷津液，曾有一醫治水病重症，用茯苓二兩，澤瀉、厚朴等藥，我勸勿服，病家服之，藥下一小時，胸部脹痛，頭上出汗而亡。因病到此時，茯苓、厚朴不能將水利去，反傷損肺家津液，津液脫離肺臟，故胸痛，津液脫離肺臟，陽氣無歸，故汗出而死也。用藥治病，不如用藥以幫助本身各經之氣發生作用，由本身作用以去病。疏鑿飲子等方，用藥去病之方，故功效不可靠。

蘇葉防風杏仁方、西瓜方、羊肉方皆是幫助本身各經之氣以發生作用，由作用去病，故功效可靠。觀重用茯苓治水病，而汗出人死。學時方不學原理，可乎哉？

茵陳蒿湯

原解極好。

八正散

脈實之家相宜，若脈虛者，須參補中益氣湯之法，因皆寒涼下行之藥故也。尿血之病，如脈不實，歸脾湯最好。

萆薢分清飲

淋濁之病，乃下部津液不能上升之病，下部津液上升，全賴肝腎之氣充足，脾胃之氣強固之力。

此方所治之淋濁，乃津液不升，濕熱下注之症，熱主外泄，濕主下流，濕熱混和，氣必滯澀，故方中萆薢以清濕熱，菖蒲、烏藥以疏滯澀，草梢清熱，茯苓除濕，益智固脾胃，脾胃固則津液不下注也。如非濕熱為病，須以肝腎為主。

此病如因花柳而得，已成慢性淋濁者，早服腎氣丸三錢，晚服清寧丸五分，或一錢，腎氣丸所以補肝腎上升之陽，肝腎上升未能照常，必於子半陽升之時，化生濕熱，晚服清寧丸以清濕熱而助封藏也。須服一年半年之久，忌食雞肉，鯉肉，韭菜等動陽之物，又必清心寡慾，改變得病的環境，然後能癒。

此藥早晚分服，關係極重，早不可吃清寧，晚不可吃腎氣。

因晚來陽氣在下，子半陽氣化熱，必舉陽遺精，腎氣補陽助動，清寧清熱止動也。人身陰陽與造化同體，午前中下陽虛，午後中下陽實，早服清寧則傷陽也。如經滌洗，將脂膜洗壞者，則難治矣。

當歸拈痛湯

中虛土濕，濕熱停瘀，榮衛阻滯，則成瘡瘍。東垣用此方治腳氣，則升麻葛根湯宜矣，蓋下陷之病，宜上升之法。

潤燥之劑

炙甘草湯

地、冬、麻仁、阿膠、大棗，甘潤之品，和以薑、桂之溫調，動靜得宜，此為滋補津液第一方也。腎水化氣上蒸則為津，肺氣化水下注則為液。升降之機，在乎脾胃，故中氣又為津液之本，故加人參、炙甘草補中氣，而以炙甘草名方。傷寒誤汗傷了膽經津液，木氣枯結，故心動悸，脈結代。肺家津液乾枯，故痿。膽經津液乾枯，故膽熱多唾。津液傷則陰質損，故虛勞，津液枯，則膽胃乾澀，不能順降，故呃逆。所以此方皆能治之。原解「薑桂辛溫以散餘邪」無著落。

滋燥養榮湯

火燥傷金，故用黃芩以清火。炙甘草湯不用黃芩。因無應清之火也。凡無應清之火而用黃芩，皆能寒中敗土，危及生命。此方用之，火燥傷金故也。歸、芍、二地、艽、防，滋燥養榮妙劑。防風乃潤木疏木之藥，木潤不郁，則風不生，故名防風，非防外來之風也。防風、秦艽皆潤木之藥，而兼有宣散之性者。

活血潤燥生津飲

此方凡枯燥之病，大概都效。紅花、桃仁少用極妙。瓜蔞能活潑膻中，膻中活潑，氣血流通自易。枯燥之病，日久必有瘀血，治瘀血以緩攻為妥，此方宜用丸藥。

韭汁牛乳飲

反胃之病，胃家津液必乾。噎病日久，則液乾而又血瘀也。牛乳多，韭汁少，潤胃和血，韭汁溫降，牛乳潤補，所以見效，此病如用下氣之藥必死。有韭汁活血，可以不用藕汁；牛乳已潤，可以不用梨汁；韭汁已辛通矣，可以不用薑汁。胃氣已敗，生藕、生梨傷胃，慎之。胃液乾者，生薑亦不相宜也。藥已合病，不必著急。如須加清涼之藥，藕汁較梨汁不傷胃。

潤腸丸

燥病必結，此方於潤燥開結之中，加羌活之疏散，則開結之力，無微不至，妙方也。

通幽湯

噎塞用升麻，危險。此病全在腸燥不通。桃仁、紅花、當歸、二地燥潤便通，有炙草之補中氣，便通而下焦之清陽上升，上焦之濁陰自降，噎塞自癒。如其不癒，獨參湯補胃液以助降氣可也。原解「清陽不升，則濁陰不降，故大便不通」一語，下焦氣升則下通，上焦氣降則上通，非上焦濁陰不降，大便因以不通也。果係上焦不降，因於下焦不升，不降至於噎塞。中土將敗，二地、桃仁、紅花、當歸均在禁忌之列，乃經方大半夏湯證也。半夏降胃，白蜜潤燥，人參補中，使升降復元，然後見效。更無用升麻之理。大半夏湯之腸燥胃逆，乃降胃以生液而潤燥，豈可再用升麻以助胃逆乎？

搜風順氣丸

「搜風」二字，不可含糊。外風乎？內風乎？如曰外風，外風只傷榮衛，治之之法，亦只調榮衛之法，無搜風之法。如曰內風，內風乃木氣不和之氣，治之之法，亦只斂金、清熱、暖水、潤木以息風，亦無搜風之法。自搜風之說起，治風之藥，遂皆升散開發之品，內風之病遇升散開發，無不病上加病者，因風乃木氣疏泄妄動之氣故也。此方攻下之力太猛，慎用。「腸風」二字，乃木氣下鬱於魄門，升不上來，故疏泄而便血，攻下之品，絕不相宜。

消渴方

胃熱消渴，此方極妙。黃連宜少用，性燥而寒，甚傷胃氣。

白茯苓丸

消之為病，全是木氣化風之過。木既化風，則不生火，黃連敗火第一，只可少用。茯苓乃祛濕之品，濕鬱於中，則上下不交，茯苓祛濕，故上下交耳。雞秉造化木氣而生，雞內金為雞之土氣。

人身六氣不偏見者，因有中土之氣之運化，以調和不分也。消之為病，乃風氣偏盛，不惟中氣無力運化而調和之，風氣且疏泄於中氣之間而剋土氣。

此方重用雞內金，引木氣與土氣調和，使風氣就中氣之運化，法至善者，故此方見效。風傷津液，而成消病，脾胃必結滯難運，雞內金能去脾胃之結滯。

豬腎薺苨湯

此方主義，在「因服邪朮熱藥而毒盛」一語。若非服邪朮熱藥成毒，絕不病強中。故此方黃芩、石膏並用以去熱毒，診其脈象必沉而實。如脈象不沉而實，雖熱藥成毒，黃芩、石膏亦不可用，只可用綠豆湯解毒，以此病總是虛證之故。

此方分量，一兩可改為一錢，然不如用丸藥為妥。曾治一陰莖常舉，尺脈特弱，用五味子五錢，冰糖二兩而癒，可與此證對照。

地黃飲子

醫書常有將「燥」、「躁」二字印錯者，「燥」乃乾燥，「躁」乃急躁，不自安之象。氣離根則躁。此病消渴而至於躁，消傷津液至甚，津液涵不住氣，氣欲離根也。

此方枇杷葉、枳實二味，降氣下行，而與參、草、地、冬並用，使氣歸入津液之中以止躁，妙法也。然用之失當，則躁現而服枳實，亦能使人氣脫。

石斛能降肺胃之氣，入於腎家。枇杷葉並不補氣。此方黃耆欠妥，躁忌升藥，黃耆性升。

酥蜜膏酒

此妙方也。飴糖養脾胃，炒焦用之，尤長於散瘀去滯，不炒則膩而敗脾。

用色白者，功效亦與色紅者同，白色者乃紅色者拉扯而成，較紅色不炒者，膩性少些。

清燥湯

肺金病熱濕，用升麻、黃耆，此東垣個人習慣之偏，不可為法。

瀉火之劑

黃連解毒湯

此濕熱當瀉之方也。六氣偏勝為病，獨勝為毒。圓為生氣，直為毒氣。一氣獨勝，諸氣消滅，圓運動成了直不運動，故曰毒，毒則死矣。三黃又加石膏，此病千人中不曾見一，傷寒溫毒一語，傷寒陽明腑熱實證，偶或有之，溫病決無此症。因溫病都是虛證，萬無毒氣可用三黃加石膏者。溫病無毒，詳本書溫病時病篇。

此皆王叔和《傷寒序例》「寒毒藏於肌膚，至春變為溫病」一言誤了後人也。

附子瀉心湯

心下痞軟，脈浮汗出，為濕熱盛於上，故用三黃清降之。惡寒為腎陽虛於下，故以附子溫升之。非所謂「恐三黃傷陽，故加附子，傷寒痞滿，從外之內，故宜苦瀉」云也。「大黃附子湯，陽中有陰，宜以溫藥下其寒」一語，不免誤人。陽中之陰，陰中之陽，乃人身至寶，豈可下之？此方乃腸胃有熱積，脾腎陽氣又虛之方也。

嘗見此等應當寒熱並用之病，醫只用寒下，未用溫陽之藥，服後不見瀉下，另易一醫，見其脈象中下無根，知為未用附子之故，因單用附子一味，下咽之後，一瀉而亡。此因寒藥已將中氣下傷，不能運動，是以不瀉。寒藥得附子之陽，一動而後瀉出，中氣即隨瀉而脫也。當單用附子之時，脈象既中下無根，應用乾薑、炙草溫補中氣，中氣不至動搖，乃不隨瀉而脫。《傷寒論》此方黃連、黃芩、大黃三味，只用麻沸湯漬一頃刻，略有苦味，並不煎煮，附子則煎，其意深矣。麻沸湯，水開至細珠滿鍋如麻子，故云麻沸，取其上浮之意。

半夏瀉心湯

平人上清下溫，病人上熱下寒，惟其上熱，所以下寒，惟其下寒，所以上熱。上熱所以下寒者，熱逆於上，火虛於下也。下寒所以上熱者，上熱下降，全賴中氣旋轉，中氣旋轉，全賴下焦火足，下寒而中氣無根，旋轉停頓，故上火不能下降，而現熱於上也。

此病嘔而胸滿為上熱，故用芩、連以清上熱。飲食不下為中氣虛寒，故用參、棗補中氣之虛，薑、草溫中氣之寒。假使清上熱而不溫中寒，芩、連益傷中氣，上熱益不能降，溫中寒而不清上熱，薑、草增加上熱，嘔滿必益甚也。原解甚好，但不如如是解法為有著落。

白虎湯

此方為清金燥之方，石膏大寒，用之以清金氣之燥，極傷中氣，所以炙草、粳米、人參同用。後人用石膏每加芩、連、地、冬等寒膩之藥，將石膏清燥之功，釀成寒中之過，服後燒熱更加，病勢更重。燒熱更加者，中氣被寒藥所傷，不能旋轉，上焦諸火，更不下降，故更燒熱也。原解極好，「小便赤為內熱，白為內寒」一語，須再研究。內熱之小便赤，必赤而長，射得遠，若赤而短，射不遠，則屬內寒。內寒之小便白，必白而短，射不遠，若白而長，射得遠，則屬內熱。參以脈證，自然明顯。見赤色便以為火，而用涼藥下火，浩劫也。若內熱，小便赤而短，尿孔必痛，不過虛熱，亦非實熱，忌用石膏。

竹葉石膏湯

肺氣燥熱，中虛胃逆之方也。脈虛者，肺氣為燥氣所傷，故虛。虛而用石膏，石膏清涼除燥氣，則肺氣復也。然非加參、米、薑、草溫補中氣，不能助石膏成功。

升陽散火湯

陽氣只愁不降，不愁不升，有陽則升，自然之理，惟下焦陽微則不能升耳。陽微不升，應當益陽，不當升陽，陽微而用升藥，則陽脫矣。火氣只愁不降不收，不愁不散，火性原散，豈可助散？人身心包火氣，下降藏於腎水之中，膽經相火導之於前，肺經金氣收之於後，然後火藏水中，為中氣之本，生命之根，不可些須外散也。陽經之火，乃陰經陰中之陽之根。

如陽明胃經火氣，降而收之，則成太陰脾經之陽。如太陰脾經之寒，陽明胃經之火散去，不能化成脾經之陽也。如陽經火鬱之病，以清降之藥治之，服藥之後，氣爽神清，此即陽降化陰之徵兆。散乃火性之病，火散則熱，如用散藥幫助火之散性，勢必愈散愈熱，非將火氣完全散完，熱不能退。五行之火，乃人生之原質之一，六氣乃五行之病氣，熱亦只可清降，不可散，況火乎？只知散熱，不知顧火，已背醫理。今乃明指火而散之，不知五行之火，乃人生原質之一故也。

此方「升陽散火」四字，有過無功。原解又任意亂說，以助其惡，貽誤後學，不可不辨，參看升陽益胃湯。

涼膈湯

薄荷、桑葉皆下降之藥，原解「升散於上」四字錯誤。凡「上升」二字，只宜用於下焦之病，「下降」二字只宜用於上焦之病。膈乃上焦之位，膈下方屬中焦，原解「上升下行而膈自清」一語，理路不清，上焦而用升藥，試問要升到哪裡去？

清心蓮子飲

躁煩用柴胡上升，恐益躁益煩，況又加黃耆上升乎？崩淋之病，因熱因虛，虛則參、草，熱則芩、冬，下部之病用耆、柴較為穩當。局方多與東垣同一偏處，因不知人生原理，是一整個圓運動，無怪其然。

甘露飲

方中皆涼降之藥，此胃熱而脈不虛之方，脈虛用之，中寒胃敗矣。犀角非平熱必不可少之物，其價太昂，可以他藥易之，謂「無犀角以升麻代之」，犀角性降，升麻性升，何可代乎？

清胃散

汪訒庵先生云：上升之藥，不可輕施。此閱歷有得之言，我之師也。醫東垣之藥也。原解「當歸引血歸經」一語，無著落，血熱則離經，熱平則歸經耳。

瀉黃散

此胃熱乃木鬱之熱，其脈必沉實之中而有弦細一條，故石膏、梔子清胃熱，藿香、甘草降胃氣之外，重用防風以疏木氣也。弦乃木鬱之脈。

錢乙瀉黃散

胃熱口瘡，而用升麻、白芷之升性，可怪。胃熱宜降忌升也。

瀉白散

清瀉肺熱，必兼養中，此定法也。

瀉青丸

木氣本生火，木鬱則不生火而生熱。肝經上升，膽經下降，升降通調，則木氣不鬱，此方龍膽、梔子、大黃、以降膽經，羌活、防風、川芎、當歸以升肝經，木調熱退，名曰瀉木，實乃調木，脈虛人忌用。

龍膽瀉肝湯

原解甚好。惟肝經主升，只宜清熱，不宜瀉熱。世每稱平肝，其實肝經主升，無升的太過應平之理。肝經覺得升的太過，皆膽經不降之過。平肝之說，亦宜改稱降膽，方有著落。肝病必鬱，鬱而平之，則必下陷。平膽經肝鬱自舒，平膽之藥，即降膽之藥。治木氣之病，總以升肝降膽為宜，運動圓則病癒耳。

此方之柴胡、當歸，升肝經之藥，龍膽、芩、梔、生地，降膽經之藥也。必如《傷寒論》厥陰熱利、下重而渴之白頭翁湯證，乃肝經可清之病。白頭湯證，乃肝經因熱不升之病也。

當歸龍薈丸

原解「非實熱不可輕投」一語，所謂實者，乃胃熱實非肝熱實，肝熱決無實證。原解又云「肝木為生火之原，諸經之火因之而起」一語，須加研究。肝木上升，能生心經君火。

心包經與肝經同屬厥陰，又生心包相火。謂肝經為生火之原誠然，然非膽經相火下降，藏於水中，化生肝陽，肝經不能生火。木生之火，只恐不足，不見有餘，決無諸經之火，因肝經而起之事。

左金丸

吐酸吞酸，乃膽熱鬱於胃脘，非肝火也。黃連清鬱熱，加吳茱萸少許，寒熱混合，則起運動，將膽熱運動而下，胃中酸味自消也。原解「反治、正治、反佐」云云，無有著落，不可為訓。

導赤散

原解甚好。但火之下降，須賴中氣下降。此方尚係中氣不虛之方也，以脈斷之。

清骨散

骨蒸而肆用寒涼藥、升散藥，不妥也。治病須將病氣為病與本氣為病界限分清，如表邪與熱邪為病，乃病氣為病，此方宜之。骨蒸勞熱，乃腎水虧耗，相火泄露，肝膽枯滯，脾胃不健之病，為本氣為病之病，此方忌之，又宜滋水、藏火、調木、運土為治。

普濟消毒飲

天行熱盛至於頭腫，須防下虛。清熱平風之中，須養胃氣。馬勃、鼠黏，甚傷胃氣。頭上之病，以降為治，不宜升、柴，連、芩苦寒敗胃，尤不妥當。將此數味去之不用。加金銀花、淡豆豉、龍井茶較相宜耳。此病口必臭，如其頭腫而面赤，口氣不臭，則中虛已顯，涼藥下咽，必至變故，可用六味地黃丸以降之，山藥、扁豆煎湯調服。如面紅而環唇青黃，涼藥下咽立死，又須桂附地黃丸降上溫下為治。此三證以脈斷之，不可只知清毒。

清震湯

頭面腫痛，疙瘩，頭如鳴雷，此陽氣有升無降，木氣離根，萬無再用升麻、柴胡之理。曾嘗用烏梅二枚，龍井茶一錢，治癒夏日此病，與清震湯藥性適相反也。升陽解毒，乃東垣個人天性之偏，非學理之偏，如談學理，豈有木氣升極不降，再用升、柴散之之理？

桔梗湯

肺癰治法，一面清熱去腐，一面須補質生新。曾嘗用去核大棗肉二兩，帶核紅葡萄乾四兩，貝母五錢，桑葉三錢，濃煎徐服而癒。桔梗湯，補質之藥少，去腐之藥多，極傷中氣，未為妥也。帶核紅葡萄乾，補益血肉，既能去腐，亦能生新，此病特效。

清咽太平丸

原解甚妥。川芎少而薄荷多，降多升少，故宜。

消斑青黛飲

此方於大隊寒涼之中，用醋、用草、用參，乃經驗有得之法。熱現外者，內火必虛，清外熱能顧內虛，妙法可師。

辛夷散

頭上之病，只宜降藥不宜升藥。既成瘜肉，則濁陰凝聚成形，非得清陽上升，不能化之使降，故此方升藥甚宜。此方原解，極合此旨。甘草須製過，補中之力大，奏效較速。中氣者，升降之軸也。

蒼耳散

此病乃濕熱，非風熱。風病不宜白芷與蔥。此方如服後不效，加補中藥即效。

妙香散

飲食化精，積精化氣，積氣化神，精自不遺也。然必肺金能收，心包相火下降，肝膽木氣升降無阻，中氣健旺，運化靈通，乃不自遺。夢遺之家，肺金不收，膽木不降，肝木不升，心包相火不降，中氣運化阻滯，睡熟之後，相火增加，增加之相火，不能藏於腎水之中，以化生心火，則浮動成夢。肝膽木氣，既已升降不通，木鬱疏泄，則成夢遺。

此方重用山藥助金氣之收斂，以降相火，降膽經，用木香以升肝木，止疏泄。肺經、膽經、心包經下降，與肝經上升，全要氣機無滯，脈絡流通，用桔梗、辰砂、遠志、茯苓、麝香疏通滯氣。升降之機，全憑中氣，故又用參、草以補中氣，所以能癒夢遺也。黃耆不用較妥。驚悸之病，亦係肺經、心包經、膽經不降，肝經不升，中虛絡滯，故此方亦效。《金匱》治夢遺，用桂枝湯加龍骨牡蠣，桂枝升肝木，芍藥降膽木，炙草、薑、棗補中，龍、牡去滯，以通升降之路也。妙香丸列入瀉火之劑，以為夢遺乃相火之動，而方中無直接瀉相火之藥，乃係調升降之藥。此病如瀉火，便失治法。

夢遺乃運動整個不圓之病，此方妙處，全在復其運動整個之圓，中宮運化有方，四維氣機無滯而已。方中麝香太重，宜減半用。如脈像有熱而夢遺，滷水炒黃柏一錢，好燒酒泡透，臨睡飲少許，神效，此瀉火最妥之法。妙香散有整個圓運動的理法，王荊公知宇宙造化之妙矣。

久病遺精之家，百藥不效者，用八珍丸二錢，桃仁、紅花各一分，臥時吞服，久服自效。因遺精之病多年不癒，必有瘀血阻礙圓運動之路。每當節氣之前，肝膽之氣的升降不通，子半陽升則陽動而泄。八珍丸，參、朮、苓、草以補氣，歸、芎、芍、地以養血，桃仁、紅花以通瘀去滯。氣血既足，瘀滯既消，肝膽之升降暢，遂圓運動的氣機活潑，精能化氣，遺病乃痊。

子丑之間，肝膽氣動，故須臨臥服之，以應天人一氣的機會與運動的力量也。桂枝加龍骨牡蠣湯，龍、牡之效，在既能收澀又能通滯耳。

除痰之劑

二陳湯

治病分對證治法與根本治法。二陳等方，對證治法之方。原解治一切痰飲，「一切」二字不妥。痰有陽虛之痰，陰虛之痰，二陳湯乃陽虛之方，如陰虛之痰，半夏、茯苓切須禁用。陰虛何以會成痰？因陰虛之痰，乃津液凝聚不降，被相火薰灼而成。陽升陰降，自然之性，陰虛而降力不足，相火因而浮逆，津液因之凝聚也。陰虛之痰，色白而膠黏。陽虛之痰，清稀，色白而帶水，或稠，不帶水而色黃。帶水者須溫中，色黃者且須溫中而兼降火。溫中宜乾薑，降火宜黃芩，半夏、茯苓徒傷津液，不能見效。陰虛之痰，則當降肺膽，息風熱，莫傷中氣為治。痰之為病，最能堵塞氣機，發生險象，如頑痰膠固，則導痰湯、溫膽湯誠不可緩。

滌痰湯

原解甚好。如有外實內虛之脈象，又當參理中之法。

青州白丸

原解甚好。驚風如係急驚，須潤燥、調木、養中之法。如係慢驚，須健脾胃、溫腎肝之法。此方溫降力大，於小兒病不甚合。

清氣化痰丸

原解極好。

順氣消食化痰丸

如服此方後，病去復發，或服後病更重者，宜於根本處求之。補脾胃，降肺經，調肝膽，運動圓，痰不自生也。

滾痰丸

凡攻沉痾痼疾，須兼補法，且須補多攻少，方能見效。此方峻猛，原解謂「非實體，不可輕投」，誠然。但病此者，病實而體不實者多矣，不可將病實認為體實，因痰病之脈，易現實象，痰實人必虛也。

金沸草散

局方不用細辛之辛燥，茯苓之去濕，而加麻黃、赤芍藥之降散，因肺家風寒宜降散，不宜直瀉，辛、苓皆直瀉也。甘草乃和中，非發散。既加麻黃，宜去荊芥，免過散之害。原解用赤茯苓入血分而瀉丙丁，未必然。

半夏天麻白朮湯

原解「風虛非天麻不能定」、「陳皮調氣升陽」二語，陳皮乃降氣、降痰之藥，升陽非陳皮之事，氣與痰降於右，陽自升於左耳。風虛須從虛之所以然治起。天麻升散，風病忌之，世皆用之，可怪也。

常山飲

原解「陽明獨勝之熱，太陽獨勝之寒」，「獨」字應改為「偏」字，因同時俱病，則不可稱為獨也。

此方用烏梅補木氣以行疏泄，木氣疏泄，能通滯氣，是以瘧癒痰消。

截瘧七寶飲

此方與常山飲，俱治實瘧之方。瘧病虛證多，實證少。實瘧，胃間有積食、積熱，舌上有厚胎且黃也。虛瘧須補脾胃與通滯氣並行。六氣皆能成瘧，又須以治六氣為主，通滯為輔。瘧的原理，乃金木雙結，詳時病篇。

收澀之劑

金鎖固精丸

龍骨牡蠣，通滯固脫，非澀也。如係收澀，治遺精必不效。因人身圓運動，是活潑滑利的。中氣運於中，肺膽二經降於右，肝腎二經升於左，自不遺精。

此方不合此理，所以不效。澀則滯，滯則木氣更不通，勢必妄動，妄動則更遺精矣。

茯菟丹

菟絲大補腎精而能通滯，五味大補腎陽而助收藏，石蓮降心經火氣，茯苓除濕氣，通心腎，山藥補肺氣以助收斂。下消之病，腎陽外瀉化熱，熱盛於外，陽虛於內，五味大補內虛之腎陽，精滑於外，內必滯澀，菟絲通內部之滯澀，故此方極效也。

石蓮難得，普通蓮子亦可，不可去皮。蓮子降心火以交腎陽，五味補腎陽，上升以交心火，升降迴環，精不外泄，下消自癒也。

治濁固本丸

原解甚好。

訶子散

果係寒瀉，河間方中，黃連太重，久瀉傷陰，黃連又不可少，不用黃連，木香反燥木氣而疏泄更甚。此方用時，須多審慎。

桑螵蛸散

原解「心臟行而小腸之腑寧」一語，小腸為水穀變化之所，而非小便輸出之所。據此方所用藥性，龍骨、菖蒲、遠志、茯苓、當歸性能通滯，桑螵蛸、龜板能補腎陰，人參能補中氣，則此病當是腎陰虛而不納，中氣虛而不固，而又有滯之病，所以小便數而短也。如其短而不數，則為脾濕之病。

真人養臟湯

原解甚好。

當歸六黃湯

原解甚好，胃弱氣虛當忌是也。

柏子仁丸

此方甚好。

牡蠣散

陽虛自汗，黃耆、麻黃根均難見效。八珍丸較佳。浮麥性涼，則大忌矣。陰虛盜汗，小柴胡湯去柴胡，桂枝湯去桂枝亦效。

殺蟲之劑

烏梅丸

烏梅丸一非殺蟲，二非安蟲，乃調補木氣使不生蟲也。詳本古方用法篇。

化蟲丸

明白烏梅丸之義，然後知此方之非。不從根本醫治，愈化愈有，必至人與蟲俱死而後已。

癰瘍之劑

真人活命飲

榮衛運行，有所阻滯，熱留血停，便生癰瘡，血熱成膿，膿去氣通，復生肌肉也。故治癰瘡，以清熱、活血、表散為主。此方原解極好，惟「一切癰疽能潰散」一語，「疽」字應改作「瘡」字，發於陽者稱癰，發於陰者稱疽，疽要用溫藥也。陽證亦須補中，中氣為榮衛之本也。此方宜重加炙甘草。

金銀花酒

蠟難消化，礬傷胃液，不宜輕用。此方金銀花、甘草，清熱不傷中氣，瘡毒不致攻心。凡瘡毒攻心，皆過用涼藥傷了中氣，或脈象已虛，不知於清熱方中加補中之藥，使榮衛內陷所致。故癰瘍雖屬陽證，亦須照顧中氣，中氣旺則榮衛外發，膿成乃易。不知顧中氣以調榮衛，只知用涼藥清熱，結果必壞，而成瘡毒攻心矣。

托裡十補散

癰瘡大忌脈弱，脈弱則榮衛內陷，不能外發，便成壞事。此方甘草可用炙的。原解極好。癰瘡脈象微弱者，用十全大補丸內服，外貼普通生肌膏藥，氣血充足，榮衛復和自癒。

托裡溫中湯

陽熱主外發，陰寒無熱則內陷，明乎《傷寒論》榮衛臟腑、陰陽、寒熱之理，自能明瘡瘍陰陽、寒熱之理。原解「捨時從證」一語，不知夏月之病，中下寒者多。此方正是合時的治法。

托裡定痛湯

托裡溫中，乃陽虛、氣虛之法，此方乃陰虛、血虛之法。

散腫潰堅湯

此方大瀉諸經之火，主義不妥。瘡瘍榮衛阻滯，外熱中虛者多，如此苦寒，不顧中氣，犯險極矣。凡瘡瘍堅不能潰，皆陽熱不足，此方以大寒之藥潰堅，事實上未之見也，或體氣特別壯實之人有之歟。

以上皆癰瘡。凡名為癰瘡，皆只一個，如係數個，便非癰瘡，乃榮衛、中氣虛敗之證，皆宜補中氣，和榮衛，益氣血，方能見效。

又有雖止一個，而一個附近一帶皆腫，此亦榮衛大敗，所以癰瘡之根盤不能收束而散漫作腫也。又有忽然四肢發癢發紅，起疙瘩成片，此亦中氣大虛，榮氣偏疏，衛氣不收之證，當補中自癒。此證誤服涼藥多死。

經產之劑

妊娠六合湯

婦人病，除經產外與男子同。經產病亦不外中氣旋轉、四維升降、五行六氣，故經產病之治法，仍與治中氣、四維、五行、六氣之法同。海藏妊娠六合湯，四物為君，隨證再加他藥。妊娠血虛，當用四物，亦須補中扶土，方無他虞。妊娠而血不虛者甚多，亦用四物，濕脾敗中，壞證起矣。

此方不可為法，仍當按病施治，不可拘執四物養血為是。他如經停與受孕，分別不清，有受孕誤認經停，於四物湯中加攻血之藥而誤事者。

須知經停治法，只有調養使通，必須腹有痛處，按之更痛，方可用攻破之法。如經停而腹不痛，只宜調養。如受孕不能分別，仍用調養之法，是受孕則調養即能安胎，是經停則調養即能通經，詳本書古方用法篇溫經湯。

懷孕嘔吐諸藥不效者，烏梅二枚，冰糖二兩，徐徐服之，神效，補膽經以助降氣也。孕而嘔不止，多致不救，烏梅湯為要藥矣。

膠艾湯

川芎性溫而升，芍藥性寒而降，當歸性動而潤，地黃性靜而滋，升降動靜，以成一圓運動，質味濃厚，故善養血。阿膠潤木氣之枯燥，息風氣之疏泄。

艾葉溫木中陽氣，木能生火者，木中有陽也，疏泄不收，則木中之陽氣散失，故艾葉與阿膠並用，善治胎動、血漏、腹痛。

此三病皆木氣疏泄，木陽散失之證也。然經血不調，土濕者多。土濕則中氣不運，木氣之升降郁阻，四物、阿膠最助土濕，又須補中、燥土兼施，使飲食有味，乃不致傷壞根本。

當歸散

胎之不安，多由於熱，熱氣善動，熱又傷血，故黃芩清血熱，為安胎要藥。然胎氣之固，全賴中土健運之力，故黃芩須與白朮同用，方能奏功，苟無白朮，黃芩敗脾胃也。血漏而脈寒，膠艾為主，血漏而脈熱，芩朮為主。

原解「白朮補脾，亦除胃熱」，豈有胃熱而可吃白朮者？胃氣降則不熱，脾氣升則胃氣降耳。金匱當歸散，芍藥、黃芩、川芎、當歸之中，加以白朮，養血少須補土之意也。

黑神散

熱以動血一語，當動不動，助熱以動之，固宜矣。不如下列二法。

產後瘀血腹痛，用五靈脂末五分或一錢，吞下立癒。衣胞不下，用頭髮掃咽喉，使產婦噁心，衣胞即下，產後氣血皆虛，服藥有偏助偏傷之害，不如不服藥為安。

清魂散

平人不昏暈者，肝陽升於左，而膽經降之於右也。產後血虛木動，中氣微弱，肝陽上升，膽經不能降之，肝陽化風，鬱充於上，故作昏暈。此方參、草補中，澤蘭降膽，荊芥舒鬱，川芎性升，昏暈之病不宜。

羚羊角散

風者，木之鬱氣。防、獨能達木氣。羚羊乃大補木氣之藥，非平火之藥。木愈虛愈生熱，羚羊補木氣，木氣不虛，則不生熱。此方芎、歸補血，羚羊補肝以息風，棗仁、茯苓、薏苡、杏仁降膽肺以平風，防、獨達木以息風。木香甚燥木氣，不用為宜。有芎、歸二味，已能活動木氣矣。生薑傷肺傷津，風病不用為妥。風動成癇，中氣必虛，炙草不可少。癇病木氣拔根，此方用羚羊，因歸、芎不及羚羊能補木氣之根也。子癇病，多有僵仆而不抽搐，只目珠搖動者。

當歸生薑羊肉湯

原解甚好。此大虛大寒之病之藥，病減即不可多服。薑傷津液，慎之。因常服生薑，暗中釀成肺熱木燥，以致小便特多，陰虧陽越，而不知其故者，比比皆是也。

達生散

原解甚好。川芎易白朮治子懸。子懸之病，肝陽弱而下寒，下寒則子不安，故上衝。川芎溫肝家之陽，用之亦宜。

參朮飲

參、朮、炙草補氣，歸、芎、芍、地補血，氣血充足，運動有力，胎胞復位，故癒。此方芍藥宜少用，川芎宜重用，以助升氣，陳皮、半夏、生薑能降滯氣，以助升氣也。

牡丹皮散

原解甚好。凡去瘀之方，須看飲食不減，如食減則脾胃虛敗，須停去瘀之藥，設法以健脾胃。脾胃既健，再續用之，用散不用湯，少量服之為妥。去瘀雖用藥，如中氣不旺，瘀亦不能自去，此點切當悟透。

固經丸

經色紫黑屬熱，亦有屬寒者。此病屬熱，必健飯而脈象不虛。火氣主宣通，水氣主封藏，火旺水弱，則宣通過甚，封藏不及，故病經多。寒藥助水氣，則封藏力增，與宣通之力平，運動圓，故崩漏止。

柏子仁丸

內經曰：中焦受氣，取汁變化而赤，是謂血。中焦為脾、胃、小腸之部位，穀氣化血，即在小腸。小腸丙火與心經丁火相表裡，心火下降，小腸火上升，起圓的運動，穀氣化血，在此成功。

心包相火與三焦相火相表裡，三焦相火者，腎水中之火也。心包相火下降，三焦相火上升，起圓的運動，脾胃運化，納穀進食，血多由於穀多，穀多由於火降。此方以柏子仁降心經之火與心包經之火為主，而以補血活血之品助之，故治血少經閉。

此方治婦科鬱悶所生諸病最效。心下之位，名曰膻中，臣使之官，喜樂出焉。心火下降則喜樂，喜樂則血活氣舒，血活氣舒故經調也。膻中血活，全身的血皆活。世以婦科鬱悶諸病，為肝鬱，不從膻中施治，而用芍藥平肝。芍藥苦寒敗火，心火一敗，無火下降，血愈不生，大病來矣。肝經不可平，膽經可平，柏子仁丸最能平膽，膽降然後心火有下降之路。

望梅丸

木氣屬春，生機所在，木者，水中之火氣也。人身津液，由下升上者為津，津津有味之意；由上降下者為液，液字意取夜水。津乃火氣上升所成，液乃水氣下降所成。木氣上升，生火化津，津聚成液。《傷寒論・厥陰篇》烏梅丸之重用烏梅，即大補木氣之義。烏梅、白糖二味，治暑月煩渴最佳。暑月之煩，雖係上升之火降不下去，實由下降之木升不上來。因火生於木，木氣旺於冬而衰於夏，夏月木氣衰歇，火氣失根。

圓運動升降互根，今既木之升力不足，故火之降力不足，火之降力不足，故浮動於上而作煩耳。木氣不升，不能生津，故作渴耳。烏梅大補木氣，以生火生津，故為夏季要藥。

夏月市上廣售烏梅湯，冰糖、烏梅酸甘相得，大汗飲之，肺金下降而汗收；尿短飲之，木能疏泄而尿利；煩渴飲之，心火有根，下降力足而煩止，津液上奉而渴止。皆烏梅大補木氣之功。木氣既足，肝木升於左，膽木降於右，人身整個圓運動有力，故飲烏梅湯後精神加增也。

骨灰固齒散

原解甚好。

軟腳散

防風、白芷、川芎皆升藥，氣升則足健。

小兒稀痘丹

小兒痘疹，皆榮分木氣偏於疏泄，衛分金氣失於收斂之病。偏之輕者，則成疹。偏之重者，則成痘。疹色紅而粒小，榮分木氣疏泄，金氣當能收之，不過收斂之力，不及疏泄之力，故粒小，木生熱，故色紅。痘色白而粒大，衛分金氣被榮分木氣疏泄而敗退，金敗不收故粒大，木氣疏泄，木氣傷血故不紅，金氣敗自現本色，故色白，金氣敗而不收，則不成顆粒而成片矣。故治疹只須養木氣，平疏泄，顧中氣。

治痘則須養木氣，兼補金氣，兼補中氣。稀痘丹，赤小豆、黑豆、綠豆，治疹神效，赤小豆可改用淡豆豉，赤小豆除濕傷津也，綠豆不用，太涼。豆能治疹，養木氣，平疏泄也。豆能使痘稀，木氣得養，疏泄可不偏勝，不致將金氣衝開而成痘也。

世謂疹為胃熱，痘乃胎毒，不敢贊同。此方取臘月糞坑，仍是去毒的成見。梅花則暗與烏梅補木氣之意相合，而不知也。烏梅一枚，白糖八錢，治疹神效，治溫病神效。凡溫病發熱，百治不退，與一切外感發熱不退，與溫病治壞，發熱不退，兼瀉兼吐，神昏氣微之危證，烏梅、白糖神效，補木氣平疏泄也。烏梅不炒，炒過不酸。曰胃熱，曰胎毒，人人願聽。曰榮分木氣疏泄，曰衛分金氣收斂，人人如亦願聽，中醫學真理昌明矣。

論者謂：烏梅如果能治溫病，則所有溫病諸書，皆根本推翻矣。

編者曰：溫病乃人身本氣之自病也，溫病諸書，以伏氣新感為根本。伏氣溫毒，新感溫毒，豈有吃烏梅將毒斂住而能癒者？溫病究竟是人身本氣自病？究竟是伏氣溫毒、新感溫毒為病？烏梅既有治癒之實在事實，正好於此事實上，尋求根本之究竟錯否？詳本書溫病篇。五行之氣，木氣主動，不虛不動，愈動愈虛，動則生熱，熱則木氣自傷，故溫病、疹病皆宜補木氣也。

四、雜症治法篇

十二經升降主病提綱訣

（篇中言及五行六氣之處先莫深求！俟明瞭原理、雜症篇自知。）

中氣如軸經氣輪，旋轉升降是平人；
胃膽包心膀肺降，脾肝三小腎腸升；
五行生剋原一化，六氣和合病則分；
溫清補瀉復升降，圓運動法說與君。

（中醫書籍極多，有學之數年仍是不得要領者。及其驗證已多，始知某病宜用某藥，某病忌用某藥，而好人何以不病某病、某病何以宜用某藥、何以忌用某藥仍不了了之。一遇疑難證候，仍然無法解決。此皆中醫書理博雜，無有系統無法研求過也。本書原理篇如字學之字母，古方篇如拼法，此篇如字典。前兩篇研究清楚，此篇一看即可了然。此篇所列病症雖不詳盡，然已可得八九矣。提綱者，病理藥理之大綱也。）

中氣如軸經氣輪，旋轉升降是平人者，人身十二臟腑之經氣，行於身之上下左右，左升右降，如輪一般。中氣在人身胸之下臍之上，居中樞之地，如輪之軸一般。中軸左旋右轉，輪即左升右降。

當升者升，當降者降，是為陰陽和平無病之人。如十二經氣，當升者不升而往下陷，當降者不降而往上逆，便是有病之人了。十二臟腑，詳原理篇。

胃膽包心膀肺降，脾肝三小腎腸升者，十二經中，胃經、膽經、心包經、心經、膀胱經、肺經六經，由右下降，脾經、肝經、三焦經、小腸經、腎經、大腸經六經，由左上升。升由左而右，降由右而左。中氣左旋右轉，則十二經氣左升右降。升經降經，左右皆同。言左升右降者，十二經的升降主幹也。

五行生剋原一化，六氣和合病則分者，五行乃一氣之升降浮沉所變化，生是氣行先後的作用，剋是氣行對待的作用。六氣和則合而不分，六氣病則分而不合。六氣之中，一氣偏衰偏盛則病，一氣獨絕獨勝則死。中氣傷則偏勝偏衰，中氣亡則獨絕獨勝。六氣分而不合，即是升降乖錯，其實先由中氣之旋轉無力也。五行六氣詳原理篇。

溫清補瀉復升降者，各經之病，無非虛實寒熱。治病之法，無非虛者補之，實者瀉之，寒者溫之，熱者清之。而虛實寒熱之病，無非升者不升，降者不降。補瀉溫清之法，無非逆者降之，陷者升之，復其升降之舊而已。但經氣如輪，中氣如軸，中氣乃經氣之根本。

升降上下左右之經氣，須先照顧中氣。如輕病轉重，必是中氣為醫治傷，重病致死，必是中氣為醫治脫。如輕病不醫自癒，必是中氣自己復元，大病治癒，必是中氣為醫恢復。所以治病須治中氣也。

圓運動法說與君者，中醫學理，根於河圖。《內經》《難經》之理，《傷寒》《金匱》之法，一個河圖盡之矣。歷來解釋河圖者，都解不出其所以然，且並不知醫理醫法即在河圖之內。

河圖者，空氣升降之表示，河圖之理少有人知，於是中醫古法遂失。此中醫學所以各執其是也。今欲整理中醫成為有系統的科學，非將古法恢復不可，中醫古法，即是河圖升降的圓運動。

胃經不降主病訣

胃經不降嘔吐噦，噯痞脹眩驚不寐；
血衄痰熱與渴煩，濁帶遺利鼓腫聵；
實則發狂或食停，其他皆是虛之類；
胃是諸經降之門，肺膽不降胃受累。

嘔者，有聲無物，常覺由脅下衝上，甚則嘔出綠色苦味之水。此病雖現於胃，實由於膽經不降，逆而上衝，故胃經不能下行而作嘔也。（清降膽熱，溫補中氣，兼降胃氣，並升三焦經氣。）綠色苦味之水，即是膽汁。

吐者，有物無聲，吐後少有繼續再吐者，不似嘔之連接不已，非嘔不快，日夜不休也。朝食暮吐者，脾弱不化。（溫補脾土，兼降胃土。）食入即吐者，胃間有虛熱也。（清降膽胃。）有大便乾澀，十數日始一行，因而胃逆食吐者，則全屬土虛津涸也。（降胃潤腸，兼補中氣。）朝食暮吐而尺脈較弱者，水中火弱不能生土。（溫潤腎家。）

噦者，稍有嘔意但無聲，稍有吐意但無物，俗所謂發噁心是也。如久病之人而噦，是中氣將絕，胃氣將敗也。（大補中氣，兼養胃陰。）如無病而噦，則中氣虛而兼浮熱也。（清降膽胃，和中去滯。）此外還有一種打呃忒，由腹中上衝上脘，聲大而且震動全身，則熱滯也。（清熱舒滯。）

噯者，噯酸也，宿食停在胃間，阻隔膽經降路。膽屬陽木，木鬱生熱，熱鬱作酸。噯之現狀，只覺咽中有曾食之物，翻上作酸，仍下去也。（去滯清熱。）

痞者，胸痞也，胃經不降，凡膽肺諸經皆無降路，故胸間痞悶也。（有寒則溫補中氣，有熱則清降膽胃。）

脹者，胃經自頭走足，胃經不降，故頭項、胸腹作脹。但此病多兼膽經之逆與本經之滯。（理滯降逆，調木顧中。）濕熱作脹。（去濕清熱。）

眩者，頭目暈眩也。胃經右降，則頭目諸經亦降，有如新秋涼降，天際清肅。否則熱逆化濁，上重下輕，故眩暈也。（清降膽胃，補中去滯。）如並無逆熱而眩者，必兼腎肝陽虛，不能上達也。（溫補腎肝，收斂浮陽。）

驚者，胃經不降，膽經上逆，相火飛騰也。（清降膽胃，溫補中氣。）

不寐者，胃經不降，胸間陽氣不能下降以交陰氣也。陽入於陰則寐，陽出於陰則寤，人與造化同氣，故夕寐而晨寤。胃經不降，故不寐也。（降胃補中。）亦有腎寒不寐者。（溫腎補中。）亦有膽寒不寐者。（溫補膽經。）亦有經絡滯塞，陽氣交不了陰氣不寐者。（活絡通經。）

血者，吐血，衄者，鼻血也。吐血衄血，有寒濕、燥熱之殊，而皆原於胃氣之不降，而又兼肺膽之逆。寒濕吐血，則黑而成塊。（溫補中氣，燥土降胃，兼斂肺金。）燥熱吐血，則鮮紅不成塊。（清潤火金，兼養胃降膽。）寒濕衄血，額角不疼，鼻不乾。（斂肺兼溫中降胃。）燥熱衄血，額角疼，鼻乾。（清降膽肺，養中去滯。）但血去陽虛，亦有燥熱之後，寒濕續起者。（先清後溫。）如血去陰虛，陽泄化火，內則土敗，外則熱增，較寒濕難治。（斂肺降膽，清熱養中。）

痰者，人身水升化氣，氣降化水，氣化之水，被火燻蒸，降不下去，於是成痰。痰色黃而稠，為相火虛逆之痰。（清降肺膽，溫補中氣。）如痰白而膠黏，為相火傷陰，陰虛液涸之痰。（潤肺滋肝，調中去滯。）皆由於胃氣之不降也。如痰清兼水，此中寒水逆之痰。（溫中降逆。）

熱者，胃陽有餘，不能化陰下降，周身壯熱。四肢秉氣於脾胃，胃陽熱盛，四肢且出熱汗也。（清降胃熱。）如食後胃裡覺熱，或胸間覺熱，是胃陰枯少，不能藏陽，孤陽外散，中氣將亡。（溫中潤木，清養胃陰。）

渴者，燥氣、濕氣耗傷津液也，燥傷津液者，津液為燥氣所吸收。濕傷津液者，濕與津液本是一氣，既化濕氣即不化津液，濕愈旺津愈涸也。如胃氣順降，則濕歸水道，濕渴自止。（燥土利尿，降肺達木。）胃氣順降，陰降津生，燥渴自癒也。（補氣清肺。）燥渴者飲必多。濕渴者飲必少，或雖渴不欲飲，或飲後仍吐也。

煩者，胃經不降，心經與心包經無路下行，此二經皆主火氣，火氣降則神清而心寧，火氣不降則神亂而心煩也。（清熱養中。）如非火熱而心煩，是胃陰虧乏，不能下降，陽氣散越，極是危險。（養陰補陽，兼溫中氣。）

濁、帶、遺、利，濁者，小便後有白物；帶者，陰戶常有水濕稠黏之物；遺者，夢中遺精；利者，天明腹瀉之利。此四病皆下焦之氣封藏不住，不能上升之故。但下焦之氣封藏上升，必須先由上焦之氣收斂下降。（清降膽胃，斂肺去滯，不宜溫中，忌助疏泄。）胃經者，上焦氣降之總機關也。胃經不降，故下焦不能封藏。至於胃經熱而下利者，（瀉熱降膽，調中去滯。）則傷寒少陽、陽明熱證有之，內傷少有。熱則氣動，動則下利也。此四病兼有肝木疏泄之過，宜兼調木。

鼓腫者，氣鬱則鼓，水鬱則腫。以指按皮肉，隨指陷下，皮肉不起，為水腫；外似水腫，隨按隨起，為氣鼓。皆因膽熱阻礙中氣，以致胃經不降使然。因水化氣則不腫，氣化水則不鼓。氣水交化，全賴中氣活潑，旋轉升降，膈膜腠理，舒利清通。膽木橫逆，陽熱鬱塞，中氣枯滯，膈膜乾澀，腠理閉結，然後氣不化水，鬱而成鼓，水不化氣，鬱而成腫。此病夾雜，甚難為治。而胃經不降，實又為膈膜腠理乾閉之原。因胃降則津生，津生則氣機活潑，而後旋轉升降，流通無阻也。（氣鼓降胃、降膽兼降肺經，水腫降胃、降膽兼升肝脾。）此二病，非老手難辨。

實者發狂或食停，其他皆是虛之類者。發狂，棄衣上房，力大氣盛，亂罵跳躍，不可制止也，惟傷寒胃腑實結之證有之。或不發狂，而潮熱，手足汗出，腹滿痛，拒按，六七日不大便，譫語，此為胃陽太過，不能下降，應用寒下藥之實證。（潤燥攻堅。）停食亦有實證，必噯酸，惡聞食臭，惡寒，發熱，頭疼，腹滿痛，拒按，下利清水，舌起黃胎，厚而且燥，面垢氣粗。必如此方為實證。均可用寒下之藥。如不兼腹痛拒按、下利清水者，亦停食之虛證也。（去滯調中。）除此二證之外，其他一切胃經不降之病，皆是中虛胃逆或中滯胃逆。皆宜補中降胃或調中降胃，不可輕用寒下之藥。

胃是諸經降之門，肺膽不降胃受累者，人身中氣如軸，經氣如輪，軸運輪行，輪滯軸停。中氣左旋右轉，經氣左升右降。中氣在胸下臍上，居脾胃之間。中氣左旋，則脾經之氣升，中氣右轉，則胃經之氣降。脾升則下焦諸經之氣皆升，胃降則上焦諸經之氣皆降，故曰胃是諸經降之門。但肺經不降，木氣上衝，膽經不降，相火逆騰，胃經亦受其累不能下降。故治肺膽二經不降之病，須調補中氣，並降胃經。而治胃經不降之病，亦須調補中氣，並降肺膽二經也。凡上逆諸病，皆以胃經為主，中氣為根。

|脾經不升主病訣|

脾經不升利清穀，滿腫帶濁臍下築；
便血後重腰膝酸，關節濕疼冷手足；
身重口乾不用肢，黃疸瘧癥皆虛目；
脾是諸經升之關，腎肝不升脾反覆。

利者，瀉稀糞也。大便滑溏，亦近乎利。清穀者，食穀不化，清糞中帶有穀也。胃主容納，脾主磨化。胃氣降則善納，脾氣升則善磨。脾陽下陷，不能磨化食穀，中氣凝滯，水不能由小腸化入膀胱，遂入大腸而為下利。無病之人，三焦相火、小腸丙火升於脾土之下，中氣強旺，故脾經不陷。肝陽上達，疏泄之氣暢，故小便通調，而大便不溏。此病雖脾經不升之過，而肝腎二經亦有連帶之過。肝經之過，在不能疏泄水氣，故濕停而脾陷。（溫達肝陽。）腎經之過，在不能封藏相火，故火泄而脾陷也。（降膽斂肺，以藏相火。）如無他經關係，只溫燥脾土。

滿腫者，脾經不升，氣不運則滿。（溫運中氣。）水不運則腫。（燥土疏木。）停水竄入經絡，溢於皮膚，故腫也。參看胃經不降條。胃經不降者，多陰虛。（降胃斂肺，兼養中氣。）脾經不升者，多陽虛。（溫補腎肝，兼潤風木。）滿，即是脹。

帶濁者，濕熱下泄也。女子病白帶，男子病白濁。脾土主濕，脾經不升，故濕氣下注而病帶濁，其間多兼肺肝之熱。肺金失其收斂，肝木肆其疏泄，則濕氣不收。而濁帶皆見於小便，因小便乃肝木疏泄之熟路也。（斂肺潤肝，不可燥濕。）

臍下築者，脾經不升，腎肝清陽，無路上達，因而下陷化寒也。肝木主動，升不上來，故臍下築痛。（調中去滯，兼溫腎肝。）臍下築本腎家寒勝之病，然使脾土之氣不衰，力能制服寒氣，不病此也。築與衝不同，築往下，衝往上，衝為肝腎之熱。（滋養肝腎。）築乃腎肝之寒。

便血者，大便時下血也。脾經不升，濕氣鬱瘀，阻礙肝經上升之路，肝經鬱陷，往下疏泄，故大便下血。（溫腎達肝，除濕清熱。）木氣一陷，腎中陽泄則寒生，木鬱生火則熱作。總原於脾濕而不升也。（年久便血，去滯扶脾，補肝斂肺。初便血者，去滯清熱。）

後重者，大便時肛門墜重也。脾經寒陷，阻礙大腸經與肝經升之路，金木雙陷。金氣主收斂，木氣主疏泄，木欲泄而金斂之，金欲斂而木泄之，故愈利愈不通，而肛門重墜也。（養木除濕，清熱溫寒，兼舒金氣。）後重而便膿血者，乃腸中脂膏，被木氣衝擊而下。世謂紅色為火，不知並非火也，惟謂為滯，則誠然耳。然不可攻滯，只可理滯，此病即痢疾。如不病痢疾而後重，則下虛也。

腰膝酸者，脾濕下注，肝腎之氣，鬱而下陷也。（燥土暖水，溫潤肝木。）

關節濕疼者，脾經下陷則生濕，濕氣淫溢於關節，氣脈不能疏通，故關節疼。（燥土暖水，兼清木熱。）

冷手足者，脾主四肢，脾陽陷敗，不能達於四肢，故手足冷也。（溫補中氣，兼溫腎氣。）外感惡寒之冷，手足與身俱冷，乃自己覺冷，乃惡寒也。此則手足真冷，乃虛證也。痰滯而陽氣不通，手指亦冷，自己卻不覺冷也。（調痰理氣，陽氣自通。）若內熱而手足厥冷，當清內熱，不在脾經不升之內。

身重者，脾經上升則濕氣化水而成汗溺，脾經不升故濕氣停瘀而身重也。（除濕燥土。）如胃熱極而身重，當清胃熱，不在脾經不升之內。

口乾者，脾陽上升，氣蒸生津則口不乾，脾經不升，口無津液故乾。雖乾卻不思飲，與因燥而渴者不同。（溫升脾陽，兼補中氣。）

不用肢者，脾主四肢，脾陽上升則四肢輕靈，脾陷陽敗。陽氣達不到四肢，故四肢不舉，不聽使用也。（溫中燥土，兼調榮衛。）

黃疸者，脾陷濕瘀，小便不利，肝陽鬱而為熱。木主色，木熱傳土，故目黃，皮膚、汗、尿、爪甲皆黃，其色黃如梔子。發熱作渴者為陽黃。（清熱除濕。）不熱不渴者為陰黃。（溫補脾腎，兼清濕氣。）木主色，詳原理篇。

瘧者，寒熱往來，抖戰汗出，病去人安，次日又發也。脾主磨化，脾經下陷，磨化力弱，腸胃經絡有所停滯。火氣又衰，不能蒸發使之化汗而去，因而阻礙膽經與榮衛循環之路。故寒熱往來，發作有一定之時。衛行不通則惡寒，榮行不通則發熱。榮衛交爭，則寒熱並作，爭而仍和，則汗出病解。（理中去滯，兼調膽經。）發作日早者，陽復易癒。隔日一作者，病深癒遲。而脾經磨化力弱，為極大原因。榮衛詳原理篇。

癥者，血氣不能暢行，瘀積而成之塊也。脾主磨化，脾經下陷，磨化力弱，故一切瘀積日積日深，而癥病成也。（養中補氣，磨積消瘀。）

皆虛目者，凡以上諸病名目，皆虛病。如認為實而肆用攻下之藥，必輕病治重，重病治死。因下陷之病，只宜升法治之，倘用下藥，愈不能升，而大禍起矣。

脾是諸經升之關，腎肝不升脾反覆者，人身中氣如軸，經氣如輪，中氣左旋右轉，經氣左升右降。中氣左旋，則脾經之氣升；中氣右轉，則胃經之氣降。脾升則下焦諸經之氣皆升，胃降則上焦諸經之氣皆降。故曰脾是諸經升之關。但腎經不升，不能溫生肝木，肝木不升，橫剋脾土，脾經必升而復陷。腎經不升，水中無火，土氣無根，脾經欲升不能。故治腎肝二經之病，須調中氣並升脾經，治脾經不升之病，須調中氣並升肝腎二經也。

凡下陷諸病，皆以脾經為主，中氣為根。

凡下部之病，本是下陷，亦有因於上逆者。此必病象，固係不升，脈象乃係不降。如治中升陷，病不見癒，則調中降逆，病必癒矣。

凡上部之病，本是上逆，亦有因於下陷者。此必病象固是不降，脈象乃係不升。如治中降逆，病不見癒，則補中升陷，病必癒矣。

蓋升降循環本是一氣，上下左右，互為其根。降逆升陷為正治之法，由降逆以升陷，由升陷以降逆，亦為正治之法。脾胃二經如此，他經亦如此。中氣即脾胃間之氣，故脾胃又為各經之主。

膽經不降主病訣

膽經不降嘔咳脹，耳目額腮口齒項；
消衝泄腎又賊中，危哉寒下而熱上；
協熱下利與入室，往來亦非實邪狀；
此經能決十一經，不獨肝經升不暢。

嘔者，有非嘔不快之意。少陽膽經之病喜嘔。因膽經不降，逆而上行，膽屬甲木，其氣主動，胃土被迫，不得不嘔也。（補中清熱，兼降膽胃。）少陽甲木，詳原理篇。

咳者，膽以陽木而化相火，降入水中，則生肝木，下藏水中，則生中土，逆而不降，則火逆而刑肺金，肺氣不能下行，故咳也。（補中降膽。）

脹者，膽經由頭項循脅下行，逆則經氣盤塞，故頭項、胸脅發脹也。（補中降膽。）

耳目額腮口齒項者，膽經不降，橫塞上衝，故耳痛，耳鳴，耳聾，目昏，目赤，目痛，額角脹痛，腮腫痛，口苦，口痛，口酸，牙齒痛，項生結核，咽喉痛也。凡膽經上逆之病，皆係熱證，但中下多半虛寒耳。（補中降膽，兼理逆熱。）

消衝者，膽經不降，風火上動。飢而欲食，食並不多，食而復飢，渴而欲飲，飲後復渴。所食之食，所飲之水，皆被風氣消去，並不化生津液，故病消也。風火上衝，心跳氣逆，故病衝也。（息風溫腎，清熱養水。）風氣詳原理篇。

泄腎者，腎水上升，全賴水中有火，此火即膽經右降之氣也。膽經不降，腎中之火，拔泄外出，腎氣便寒而往下陷也。（補中降膽。）

賊中者，膽經不降，則橫塞中宮也。（清降膽經，兼顧中氣。）詳見「此經能決十一經」二句下。

危哉寒下而熱上者，人身上清下溫則無病，而上之所以清，下之所以溫，全由於膽經之降。膽經以陽木而化相火，此火降而在下則下溫，逆而在上則上熱。上熱故下寒，下溫故上清。下焦之火，中土之根，膽經相火下降，又全賴中土之旋轉。

醫家見上熱之盛，不知下寒已生，再以涼藥清熱，不知適以增其下寒，更以敗其中土。中土愈敗，胃土愈不能右降，膽火愈見上逆，上熱愈見增加。至膽火盡化上熱，全不下降，於是下焦全寒，中氣敗亡，人遂死矣，故曰危也。（溫補中氣，兼降膽經。）上焦、中焦、下焦即上部、中部、下部。

協熱下利者，膽經上逆，火泄於外，下利之中，協有相火之熱。（清降膽胃，溫補中氣。）

入室者，婦女經來而病傷寒，熱入血室也。（清解膽經，補中降胃。）

往來亦非實邪狀者，膽經屬陽木化相火之經，居半臟半腑之界，此經不降，則阻礙陰陽交通之路，而現熱往寒來，寒往熱來之狀。膽經一病，多是熱證，但都非實邪耳。（清降膽經，兼補中氣。）

此經能決十一經，不獨肝經升不暢者，膽居胃與小腸之間，為消化飲食，變化氣血之樞紐。人身中氣如軸，經氣如輪，氣血皆化生於中焦，膽經不降，橫塞中焦，軸滯輪停，各經因之都難升降，中氣因之不能旋轉。《內經》曰：十一臟之氣，皆取決於膽。言膽經下降，相火生土，而後中氣旋轉，各經之氣乃能升降也。膽經降則肝經乃有上升之根，如膽經不降，各經且皆不能升降，正不獨肝經上升不暢也。膽經右降，則肝經左升。

凡虛勞外感之病，多因膽經不降的關係。膽經下降，腎水之中乃有火氣。水中之火，中氣之根。膽經不降，水中無火，中土失根。中央氣弱，旋轉衰歇，四維升降，因之乖錯。相火既不下降，必定上逆，肺金被刑，不能下降生水，至此則水火皆虧，遂成虛勞。中土為飲食變化氣血之原，如膽經不降，胃亦難降，脾亦難升。甲木生風化火中，中焦津液又為風火所傷，乾涸滯澀，旋轉愈加不靈，百脈皆停，病遂重矣。故仲聖先師治勞之方，獨重膽經與中氣也。

外感發熱皆膽經不降，相火外泄。相火即泄於外，中下遂伏寒機。外感死證之速者，皆火去中寒之故也。心包本屬陰經，陰經無有不降者，其不降者，皆甲木之逆，中氣之虛也。甲木下降，心包必隨之降也。

肝經不升主病訣

肝經不升痛遺淋，痢痔血肛汗疝豚；
便氣陰寒諸下熱，帶月癥半漏吹崩；
目舌消蟲躁絕縮，諸風百病盡虛徵；
陷而忽衝成陽亢，欲平陽亢降膽經。

痛者，腹痛也。木氣主動，而性疏泄，木氣下陷，疏泄不通，則衝擊而作痛。人之腹痛而死者，水寒木枯，風生土敗也。（溫水達木，補中去滯。）腿痛亦肝經不升。（溫養肝經。）此屬於肝經寒陷者，如陷而生熱，亦能作痛。木之母氣為水，子氣為火，故鬱陷之病，不寒則熱，皆能作痛。陷而生熱，熱清則木氣上升矣。

遺者，遺精也。腎水主藏，肝木主泄。平人不病遺精者，木氣條暢，藏氣無恙，疏泄不妄行也。此病初病與久病不同。初病如不因慾念成病者，即係吃動陽的食物，助動肝陽所致。（清木熱，斂肺氣。）久病則係遺成熟路，半夜陽生，隨著造化之氣，動而疏泄矣。飲食化精，積精化氣，積氣化神。久病之家，液虧絡滯，精滿不能化氣，則陽動而遺出。精之化氣，須升降一周，既升而復降，又降而復升。升降無已時，即無時不化氣，如何有滿之時？所謂滿者，絡滯經塞，到向來精遺之日，升不過來，降不過去，故覺滿耳。

此病以藥力治癒者，須降甲木，舒乙木，養中氣，去滯積，通經活絡，庶易見效。如係中下真寒，氣陷不升而遺者，必不舉陽，必無夢。此宜溫補肝腎，並補中氣，熱藥傷津，中病即止，不可久服。至於收澀之藥，則愈澀而經絡愈滯也。此病因肺、胃、膽三經不降而發者，亦復不少。蓋經絡乾滯之人，必定陰經有傷，此三經不降，即傷津之漸。如以調中去滯、升肝降膽、降胃理肺之藥，酌其病機，臨臥服之，到子半之後，腹間必有響聲，上下活動，此即經絡不通之處，得藥復通，可望癒也。此皆有夢的遺精，如無夢而遺，須補中益氣，使精氣上升乃癒。

淋者，小便不通，溺孔塞痛也。木陷土濕，為此病之主因。痛者，木陷生熱，衝擊不舒也，而實由於中氣之虛。如中氣不虛，隨陷隨升，不成病也。（去濕達木，補中清熱。）初病多熱，久病多虛。

痢者，大便時裡急後重，而下紅白也。此病五六月暑熱濕盛之時，病者甚多。因熱甚傷金，濕氣下鬱，肝經滯陷也。木氣與金氣俱滯，互為裹纏，故裡急後重，日數十行，如誤服補藥，則滯氣愈增，如誤服下藥，則下陷更甚。應參看脾經不升條。（溫升肝脾，清降肺胃，去滯養中，補下皆忌。）

痔者，木火陷於肛門，為濕氣所阻，升不上來也。發則奇癢惡痛，藥力難達，由外薰蒸，較易見效。（溫陷清熱，去滯養中。）

血者，便血與溺血也。水寒不能養木，土濕不能達木，木陷而生疏泄，泄於後則便血，泄於前則溺血也。（溫陷燥土，清熱息風。）屬寒屬熱，務要分清。溺血屬虛者多。（補血養肝，不可破血。）

肛者，脫肛也。中虛木陷，金氣不收也。（降肺降膽，溫中補脾。）脫肛乃肺經不降，因而大腸經不升之病。但如木氣不陷，肛必不脫，因木氣衝擊故也。因氣血凝滯，升降不靈者亦不少。（疏通凝滯，兼補中氣。）

汗者，盜汗也，陰汗也。膽木不降，因而肝木不升，疏泄鬱陷，則陰囊兩旁出汗。（降膽溫肝，補中斂肺。）肝木不升，因而膽木不降，疏泄浮動，則寐即出汗。寐主闔，當闔而反開，故曰盜也。（斂肺降膽，清熱調中。）凡出汗皆木氣之疏泄，如夏月出汗，乃木火之氣使然。如外感之病，汗出病癒，乃榮衛復和而津液生也。

疝者，睾丸腫硬而痛也。肝木下陷，陽氣不達，欲升不能，故氣滯而作痛。肝木下陷，腎水必寒。乙木下鬱，必生邪熱。（溫下清熱，去滯養中。）

豚者，奔豚也，俗呼為母豬瘋。病發則有形由少腹上衝於胸咽，如豚之奔也。欲作奔豚，必先覺臍下悸動，腹痛，惡寒，發熱，熱氣由少腹上衝胸咽。正發之時，七竅火發，昏迷欲死。此病全由中虛胃逆，水寒木陷之故。木陷根搖，動而上衝，則生上熱。熱為標，而寒為本，中氣被賊，故能直衝胸咽也。（調木養土，溫寒清熱。）

便者，大小二便也。二便之輸送，全由肝木疏泄之氣主之。疏泄太過，則瀉利而便多；疏泄不及，則閉癃而便難也。因熱因寒，皆能病此，隨病治之。（熱則滋潤脾肝，寒則溫暖腎肝。）

氣者，矢氣也。（即俗云放屁。）肝木不達，則鬱滯而矢氣，有寒熱虛實之不同。虛寒不臭，實熱極臭。（調中調肝。）

陰寒者，陰頭寒也。陰頭者，諸筋之所聚。肝主筋，肝經不升，陽陷生寒，故陰頭寒。膽經不降，相火拔根，陰頭亦寒。緣甲木相火，降而藏於水中，水氣溫暖，而後乙木得根，水暖木溫，故陰頭不寒也。（降膽滋肝，補中斂肺。）

諸下熱者，下焦諸般熱病也。平人上清下溫則無病，下焦溫暖者，火氣之內藏也。下焦之火，只有不足，斷無有餘，故下焦無病熱之理。凡諸下焦病熱之病，皆肝木之氣，不能上升之故。因木氣之中，原胎火氣，木陷生熱，皆是虛病，無有實病。（補中降肺，兼清木熱。）

帶者，婦人陰戶下濁濕之物也。土濕木熱，濕氣下注，木氣疏泄，故有此病。而因於肺金不能收斂者，尤多也。（斂肺降膽，去滯清熱。）

月者，婦女之月經也。脾腎二經，陰陽皆足，養住木氣，木氣和暢，則月經無病。如肝經下陷，則鬱怒而生風。風主疏泄，疏泄太過，則月經來早，疏泄不及，則月經來遲。總由中氣先滯也。此病乙木下陷，由於甲木上逆者居多。如中氣不滯，甲木雖逆，隨逆隨降，甲木下降，乙木必上升，木氣調和，疏泄適宜，月經無病。

癥者，癥瘕痞塊也。有定在曰癥，無定在曰瘕。肝陽疏泄，性本流通。脾陽運行，專司磨化，如其下陷，則鬱而不通，腹中之飲食、血水、氣痰等物，便積聚不化，而成癥瘕。此病雖為肝脾兩家主事，然中氣能旺，甲木能降，肺氣清肅，自不病此。因下焦水火二氣，全由上焦降來，肺降生水，膽降生火，水火俱足，肝脾自升，癥瘕自然消化。

半者，半產也，即小產。肝家之血液不足，肺家收斂不住，則下陷而病半產。（調中養肺，潤木滋陰。）

漏者，懷孕數月而見血也。腹中原有瘀血，阻礙肝經升路，木鬱風動，疏泄妄行，故漏下也。（潤木息風，養中去滯。）如腹中原無瘀血而漏者。（脈熱者，清熱健脾；脈寒者，溫肝養腎。）

吹者，婦女陰戶有聲如吹也。土濕木鬱，疏泄妄行，則病陰吹。（去滯除濕，升肝理肺。）此病必有癥瘕沉寒，阻塞氣道，不然，不至疏泄而成聲。陰挺之病亦然。挺者，陰中有物挺出。寒濕下鬱，故凝結有形也。（去滯除濕，溫補中下。）

崩者，血崩也。女子肝腎陽弱，則病血少而經閉。婦人肝腎陽盛，則病火動而血崩。婦人四十以後，陰津漸涸，收藏氣衰，甲木不降，乙木不升，木陷而生疏泄，必多病此。（清木補肺，去滯調中。）既崩之後，血去陽亡，正氣立竭者多，未可概以陰虛論也。（大補元氣。）

目者，目病也。膽木上逆，目病熱痛，肝木下陷，目病寒痛，皆兼赤癢流淚。目病服涼藥而不減者，必中下虛寒，而肝陽不升也。（溫補中氣，兼達肝陽。）如目神不足，必是肝腎精虧。

舌者，舌捲也。舌為心竅，肝為心母，肝陽下陷，故舌捲也。（溫補肝脾，養血顧中。）舌捲亦有熱極傷津者。（溫病有之。）

消者，食後又飢，飲後又渴，風消津液也。此病如將胃氣消傷，則中氣全敗，便成不治。雖肝木不升而病消，然膽木不降之過亦不小。蓋膽木下降，則水中有火，水溫木和，何至鬱陷生風，疏泄肆行，至於如此之甚也。（滋肝溫腎，補肺顧中。）

蟲者，土濕木鬱，木鬱熱生，則化蟲也。見於大便者，隨木氣之陷；吐由口出者，肝陽下陷，下寒難居，下寒則上熱，蟲上尋暖處，則由口出也。（溫下清上，養木斂風。）近來主張殺蟲，殺蟲之藥，極傷胃氣。不燥土濕，不達木鬱，不溫下寒，不清上熱，而徒殺之，隨殺隨生，木氣殺盡，人遂死矣。

躁者，不煩不熱，而身體躁動不安也。木陷陽亡，中氣失根，則躁動不安。大病將死，多見此也。（溫養水木，回陽補中。）

厥者，手足厥冷也。木陷陽亡，則手足厥冷。如下利之病，手足發厥，病即危險。（大溫中下，遲則難救。）如無下利之病而厥者，或因氣阻、痰塞、食停，氣通、痰活、食消，厥即自癒。（理氣順痰，清滯調中。）內熱而厥，不在肝木下陷之內。

縮者，腎囊縮也，木陷陽亡也。（大溫中下，兼補肝血。）

諸風百病盡虛證者，經曰：風者，百病之長，五臟之賊，凡燥、濕、寒、熱之病，夾有木邪者皆是。人身之病，不病下陷，即病上逆，凡逆病即有膽木之邪，凡陷病即有肝木之邪。木邪，即風氣也。膽木剋胃土，傷肺金，拔腎陽；肝木剋脾土，泄腎陽，耗陰精。二木為病，見濕助濕，見燥助燥，見寒助寒，見熱助熱，故曰：風者，百病之長，五臟之賊，皆虛病也。

凡此皆非外感風邪之「風」。即中風一病，亦中氣虛虧，金氣收斂不足，木氣疏泄偏盛。（養肺平膽，防之於先。）其原因在於平日陰傷陽亢，一旦喜怒，飲食起居不謹，忽然肝陽上升，膽陰不降，升降不勻，遂偏倒於地。一倒下地，火盛者，中氣復得快，則痰開而熱作。（補中清火，化痰通經。）火衰者，中氣不復，則氣脫而死。（溫補中氣，忌用涼藥。）不語者，陰陽榮衛分離，臟腑之氣不通也。其偏枯者，榮衛分而復合，不能復升降之原，一方偏少，一方偏多也。

此「風」即自己風木疏泄之「風」，並非中太空外來之「風」。如中太空外來之風，不過中在經絡，口唇斜動之輕病。然亦自己之風氣偏動，乃能與外氣合邪。欲知外風原委，須於傷寒榮衛求之。中風本屬乙木過升，而甲木不降之病，應與膽經條「消衝泄腎又賊中」參看。然其初，未有乙木不陷而生風者，因乙木不陷，肝陽必足，肝陽既定，膽陰自旺，未有膽陰足而不降者也。膽經降，則水溫而木和，風自何來也？

陷而忽衝成陽亢，欲平陽亢降膽經者，緣肝木本主上升，斷無升之太過而上衝者。升而上衝，此膽經不降之過也。蓋甲乙升降，一氣如環，肝經升而膽經不降，則肝陽不能化陰，故上衝耳。肝經不陷者，雖膽經不降，亦不上衝。肝經不陷者，腎水必溫，乙木有根，陽和敷布，雖膽經不降，只現膽經不降諸病，不至遽成陽亢。惟乙木下陷，根寒氣枯，木枯化風上升，膽經又不能下降，則衝而成陽亢。陽亢之極，金水收藏之氣不足以救之，則卒倒而成中風。（補中降膽，斂肺養肝。）其中風之先，必現不寐，頭昏，陽舉遺精，行步不穩，喜食善飢，麻木肉跳諸病。見此先兆，先為治之，不病中風。惟肝陽上衝之病，治之之法，絕無平之往下之理。

膽降肝升，原是一氣，欲平肝經上衝之陽亢，惟當降膽經而已。春氣居冬氣之後，夏氣之先。陽弱火微，乙木易於下陷，故少年多病木寒。津液耗傷，木氣枯老，乙木易於上衝，故老年多病木熱。調中氣而降膽經，此經方治虛勞之大法也。

（調中氣而降膽肺，正以復生水藏火之原，以培生氣之根也。降心火，斂相火，生腎水，利水道，清氣道，固皮毛，充表氣，化津液，斂陽氣，生陰氣，皆肺金右降之能事也。而膽經不降，生火刑金，肺金能事壞矣！堅大便，縮小便，化飲食，分水穀，溫腎水，培乙木，生中土，運中氣，皆小腸丙火、三焦相火之能事也。而膽經不降，丙火無根，相火外泄，火氣能事壞矣！進飲食，化氣血，儲中氣，司上焦諸經下降之關，掌陽氣化陰之令，封藏腎氣，固秘陽根，胃土右降之能事也。膽經不降，橫剋胃土，胃土能事壞矣！立生命之基，司化之本，聚眾陰之會，化元陽之根，生土氣之源，作心神之始，受穀精，生乙木，胎春之和，為壽之徵，腎水善藏之能事也。肝木不升，往下疏泄，藏德受傷，火泄水寒，腎水之能事壞矣！消化飲食，運動中氣，司下焦諸經上升之關，開陰氣化陽之路，轉輪百脈，掌握生機，脾經左升之能事也。肝經不升，橫剋脾土，脾土能事壞矣！

十二經中，肝膽二經，權利獨大。肝經之升，又全賴膽經之降，以水中有火，則乙木溫升也。而水中有火，全由甲木下降也。是肝膽二經中，膽經又為肝經根木，人之衰老病死，全是乎此。中氣為人生之本，未有膽經不降，中氣能健旺者也。)

肺經不降大腸經不升主病訣

肺經不降咳痰短，汗百痿癰煩寒喘；

聲淚涕喉腫暈鳴，膽胃腎痨殃非淺。

大腸不升痔漏肛，瀉利此經不盡管；

便堅肺胃痛腎寒，熱實腸癰與外感。

咳者，氣逆而積於肺，肺不能容，則咳而出之也。咳之為病，中虛而肺胃不降，是為總因。其間有風、熱、濕、燥、寒之不同。因風咳者，多在下半夜與天明時。木氣為風，風主疏泄，半夜天明，陽生木動，故風氣上衝也。此為陰虛之證，其痰白而膠黏。(潤木清熱，降肺養中。)因熱咳者，喉間癢而無痰，乃火氣之逆。(清熱潤肺，舒氣養中。)因濕咳者，痰黃而多，乃土濕停瘀，隔住相火下降之路。痰黃既是相火之逆，中下卻是虛寒。(燥土溫中，兼清膽肺。)因燥咳者，痰色亦白，或無痰。津液乾枯，覺喉管有辛辣意也。(潤肺養津，和中調氣。)因寒咳者，痰清夾水而不膠黏，就枕則咳甚也。(溫降肺胃，兼補中氣。)風、熱、燥三氣相近，濕、寒二氣相近。下伏濕、寒，上見風、熱、燥者亦不少。(清風潤燥，兼溫中氣。)

痰者，肺胃不降，下焦上升之氣，不經化水，因被相火薰蒸，不能下行，停積而成者也。相火不足，不能上薰，則成水飲而不成痰，飲家必頭眩，胸脅滿，或不得臥，喘而氣短，或心下悸，心下堅築，或渴而惡水不欲飲。（發汗利水，或保中攻水。）如成痰者，便不外上述風、熱、濕、燥、寒各項。不過陰虛風動之人，雖因肺胃不降，亦原下焦陽氣上衝，使肺胃兩經，欲降不能。下焦陽氣上衝者，膽經不降之過。至於痰厥之病，卒然昏倒，吐出痰涎然後清醒，此則脾肺皆虛、中氣枯滯是其病本，木火衝動是其病因。其有不見而知，不聞而覺，屬於痰之怪症，其理不可解。

短者，短氣，吸氣困難也。此胸中必有水飲阻隔，氣不順降，故覺氣短。（泄水保中。）如無水飲，必有風熱上衝，使氣難降，故覺氣短。如無以上二因而氣短，則呼吸不能歸根，此中氣大敗，有升無降，元氣將拔，不獨肺經不降而已也。（溫養中下，補肺降氣。）

汗者，出汗也。肺經收斂偏弱，肝經疏泄偏盛也。稍動即汗出者，肺虛不收而中虛也。（補降肺氣，降膽補中。）飲食汗出者，胃有虛熱上逆，肺經受傷，降不下去也。（清熱養中。）寐則汗出者，肝木升泄，膽木不降，而肺金不斂也。（潤木息風，調中斂肺。）人死汗出如珠不滴者，肺氣全敗，陽氣脫根而上飛也。（大補元氣，兼斂疏泄。）至外感出汗，另詳傷寒榮衛中。

百者，百合病也。此病由於肺經不降，邪熱瘀積，將肺家清肅之地，變為昏濁之場，令人欲食不食，欲寢不寢，行坐不安，昏煩莫名。（清肺去熱，切忌補中。）此病傷寒之後，往往有之。蓋肺朝百脈，肺熱而百脈皆熱，故有如此現象也。

痿者，肺痿也。此病有寒熱之分。熱痿者，津液虧傷，能食而腿膝軟，不能行步。肺朝百脈，肺熱則百脈皆熱，故腿膝軟也。（清熱養肺，忌補中土。）寒痿者，吐涎沫而不渴，遺尿，小便數。肺氣虛寒，收斂不住也。（溫補中氣。）

癰者，肺癰也，咳而胸滿痛，咽乾不渴，時吐濁唾腥臭，久久吐膿如米粥。（下痰保中。）初病可治，已成難醫。

煩者，心煩也，火逆傷肺，肺不收斂，火氣散漫，故心煩也。（清降膽胃，兼養中氣。）

寒者，惡寒也。肺本生水而主衛氣，金性涼而水性寒，肺氣不降，鬱而現其本氣，故覺皮膚生寒也。（溫降肺氣，兼養中氣。）

喘者，氣不下降，口張肩搖，胸脅搧動也。有肺燥而喘者，燥則不能清降也。（清燥泄肺，兼養中氣。）有心下有水氣而喘者，水阻肺氣不能下行也。（泄水養中。）有外感衛鬱而喘者，衛氣與肺氣原是一氣，衛鬱則肺氣不降也。（發散衛氣，兼養中氣。）年老之人動則發喘者，中虛而陽燥，肺虛而不斂也。（調中養陰，補肺潤木。）有肝腎乾枯而喘者，風氣上衝也。（滋木養肺，兼顧脾土。）有土濕而喘者，濕則不運，肺氣逆也。（燥土調中，兼降肺胃。）

聲者，聲啞也。濕氣逼住火氣，肺金不能清降也。（除濕斂肺。）

淚者，肺金不收，風木疏泄而液出也。（上清膽肺，下補腎肝，兼養中氣。）

涕者，肺氣上逆，積液成涕。熱濕混合，不能下行，則涕稠而黃。（溫中燥土，清熱補肺。）肺熱不斂，則涕清，不稠不黃也。（降肺，養中，清熱。）

喉者，咽喉痛也。肺氣清降，則木火不逆。咽喉為手足三陽升降之路，中虛肺逆，火氣上炎，故咽喉作痛。此病無論是寒是火，中氣總虛。清上熱而傷中氣，一見腹瀉，則燒熱大作，下焦之火，因中氣不能旋轉之故，全行逆而不降，則熱盡而人死。故孫真人千金方，專以溫補中氣為主。

現今通用養陰清肺湯，盡是寒中敗土之藥，體強熱盛者服之，亦偶見效，體弱之人，無有不為此方所誤者。因熱在咽喉，而中氣則多虛寒，養陰清肺湯，寒敗中氣，故人死也。

此病得於冬春之交者，木火升也。（補中降肺。）得於秋晴氣暖者，金氣燥也。（潤燥顧中。）得於暑月雨後者，濕氣夾熱也。（去滯清熱，兼顧中氣。）得於外感者，衛鬱也。（清降肺氣，兼補中氣。）喉病有白喉、紅喉之分，詳溫病篇。

腫者，水腫也。木主疏泄，金主收斂。兩得其平，氣道通調，水道清利，不成腫病。肺金不降，收斂氣衰，氣水不得順降，則溢於皮膚，滯於經絡而成腫病也。（參看胃經條下。）

暈者，頭暈也。肺氣不降，濁熱逆沖，上重下輕，則頭暈也。（清降肺胃，除濕溫中。）此病受累於甲木不降者居多。如無肺胃上逆之脈象而亦暈者，非痰滯即陽越也。（理氣順痰，補中斂陽。）暈與眩不同，眩出於目，暈出於腦，暈眩俱有中下失根之意。

鳴者，耳鳴也。肺金不降，膽木逆沖，故耳鳴也。（清降肺膽，養木補中。）

膽胃腎癆殃非淺者，癆病初起，因木氣之疏泄，癆病之成，因金氣之不斂。（斂金養木，補中去滯。）肺金不斂，膽木無制，則上逆而剋胃土，化火而傷胃液，刑剋肺金。腎水無源，相火拔根，中氣遂寒。熱灼津枯，陽飛陰絕。皆由肺金不降，收斂不行之所致。故曰殃非淺也。凡老年人之肺氣不收者，即伏陽亢風動之根，不可忽也。以下為大腸經不升之病。

痔漏者，糞門有疙瘩，奇痛奇癢而漏水。（清熱除濕，溫中降肺，兼升大腸經。）

肛者，大便後肛門陷下也。（補肺降膽，補中溫腎。）木火下陷，故痔。脾濕下注，故漏。大腸之氣，因虛因滯不能上升，故肛門下墜也。

瀉利此經不儘管者，熱利乃木氣疏泄，寒利乃脾陽下陷，大腸經無甚責任。（有熱清熱，有寒溫寒。）惟痢疾之裡急後重，則大腸金氣之滯。（舒金調木，去滯養中。）

便堅肺胃者，大便堅若羊矢，數日始一行，此肺胃津液干縮，飲食噎隔，不能順下生津，故大腸乾枯而大便結也。（潤胃養中。）如便堅因於寒者，無陽氣宣通，金氣因而結燥也。若熱實可用下藥之便堅，則胃與大腸俱熱矣。

痛腎寒者，肛門居臟腑之下，其氣上升，腎寒無陽，升不上來，反往下築，故肛門痛也。（溫補脾腎。）此種疼痛，令人難忍。

熱實腸癰與外感者，大腸不病實病，惟腸癰與外感之傷寒陽明承氣湯證，乃為熱實之病。詳證治篇。

心經不降小腸經不升心包經不降三焦經不升主病訣

心經不降神明惑，舌紅非常並非熱；

小腸不升分水難，腹痛尿赤大便白；

心包不降覺心燒，腎水增寒中土絕；

三焦不升水土寒，少腹乾熱乃木邪。

神明惑者，心經屬火，為神明之所出發，火降則神清，心火不降，熱氣上炎，故神明昏惑也。（清肺補中。）

舌紅非常並非熱者，舌屬心，心屬火，其色赤。心火下降，交於腎水，則色不赤，心火不降，故見赤色。此乃中氣極敗，不能旋轉，故火不降，而見赤色。（溫中降火。）中敗火逆，舌雖赤而目眥、唇齦則淡白。中土生於火，即生於由上焦降入下焦之火，此火既因中虛，降不下去，下焦水中，已無火矣，土氣已無根矣，土氣無根，故唇色淡白，此為假熱。

如舌赤而係真熱者，必舌本絳赤，舌上有黃胎而厚，唇與牙齦皆赤，面色必黃垢而勻，不見虛象，糞必金黃，肛門必熱也。如舌赤而無黃胎，唇齦目眥不赤，或唇齦目眥雖赤，而面色青黃赤白雜現，並非黃垢而勻，必是中氣大敗之虛證，中氣大敗，不能調和，故各色雜現。

小腸不升分水難者，水穀入胃，脾陽消磨，經小腸丙火與三焦相火之熱力，運動變化，水氣滲入膀胱，谷渣輸入大腸，是以大便乾而小便利。土濕流通，中氣健運，百病不生。丙火不升則陷，陷則化寒，寒則無運動之熱力，故水與穀渣都入大腸而生瀉利也。（溫補中下。）小腸丙火，在中氣之間。

腹痛尿赤大便白者，丙火下陷，陷則化寒，腹寒則木鬱，故腹痛。（溫潤肝脾。）小腸丙火之氣，本主運化，丙火不升，則陷入水府，故尿赤。（溫中補土，不可清熱。）

火既陷入膀胱之中，必出於脾腎之外，土中無火，故大便白也。（溫補中下。）

心包不降覺心燒者，心包經屬相火，其氣本熱，無病之人，心不覺燒者，心包火氣，降入水氣之內也。如其覺燒，是心包相火不降也。（溫補中氣，清降逆火。）但不降乃是中虛，並非火實。

腎水增寒中土絕者，腎氣屬水，水中有火則不寒，而中土有根。心包相火不能降入水氣之中，則腎水之中無火，而腎水增寒，中土絕根也。（溫補中氣，兼降膽胃。）

三焦不升水土寒者，三焦相火，即水中之溫氣，即中土之根氣，三焦相火不升，則陷而化寒，故水土寒也。（溫補水土。）此與小腸經不升同病。三焦相火，亦稱命門火，即腎間動氣，此火乃心包相火，膽經甲木，下降所化。

少腹乾熱乃木邪者，下焦病則下陷，陷則生寒，故下焦並無熱證，而少腹覺得乾熱，此非下焦之火旺，乃木氣枯而生風，風灼津血，故少腹覺熱。木枯則生邪火，故少腹覺熱也。（潤木養中，不可清熱。）

（人身胸以上為上部，稱曰上焦；腹以下為下部，稱曰下焦；胸腹之間為中部，稱曰中焦。焦者，火也，是全身皆火矣。既全身皆火，宜乎內則灼熱，外則燔燒矣！五行之中，唯火顯見，故凡灼熱、燔燒之病，無人不認為是火者，無醫不用涼藥清火者。亦曾思，不現灼熱、燔燒之病者，果何理由乎？亦曾思，病而現灼熱、燔燒者，果何理由乎？不曾思之，而只知用涼藥清火，所以病之加重於清火者，比比皆是，病人之死於涼藥者，比比皆是也！上焦之火，以降為貴，不降則外熱；下焦之火，以藏為貴，不藏則內熱。上降下藏。反是，則人死矣！火之有不可不清者，清木熱之法，必兼補中氣之品，即單用清木熱之藥，亦須一面照顧中氣。此仲景先師之法也。）

膀胱經不降腎經不升主病訣

膀胱不降惡寒甚，項背強直榮衛病；
小便病熱非膀胱，不納病寒腎責任；
腎經不升遺利寒，尻疼不寐坐不定；
口淡面灰冷命門，寒水剋火陽亡論。

膀胱不降惡寒甚，項背強直榮衛病者，膀胱之經，行身之背，自頭走足，以降為順。不降則項背強直而惡寒，此乃榮衛外感之惡寒，非膀胱經惡寒。惡寒詳原理篇，治法詳傷寒篇。如無外感而背覺惡寒，此腎家陰盛滅陽，膀胱腑陽將敗也。（溫補中氣，兼補腎陽。）

小便病熱非膀胱，不納病寒腎責任者，小便雖由膀胱輸出，但須金氣收斂，又須三焦相火固藏，又須中焦氣化，又須肝膽二經之木氣疏泄得宜，小便乃能清利。膀胱不利，小便必熱。膀胱不利，原因甚多：有下焦火陷者；（溫補中下。）有肝木鬱陷者；（降膽升肝。）有熱因木火之陷，而為脾濕下注所瘀塞者；（調中除濕。）有肺氣不收，水道不降者；（理肺降胃。）有濕熱傷津者。（清熱生津。）故曰：非膀胱，言非膀胱本經之事也。如將有欲小便之意，而小便即下，或既已小便之後，而尚有小便流出，此為腎寒不納。因腎家陽弱，陽弱則不能上升，故陷下也。（溫補肝腎，兼補肺氣。）此病亦有腎陰不足，收藏不固，木氣疏泄，中氣不守者。（補肺潤木，兼益中氣。）皆腎家的責任也。

腎經不升遺利寒，尻疼不寐坐不定者，皆腎中陽微也。遺者，遺尿，遺糞，尿糞已下，不自知也。惟遺精則因木滯者多，因腎寒者少。利者，下利也。寒者，足寒，背寒也。不寐者，但欲寐而寐不著。尻疼者，尾脊骨痛也。坐不定者，脊骨無力，坐則欲倒也。（溫補腎陽。）此皆腎寒陽微，不能上升之故也。

口淡面灰冷命門者，口淡無味，面與舌唇、目眥皆呈灰白色，命門火冷也。（溫補中下。）

寒水剋火陽亡論者，腎屬水，水中有火，則生木而不剋火。腎水無火則水寒，寒則不生木而剋火。火亡則土滅，此亡陽之候也。（溫補中下。）人身之氣，升則生陽，有陽則升。凡下焦諸升之氣，皆腎水中之陽為之基，故腎氣不升，則土木各經皆陷也。

腎者，身之本也。昔人云：士人寶名，庶人寶利，真人寶精。蓋腎精傷則腎陽泄，水中無氣，遂成寒水，升氣消亡，火滅土崩，人遂死矣。其有腎中陽亡而病下熱者，下熱乃木氣之枯也，木枯則生風，腎水亦將乾涸也。至於冬不藏精，春必病之人，則陽根先搖，盡化火邪。土氣失根，火氣飛騰，外熱愈盛，內寒愈增。溫內寒，則外熱加；清外熱，則內寒劇。捨平疏泄、生津液、養中氣之法，未有不死者也。

總　結

膽胃肺與肝脾腎，陷逆諸病六經任；
逆不病寒陷不熱，逆寒火虛熱本性；
右虛左實上下根，升降四維中央問；
內傷諸病治不難，最難傷寒與溫病。

膽胃肺與肝脾腎，陷逆諸病六經任；逆不病寒陷不熱，逆寒火虛熱本性者，人身十二經，不升則病下陷，不降則病上逆，逆則凡病皆熱，陷則凡病皆寒。

十二經中，不降之病，只膽、胃、肺三經之責。不升之病，只肝、脾、腎三經之責。因膽、胃、肺三經降，則心經、心包經、膀胱經自隨之而降；肝、脾、腎三經升，則小腸經、三焦經、大腸經自隨之而升也。逆則火象，故病皆熱；陷則水象，故病皆寒。如上逆而病寒，乃中氣之寒，為火虛也；如下陷而病熱，乃木陷氣鬱，為本性所生之邪熱也。

右虛左實上下根，升降四維中央問者，人身上為陽位，即為陰根；下為陰位，即為陽根。陽升於左，故身左之氣貴充實；陰降於右，故身右之氣貴清虛。左不實則陽陷而不升，右不虛則陰逆而不降。陽陷則生寒，陰逆則生熱。寒則傷陽，熱則傷陰，陰陽俱傷，生氣日滅矣。上下互根，左實右虛，是為平人。如升降乖錯，上下之根氣脫離，左右之虛實顛倒，百病皆起矣。但升降四維，須為中央是問。如離卻中央，而升降四維，降反助其下陷，升反助其上逆，大禍作矣。

內傷諸病治不難，最難傷寒與溫病者，以上十二經升降所主之病，皆係內傷，只要審明虛、實、寒、熱的證候，運用補、瀉、溫、清的方法，循著升降的道路以施治療，不難治也。因內傷諸病，皆有一定的界限，一定的病所。不似傷寒、溫病，乃全體氣化的病，非將《傷寒論》整個學成，不惟不能治傷寒，更不能治溫病也。

五、金匱藥性脈法醫案女科外科讀法篇

序

吾人既讀宇宙篇，知古中醫學的來源，是圓運動的大氣。讀原理篇，知古中醫學的陰陽五行的所以然，是大氣內的物質與物質發生的作用。讀處方篇，知古中醫學的法則，是宇宙人身同一大氣的圓運動。讀傷寒篇，知人身整個病的根源與治法，仍是大氣的圓運動。讀溫病、時令病、小兒病篇，知一切時令病，皆人身本身之氣作病。讀時方篇，知時方無原理之錯誤。

此後應讀各書，一為金匱，一為藥性，一為脈法，一為醫案，一為女科，一為外科也。

中華民國二十九年庚辰夏至子益重著於成都四川國醫學院

金匱讀法

《傷寒論》的病，整個圓運動的六氣運動不圓之病也。一百一十三方謂為治六氣運動不圓之一百一十三病也可，謂一百一十三方為治六氣運動不圓之一個病也可。其實一百一十三病，乃六氣運動不圓之一個病所分析，故能學一百一十三方，以治一百一十三病，不如能學一百一十三方，以治六氣運動不圓之一個病之效大而機靈，思精而術巧也。不能治一個病，未必能治一百一十三病，既未徹底了然整個的，自然不能明白分析的。《傷寒論》是六氣的一個病，《金匱》則一方一病，一病一個。如此，是學《傷寒論》成功不易，學《金匱》成功不難矣。何以徹底了然《金匱》者，亦寥寥也？學《金匱》者，不得合於教科之善本故也。

近時醫校採用之《金匱》教本，大概廣集各家之議論，不加斷語，一如茶肆談天無須負責。此乃醫學既成之後，參考性質之書，非學醫時一定不易之教科書。

今於系統學《傷寒論》學成之後，欲求《金匱》教科書，惟黃坤載《金匱懸解》最好。處處是整個河圖圓運動，字字有認定，字字有著落，就經解經，不參己見。讀罷系統學各篇之後，展卷讀之，真有駕輕車就熟路之快，不惟不白走一步，而且妙趣環生，儼由己出。學成之後，再參考各家議論，未為晚也。

讀《金匱》次序，須先讀內傷雜病嘔吐噦下利各方。次讀痰飲咳嗽各方，肺痿肺癰咳嗽上氣各方，胸痺心痛短氣各方。再次讀血痺虛勞各方，奔豚各方，腹痛寒疝宿食各方，消渴小便不利淋各方，水氣各方，黃疸各方。再次讀趺蹶手指臂腫轉筋狐疝蛔蟲各方。然後讀外感五臟風寒積聚各方，痙濕暍各方，瘧病各方，百合狐惑陰陽毒各方。然後讀外科瘡癰腸癰浸淫各方。然後讀婦人妊娠產後雜病各方。

先從土氣入手，次則金氣，次則木氣，由中宮而升降，依河圖圓運動的次序，以探求人身整個氣化之妙。於是外感、內傷仍是一整個的妙處，自能了然於心，自能掃除一切六氣傷人身體作病，冬寒藏在肌膚，至春變為溫毒，而用驅風逐寒、清溫解毒之害。原文次序，首列外感，外感之病，如不先將內傷認識，榮衛認識，未有能徹底瞭解者也。

藥性讀法

學醫結果在用藥治病。一藥下咽，不能取出，用之得宜，起死回生，用之失宜，殺人害命。曾在天津見一醫學畢業某君，自己醫治家人疾病，一年之內，將自己八口之家，醫死六口，著急成瘋，可為鑑也。果將原理學明，藥性學清，縱有差錯，當亦不大，何至殺人害命，至於如此。但學清藥性，頗不容易。各家本草註疏，不讀則已，一讀之下，言人人殊。即如芍藥，本是收降膽經主藥，兼入肝經。徐靈胎各家則謂芍藥入肝經而不及於膽經。

葉天士且認為專入肺經。麻黃本是專入肺經衛氣之藥，性善通降。張隱庵乃謂麻黃專入肝經，肝經以上升為性，麻黃以開降為能，適得其反。差之毫釐，失之千里，後人如何學法乎？

藥品多至一千餘品，散漫無有系統，更見難學。神農本草三百餘品，以上品、中品、下品為系統。附子回陽要藥，占醫方最重要地位，列為下品。礬石、乾漆罕用之藥，列為上品，令人認識先錯。此上、中、下之分，不可為藥性系統也。李時珍《本草綱目》，粲然大備，而以山藥、隰草、水草等等為系統，於研究藥性甚覺無味。《神農本草》《本草綱目》只言某藥治某病，於某藥何以能治某病的原理，並無一字之說明。吾人要將藥性學清，真是無有下手之處，無原理，無系統，奈何奈何！

仲聖《傷寒》《金匱》，為中醫方藥祖本。自序云：撰用《胎臚藥錄》，不言《神農本草》，《胎臚藥錄》今世不見。《傷寒》《金匱》所用之藥，原理如何，系統如何，後人何從得知？中醫原理，出於河圖，河圖的圓運動，為中醫學的原理系統。並非河圖的圓運動來解釋藥性，安能得藥性之正義。惟有黃坤載八種之《長沙藥解》，就《傷寒》《金匱》之方，由河圖的圓運動，解出藥性之原理。首列中土藥，次列木氣藥，次列金氣藥，次列火氣、水氣藥，再次列其他各藥，以為系統。字字有認定，字字有著落。

讀本書處方篇後，再讀《長沙藥解》，無不歡欣鼓舞，相慶得升仲景之堂也。由《傷寒》《金匱》得到藥性的根本認識，根本認定之後，再參看各家之說，自能妙於化裁，而又能滴滴歸源，此讀藥性的唯一妙法也。附錄《長沙藥解》數則，一覽便知。

附錄：《長沙藥解》
——甘草、薯蕷、羊肉、附子、黃連、黃芩

甘草：

味甘，氣平，性緩，入足太陰脾、足陽明胃經。備沖和之正味，秉淳厚之良資，入金木兩家之界，歸水火二氣之間，培植中州，養育四旁，交媾精神之妙藥，調劑氣血之靈丹。

傷寒炙甘草湯，治少陽傷寒，脈結代，心動悸者。以

少陽甲木化氣於相火，其經自頭走足，循胃口而下兩脅，病則經氣上逆，沖逼戊土，胃口填塞，礙厥陰風木升達之路，木鬱風作，是以心下悸動。其動在胃之大絡，虛裡之分，正當心下。經絡壅塞，榮血不得暢流，相火升炎，經絡漸而燥澀，是以經脈結代。相火上燔，必刑辛金，甲木上鬱，必剋戊土，土金俱負，則病轉陽明而中氣傷矣。甲木之升，緣胃氣之逆，胃土之逆，緣中氣之虛。參、甘、大棗益胃氣而補脾經，膠、地、麻仁滋經脈而澤枯槁，薑、桂引榮血之瘀澀，麥冬清肺家之燥熱也。

金匱甘草附子湯，治風濕相搏，骨節痛煩，汗出短氣，小便不利，惡風，不欲去衣，或身微腫者。以水寒土濕，木鬱不能行水，濕阻關節，經絡不通，是以腫痛。濕蒸汗泄，微陽不固，故惡風寒。朮、甘補土燥濕，桂枝疏木通經，附子溫其水寒也云云。

人之初生，先結祖氣，兩儀不分，四象未兆，混沌莫名，是曰先天。祖氣運動，左旋而化己土，右轉而化戊土，脾胃生焉。己土東升則化乙木，南升則化丁火。戊土西降則化辛金，北降則化癸水。於是四象全而五行備。木溫，火熱，金涼，水寒，四象之氣也。木青，金白，水黑，火赤，四象之色也。木臊，水腐，金腥，火焦，四象之臭也。木酸，金辛，水鹹，火苦，四象之味也。土得四氣之中，四色之正，四臭之和，四味之平。

甘草氣、色、臭、味，中正和平，有土德焉，故走中宮而入脾胃。脾土溫升而化肝木，肝主藏血，而脾為生血之本。胃主清降而化肺金，肺主藏氣，而胃為化氣之源。氣血分宮，胥秉土氣。

甘草體具五德，輔以血藥，則左行己土而入肝木；佐以氣藥，則右行戊土而入肺金。肝血溫升則化神氣，肺金清降則化精血。脾胃者，精神、氣血之中皇，凡調劑氣血，交媾精神，非脾胃不能，非甘草不可也。肝脾之病，善於下陷，入肝脾者，宜佐以升達之味。肺胃之病，善於上逆，入肺胃者，宜輔以降斂之品。嘔吐者，肺胃之上逆也，濁氣不能下降，則痞悶於心胸。泄利者，肝脾之下陷也，清氣不得上升，則脹滿於腹脅，悉緣中氣之虛。上逆者，養中補土，以降濁氣，則嘔吐與腹滿之家，未始不宜甘草，前人中滿與嘔家忌甘草者，非通論也。

上行用頭，下行用梢，熟用甘溫，培土而補虛，生用甘涼，泄火而消滿。凡咽喉疼痛及一切瘡瘍熱腫，並宜生甘草泄其鬱火。熟用，去皮蜜炙。

薯蕷：

味甘，氣平，入足陽明胃、手太陰肺經。養戊土而行降攝，補辛金而司收斂，善息風燥，專止疏泄。

金匱薯蕷丸，治虛勞諸不足，風氣百疾。以虛勞之病，率在厥陰風木一經。厥陰風木，泄而不斂，百病皆生。肺主降斂，薯蕷斂肺而保精，麥冬清金而寧神，桔梗、杏仁破壅而降逆，此所以助辛金之收斂也。肝主升發，歸、膠滋肝而養血，地芍潤木而清風，川芎、桂枝疏鬱而升陷，此所以輔乙木之生發也。升降金木，職在中氣，大棗補己土之精，人參補戊土之氣，苓、朮、甘草培土而泄濕，神麴、乾薑消滯而驅寒，此所以理中而運升降之樞也。賊傷中氣，是為木邪，柴胡、白蘞泄火而疏甲木，黄卷、防風燥濕而達乙木，木靜而風息，則虛勞百病廖矣云云。

陰陽之要，陽密乃固，陰平陽秘，精神乃治，陰陽離決，精神乃絕。四時之氣，木火司乎生長，金水司乎收藏。人於秋冬之時，而行收藏之政，實嗇精神，以秘陽根，是謂聖人。下此於蟄藏之期，偏多損失。坎陽不密，木鬱風生，木火行疏泄之令，金水無封藏之權，於是驚悸，吐衄、崩帶、淋遺之病種種皆起。

是以虛勞之證非一無不成於乙木之不謐，始於辛金之失斂，究之總緣於土敗。蓋坎中之陽，諸陽之根，坎陽走泄，久而癸水寒增，己土濕旺，脾不能升，而胃不能降，此木陷金逆所由來也。法當溫燥中脘，左達乙木，而右斂辛金。薯蕷之性，善入肺胃而斂精神，輔以調養土木之品，實虛勞百病之良藥也。

羊肉：

味苦，氣羶，入足太陰脾、足厥陰肝經。溫肝脾而扶陽，止疼痛而緩急。

金匱當歸生薑羊肉湯，用之治寒疝腹痛者。以水寒木枯，溫氣頹敗，陰邪凝結，則為瘕疝。枯木鬱沖，則為腹痛。羊肉暖補肝脾之溫氣，以消凝鬱也。治脅痛裡急者，以厥陰之經，自少腹而走兩脅，肝脾陽虛，乙木不達，鬱迫而生痛急，羊肉暖補肝脾之陽氣，以緩迫切也。治產後腹中疼痛者，產後血亡，溫氣脫泄，乙木枯槁，鬱剋己土，故腹中痛，羊肉補厥陰之溫氣，以達木枯也。治虛勞不足者，以虛勞不足無不由肝脾之陽虛，羊肉補肝脾之陽，以助生機也云云。羊肉淳濃溫厚，暖肝脾而助生長，緩急迫而止疼痛，大補溫氣之劑也。

其諸主治：止帶下，斷崩中，療反胃，治腸滑，緩脾胃，起老傷，消腳氣，生乳汁，補產後諸虛。

附子：

味辛苦，性溫，入足太陰脾、足少陰腎經。暖水燥土，泄濕除寒。走中宮而溫脾，入下焦而暖腎，補垂絕之火種，續將絕之陽根。治手足厥冷，開臟腑陰滯，定腰腹之疼痛，舒踝膝之拘攣，通經脈之寒瘀，消疝瘕之冷結。降濁陰逆上，能回噦噫；提清陽下陷，善止脹滿。

傷寒附子瀉心湯，治太陽傷寒下後，心下痞硬，而後惡寒、汗出者。以下傷中氣，升降倒行，膽胃俱逆，胃口填塞，故心下痞硬。君相二火離根上騰，故下寒上熱。上熱燻蒸，是以汗出。大黃泄胃土之逆，黃連泄心火之逆，黃芩泄膽火之逆，附子溫癸水之寒也。金匱桂枝附子湯，治風濕相搏，骨節疼痛，不嘔不渴，小便不利。以水寒土濕，木氣下鬱，不能疏泄水道。薑、甘、大棗和中補土，桂枝疏乙木之鬱，附子溫癸水之寒也云云。

陰陽之理，彼此互根。陰降而化水，而坎水之中，已胎陽氣；陽升而化火，而離火之中，已含陰精。水根在離，故相火下降而化癸水；火根在坎，故癸水上升而化丁火。陰陽交濟，水火互根，此下之所以不寒，而上之所以不熱也。水火不交，則熱生於上，而寒生於下。病在上下，而實原於中氣之敗。土者，水火之中氣也。戊土不降，故火不交水，而病上熱；己土不升，故水不交火，而病下寒。升降之倒行者，火衰水勝而土濕也。火盛而土燥，則成水枯，而病實熱，陽明承氣之證是也。承氣之證少，真武之證多。以水易盛而火易衰，燥易消而濕易長。

火衰土濕，丁火奔騰，而癸水氾濫，是以寒盛於中下也。蓋火不勝水，自然之理。所恃者，壯盛之時，生土以制之。至其漸衰，母虛子弱，火土俱虧，土無制水之權，而火處必敗之勢，寒水上凌，遂得滅火而侮土。火復而土蘇，則生；火滅而土崩，則死。

人之死也，死於火土兩敗，而水勝也。是以附子、真武、四逆諸方，悉火土雙補以勝寒水。仲景先師之意，後世庸工不能解也。附子沉重下行，走太陰而暖脾土，入少陰而溫腎水。腎水溫則君火歸根，上熱自清。補益陽根之藥，無以易此。相火者，君火之佐也，君行則臣從。足少陽以甲木而化相火，隨君火下行而交癸水。癸水之溫者，相火之下秘也。君火不藏，則相火亦泄，君相皆騰，是以上熱，而上熱之劇者，則全緣於相火。相火之性，暴烈迅急，非同君火之溫和也。人之神寧而魂安者，二火之歸根也。君火飛則心動而神悸，相火飄則膽破而魂驚。故虛勞內傷之證，必生驚悸，其原因水寒土濕而二火不歸故也。庸工以為血虛而用清涼之藥，諸如歸脾、補心之方，誤世多矣。當以附子暖水，使君相二火，歸根坎府，神魂自安。但欲調水火，必先治土。非用補土、養中、燥濕、降逆之味，附子不能獨奏奇功也。惟驚悸年深，寒塊凝結，少腹硬滿，已成奔豚者，莫用附子，用之藥不勝病，反為大害。當以桂、附、椒、薑研熨臍下，積寒消化，用之乃受。

凡內傷虛勞，以及各門難病，皆緣中氣不足，水旺火奔，下寒上熱，未有下熱者。下寒若勝，即宜附子暖癸水而斂丁火，決有奇功。至於傷寒三陰之證，更為相宜也。

其下熱而不宜附子者，水寒土濕而木陷也。生氣不足，故抑鬱而生下熱，下熱雖生，而病本仍是濕寒。如漏崩、遺帶、淋癃、痔漏、黃疸、氣鼓之證，悉木鬱下熱之證，但事清肝潤燥，而寒濕愈增，則木愈鬱而熱愈盛。法宜於薑、甘、苓、朮之內副以清風疏木之品，鬱熱一除，即以附子溫其下焦，十有九宜。但法有工拙，時有早晚耳。紙包數層水濕，火中灰埋煨熟，去皮臍切片，砂鍋隔紙焙焦用，勿令黑。庸工用童便甘草浸，日久全是渣滓，毫無辣味，可謂無知妄作之至矣。

黃連：

味苦，性寒，入手少陰心經。清心退熱，瀉火除煩。

傷寒黃連湯，治太陽傷寒，胸中有熱，胃中有邪氣，腹中痛，欲嘔吐者。以中氣虛寒，木邪剋土，脾陷而賊於乙木，故腹中痛。胃逆而賊於甲木，故欲嘔吐。君火不降，故胸中有熱。薑、甘、參、棗溫中而補土，桂枝達乙木而止疼，半夏降戊土而止嘔，黃連清君火而瀉熱也。

金匱黃連粉，治浸淫瘡。以土濕火升，鬱生上熱，濕熱蒸淫，結為毒瘡。從口而走四肢，則生；從四肢而入口，則死。黃連瀉濕熱之浸淫也云云。

火蟄於土，土燥則火降而神清，土濕則火升而心煩。黃連苦寒，瀉心火而除煩熱，君火不降，濕熱煩鬱者宜之。土生於火，火旺則土燥，火衰則土濕。凡太陰之濕，皆君火之虛也。虛而不降，則升炎而上盛，其上愈盛，其下愈虛。當其上盛之時，即是下虛之會。故仲景黃連清上諸方，多與溫中暖下之藥並用，此一定之法也。凡瀉火清心之藥，必用黃連，切當中病即止，不可過劑，過則中下寒生，上熱愈盛。庸工不解，以為久服黃連反從火化，真可笑也。

黃芩：

味苦，性寒，入足少陽膽、足厥陰肝經。清相火而斷下利，泄甲木而止上嘔。除少陽之痞熱，退厥陰之鬱蒸。

傷寒黃芩湯，治太陽、少陽合病自下利者。以太陽而傳少陽，少陽經氣內遏，必侵剋戊土而為嘔利。逆而不降，則壅逼上脘而為嘔；降而不舒，則鬱迫下脘而為利。利泄胃陽，則入太陰之臟；利亡脾陰，則傳陽明之腑。少陽以甲木而化相火，易傳陽明而為熱。甘草、大棗補其脾精，黃芩、芍藥瀉其相火也。

金匱澤漆湯，用之治咳而脈浮者，清相火之刑金也云云。

甲木清降，則下溫癸水而上不熱；乙木溫升，則上生丁火而下不熱。足厥陰病，則乙木鬱陷而生下熱；足少陽病，則甲木鬱逆而生上熱。以甲木原化氣於相火，乙木亦含孕乎君火也。黃芩苦寒，併入甲乙，瀉相火而清風木，肝臟鬱熱之證，非此不能除。然甚能寒中。厥陰傷寒脈遲，而反與黃芩湯徹其熱，脈遲為寒，今與黃芩湯除其熱，腹中應冷，當不能食，今反能食，此名除中。必死。小柴胡湯腹中痛者，去黃芩加芍藥。心下悸、小便不利者，去黃芩加茯苓。凡脈遲、腹痛、心下悸、小便少者忌之。清上用枯者，清下用實者，內行醋炒，外行酒炒。

以上甘草為中土藥，薯蕷為肺金藥，羊肉為肝木藥，附子為腎水藥，黃連為心火藥，黃芩為相火藥。將此六位研究明了，便得藥性整個學法。整個者，整個河圖運動也。初學醫學，不可心亂，按次序學去，則不亂矣。藥品不過百味，即可敷用，而最要者不過數十味。不按次序，白費腦力，此心一亂，苦悶叢生矣。

茲將研究藥性次序，開列於後。照此次序，去讀《長沙藥解》，《長沙藥解》明瞭之後，再看別家本草以求變通。

中土藥補品

炙甘草，溫補中氣；乾薑，溫運中氣；人參，補中生津；大棗，補中養血；冰糖，補中；白糖，養中；豆豉，平補中氣，兼養陰液；白朮，平補土氣，除濕生津；薏苡，除濕補土，陰虛忌用；飴糖，炒焦用，養中去瘀；神麴，調中去滯；粳米，養中生津。

中土藥瀉品

大黃，下熱攻積；厚朴，溫瀉積氣；草果，溫運結滯；玄明粉，滑瀉積熱；蒼朮，除濕發汗，性燥傷津；雞內金，消食最良，過用傷胃。

中土藥升降品

茯苓，升脾去濕；澤瀉，去濕升脾；扁豆皮，利濕升脾；乾薑，升脾降胃，陰虛忌用；半夏，降胃燥痰，陰虛忌用；南星，降胃潤痰，不傷陰液；藿香，降胃溫胃；扁豆，降胃補土，陰虛最宜；吳萸，溫降胃膽。

金氣藥補品

山藥，補降肺胃；沙參，補肺生津；蘇條參，補肺生津；百合，涼降肺氣，胃寒忌用，麥冬，涼補肺液，胃虛忌用；西洋參，補肺生津，收降力大；糯米，補肺生津，陰虛最宜；白及，專補肺損，陰虛最宜；黃精，潤補肺胃，陰虛妙品。

金氣藥瀉品

牛蒡子，瀉肺，傷津；貝母，瀉肺清熱，專化燥痰；麻黃，瀉肺發汗，力猛慎用；薄荷，瀉肺發汗，虛家少用；黃芩，清熱瀉肺，極能寒中；石膏，涼瀉肺燥，最能寒中；白芥子，瀉肺化痰，陰虛忌用；蘇子，大瀉肺氣；葶藶，大瀉肺水，力猛非常。

金氣藥升降品

黃耆，升補衛氣，陰虛忌用；升麻，專升大腸，陰虛忌用；葛根，專升大腸，涼潤解表；杏仁，降肺化痰，陰虛慎用；桔梗，降肺排膿，陰虛忌用；橘皮，溫降肺胃；枇杷葉，疏降肺胃；竹葉，專降肺氣，清涼不寒；枳實，降氣通滯，氣虛忌用。

木氣藥補品

當歸，和血潤燥，濕脾滑腸；羊肉，溫補木氣，滋養非常；阿膠，潤木息風，脾濕忌用；烏梅，大補木氣，收斂生津；棗皮，收斂陽氣，補木生津；棗仁，滋補膽經；

艾葉，溫補肝陽；地黃，養血息風，木燥妙品；羊肝，溫養木氣，補助肝陽。

木氣藥瀉品

苦楝子，專破結氣，並止熱痛；桃仁，性熱破血；紅花，專去瘀血，去瘀生新；青皮，大瀉木氣；香附，專瀉肝經；鬱金，瀉肝解鬱；五靈脂，去瘀散結；赤芍，最散木氣；延胡索，專攻木氣，去結散血。

木氣藥升降品

桂枝，升達肝陽，陰虛慎用；川芎，溫升肝經，竄性最大；蒺藜，溫升肝經，兼能滋補；木香，溫升肝經，木燥忌用；白芍，專降膽經，收斂相火；肉桂，溫降膽經，直達腎臟；吳茱萸，溫降膽胃；龍膽草，清降膽經；黃芩，涼降膽經；厚朴，溫降膽經；豬膽汁，涼降膽經；苦酒，收降膽肺。

水氣藥補品

附片，專補腎陽，除濕破結；巴戟，溫補腎肝，滋潤不燥；菟絲，溫腎補精；淫羊藿，溫補腎肝，平和之品；覆盆子，溫補膽腎，能收小便；熟地，滋補腎精；甜蓯蓉，溫補肝腎；破故紙，溫補肝陽；胡桃，溫補腎陽。

水氣藥瀉品

車前，除濕利水；豬苓，利水通竅；通草，清利水道；海金砂，泄水去結；澤瀉，泄水利濕；萆薢，通利水道。

水氣藥升降品

凡補品皆升，瀉品皆降。

火氣藥補品

溫補肝腎之品，皆補心火，並補相火。

火氣藥瀉品

黃連，專清心火，併除濕熱；蓮心，專清心火；燈心，輕清心火；梔仁，涼泄心火；硃砂，妄降心火；黃柏，清泄相火。

火氣藥升降品

柴胡，專升命門，善解結氣。凡溫補肝腎之品，皆能生火；凡瀉火之品，皆能降火。惟肉桂補火，係溫降膽經相火。

榮衛藥

外感和榮藥

芍藥，降膽收熱；淡豆豉，養木抑陰，調養中氣；黑豆，降膽滋水，養中降火；大棗，養中養木，滋補津液；綠豆，養中清熱；黃豆，養木調中。

外感和衛藥

麻黃，善開衛閉，能通腠理；薄荷，泄衛開肺；杏仁，降肺泄衛；陳皮，溫降肺胃；生薑，散肺傷津；竹葉，輕降肺衛。

以上藥品，《長沙藥解》所無者，載黃氏《玉楸藥解》。

藥性完備，莫如《本草綱目》，各家論說，兼收並蓄。是醫學成後的參考書，不是初學醫時的教科書。即如五味子，乃溫補腎家的藥，都說成肺家止咳藥。只因傷寒論小青龍湯用五味子以治咳嗽，後人故都認為肺家藥。不知小青龍湯證的咳，乃腎寒水泛，故小青龍湯用細辛以降水，五味以溫腎，乾薑以溫中。肺家咳嗽而用五味燥熱收聚之性，未有不愈用愈咳者。最可笑的是李東垣，他說五味收肺氣，升也。肺氣不降則病，豈有用升藥之事？降則收，升則散，此平常之理，李東垣一生好升陽，遂將肺氣亦認為當升，誤後學多矣。諸如此類，《本草綱目》不可勝數。故學者須先將基礎立定，乃可多看藥性書。要立藥性基礎，只有《長沙藥解》。

用藥處方，嘗有由配合之巧，發生特別之功者，各人之聰明不同，應用各異也。所以葉天士謂「芍藥入肺經」，緣肺金以收斂下降為順，膽經不降，相火上逆，火逆傷金，故肺氣不能收斂下降，芍藥將膽經降下，相火不逆，肺經自能收降。芍藥降膽經為因，火降然後金收為果。葉天士因用芍藥而肺金收降，遂謂芍藥入肺經。倘肺金不收並非由於膽木不降、相火上逆，則芍藥必不見效矣。所謂因者，原理是也。由原理推廣之結果，乃有著落。

近人鄒潤安《本經疏證》謂：芍藥能破能收，合桂枝則破榮分之結，合甘草則破腸胃之結，合附片則破下焦之結云云。不知皆芍藥降膽經的結果，並非破也。《內經》謂：十一臟之氣皆取決於膽。斯言也，因膽經降則全體流通，膽經不降則全體結塞。氣降則收，氣降則通，膽經降為因，結氣通為果也。知芍藥善降膽經，則凡因膽經不降諸病，自然知芍藥通用之妙。不知芍藥善降膽經，只謂芍藥入肺，芍藥能破結氣，則無的放矢，有不冤殺無辜者乎？所以學知藥性，務先認識原理，認識原理，必須學知《傷寒》《金匱》各方用藥之意義，則《長沙藥解》之外，無可令人能得原理的認識之本也。

學醫結果在用藥，認識藥性原理，既如此之難，而普通言論，又造成一種惡習，使人墮入其中，振拔不出，即如「芍藥平肝」一語，今昔一致，南北同風，病家醫家，眾口一詞，芍藥功用，遂失其效。肝經由下上升，秉陰中之陽。肝經諸病，皆由肝陽下陷，升不上來使然，豈可用芍藥平之，使之慾升不得乎？膽經降則肝經升，芍藥降膽經則肝經升。芍藥於事實上，本是平膽，乃曰「芍藥平肝」，相反如此，後之學者，不為所誤有幾人乎？故系統學用藥，全在「認定著落」四字用工夫，而歸根於河圖的圓運動。河圖的圓運動，於根本上示人以藥性原理之準則，於變動上示人以運用藥性原理之靈巧。由準則發生靈巧，由靈巧歸於準則，藥性學清應當如此學法。

可於《長沙藥解》中，分為常用者、不常用者。常用者先讀，不常用者後讀。按土氣、木氣、金氣、水氣、火氣的河圖系統，不可任意取捨，致將整個的意義失卻，得不著一以貫之之妙。本書處方篇所列各方，惟大黃䗪蟲丸用之蟲類藥，為不常用者。能將處方篇各藥研究徹底，熟記於心，自然發生妙於化裁的機會。

現在學校初期課程，列國藥一科，無有原理，無有系統，傷寒不曉，金匱未知，先講國藥，聽者莫明其所以然，誤人多矣。

現在中央書店出版的《藥性大辭典》極好，分補陽類、補陰類、補血類、收斂類、發散類等等，便於檢查。每藥皆有禁忌一欄，尤為合用，可以減少用藥之誤。其於原理，則一字不提，更是此書長處。原理說錯了，必誤後人也。

脈法讀法

脈法，一曰主病，一曰脈象，一曰脈理。脈象宜讀周夢覺《三指禪》，以無病之胃氣脈為綱，二十六病脈為目，先學知無病之胃氣脈，乃能學知有病之二十六病脈。雖有二十六脈，常見者不過十餘脈，將常見者認識明白，不常見者自亦隨之明白。脈象雖多，以胃氣脈為系統，自得整個學法。學胃氣脈，須常診元氣未泄、身壯無病之脈乃知。

主病宜讀李瀕湖修正之《四言舉要》，不必背得，只記綱領，久之自能取用。惟不可由脈猜病，務要問病對脈。如問病為停食，診得沉緊脈，食停則病在裡，故脈沉，食停則氣聚於食，故現緊象。緊者，聚之意也。以此類推，自得辨法。

脈理宜讀黃氏八種《四聖心源》。黃氏所論脈理，有整個系統，如脈浮為病在表，脈沉為病在裡，脈數為主熱，脈遲為主寒。有表病脈沉，裡病脈浮者；數脈為虛，遲脈為熱者；大脈為陽，亦有大不可認為陽者；小脈為陰，亦有小不可認為陰者。

黃氏所論脈象之理，根據《內經》《難經》《傷寒》《金匱》經文，反覆申論，實有益於初學。因脈理活潑，妙不可言，如不先將根底學清，遂從活潑揣摸，必蹈恍惚之害。欲學根底，黃氏最好。

自來診脈，兩手分診。系統學診脈，必須兩手合診，因整個圓運動的消息，須兩手合診，方能審察得出。又須三指斜下，次指按在浮部，中指按在中部，名指按在沉部。沉部在骨，中部在肉，浮部在皮。斜下者，中指比次指重，名指比中指重，即《難經》所謂三菽之重，六菽之重，九菽之重是也，是為三部診法。若三指不分輕重，便不合寸、關、尺三部脈的本位。三部之法之中，又有九候之法。三部九候者，一部三候，三部九候。寸脈本位在浮部，浮部有浮部的浮、中、沉；關脈本位在中部，中部有中部的浮、中、沉；尺脈本位在沉部，沉部有沉部的浮、中、沉。三部九候的診法，只需三指斜下，三指同時由輕按而重按，由重按而再重按，再由重按而輕按，由輕按而再輕按，便將寸、關、尺三部九候的整個診法得著。

診脈所以審病，診脈時卻不可先存審病之念，只需審察整個的圓運動。欲審察病人整個的圓運動，須先將無病之人整個的圓運動印於腦中，然後能審察病人的整個圓運動。知無病人的脈的運動圓，乃知有病人的脈的運動何處不圓，不圓之處，即是有病之處。

《三指禪》的胃氣脈中，尋不出二十六病脈之一病脈，是為無病人的圓，但見二十六病脈之一病脈，便是不圓。所謂不可先存審病之念者，只需審察圓與不圓，病脈自然顯現於指下。三部九候，必須診的徹底，由浮按至沉，又由沉按至浮，不得忽略一絲。

要如何才不至忽略一絲，可將皮、肉、骨分作九個字，一字一層的按，心中覺得不含混了，便一絲不忽略了。但這九個字的九層地位，是皮、肉、骨的地位，不是脈的個體，是下指的方法。方法與地位徹底了，然後診脈，看脈在此地位中的動態如何。這個地位方法，如不用心研究徹底，下指診脈，必犯下列之弊。

下指診脈，每將指頭死按脈上，就如用眼睛看物，卻把眼睛珠放在物上，如何能將所看之物看得明白？故診脈不可將指頭死按脈上，致將脈的動態診察不出。診脈稱為看脈，指頭上並無眼睛，而「看」字的意義卻妙極矣。孔子曰：聖人南面而聽天下。又曰：聽訟吾猶人也。將「看」字改為「聽」字，能將「聽」字的意義體會有得，則診脈必有聰明過人處。「聽」字比「看」字靜得多，活潑得多。「看」是我去看，「聽」是聽他來，必能聽而後得整個的認識也。三部九候的「候」字，候者，等候之意。我的指頭，只在九個字的地位上，審察地位，等候脈來喚我，我再去聽脈。「候」字、「聽」字的意義，大醫的妙用，全在於此。最好辦法，是先將指頭審察九個字地位，以候脈來，指頭與脈見面之後，仍不聽脈，仍只審察九個字地位，有意無意之中，聽出脈的病點來，然後跟續搜求，由合聽而分聽，由分聽而合聽。整個脈體，即是整個人身的河圖。由合以求分，便知病之所在；由分以求合，便得處方的結果。總而言之，不可由我去找脈，須候脈來喚我，此秘訣也。

診脈，須先聽六脈整個大體，切不可先注意關脈怎樣，寸脈怎樣。先診整個大體，聽出大體是陽虛是陰虛。陽虛者，脈氣潤；陰虛者，脈氣枯。然後據所問之證，在脈上審察，切不可由我去找脈上何處有病，須聽脈自己呈出病來。由我去找脈，我有成見，所找出之脈，多是我的成見的結果。聽脈自己呈出來的病象，才是真象。診脈的功夫，須先將醫生的性情練和，心神練靜，指頭練活。能將我的心移放在指頭上，指頭即是心，便活矣。如將心去照管指頭，便不活矣。

九個字整個地位如明鏡的個體，脈如鏡中所照出之一物，將此點悟出，便可不犯指頭死按脈上之弊，而自然發生說不出來之巧。

兩手合診，如有不便時，可多診一次，亦可。病脈須比較確切，然後分明。如右手脈較左手脈大些，此為陽盛陰虛，宜用陰藥。但陰藥應當用至如何程度，須視左手相比右手的程度如何而定。右脈大為陽盛，須大而實，如大而松，則為陽虛。不兩手合診，比較不確，則程度之相差如何不准，用藥間有太過、不及之弊。兩手合診，其中有予醫生以決斷治法的巧妙處。兩手合診慣了，一旦兩手分診，只覺心中自問不得過去。何也？不比較不知道也。兩手分診，不免有自欺欺人處，奈何奈何！

著者為病人診脈，必兩手合診，因整個圓運動必合診才能對照無遺耳。上文所說「九個字的地位」手法，總要切實體會。這九個字的地位中，不管有脈無脈，心中只先審察地位，不要先審脈。必須先將「九個字的地位」手法認清，然後靜聽脈來之象，以求其象之理，以定方中所用之藥。處方定藥，全在此時決斷。定藥要在指頭未離脈時，研究決定。如診脈放手，再來定藥，即不準確。在脈上定方，即在脈上審察所用的藥與脈的輕重，審察再三，心中安了，放手即提筆寫方。寫方之後，再寫醫案，然後可同別人說話。萬不可先寫醫案，後寫藥方。寫完醫案，再寫藥方，所寫之藥，必不全合所診之脈矣。

擬方定藥，要在指未離脈之時。如認為中氣虛寒，擬用理中湯，是必脈來鬆軟，潤而不枯。倘肝膽脈比較細澀，則乾薑傷津，細澀乃津傷之脈，須加少許芍藥、當歸以潤肝膽津液。如脈來鬆軟，證現虛寒，當用理中補虛溫寒，而左尺比較短少，左尺屬水，是水氣不足，當加生地、麥冬以補左尺水氣，理中湯乃不發生燥熱傷津之過。

如麥門冬湯治中虛肺燥，其脈必澀，倘澀而兼細，宜去生薑，並減半夏。薑、夏傷津，細澀之脈最忌。

如小建中湯治虛勞，以芍藥降膽經、收相火為主，須右脈關、寸之間脈氣較他脈為盛，乃受得芍藥之苦寒。倘右脈關、寸之間脈氣不盛，膽胃之熱不足，當減輕芍藥，或不減輕芍藥，加冰糖、白糖以和芍藥之苦，免傷膽胃之陽。

如腎氣丸治腎氣不足，須看左尺、右尺比較之多少。左多右少為火虛，附、桂宜稍加重；右多左少為水虛，附、桂即宜輕用。

如當歸生薑羊肉湯治肝經虛寒，倘肺脈虛弱，生薑只宜少許。肺主收斂，生薑傷肺也。

如瀉心湯治心火不降，吐血衄血，倘脈來不實，便不可用也。

如診治傷寒麻黃湯證，問證無差，是麻黃湯證也，當用麻黃多少，當以寸脈、尺脈而定。寸脈弱、尺脈少，只宜輕劑麻黃，便可出汗。寸脈弱，肺家收斂力少；尺脈少，腎家津液不足也。倘麻黃分量與脈不稱，則服後汗多，諸禍作矣。

如診治桂枝湯證，問證無差，是桂枝湯證也。而脈氣虛軟，芍藥寒中，宜多用炙甘草以扶中氣，以減去脈之虛軟，則芍藥乃能免寒中之弊。

如診治普通外感，用薄荷以調衛氣，用黑豆以和榮氣，薄荷散性甚大，倘脈氣無弦緊之象，不可多用，多則辛散傷肺，更加發熱。

如診治內傷虛證，擬用白朮、炙草以補中土，須脈象虛松，或脈象微小，乃可不生橫滯之害。

如診治腸胃熱滯，擬用大黃以消去熱滯，倘脈象重按不實，便不可用。如其不能不用，必須用朮、草以輔之，乃不發生下傷中氣之禍。

如診治吐血之虛熱證，飲食甚少，陰液又傷，擬用補土養液之藥，補土之藥必傷陰液，養液之藥必傷土氣。必須詳審脈象，脈象細數，朮、草不可並用，或朮、草均不可用，則用山藥、扁豆以代朮，用白糖以代草。

細數之脈，最忌辛散，當歸不宜，只宜阿膠。虛熱吐血，肺脈如細，更須保肺。橘皮下氣，亦能傷肺，半夏更不能當。

如診治腹瀉，腹瀉因於食滯、熱滯者多，因於陰寒陽敗者少，兩下診治錯誤，關係生死甚速。認為陰寒，脈必微少無神，乃可用薑、附以溫寒回陽。食滯、熱滯，脈必緊細有力，乃可用神麴、穀芽以消食，梔子、黃芩以清熱。脈雖緊細，右脈較左脈無力，消食須防傷中，清熱須防敗火。前人有云：人迎緊，傷於寒；氣口緊，傷於食。其實傷食不必緊在左脈。

如診治陰寒夾暑，其人不食，不大便，不小便，但欲寐不能寐，口不渴而苦，舌無胎，六脈洪大異常，沉按虛空，而左關脈中下有弦細之象。洪大、虛空，陰寒之診，口苦而左關中下兩部弦細，乃暑脈也。方用重劑四逆湯以回陽，用冬瓜蒸自然汁以煎藥，冬瓜清暑也。何以不用他藥清暑，而用冬瓜汁清暑？冬瓜汁不傷人也。

診治此病，最難在冬瓜汁想得去。因病人已近九十歲矣，服一劑全癒。

如診治婦人經停，脈象平和，尋求結果，在左關脈得著病象。左關脈較他脈多些，此木氣不調也。用桂枝湯一劑，左脈多處平了，僅食飯加增。再診則左尺較他脈少，此血熱液少也。桂枝湯加生地以補左尺，一劑左尺脈起，經來如常。

如診治婦人經停，是孕是停，脈數而弱是停，不數不弱是孕。治孕之法與治停之法，只是一個「調養」二字之法。治孕用調養，治停用攻破，愈攻破則愈停矣。調養之法，朮、草以補養中土，芍藥以降膽經，桂枝以升肝經，中宮運化，升降機復，飯食稍加，再加神麴以去滯，當歸以活血。腹部如有痛處，定在不移，按之更痛，是有瘀積，然後可加桃仁、紅花以去瘀積，緩緩見功，自然經通，無有他弊。

以上審脈用藥之分別學法也。又有籠統學法，六脈以關脈為主。凡中部以上脈盛，中部以下脈虛，無論何病，先補中氣，再配治病之藥。凡中部以上脈少或無脈，中部以下極多或有力，無論何病，溫藥、補藥忌用，宜用消滯、清熱、養陰藥。中部以下主裡，中部以上主外。裡氣不足，故先補中；裡氣有餘，故忌補藥。右為陰道，左為陽道。左脈陽虛，則升不上來；右脈陰虛，則降不下去。升不上來，則左鬱而虛大，宜溫升之藥；降不下去，則右鬱而實大，宜涼降之藥。左屬水木，右屬火土。左脈沉細，水木枯澀，宜滋潤水木藥；右脈微小，火土衰退，宜溫補火土藥。左寸屬心火，左寸不足，不治左寸，木氣足則左寸足也。右寸屬肺金，右寸不足，不治右寸，土氣足則右寸足也。右尺屬相火，右尺不足，宜直接溫腎，兼降膽木。此籠統學法也。

籠統學法中，更有籠統學法。即上文所說脈的大體柔潤為陽虛，無論何病，不可用涼藥、攻伐藥；脈的大體乾枯為陰虛，無論何病，不可用燥熱藥、橫補藥是也。只要指法活潑，大體認清，籠統之中已得應用地步了。學醫最後，乃可學脈。以上學法，理路明白，試驗多人矣。

總要把病人身體，認為宇宙河圖的氣體。如不把病人身體認作一個宇宙造化，認作一個五行六氣圓運動的河圖，診脈之時，只想著肺體如何、肝體如何等，那是絕對不能用中醫藥方治好了病的。中醫學的原則，在人身最初的一個細胞，這個細胞是宇宙造化五行六氣整個圓運動的河圖。人身六脈是窺探造化消息的所在，故兩手診脈，是窺探造化消息的整個方法，試驗便知。

診脈之道如調琴音，調陽弦必同時證以陰弦，調陰弦必同時證以陽弦。如不同時取證，只調一方，所調之音，必不準確。知此便可悟兩手合診之必要矣。況乎人身六脈，雖分左右，原是一氣迴環的整個圓運動。既是一氣迴環的整個圓運動，自非兩手同時將六脈合診，同時取證不可。

還有好些省份診脈，病人伸手就診，都將掌心向上仰著，更無法診得明白。萬不可掌心向上，定要虎口向上，而且將掌向內微彎，則脈來流利，醫生乃能用指法去細細尋求，此義務必要向病家說明。李瀕湖修正之《四言舉要》曰：初持脈時，令仰其掌。不可為訓。

診脈之時，即是定方之時。此時指下、心中只知病人身體整個氣機的圓運動如何不圓，要用如何的方法，以補救其圓。所開藥方，即要自己立法。此時切不可有一句古人的書在我的心裡，若是心裡有一句古人的書，心就離開指頭，忘卻病人整個氣體，便不能立出合於病機的方法來。自己立法，本非易事，但須由這個路上學去，自然得到自己立法之境。若診脈時心中想到古人書上去，則自己立法之境，便難得到矣。

診脈之時，既不可想著病人身體的形質，又不可想著書上的一句話，此時心中，只覺兩手按著一個圓運動的河圖。此妙法也，亦捷訣也。想著書，想著形質，決不成功，試驗便知。

醫案讀法

醫案，應當多看前賢之醫案，所以增長吾人經驗、閱歷的知識，愈看的多愈好。然未讀本書以前，則醫案愈看的多愈亂。譬如乘無羅針之船，航行無邊大海，東西南北，以意為之耳。

本書諸篇，羅針也。既有羅針指定南方，則頭頭是道矣，無論何家醫案，皆有益處。看之之法，全憑藥性。如案中有炙草、黨參，中氣虛也；白朮、茯苓，土氣濕也；芍藥，膽經熱而不降也；桂枝，肝經寒而不升與表陽虛也；貝母、麥冬，肺胃燥也；橘皮、半夏，肺胃濕也；大黃，熱結也；麻黃、薄荷，肺氣、衛氣閉而不開也；黃芩，肝膽熱也；桃仁，血結也之類。據藥之性，求病之理。病證繁多，方法各異，皆可用整個圓運動原理以歸納之。各家醫案，議論不同，而藥方見效，無不與圓運動原理暗合者。如案中用甘草、乾薑，自云甘溫能除大熱，我知其中寒不運，相火不降也。用芍藥、甘草，自云酸甘生陰，我知其為補中氣，降膽經相火也。用桂枝湯，自云攻表，自云發汗，我知其非攻非發，乃平榮氣之疏泄，以和衛氣也。以類推之，頭頭是道者，亦滴滴歸源矣。

將本書讀完後，再看前賢醫案，先看黃坤載之《素靈微蘊各病解》，次看《王孟英醫案》，再看《陸氏三世醫驗》的一世、二世。

王孟英先生醫案，無整個原理，而臨證多經驗富，處方細密，用藥活潑，對於燥熱傷津、橫補滯絡諸弊，告誡深切，裨益後學，實非淺顯。黃坤載先生醫書，有整個原理，而經驗太少，處方板重，用藥偏燥、偏熱，犯王孟英所戒之處甚多。然其勸人不可肆用寒涼，傷損中下陽氣，不可肆用滋膩，敗壞脾胃運化，又皆有益後學之名言。

《陸氏三世醫驗》，全憑脈象下藥，醫案之根據脈象，便於學醫初步者，此書第一。初學醫時，看書不可不專，將此三家用功研究，把握已定，然後遍覽各家醫案，據其所用藥性，以探所治病理。務必將「認定著落」四字絲毫不可放鬆，自然成功。認定用藥是何著落，即知是何原理也。

黃氏《四聖心源》所論雜病，亦是極有原理，可以為法之書。唯一病之起因，皆有風、熱、暑、濕、燥、寒的關係，黃氏雜病未能一一都備，只可作一部分之參考而已。黃氏偏於養陽，王氏偏於養陰，合兩家以會其通，便成整個。故系統學以先學兩家為根本。

黃氏偏於貴陽賤陰，崇補火土，學黃氏者，無不隨黃氏之偏，好用茯苓、白朮、乾薑、附子、桂枝、炙草等傷津液、滯經絡之藥，將平常小病，治成陰虛伏熱大病，輕者歸入虛損，重者漸成癆瘵，一遇溫病濕熱，無不動手更錯。黃氏八種，溫病、疹病最壞。溫病初起之方，用生薑、大棗、炙草、浮萍燥橫發散之品，最不合宜。

大概黃氏長於內、難、傷寒、金匱之理，臨證經驗尚少之故。其治內傷各病，果係外現燥熱、內伏濕寒者，則黃氏治法甚優。

黃氏主治中氣之方，不論中土有無寒濕證據，皆以乾薑、茯苓、炙草為主，只顧崇陽補火，不顧傷液劫液，於陰以養陽之義，破壞無遺，則黃氏之缺憾也。

黃氏誤認仲聖傷寒脈法「陽病見陰脈者死，陰病見陽脈者生」為「陽貴陰賤」，又誤認《傷寒・少陰篇》「少陰負於趺陽者順」為「當崇補火土」。不知河圖中宮屬土，陰數在外，陽數在內，中氣之旋轉，全是陽寓陰中之功能。倘陰氣傷損，包圍不住陽氣，陽氣外越，中氣即漸消滅。因陽無陰則動而散，非中氣真寒，何可統用乾薑以傷胃陰乎？

吾人須知中氣屬土，土氣生於相火之下降。又須知相火下降，降於陰金之內收。陰金將相火收入腎水之內，水能藏火，乃生元氣。水火俱足，元氣乃足。元氣上奉，乃生中氣。《內經》「陰平陽秘，精神乃治」之旨，原是如此。凡人能食者，胃陰旺也。食能消化者，脾陽旺也。陰主收，故能食。陽主化，故食能消化。然必陰能包陽，而後能食能化。陰平者，陰與陽平也。陽秘者，陰能養陽，陽乃秘藏也。

如隨意好用燥藥、熱藥，劫奪津液，將陰金收降之氣損傷，津液不能復生，火氣外泄，胃不思食，中氣消滅，便無法挽回。凡虛勞之人，睡醒出汗與飯後出汗，飯後胸部覺熱，皆是陰液虧傷，包藏不住陽氣的現象。此乃顯而易見之事，但已到了這樣地步，要去補陰已來不及。因陰液傷到如此地步，不是驟然成的，乃是日漸日久成的。氣化壞了，可以用藥還原，形質的津液壞了，便難還原。

故古人曰：陰脈旺者多壽。陰者，津液。津液多，包藏得住陽氣，故壽也。醫家治病，須十分小心，不可誤用涼藥傷了人身相火，不可誤用燥熱藥傷了人身津液。必須脈氣實滯，乃用涼藥清熱；必須真有內寒，乃用溫藥溫寒。中病即止，不可太過。與其太過，寧可不及。太過必定壞事，不及尚可加增。

用清涼養陰藥的事實上，常有服至數月仍宜再服之病。在用燥熱藥的事實上，多係一劑二劑之後，便少有宜再用者。可見陰液難復，陽氣易復也。陽雖易復，卻不可傷。倘非真是中下陽實，而肝肺偏燥之病，若誤服寒涼，立見陽亡之禍；如肝肺偏燥，而中下陽虛，須用涼藥以清燥，須兼用溫補中下之藥以顧中下。經方中此法，宜研究徹底也。時令外感之屬於相火外泄，外熱而內寒，死於寒涼藥者太多矣。面紅、目紅、身癢之屬於相火外泄，外熱而內寒，死於寒涼藥者太多矣。

嘗謂中醫書籍，惟黃氏當得住一個「偏」字。有整個乃可言偏，無整個即不能言偏，惟黃氏有整個也。整個者，整個河圖也。整個河圖是圓的，陰陽平和則圓，陰多則往下不圓矣，陽多則往上不圓矣。故讀黃氏書，須於系統學有把握之後，乃可讀之，自能法其是處，戒其偏處。陸九芝《世補齋醫書》，駁黃氏扶陽抑陰最為切實，惜於黃氏好處未嘗道及，陸氏不知五行的所以然之故耳。

黃氏謂：內傷雜病無水虛者。不知內傷之病，虛勞為多，虛勞之病，無不由津液耗傷而起。黃氏因感憤醫家好用滋膩之品，補水敗土，欲救此弊，不覺立言之失當。其實乃黃氏治病經驗不多，未曾見內傷水虛、不易調治之病，故不覺立言之失耳。

黃氏又謂：純陽則仙，純陰則鬼，故宜扶陽抑陰。不知人乃陰陽平和之體，純陽謂之仙，純陰謂之鬼，陰陽平和謂之人。陰性向下，陽性向上，陰陽平和，則成上下之中的圓運動。人字兩筆，即陰陽各半的表示。所以草木發生，皆是兩芽，亦陰陽各半之事實也。

黃氏又謂：陰如人居之宅，陽如宅中之人，人存則宅亦修。不知陽與陰是平和圓運動的，陰是封藏陽氣的，無陰則陽氣上飛，尚何人存則宅亦修之云也？惟陽者萬物資始，陰者萬物資生，有陽在先，陰乃能生。

宇宙造化之成，由於太陽的熱射入陰體之地面而起。有陽之陰，乃為生陰，無陽之陰，不能生物，便是死陰。以此之故，陽貴於陰，乃為正論。然陽熱射入陰體的地面，亦須此地面水濕滋潤，陽熱乃能入於陰體，以成圓運動的造化。陰主吸收，無水濕滋潤之地面，陰不吸收，陽熱雖射，不能入內，則陽熱亦返射而散去。故善養陽氣，須培津液，何可只知貴陽不知貴陰也？萬物的動力，起於陽熱。有陰液包藏的陽熱，其動力是圓的，圓則生也。無陰液包藏的陽熱，其動力是直的，直則死矣。陰不自動，隨陽而動，陰如無陽，便不知動。所以圓的運動，陰陽不可偏重。惟其先有陽熱，陰乃能動。故仲聖曰：陽病見陰脈者，死。言將無陽也。陰病見陽脈者，生。言仍將有陽也。少陰負於趺陽者，順。言水能剋火，土生於火，少陰水氣之脈較趺陽土氣之脈負，則水不能剋火，故曰順也。豈可抑陰乎哉？故系統學本圓運動之義，以為系統，不可錯用寒涼之藥，以傷相火之陽熱，不可錯用燥熱之藥，以傷藏陽之陰液。相提並重，學者庶幾不失於偏乎。

以上所論黃氏各節，並非專為黃氏而發，於此可見陰陽不可偏勝之義，有如此也。

朱丹溪主滋陰，劉河間主瀉火，李東垣主脾胃，張子和主攻破，似乎各偏其偏，其實各有功效。吾人將四家之偏，合成一整個圓運動去研究，四家皆我之師也。

前賢醫案，多有見效於某地、某時，而不能通用於別地、別時者。吾人於宇宙大氣的圓運動中，得到生、長、收、藏的認識，便能對於前賢醫案加以判斷。據各地之生、長、收、藏以為判斷也。

謝利恆先生謂晉冀地方用附片極輕，四川地方用附片多至數兩，習以為常。因川江之水，由西康雪山而來，水性甚寒，川人飲之，故體寒，宜於附片。不知沿江而居、以江水為飲者，只少數之人耳。川省地層皆紅砂石，土薄水淺，地下封藏的陽氣不足，冬令不冷，雪少無冰，地面上的陽氣不能全入土下。地方的大氣，地方土下水中之氣也。此氣的陽熱不足，人呼吸之以為生活元素，故人亦陽氣不足，故宜多用附片以補陽氣。凡冬令雪少無冰，冰凍不大之地，大略相同。冬令冰凍之地，地下水中所封藏的陽熱多，大氣中陽熱多，人身中陽熱亦多，故少有用附片之病。

《溫熱經緯》載余師愚論疫，皆用寒涼藥。如地方冬令不冷，其地如發生疫病，絕無純用石膏之證。去年成都夏至後，霍亂成疫，一街一日死至七十人，醫家用麥冬、滑石兼乾薑、白朮者，皆得不死。純用熱藥皆死，純用寒藥亦死。是疫證醫案，亦宜指出某地、某時，乃有著落。

大概川、滇、兩廣、福建，冬令不冷之地，大氣中陽氣皆較少。冀、晉、豫以北、以西地方，冬令冷凍，大氣中陽氣皆較多。黔、湘以至江、浙，冬令亦冷之地，大氣中陽氣亦多。

以上以地而言。如以時而言，則大寒後的病多陽虛，處暑後的病多陽實。大寒後大氣動升而疏泄，處暑後大氣靜降而收斂。升而疏泄，陽氣出外，故陽虛。降而收斂，陽氣入內，故陽實。冬令不冷之地，大寒以後，處暑以前，如病發熱，涼藥散藥，多不相宜。如其冬令不冷，立春前又鳴雷，則立春以後，處暑以前，下寒之病，非常之多。五月六月，多而危險。

王孟英浙江醫案，昆明、成都多不合用。各家醫案的讀法，又須分地分時，未可執一而論。

雪山之水，其性不寒。無雪之地，水性乃寒。醫家如能明白此理，便知宇宙造化之道，然後濕疹原理可望大明於世。廣東產婦產後，必吃生薑，亦無雪之地之水，其性必寒，其實乃廣東冬令不冷，大氣中的陽氣不足，故人身宜溫性食物耳。

女科讀法

女科以《傅青主女科》為宜學之本，只需先將處方基礎篇學習透徹，根據溫經湯之理法，由所用之藥之性，以求出其原理，便能運用有效。傅氏此書，與《石室秘錄》所載相同，想係後人假傅之名，將《石室秘錄》所載另為一本。《石室秘錄》出書在傅之前，全書文法又與傅本相同也。《濟陰綱目》，繼續再看。

外科讀法

外科以徐靈胎《外科正宗》為最好，按其所用之藥之性，以系統學中氣、榮衛、臟腑、陰陽之理求之，便學著矣。

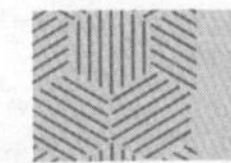
附錄　傷寒理路篇
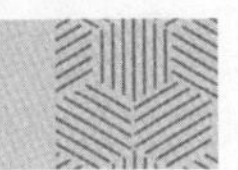

要旨

《傷寒論》為中醫方書之祖，凡外感內傷，一切病理、方法，皆包括在內，不獨是「傷寒」一部分之書。中醫之壞者，醫家大都未將《傷寒論》研究明白故也。

醫家未將《傷寒論》研究明白，非醫家不肯研究，乃醫家無法研究。何也？《傷寒論》章次已非原書，文理又極深古，前人註釋愈紛，理路愈亂。陳修園、唐容川於傷寒理路，則門外漢矣，醫家大都只知讀此二人之書，宜醫學愈趨黑暗！

是編以學者易於瞭解理路為主，詳於病理藥性，而略於原文，根據系統學理，明白註釋病理、藥性，一學到底。徐靈胎編《傷寒類方》自序曰：「余學《傷寒論》三十年，始得要領。」徐氏以類方為要領，去要領遠矣！

是編雖略於原文，無證無方，不根據原文，先明白是編，再去研究原文，原文庶易瞭解。而前人註釋如何錯誤，自然有辨別之眼光。既已明白病理藥性，即能應用於無窮，研究原文可也，不研究亦可也。

是編方名之次序，即是理路之具體。費一日一夜之力，即可將方名之次序記熟，此學《傷寒論》最切當、最簡易之法。方名之次序記清，全部《傷寒論》之理路得其要領矣。

理路只「表裡寒熱」四字，即可貫穿一百一十三方。

篇中處處抱定此旨，頭頭是道，滴滴歸源。學者能將一百一十三方並成三方，則入仲景之室矣，《傷寒論》之理路，《傷寒論》之法也。

「六經提綱」乃辨別《傷寒論》全書病症之根據，須先將六經提綱原文瞭解熟記，病理、病狀融會於心，然後逐方研究下去，自然容易清楚。如不先於提綱下手，則處處纏擾矣。

各方藥品，只分中氣、營衛、臟腑三項。營衛，表也；臟腑，裡也；而皆不離乎中氣。表病發表，裡病補下。只需將中氣藥、發表藥、補下藥，分別提出，各歸一類，不能確歸一類者，附之。又將六經提綱之藥認明，則分之為一百一十三方，合之不過三方而已。否則一百一十三方，竟成一百一十三個主腦。我被方縛住，我便不能用方矣！此學傷寒理路之竅要也。

初學最宜歌括，歷來歌括皆詳於藥，而略於證，註解又無理路系統，囫圇吞棗，殊少益處。

此篇，每方只用歌括四句，病症、病理有詳無略。註解則系統歸一，理法詳盡，使學者讀此一篇，即得仲聖真傳，事半功倍。作者自信為歷來註釋傷寒最近、最是之唯一善本。

歌括與方名次序、六經提綱，合為一篇，傷寒原方另為一篇，註解又另為一篇。欲學者將歌括與方名次序、六經提綱字字記熟，之後將原方用藥與註解理法自然消納於歌括之中，於治病之時，有融會貫通、得心應手之妙。

此守約施博之法，欲學者今日不白費心力，將來收美滿效果也。

《傷寒論》藥性簡釋

欲知《傷寒論》之真傳，須先知《傷寒論》之理路；欲知《傷寒論》之理路，須先知病證之病理；欲知病證之病理，須先知一百一十三方之藥性。一百一十三方，藥品雖繁，藥性不繁，約而求之，不過三類：解表類、下藥類、補藥類。因傷寒三大法曰汗、曰下、曰補故也。三法之中，皆不離乎中氣。

茲將《傷寒論》原方藥性，按此之類，分別於後學者當一看了然。即按藥性，以求病理，仲景之傳，並不難知。至藥性，只列性能，不列病證，以病證皆在各方之內。性能乃治病之所以然也，學藥性須學知其作用之所以然，治病自有解決之法。

最常用者以別之，次常用者以別之，餘則不常用者。後人以汗、吐、下為傷寒三法，不知理路者之言也。

中氣類

中氣唯一炙甘草，和表養津生薑棗，
寒則乾薑虛則參，粳豉飴糖功效小。

炙草：溫補中宮，運輸四家，功可回生，性極壅滯。

乾薑：溫中燥土，降胃升脾，裡寒最宜，津虧忌用。

大棗：補中養津，調和營衛，性極橫滯，脹滿不宜。

生薑：溫降肺胃，衛閉最宜，大棗同用，補散適中。

人參：大補中氣，化生津液，最宜虛家，有滯忌用。

粳米：養中清肺，虛燥相宜，煮成清湯，極利小便。

香豉：補中不熱，平和之品，肝肺滯澀，亦不可用。

飴糖：養中潤燥，極補土液，炒焦合用，不炒濕脾。

白蜜：潤燥澤枯，熟用補中，腸胃滑者，煉老可用。

營衛類

芍藥麻黃桂枝因，芍營麻衛桂不分，

柴胡妙用能和解，不表不裡少陽經。

芍藥：專調營鬱，極斂疏泄，善收相火，卻能寒中。

麻黃：專泄衛鬱，極開閉斂，發汗利水，耗氣傷津。

杏仁：溫泄肺氣，兼解衛鬱，降逆平喘，平和之品。

桂枝：調和營衛，最益表陽，疏泄偏升，津傷忌用。

蔥白：極助衛陽，達鬱通表。如有實熱，便不可用。

生薑：散寒開閉，怕冷相宜。利水耗津，陰虛慎用。

凡用營衛藥，不可離中氣藥，中氣為營衛之根本。如捨中氣單治營衛，營衛之藥皆傷中氣，中氣愈傷，營衛愈壞矣！

柴胡：性寒氣散，專解少陽，氣虛服之亦能出汗。此藥附於營衛者，因營衛為入臟、入腑之門，少陽亦入臟入腑之路。少陽忌發汗，而少陽解時亦自然出汗也。

下藥類

芒硝大黃陽腑熱，巴遂決水不嘗得，

膏苓大寒橘夏攻，以類相推屬下則。

芒硝：寒滑第一，潤燥破堅，虛寒誤服，脾陽絕死。

大黃：攻下積結，猛烈非常，敗脾寒中，用須審慎。

枳實：寒泄積氣，敗脾寒中。

厚朴：善降胃氣，由降而升。性熱不寒，陰虛忌用。

用於大黃枳實芒硝之中，妙在以溫運寒。

以上四味合用，專攻胃腑實熱燥結。

巴豆：大熱大泄，最傷津液，停痰積水，掃蕩無餘。平人以一粒破四分，服一分，即大瀉。

甘遂：專瀉積水，猛烈非常。性熱傷津，誤用則死！平人吞服南瓜子仁大半塊，即吐瀉不堪。

芫花、大戟：專攻積水。

葶藶：專下痰水。

以上五味極破元氣，乃萬不得已而用之品，非常用之品也。

桃仁：善破瘀血，性熱而滑。

水蛭、虻蟲：專破瘀血。

桔梗：排膿破滯，極泄肺氣。載藥上行之說，誤人不淺！

貝母：善消熱痰，亦能寒中。

瓜蔞：滌泄熱瘀，清潤肺燥。上無熱燥，誤用寒中。

以上六味時醫不論有無瘀熱，動則用之，誤事不小。

半夏：降胃燥濕，除痰破結。中虛、陰虛均須慎用。

赭石：重墜非常，降逆第一，不寒不燥，惟易傷中。

旋覆花：善降肺胃，立除噫氣，行血下痰，其力不小。

以上三味，本非下藥，因其下降力大，易傷中氣，故附於下藥之後。

海藻：泄痰開結，滑竅去滯。

商陸根：泄水消腫。

以上二味性往下行，泄水消痰，力量亦大，故亦附入下藥。

蜀漆：掃蕩濁瘀，善吐痰涎。

瓜蒂：大寒之性，善吐痰涎。

以上二味，本是吐藥，因其作用是掃除上脘，故亦附入下藥之後。上行、下行各有不同，傷損中氣則一也。

石膏：大寒之品，極清肺燥，中下虛寒，切不可服。研碎生用，熟用殺人！

葛根：善清胃熱，降濁升清，涼潤肺氣，因亦清表。

竹葉：清降肺胃，最解煩鬱。

知母：肺腎燥熱，最能清潤，中下虛者，甚不相宜。

麥冬：最潤心肺，能生陰液，中下虛者，聚水敗脾。

天冬：潤燥生津，排膿滑竅，土濕中虛，切不可服。

葳蕤：即玉竹，清金潤燥，益腎滋肝。土不燥者，亦不可服。

滑石：清熱滑竅，利水生津，中氣虛寒，切不可服。

黃芩：專清木熱，最平風燥，惟易寒中，用須審慎。

生地：極潤風燥，極清血熱，濕脾寒中，不可誤用。

黃連：清火第一，敗脾第一。

梔子：清除瘀熱，極寒中氣。

黃柏：極清下熱，極敗相火，右尺虛者，敗土寒中。

白頭翁：專清木熱，性亦寒中。

黃柏皮：專清木熱，性亦寒中。

生梓白皮：專清木熱，性亦寒中。

茵陳：專清濕熱。

連翹：專清濕熱。

豬膽汁：寒潤第一，極降相火。

人尿：極清心火。

以上皆是寒涼藥，並非下藥，凡涼藥均往下行，服之得宜，均能寬利腸胃，去滯消瘀。過服、誤服皆能下利，故附於下藥之後，皆實者去之之類也。

補藥類

附子乾薑陰臟寒，三陰惟怕火土殘，
補潤泄濕收斂兮，無非補藥一類連。

附子：專補腎陽，兼溫肝脾，最增木熱，用須審慎。

乾薑：見中氣類。

炙草：見中氣類。

傷寒證之下證，火土實也。傷寒證之補證，火土虛也。蓋火土旺，而後中氣旋轉，經氣升降。火土者，人身之根本也。古下法以大承氣湯為主腦，補法以四逆湯為主腦。

白朮：大補土氣，除濕生津，固脫補虛，傷陰滯木。

雞子黃：極補脾精，最滯木氣，生調相宜，煮熟膩胃。陰虛之人木氣必滯，陰虛液枯，故木滯也。

雞子白：清養肺液，不傷陽氣。養陰藥多傷陽氣，敗土氣，雞子白不然。

當歸：峻補肝血，性溫而潤，滑腸濕脾，惟易傷陰。

阿膠：養血清風，專平疏泄，不寒不燥，惟易濕脾。

豬膚：清肺除煩，潤而不濕，性平不寒，便溏忌用。

麻仁：極滑腸胃，滋潤經脈，性平不寒，便溏忌用。

蜀椒：最溫肝腎，兼善殺蟲。木氣燥熱，便不可用。

吳茱萸：溫暖脾胃，潤而不燥，沉重下行，肝寒亦宜。

細辛：降諸寒衝，專下水氣，最利二便。陰虛忌用。肺家有寒，水上衝者，此藥神效，否則極傷肺氣。

茯苓：泄水利濕，下達迅速，陰虛便利不可輕用。

豬苓：泄水利濕，兼達汗孔，陰虛便利，務須慎用。

澤瀉：泄水利濕，下達迅速，功倍二苓，不可多用。

赤小豆：清利濕熱，不傷津液，偏補土氣，陰虛慎用。

通草：泄水通經，便利少用。

五味子：功專斂肺，能生津液。

龍骨：鎮斂精神，澀滑固脫，善寬脅肋，不滯木氣。

牡蠣：善降膽熱，軟堅消痞，木氣枯者不相宜。

赤石脂：專澀腸滑，性平不寒。

禹餘糧：功同石脂。

鉛丹：沉重降斂，善止驚狂。

鉛粉：燥濕醫瘡，止泄殺蟲。

附子白朮以下為補藥，阿膠以下為潤藥，蜀椒以下為溫寒藥，茯苓以下為燥濕藥，五味子以下為收斂藥。潤藥乃滋養之品，溫藥乃益火之品，燥濕藥乃扶土之品，收斂藥乃固本之品，故皆附於補藥之下。

方名次序

太陽上篇本病

桂枝湯、麻黃湯、桂枝麻黃各半湯、桂枝二越婢一湯、桂枝二麻黃一湯、大青龍湯、小青龍湯、白虎湯、白虎加人參湯、五苓散、茯苓甘草湯、文蛤散、二白散、桃核承氣湯、抵當湯、抵當丸。

太陽中篇壞病

麻杏石甘湯、甘草乾薑湯、芍藥甘草湯、新加湯、葛根黃連黃芩湯、桂枝去芍藥湯、桂枝去芍藥加附子湯、桂枝加厚朴杏子湯、桂枝去桂加茯苓白朮湯、厚朴生薑甘草半夏人參湯、梔子厚朴湯、梔子乾薑湯、梔子豉湯、梔子甘草豉湯、梔子生薑豉湯、桂枝加附子湯、芍藥附子甘草湯、苓桂朮甘湯、桂枝甘草湯、茯苓桂枝甘草大棗湯、桂枝加桂湯、桂枝去芍藥加蜀漆龍骨牡蠣湯、桂枝甘草龍骨牡蠣湯、茯苓四逆湯、乾薑附子湯、烏梅丸。

太陽下篇壞病結胸痞證

大陷胸湯、大陷胸丸、小陷胸湯、桂枝人參湯、大黃黃連瀉心湯、附子瀉心湯、十棗湯、生薑瀉心湯、甘草瀉心湯、赤石脂禹餘糧湯、旋覆花代赭石湯、瓜蒂散。

陽明上篇實證

桂枝加葛根湯、葛根湯、葛根加半夏湯、調胃承氣湯、大承氣湯、小承氣湯、蜜煎導方、豬膽汁方、麻仁丸。

陽明下篇虛證

吳茱萸湯、豬苓湯。

少陽上篇本病

小柴胡湯、柴胡桂枝湯、小建中湯、黃芩湯、黃芩加半夏生薑湯、大柴胡湯。

少陽下篇壞病

炙甘草湯、柴胡加龍骨牡蠣湯、柴胡加芒硝湯、柴胡桂枝乾薑湯、半夏瀉心湯。

太陰全篇

四逆湯、黃連湯、桂枝加芍藥湯、桂枝加大黃湯、茵陳蒿湯、麻黃連翹赤小豆湯、梔子柏皮湯。

少陰全篇

麻黃附子細辛湯、麻黃附子甘草湯、附子湯、甘草湯、桔梗湯、半夏湯、苦酒湯、豬膚湯、真武湯、四逆散、通脈四逆湯、白通湯、白通加豬膽汁湯、桃花湯、黃連阿膠湯。

厥陰全篇

烏梅丸、當歸四逆湯、當歸四逆加吳茱萸生薑湯、乾薑黃連黃芩人參湯、麻黃升麻湯、白頭翁湯。

傷寒類證方

桂枝附子湯、去桂加白朮湯、甘草附子湯、理中丸、通脈四逆加豬膽汁湯、四逆加人參湯、竹葉石膏湯、牡蠣澤瀉散、枳實梔子豉湯、燒褌散。

六經提綱

太陽之為病，脈浮，頭痛項強而惡寒。脈浮而緊，浮則為風，緊則為寒，風則傷衛，寒則傷營，營衛俱傷，骨節煩痛，當發其汗也。（本節「惡寒」二字，已有「發熱」二字在內。觀下節營衛俱傷便明。因營鬱則發熱，衛鬱則惡寒，一定之理。所以桂枝湯證則曰：「發熱汗出」。）

陽明之為病，胃家實也。傷寒三日，陽明脈大。陽明病，身熱，汗自出，不惡寒，反惡熱也。陽明居中土也，萬物所歸，無所復傳，始雖惡寒，二日自止。

少陽之為病，口苦，咽乾，目眩也。應包括耳聾脅痛四字在內。脈弦細，頭痛發熱者，屬少陽。乾嘔不能食，往來寒熱，脈結代，心動悸，少陽病，但有一證即是。

太陰之為病，腹滿而吐，食不下，自利益甚，時腹自痛。病發熱，頭痛，脈反沉，不差，身體疼痛，當溫其裡。（此沉，但不浮亦是沉也。）

少陰之為病，脈微細，但欲寐也。此微細之脈必兼沉也。口中和，（此「和」字是「淡」字之意。）背惡寒，身痛手足寒，外熱。

厥陰之為病，脈細膚熱，手足厥而煩，消渴，氣上撞心，飢不欲食，食即吐蛔。

《傷寒論》歌括

太陽上篇本病

桂枝湯證

衛傷營鬱有汗風，芍草薑棗桂枝宗，
泄營和衛能調汗，滋養津液並補中。
脈緊無汗忌服。

麻桂各半湯證

惡寒發熱痛無汗，面熱脈微身癢現，
不得小汗雙解之，麻黃桂枝須各半。

桂二婢一湯證

發熱惡寒熱偏多，脈弱不緊汗莫過，
泄營泄衛兼清熱，另從輕劑用中和。

桂二麻一湯證

營衛表證形如瘧，日僅再發正氣弱，
桂二麻一兩解方，重營輕衛有斟酌。

大青龍湯證

表證浮緊不汗出，表鬱內燥陽明人，
緩重內熱亦大青，脈弱汗風膏忌服。

小青龍湯證

嘔咳渴利噫與喘，心悸不利少腹滿，
表證水鬱入太陰，麻桂薑辛味夏挽。

白虎湯證（人參白虎湯）

表解洪滑煩渴厥，外則背寒裡則熱，
保中清燥白虎湯，汗多而渴加參則。

五苓散證（文蛤散、白散、茯苓甘草湯）

發熱而渴水仍吐，泄水解表五苓主，
水結文蛤與白散，汗出不渴苓甘處。

桃核承氣湯證

表在熱甚結膀胱，少腹急結人如狂，
瘀血不下須攻裡，解表當先後此湯。

抵當湯證

六七日後表猶存，不見結胸脈反沉，
腹硬發狂小便利，熱入血府抵當行。

太陽上篇總結

榮桂衛麻為正治，兼防腑臟青龍次，
白虎五苓以繼之，桃抵本病無餘事。

太陽中篇壞病

桂枝湯證

表病發汗病仍在，乃逐下之病遂壞，
如其下後脈仍浮，仍宜桂枝已結外。

麻杏石甘湯證

汗下之後肺燥滿，汗出喘外無大熱，
清燥瀉肺須顧中，麻杏石甘不可緩。

人參白虎湯證

大汗吐下後渴煩，洪大惡風舌燥乾，
白虎加參鬚速進，生津清燥顧中安。

調胃承氣湯證

汗後惡熱與譫語，微滿微煩胃突起，
已吐下後胃有熱，調胃承氣微下已。

五苓散證

因汗煩渴溲不利，浮數微熱動濕氣，
壞入太陰應泄濕，未汗煩渴大青義。

甘草乾薑湯證（芍藥甘草湯）

脈浮自汗有內熱，誤服熱藥燥吐厥，
草薑溫中芍草仲，承氣輕施譫語徹。

汗後吐後方證

汗後反吐胃氣逆，吐後生煩欲冷食，
上是客熱中是寒，清上溫中莫偏熱，
長沙無方理如此。

新加湯證

汗後身痛脈沉遲，血中溫氣被消失，
桂枝湯內加芍藥，新加人參濕潤臟。

四逆湯、桂枝湯證

表證誤下利難支，身痛表裡皆病之，
急先救裡宜四逆，後急救表宜桂枝。

葛根連芩湯證

表證誤下利不止，脈促表在喘汗起，
隔熱溫藥不得施，先清後溫葛根使。

桂枝去芍藥湯、去芍藥加附子湯證

表證誤下促脈露，解表仍須桂枝助，
胸滿去芍避中寒，惡寒去芍還加附。

桂枝厚朴杏子湯證

表證誤下發微喘，裡陰上逆肺氣慢，
仍用桂枝厚杏加，解表降逆功兩管。

桂枝去桂加白朮茯苓湯證

服湯或下心滿痛，尿閉無汗表熱重，
此是膽逆濕傷津，去桂合加苓朮用。

厚朴薑夏參甘湯證

發汗之後腹滿脹，中虛不運濁逆上，
濁逆清陷本相連，厚朴薑夏參甘當。

梔子厚朴湯證（梔子厚朴湯、梔子乾薑湯、梔子香豉湯、梔子甘草豉湯、梔子生薑豉湯）

汗吐下後腹滿煩，身熱胸室懊難眠，
少氣乾嘔五梔湯，得吐止服忌梔寒。

桂枝附子湯證

表證發汗汗出漏，惡風便難肢急候，
桂枝加附進莫遲，遲則陽亡難挽救。

芍藥甘草附子湯證

發汗不解反惡寒，腎家陽泄命將殘，
附子回陽甘補中，芍藥清風陽自還。

苓桂朮甘湯證

吐下之後逆滿眩，又汗動經振搖現，
沉緊水濕木生風，苓桂朮甘法最善。

真武湯證

表病發汗仍發熱，悸眩肉動欲擗地，
陽亡土敗又風生，真武救之莫疑惑。

桂枝甘草湯證

過汗叉手自冒心，汗亡心液致風生，
培土達木風自靜，藥雖二味效如神。

桂苓甘棗湯證

過汗臍悸欲奔豚，木枯土濕下寒凝，
補土去濕溫肝經，不用朮附此方靈。

桂枝加桂湯證

燒針令汗核起赤，被寒欲作奔豚時，
氣從少腹上衝心，桂枝加桂達木急。

桂枝去芍藥加蜀漆龍骨牡蠣湯證

用火迫汗令陽亡，起坐不安發驚狂，
吐腐鎮驚調木土，恐寒中氣去芍良。

桂枝甘草龍骨牡蠣湯證

火逆即下又燒針，內外陽亡煩躁生，
疏木培中嫌棗滯，桂甘龍牡針神魂。

茯苓四逆湯證

汗下之後病仍在，煩躁不寧知土敗，
薑附參草重加苓，泄水扶陽能救壞。

乾薑附子湯證

下後復汗陽脫根，晝日煩躁夜安寧，
不嘔不渴無表熱，脈沉乾薑附子行。

烏梅丸證

病有積寒復發汗，腎肝虛冷必吐蛔，
上熱下寒陽微脫，烏梅丸理貴深求。

太陽下篇壞病結胸痞證

大陷胸湯證

有熱下早成結胸，脈沉胸硬痛如弓，
脈浮煩躁陷胸死，沉用陷胸浮理中。

大陷胸丸證

結胸亦有似柔痙，項強後折俯則痛，
病連項後須緩攻，變湯為丸一宿動。

小陷胸湯證

按之始痛名小結，不沉另是浮滑脈，
病勢即輕藥亦輕，無水莫攻但清熱。

臟結證

脅下素痞與臍接，痛引陰筋陰寒得，
人靜舌滑陽熱無，死症莫攻名臟結。

結胸變證

誤下利止胸必結，不止不結利協熱，
不結頭汗頸下無，小便不利發則黃。

桂枝人參湯證

未成陽明下胸結，未成太陰下痞塞，
又痞又利桂枝參，雙解表裡痞證決。

大黃黃連瀉心湯證

痞濡惡寒表未清，熱瘀膈上敗中因，
桂枝先表瀉心後，連黃取味最宜輕。

附子瀉心湯證

痞濡變硬浮變沉，上熱未去下寒生，
惡寒下寒汗上熱，三黃加附亦瀉心。

十棗湯證

痞硬嘔利引脅痛，氣短頭疼水格重，
如若汗出作有時，不惡寒以十棗送。

生薑瀉心湯證

汗解痞硬乾嘔臭，下利雷鳴脅水候，
中則虛寒上濁熱，生薑瀉心奇效奏。

甘草瀉心湯證

誤下下利數十行，完穀痞嘔煩雷鳴，
中氣虛寒胃有熱，甘草瀉心法最明。

赤石脂禹餘糧湯證

誤下下利心痞硬，瀉心理中利反甚，
此利下滑非中焦，澀腸利水治方順。

五苓散證

本因誤下得心痞，瀉心不解渴煩起，
小便不利用五苓，濕去中復痞自已。

旋覆花代赭石湯證

汗吐下後表已解，心下痞硬噫氣在，
土敗胃逆濁填胸，補中降濁此湯宰。

瓜蒂散證

證如桂枝頭項不，寸脈微浮胸痞築，
氣衛咽喉有寒痰，瓜蒂吐之亡血勿。

痞證經脈動惕表裡俱虛

痞硬脅痛氣衛喉，眩冒動惕陽明柔，
面青難治黃易治，中氣津液各面求。

太陽中下篇總結

表曰榮衛裡臟腑，壞病表裡不清楚，
壞入陽明與三陰，壞而人壞結痞數。

陽明經上篇實證

傷寒三日脹大實，自汗潮熱日晡值，
譫語滿痛小便長，大承氣湯在六日；
欲知燥屎先小承，如不矢氣屎未成，
能食不痛尿轉少，皆無燥屎證分明；
發汗滿痛熱汗多，目不了了睛不和，
急下三證休輕用，須參脈證乃不過；
小便不利臥不得，既喘且冒有微熱，
內有燥屎因津亡，大承輕用須憑脈。

小承氣湯證

潮熱譫語滿不痛，尿數屎硬小承用，
滑疾微和矢氣宜，若不矢氣勿再服。

調胃承氣湯證

太陽三日汗之後，蒸蒸熱煩調胃候，
若是自利脈調和。此亦內實亦可受。

蜜煎導方豬膽汁方證

自汗又汗津液竭，尿或過利屎乾結，
此為津傷不可攻，自欲便時蜜膽得。

麻仁丸證

脈浮而澀小便數，胃強津枯屬脾約，
潤攻兼用麻仁丸，緩緩用之屎自和。

抵當湯證

陽明熱浮人喜忘，下有瘀血阻清陽，
屎難乾硬便反易，其色必黑主抵當。

桂枝湯、麻黃湯證

脈浮汗多微惡寒，二陽解表桂枝權，
浮而無汗喘胸滿，解表麻黃下莫先。

桂枝加葛根湯證

二陽項背強幾幾，桂枝加葛法又殊，
汗出惡風雙解好，陽明經熱入腑初。

葛根湯、葛根加半夏湯證

二陽合病有葛根，自利表濕熱胃經，
不利嘔多加半夏，陽明初氣定法真。

陽明少陽合病

陽明少陽合自利，土脈不負順之意，
滑而兼數有宿食，下食亦是大承氣。

三陽合病

三陽合病脈大浮，關上尤大陽鬱留，
但欲眠睡目合汗，表裡兼清方可瘳，
（長沙未立方，總不外涼榮兼清膽胃也。）
三陽合病腹滿重，口蹇面垢譫遺共，
若是自汗脈不虛，白虎加參方可用。

陽明經下篇

吳茱萸湯、四逆湯證

陽明噦嘔尿不利，不食肢汗胃陽去，
名為陽明實太陰，茱萸四逆溫補義。

茵陳蒿湯證

發熱頭汗尿又秘，渴飲懊惱發黃必，
無汗尿秘亦發黃，熱瘀土內茵陳宜。

陽明少陽合病小柴胡湯證

潮熱便溏或不便，脅痛而嘔舌白現，
此病不可治陽明，小柴胡湯為正辨。

麻黃湯證

身面患黃雖小便，嗜臥脈浮不得汗，
去太陰濕麻黃湯，兼少陽證不可散。

欲衄盜汗面赤

衄盜赤皆熱在經，同是脈浮表貴清，
經熱裡虛莫誤治，誤作實治禍即生；
陽實譫語虛鄭聲，虛實證脈自易分，
陽明篇內列虛證，仲景真傳已顯明。

陽明上下篇總結

中土熱實表證入，有表發表兼清鬱，
表淨三承輕重施，下篇虛寒太陰司。

少陽上篇本病

小柴胡湯證

少陽證脈或煩嘔，渴痛痞硬尿少有，
心悸微熱咳數條，按條加減小柴守；
真熱惡寒頭項強，脅滿肢溫渴異常，
項強乃是木氣枯，和解莫汗小柴良。

小建中湯證

陽澀陰弦腹中痛，木枯法宜建中用，
不瘥仍用小柴胡，此因脈澀加慎重。

大柴胡湯證

發熱汗出病不退，心中痞硬下利最，
熱汗乃由內熱蒸，和解攻熱大柴貴；
數日頭汗微惡寒，肢冷心滿飲食難，
便硬脈細為陽結，小柴不了大柴癒。

調胃承氣湯證

太陽過經十餘日，溫溫欲吐胸痛實，
便溏腹滿而鬱煩，先自吐下調胃持。

黃芩湯、黃芩加半夏生薑湯證

太少合病自下利，和解經熱黃芩劑，
嘔加半夏與生薑，保中清熱防承氣。

柴胡桂枝湯證

傷寒七日熱微寒，心結微嘔肢疼煩，
表證猶存兩解之，柴胡桂枝並用賢。

麻黃湯證

十日嗜臥脈浮細，胸滿腹痛小柴癒，
但浮解表仍麻黃，少陽忌汗莫大意！

熱入血室

熱入血室婦人病，脅滿譫語如瘧應，
晝了暮譫經水因，小柴抵當用須慎。

傳經

傳經莫與臟腑混，六日六經榮衛論，
脈靜身涼食不煩，方是不入臟腑證。

少陽下篇壞病

小建中湯、炙甘草湯證

脈細頭痛誤發汗，土木乾枯煩悸現，
結代而悸炙草湯，滋補土木法最善。

柴胡加龍骨牡蠣湯證

耳聾目赤煩滿胸，驚譫身重尿不通，
此因吐下傷木液，柴胡龍牡鎮溫攻。

小柴胡湯、大柴胡湯證

柴胡誤下仍柴胡，發熱蒸蒸戰汗出，
嘔煩心下鬱鬱急，大柴雙清病可除。

柴胡加芒硝湯證

再經不解脅滿嘔，日晡潮熱大柴有，
微利小柴解外先，再加芒硝經腑走。

柴胡桂枝乾薑湯證

數日已汗又下之，滿結尿癃渴煩時，
往來寒熱但該汗，柴胡桂薑溫解施。

誤下身黃

不食腸滿面身黃，小便不通頭項強，
小柴下重飲後嘔，小柴不中另商量。

結胸

太少並病如結胸，切莫汗下刺即鬆，
頭汗無熱為水結，攻水仍宜大陷胸。

痞證

復與柴胡汗則解，心滿硬痛結胸在，
滿而不痛痞之徵，半夏瀉心溫清采。

少陽篇總結

少陽為樞和解息，兼表兼腑表下宜，
壞病中傷與木枯，臟腑牽連結痞急。

太陰全篇

四逆湯證

太陰為病寒濕虛，利吐腹滿自痛俱，
脈沉身痛利不渴，炙草乾薑附子醫。

桂枝湯證

發熱脈浮為有表，不見裡證桂枝了，
表證如兼利脹疼，溫裡為先四逆好。

黃連湯證

病在太陰胃有邪，腹痛欲嘔胸有熱，
溫中清熱黃連湯，此是土虛被木賊。

桂枝芍藥湯、桂枝加大黃湯證

表病反下滿實痛，病入太陰木邪重，
解表還將木邪攻，胃弱芍黃減輕用。

茵陳蒿湯、梔子檗皮湯證

尿秘腹滿黃如橘，濕熱在裡茵陳除，
黃而發熱表熱多，梔子檗皮方莫忽。

麻黃連翹赤小豆湯證

濕熱在裡身發黃，不得汗尿病難當，
麻黃連翹赤小豆，汗尿補中清熱方。

寒濕發黃

不因尿秘熱瘀裡，汗後忽然黃病起，
此屬濕寒忌下攻，溫寒去濕理中取。

太陰篇總結

陽明陽敗病太陰，水木合邪想土侵，
實痛熱黃非陰土，少厥死證在是經。

少陰全篇

附子湯證

少陰寒臥痛沉微，火滅土敗木風隨，
附子苓朮參芍藥，土復風靜並陽面。

四逆湯證

心中溫溫吐不吐，肢寒弦遲熱延阻，
若無熱涎乾嘔生，內寒急溫四逆主。

真武湯證

腹疼肢重尿不利，自下利者有水氣，
扶土泄水真武湯，亦與急溫同一例。

通脈四逆湯證

下利裡寒而外熱，又見肢厥脈欲絕，
反不惡寒有生機，利止無脈服通脈。

白通湯、白通加豬膽汁湯證

下利脈微白通宜，仍利無脈又厥逆，
熱藥下咽乾嘔煩，加豬膽汁乃為吉。

吳茱萸湯證

少陰吐利肢又厥，煩躁欲死胃腸絕，
參棗茱萸回胃陽，寒水侮土四逆別。

麻黃附子細辛湯證

少陰始得無裡證，脈沉發熱頭痛甚，
麻黃發表附辛溫，少陰忌汗用須慎。

桃花湯證

腹痛尿秘利不止，又便膿血濕寒事，
既是濕寒桃花湯，若稍生熱經穴刺。

身熱便血證

少陰一身手足熱，八九日間必便血，
木火雙陷非少陰，腎仍是寒膀胱熱。

四逆散證

少陰四逆咳或悸，腹痛泄利尿不利，
下重四逆散主之，復土疏木另一義。

豬苓湯證

少陰下利咳嘔煩，渴而欲飲不得眠，
土濕木澀陽不歸，阿膠二苓滑澤賢。

甘草湯、桔梗湯、半夏湯證

少陰咽痛津液傷，心火不降逆為殃，
培中降逆下衝法，甘草橘夏共三湯。

苦酒湯、豬膚湯證

少陰咽痛咽生瘡，聲音不出苦酒湯，
下利咽痛胸煩滿，澀滑潤燥豬膚方。

火劫譫語發汗動血證

利飲譫語被火劫，無表強汗則動血，
血從口鼻目中出，是為下厥與上竭。

亡陽死證

沉細但臥睡不熟，不煩自吐汗自出，
忽然自利煩躁生，四肢不厥亦死徒；
惡寒身倦利又厥，不煩而躁又無脈，
雖不下利亦雖生，此是微陽已消滅；
下利雖止而頭眩，時時自冒陽根斷，
六七日後忽息高，俱是死證不可犯。

陽回不死證

吐利不厥反發熱，脈不至灸少陰穴，
惡寒而倦時自煩，利止寒倦溫可得。

土盛水負黃連阿膠湯證

少陰負趺陽者順，燥土剋水陽明論，
阿膠黃連潤陰液，莫謂少陰有土勝。

大承氣湯急下三證

口燥咽乾痛青水，腹脹不便陽明累，
少陰寒水病則寒，歸入陽明得原委；
少陰主氣君火當，剋火侮土水為殃，
陰臟況皆真寒病，有熱之處另相商。

厥陰全篇

烏梅丸證

厥陰脈細熱厥還，消胃熱疼飢蛔連，
水火土木都作病，溫清兼用烏梅丸。

當歸四逆湯證

厥陰肢寒脈細絕，浮革腸鳴歸四逆，
其人平日有內寒，當歸四逆加茱萸。

四逆湯證

肢冷腹痛為冷結，汗出熱在內拘急，
腹痛轉氣趨少腹，下利惡寒皆四逆。

乾薑人參連芩湯證

自利有經吐下傷，寒格原屬四逆當，
食入仍吐寒格熱，熱用芩連寒參薑。

茯苓甘草湯、吳茱萸湯證

厥而心悸先治水，茯苓甘草法為美，
乾嘔項痛吐沫涎，土被木賊宜溫胃。

瓜蒂散證

飢不能食脈乍緊，胸中煩滿手足冷，
胸中有邪當吐之，瓜蒂散方用宜慎。

麻黃升麻湯證

下後寸沉尺不至，咽痛吐膿又泄利，
膽肺肝脾不降升，表裡風燥傷中氣。

厥熱勝負

先厥後熱必自癒，先熱後厥病增劇，
熱少厥多陽將亡，厥少熱多便血倒；
先厥後熱熱有餘，反汗出者必喉痺，
不痺必定便膿血，總是固熱皆為吉；
熱除欲食病將澈，若厥嘔煩滿胸脅，
雖厥已見膽熱生，肝膽同氣必便血；
雖然厥逆脈見促，陽為陰格不下合，
可將陰穴重灸之，助陽勝陰氣即和；
諸四逆厥下則死，厥深熱深熱宜止，
反發其汗風火動，口傷爛赤陰傷已。

陽絕死證

發熱利甚厥燥殘，反喘無脈灸不達，
汗出不止與脈實，厥陰陽絕活命難。

陽回不死證

沉弦浮滑轉弱數，面赤鬱冒汗微出，
弱數而渴熱微微，利皆欲止是陽復。

白頭翁湯、小承氣湯、梔子豉湯證

熱利下重白頭翁，利有燥屎譫語攻，
利後煩濡梔豉湯，皆非厥陰本病中。

厥陰篇總結

厥陰一病木剋土，熱為子氣寒為母，
陰極之臟亦陽生，熱吉厥凶中氣主。

六篇總結

營衛臟腑寒熱耳，表裡分清是真理，
先將六經病隔清，提問溫病眉目醒。

類傷寒篇

溫病

叔和熱病混傷寒，寒溫都亂後學難，
表裡皆虛皆榮熱，生津平泄保中癒。

霍亂理中湯證

吐利寒熱頭腹疼，不渴理中渴五苓，
熱汗絞痛嘔下利，瀉心熱用黃連芩。

通脈四逆加豬膽汁湯、四逆加人參湯證

吐利汗厥小便利，補土回陽四逆劑，
吐利已止汗厥微，通脈四逆加豬進。

桂枝湯證

吐利止而身痛仍，裡氣已和表邪存，
和表宜用桂枝湯，耗氣傷中方殺人！

暍病即中暑

寒熱汗出肢骨痛，脈微齒燥身復重，
渴燥人參白虎湯，否則理中加參用；
暑月外感有傷寒，保液保中辛散痊，
冰糖蔥薑芝麻豆，發汗之中法最完；
麻黃湯耗氣傷津，冬時嚴寒須慎用，
暑天不宜也，此方可代麻黃湯。

濕病

濕屬太陰濕土氣，太陽痛煩脈沉細，
尿澀屎滑熱發黃，舌脂頭汗欲覆被。

桂枝附子湯、桂枝加白朮湯證

嘔而不渴脈浮虛，桂枝附子湯主之，
尿利屎硬忌疏泄，去桂加朮去濕宜。

甘草附子湯證

骨節煩痛近更劇，尿澀汗出又短氣，
惡風微腫甘附湯，都是濕家本病義。

痙病

太陽發熱脈沉細，背張口噤頭自搖，
失汗失血復外感，柔剛桂麻葛根證。

瘥後復勞

喜唾胃寒理中操，虛羸逆吐竹藥膏，
腰下水氣牡澤散，更見發熱小柴消；
脈浮汗解沉突攻，瘀熱壅悶枳梔通，
日暮微煩須損食，瘥後莫勞靜養中。

陰陽易

身重少氣少腹急，陰中筋攣拘腰膝，
熱衝頭重眼生花，燒裩散妙病機宜。

類篇總結

類篇亦是太陽證，不與傷寒同一論，
溫病剝出傷寒外，傷寒不混都不混。

圓運動的古中醫學（重校合訂本）

著　　者｜彭子益
主　　編｜嚴　芳
責任編輯｜宋　偉

發 行 人｜蔡森明
出 版 者｜大展出版社有限公司
社　　址｜台北市北投區（石牌）致遠一路 2 段 12 巷 1 號
電　　話｜(02)28236031・28236033・28233123
傳　　真｜(02)28272069
郵政劃撥｜01669551
網　　址｜www.dah-jaan.com.tw
電子郵件｜service@dah-jaan.com.tw
登 記 證｜局版臺業字第 2171 號

承 印 者｜傳興印刷有限公司
裝　　訂｜佳昇興業有限公司
排 版 者｜菩薩蠻數位文化有限公司
授 權 者｜山西科學技術出版社
初版 1 刷｜2020 年 1 月
初版 3 刷｜2023 年 10 月

定　　價｜750 元

國家圖書館出版品預行編目 (CIP) 資料

圓運動的古中醫學（重校合訂本）/ 彭子益著, 嚴芳主編
— 初版 — 臺北市，大展出版社有限公司，2020.01
面；21 公分 —（中醫保健站；94）
ISBN 978-986-346-280-4（平裝）
1.CST: 中國醫學
413　　108019105